Afshin Rasadi

Differentialdiagnose pocket

das Vademecum

Autoren
Dr. Christian Sailer, Friedrichstr. 1, 80801 München → sailer@media4u.com
Dr. Susanne Wasner, Goetheweg 12, 85748 Garching

Satz: Heiko Schulze, 04279 Leipzig
Umschlaggestaltung: Lucie Mikyna, Franka Krüger
Herstellung: Katrin Mayer

Wichtiger Hinweis
Der Stand der medizinischen Wissenschaft ist durch Forschung und klinische Erfahrung ständig im Wandel. Autor und Verlag haben größte Mühe darauf verwandt, dass die Angaben in diesem Werk korrekt sind und dem derzeitigen Wissensstand entsprechen. Für die Angaben kann von Autor und Verlag jedoch keine Gewähr übernommen werden. Jeder Benutzer ist dazu aufgefordert, Angaben dieses Werkes gegebenenfalls zu überprüfen und in eigener Verantwortung am Patienten zu handeln.
Geschützte Warennamen (Warenzeichen) werden nicht besonders kenntlich gemacht. Aus dem Fehlen eines solchen Hinweises kann also nicht geschlossen werden, dass es sich um einen freien Handelsnamen handele.

Die Deutsche Bibliothek verzeichnet diese Publikation in der Deutschen Nationalbibliografie; detaillierte bibliografische Daten sind im Internet über <http://dnb.ddb.de> abrufbar.

Nördl. Münchner Str. 28 · 82031 Grünwald
www.media4u.com
2. Auflage Januar 2002
Druck: Druckerei Laub GmbH & Co., 74834 Elztal-Dallau
ISBN 3-89862-200-2

Vorwort zur 2. Auflage

Der Erfolg der ersten Auflage von **Differentialdiagnose pocket** hat nun eine Neuauflage notwendig gemacht. **Differentialdiagnose pocket** hat sich als kompaktes Werkzeug für den Arzt und auch für den Lernenden in der Entwicklung differentialdiagnostischer Fragestellungen offensichtlich bewährt. Als Basis dienen in straffer Gliederung neben Krankheitsbilder auch Laborwerte, Syndrome, Leitsymptome, subjektive Beschwerden und klinische Zeichen. Dadurch wird die Voraussetzung für ein möglichst umfassendes und vielseitiges Arbeiten mit einem einzigen Buch geschaffen.

Besonderen Wert legen die Autoren dabei auf eine **übersichtliche alphabetische Darstellung**. Dies ermöglicht ein rasches Auffinden. Verwandte Themen oder weiterführende Erläuterungen sind mittels Querverweise logisch miteinander vernetzt. Der Leser gewinnt durch die strukturierte Gliederung schnell einen Überblick über ein spezielles Thema und kann bei Bedarf Details möglicher Differentialdiagnosen einsehen.

Jede einzelne Differentialdiagnose beginnt mit einer Einleitung, die wichtige Sachverhalte, wie z.B. Definition, pathophysiologische Grundkenntnisse, Daten zur Häufigkeit oder Kommentare enthält und somit einen raschen Einstieg ermöglicht. Bei den Laborwerten werden zudem die Referenzbereiche mitangegeben.

Insgesamt soll mit dem **Differentialdiagnose pocket** langes Suchen und umständliches Zusammentragen von Informationen aus den verschiedenen Standardwerken deutlich seltener werden.

Wir freuen uns über Kritik, Anregungen und Verbesserungsvorschläge. Bitte schreiben sie uns doch: → sailer@media4u.com. Wir treten gerne mit Ihnen in Kontakt! Viel Spaß wünschen

Dr. Christian Sailer   München, im Januar 2002
Dr. Susanna Wasner

Weitere Titel dieser Reihe:
Anamnese und Untersuchung pocket
Arzneimittel pocket 2003
Arzneimittel Therapie pocket
Arzneimittel Wirkungen pocket
EKG pocket
GK2 Termini pocket
GK3 Termini pocket
Homöopathie pocket
Naturheilmittel pocket
Normalwerte pocket
Notaufnahme Innere Medizin pocket
Psychiatrie fast

Titel in englischer Sprache
differential diagnosis pocket
drug pocket
ecg pocket
medical spanish pocket

In Vorbereitung:
Arzneimittel pocket plus
Infektionen pocket
Notarzt pocket

Börm Bruckmeier Verlag im Internet:
www.media4u.com

A

α-Amylase

Enzym, das Polysaccharide spaltet.
Im Serum und im Urin kommen bei Gesunden die beiden Isoenzyme aus Pankreas und Speichel in nahezu gleichem Aktivitätsverhältnis vor.
s. Pankreatitis, akute →272.

Referenzbereich
< 120 IE/l

- Ursachen für eine Erhöhung
  - Akute Pankreatitis (Nachweis bzw. Ausschluß)
  - Chronische Pankreatitis
  - Nach endoskopischer retrograder Choledochopankreatikographie (ERCP)
  - Parotitis
    - Mumpsinfektion
  - Tumoren
    - seltene paraneoplastische Hyperamylasämie
      - *Bronchial-Ca.*
      - *Ovarial-Ca.*
  - Nach Morphingabe (Kontraktion des Sphincter Oddii)
  - Diabetische Ketoazidose
  - Niereninsuffizienz

α_1-Antitrypsinmangel

Mangel an Akute-Phase-Protein bzw. Proteinaseinhibitor (Pi).

Seine Funktion besteht in der Aktivitätsminderung proteolytischer Enzyme. Verantwortlich für die Bildung von α_1-Antitrypsin sind mehr als 30 Allele. Die Allele sind in einem Proteinaseinhibitor-System (Pi-System) von A-Z angeordnet. Das die normale Aktivität kodierende und am häufigsten vorkommende Allel ist PiM. Der heterozygote Mangel-Phänotyp hat ein normal kodierendes und ein Mangelallel (z.B. Phänotyp PiMZ). Der homozygote Mangel-Phänotyp besitzt 2 Mangelallele (z.B. Phänotyp PiZZ).

Referenzbereich
150-300 mg/dl

- α_1-Antitrypsin-Mangel bei Kindern
  - Icterus prolongatus bei Neugeborenen
  - Hepatitis unklarer Genese bei Kindern
    - Hereditär, autosomal rezessiv vererbter α_1-Antitrypsin-Mangel
- α_1-Antitrypsin-Mangel bei Erwachsenen
  - Lungenemphysem beim Erwachsenen
  - Hepatitis oder Leberzirrhose unklarer Genese beim Erwachsenen
  - Kachexie
  - Mangelernährung
  - Nephrotisches Syndrom
  - Pankreatitis
- α_1-Antitrypsin erhöht bei
  - Infektionen
  - Tumoren
    - Malignes Lymphom
    - Zervix-Ca.
  - Schwangerschaft
  - SLE
  - Östrogentherapie

Abdomen, akutes

Klinischer Begriff (keine Diagnose) für eine meist akut einsetzende und oft lebensbedrohliche Manifestation verschiedener Erkrankungen im Bauchraum. Klinik: Diffuser/lokalisierter Schmerz, hartes Abdomen, Abwehrspannung, Druck- und Klopfempfindlichkeit, Loslaßschmerz, aufgetriebener Bauch, Stuhl- und Windverhalt, Fieber, Übelkeit, Erbrechen, Schock.
Als häufigste Ursachen gelten:
Akute Appendizitis, akute Gastroenteritis, akute Cholezystitis, akute Divertikulitis,

A

akute Pankreatitis, Ileus, Magen- und Duodenalulkusperforation, Mesenterialinfarkt, gynäkologische Erkrankungen;
s. Abdominelle Beschwerden →7

Intraabdominelle Ursachen:

- Infektion und Entzündung:
  - Akute Appendizitis (< 60 J.: 25%)
  - Akute Cholezystitis
  - Akute Gastroenteritis
  - Akute Pankreatitis
    - Nekrotische Pankreatitis
  - Akute Peritonitis
  - Akute Divertikulitis (u.a. Meckelsches Divertikel)
  - Chronisch entzündliche Darmerkrankungen:
    - M. Crohn
    - Colitis ulcerosa
  - Abszeß (subphrenischer)
  - Pyelonephritis
  - Akute Adnexitis
  - Milzabszeß
- Perforation, Blutung und Ruptur:
  - Magenulkus
  - Duodenalulkus
  - Anastomosenulkus
  - Magen-Ca.
  - Bauchaortenaneurysma
  - Akute Appendizitis
  - Akute Cholezystitis
  - Divertikel
  - Milz-, Leber- und Nierenruptur
    - Nach stumpfem Bauchtrauma
  - Tubargravidität
- Verschluß/Obstruktion eines Hohlorgans:
  - s. Ileus →191 (> 60 Jahre: 25%)
    - Mechanisch:
      - *Kolontumor*
      - *Stenosen*
      - *Hernien*
      - *Volvulus*
      - *Invagination (Kinder)*
    - Paralytisch:
      - *Toxisch (Peritonitis)*
      - *Reflektorisch (Post-OP)*
    - Metabolisch:
      - *Hypokaliämie*
    - Spastisch:
      - *Bleiintoxikation*
      - *Porphyrie*
  - Obstruktion der Gallengänge
    - Cholelithiasis
    - Choledocholithiasis
    - Papillenstenose
  - Obstruktion der ableitenden Harnwege
    - Nierensteine (Nierenkolik)
    - Uretersteine (Ureterkolik)
    - Ureterstenose
  - Hodentorsion
  - Stielgedrehte Ovarialzyste
  - Drehung eines Ovarialtumors
- Vaskuläre Ursachen:
  - Angina abdominalis (s. Durchblutungsstörung, intestinale →80)
  - Infarkt der Mesenterialarterien
  - Mesenterialvenenthrombose
  - Pfortaderthrombose
  - Nierenarterieninfarkt
  - Aortenaneurysma
  - Milzinfarkt
- Gynäkologische Ursachen:
  - Akute Adnexitis
  - Extrauteringravidität
  - Follikelsprung (Mittelschmerz)
  - Dysmenorrhö
  - Ovarialzysten
  - Torsionsovar
  - Drehung eines Ovarialtumors
- Tumor-Erkrankungen:
  - Magen
  - Pankreas
  - Kolon
  - Niere
  - Tumormetastase
  - Peritonealkarzinose

Extraabdominelle Ursachen:

- Stoffwechselerkrankungen und Endokrinopathien:
  - Diabetisches Koma

  - Ketoazidose
- Hyperlipidämie
- Hyperkalzämie
- Tetanie
- Thyreotoxische Krise
- Addison-Krise
- Urämie
- Porphyrie (!)
- Hämochromatose

▸ Hämatologische Ursachen:
- Hämolytische Krise
- Sichelzellenanämie
- Leukosen
- Polyzythämien

▸ Neurologische Ursachen:
- Herpes zoster
- Tabes dorsalis
- Diskushernie

▸ Ossäre Ursachen:
- Lumbago
- Wirbelkörpersinterung
- Interkostalneuralgie
- Diszitis
- Koxitis
- Beckenosteomyelitis

▸ Herz-Kreislauf-Erkrankungen:
- Angina pectoris
- Herzinfarkt
- Perimyokarditis
- Akute Rechtsherzinsuffizienz
  - z.B. nach Lungenembolie (Kapselschmerz der gestauten Leber)
- Aortenaneurysma
  - Aneurysma dissecans
- Lungenembolie
- Endocarditis lenta mit Milzinfarkt

▸ Kollagenosen als Ursache:
- Periarteriitis nodosa der Mesenterialgefäße
- Lupus erythematodes

▸ Verschiedene Ursachen:
- Akutes Abdomen bei Patienten mit AIDS
  - häufig infektiöse Gastroenteritis
  - Zytomegalo-Enterokolitis
  - Atypische Mykobakteriosen
    - *M. avium*
    - *M. kansasii*
    - *M. fortuitum*
    - *M. xenopi*
  - Salmonellosen
  - Mycobacterium-avium-Infektion des Retroperitoneums und der Milz
  - Akalkulöse Cholezystitis oder sklerosierende Cholangitis aufgrund einer Infektion mit Zytomegalovirus oder Kryptosporidiose
  - Perforation
  - Non-Hodgkin-Lymphom des GI-Trakts
  - Kaposi-Sarkom des GI-Trakts
- Hiatushernie
- Refluxösophagitis
- Leistenhernie
- Akute Harnabflußbehinderung
  - häufige Ursache: deplazierter Blasenkatheter (!)
  - Prostatahypertrophie/-plasie
  - Prostatitis
- Pyelonephritis
- Ösophagitis
- Ösophagustumor
- Pleurapneumonie
- Psychosen
- Purpura Schoenlein-Henoch
- Behçet-Syndrom (aphthös-ulzeröse Veränderungen an Mund- und Genitalschleimhaut, Iritis, Erythema nodosum und Arthritis)

Abdominelle Beschwerden

Sehr häufiges Beschwerdebild. Die richtige Diagnose ist in der Mehrzahl allein durch Anamnese und Status zu stellen. Auf Begleitsymptome wie Fieber, Diarrhö, Erbrechen, Blutung und peritoneale Reizung achten (DD: s. Abdomen, akutes →5). Oft sind nichtorganische Ursachen (Leibschmerzen ohne organische Erklärung

A

und chronisch [> 1 Monat], insbesondere keine Anämie, kein Gewichtsverlust und keine nächtlichen Beschwerden) für die Beschwerden verantwortlich. Viele der aufgeführten Ursachen können im Verlauf in ein akutes Beschwerdebild übergehen.

- Oberbauch
  - GI-Ursachen
    - Dyspepsie
    - Gastroösophageale Refluxerkrankung
    - Gastroduodenale Ulkuskrankheit
    - Gastritis
    - Reizmagen
    - Magenentleerungsstörung
    - Magentumoren
    - Kolon-Ca.
    - Cholezystolithiasis
    - Postcholezystektomie-Syndrom
    - Tumoren der Gallenblase und -wege
    - Pankreatitis
    - Pankreastumoren
    - Colitis ulcerosa
  - Hepatopathie als Ursache
    - Stauungsleber
    - Lebertumoren
    - Parasitosen der Leber
    - Cholezystitis
  - Verschiedene Ursachen
    - Milzruptur
    - Milzinfarkt
    - Milztumoren
    - Nieren-Ca.
    - Lymphome
    - Myokardischämie
    - Basale Pneumonie
    - Pleuritis
    - Pyelonephritis
    - Lungenembolie
    - Chronische Infektionen
    - Lamblien
    - Tbc
    - Aortenaneurysmen
    - Erkrankungen der Wirbelsäule mit Projektion der Schmerzen in den Bauchraum
- Linker Oberbauch
  - Splenomegalie
  - Milzruptur
  - Milzinfarkt
  - Milztumoren
  - Basale Pneumonie
  - Pyelonephritis
  - Nieren-Ca.
- Mittelbauch
  - Mesenterialinfarkt
  - Ileus im Bereich des Dünndarms
  - Gallensteinileus
  - Invagination
  - Sigmavolvulus
- Unterbauch
  - Nichtorganisch:
    - Motilitätsstörungen des Darms
    - Colon irritabile
    - Habituelle Obstipation
  - Organisch
    - GI-Ursachen
      - *Divertikulose*
      - *Chronisch entzündliche Darmerkrankungen*
      - *Ischämische Kolitis*
      - *Briden, Adhäsionen*
      - *Tumoren*
    - Urologische/nephrologische Ursachen
      - *Urolithiasis*
      - *Pyelonephritis*
      - *Glomerulonephritis*
      - *Hydronephrose*
      - *Zystennieren*
      - *Nierenarterienstenose*
    - Gynäkologische Ursachen
      - *Adnexitis*
      - *Zystitis*
      - *Ovarialzysten*
      - *Endometriose*
    - Verschiedene Ursachen
      - *Vertebragene Beschwerden*
      - *Hernien*
      - *Anorektale Erkrankungen*

(Hämorrhoidalleiden, Analfissur)
- *Laktoseintoleranz*
- *Opiatentzug*
- *Porphyrie*
- *Aortenaneurysmen*
- *Familiäres Mittelmeerfieber*
- *Bleiintoxikation*
- *Retroperitoneale Fibrose*
- *Retroperitoneale Blutung*
- *Erkrankungen der Wirbelsäule mit Projektion der Schmerzen in den Bauchraum*

▸ Rechter Unterbauch
- Akute Appendizitis
- Entzündetes Meckelsches Divertikel
- Ileitis terminalis/M. Crohn
- Adnexitis
- Stielgedrehte Ovarialzyste
- Harnleiterkolik
- Leistenhernie
- Zökalüberblähung bei distaler Kolonobstruktion
- Kolon-Ca.

▸ Linker Unterbauch
- Sigmadivertikulitis
- Adnexitis
- Stielgedrehte Ovarialzyste
- Harnleiterkolik
- Leistenhernie
- Kolon-Ca.
- Leistenhernie

▸ Mittlerer Unterbauch
- Akuter Harnverhalt
- Akute Appendizitis
- Extrauterinschwangerschaft
- Zystitis
- Proktitis

▸ Flankenschmerz (unterscheidet sich von abdominalen Schmerzen durch seinen dorsolateralen Ursprung mit möglicher inguinaler Ausstrahlung).
- s. Abdomen, akutes →5.
- Nichturologische Ursachen für Flankenschmerz
  - Retroperitoneale Prozesse
  - Appendizitis
  - Peritonitis
  - Leistenhernie
  - Adnexitis
  - Extrauteringravidität
  - Symptomatische Cholezystolithiasis
  - Cholezystitis
  - Splenomegalie
  - Hepatitis
  - Ileus
  - Perforation
  - Herpes zoster
  - Radikulitis
  - Neuralgie
  - Paranephritischer Abszeß
  - Durchblutungsstörungen
    - *Niereninfarkt*
    - *Nierenarterienthrombose*
    - *Nierenarterienembolie*
  - In der Bauchdecke
    - *Inkarzerierte Nabelhernie*
    - *Bauchdeckenhernie*
    - *Narbenhernie*
    - *Inkarzerierte Leistenhernie*
    - *Rektusscheidenhämatom*
    - *Abszeß*
- Urologische Ursachen für Flankenschmerz
  - Entzündungen
    - *Akute primäre Pyelonephritis*
    - *Akute sekundäre Pyelonephritis*
    - *Urogenital-Tbc*
    - *Echinokokkose*
    - *Bilharziose*
    - *Ormond Krankheit*
  - Tumoren
    - *Nieren-Ca.*
    - *Nierenbecken-Ca.*
    - *Harnleiter-Ca.*
    - *Harnleiterstenose durch Tumorinfiltration*
  - Verletzungen
    - *Nierentrauma*
    - *Harnleiterligatur*

A

- *Harnleiterruptur*
- Gefäßprozesse
  - *Nierenarterienembolie/-thrombose*
  - *Nierenarterienaneurysma*
  - *Nierenvenenstenose*
- Lagenanomalien
  - *Nephroptose*
  - *Nierendystopie*
- Verschiedene Ursachen
  - *Zystennieren*
  - *Nierenzysten*
  - *Vesikourethraler Reflux*
  - *Ureterozele*
  - *Kelchdivertikel*
  - *Megaureter*
  - *Markschwammniere*
- Harnleitersteine
  - *Nierenbeckenkelchsteine*
  - *Stein im Harnleiter*
  - *Nephrokalzinose*
  - *Renal-tubuläre Azidose*
  - *Vitamin-D-Überdosierung*
  - *Hyperparathyreoidismus*

Abdominelle Vergrößerung

Plötzliche oder kontinuierliche Größenzunahme des Abdomens, die generalisiert oder lokalisiert, intermittierend oder persistierend auftreten kann.

s. Adipositas →12

Lokalisierte abdominelle Vergrößerung

- ▸ Oberes Abdomen
  - Hepatomegalie
  - Splenomegalie
  - Vergrößerung der Niere
  - Auftreibung des Magens
    - Mechanische oder funktionelle Obstruktion
  - Abszeß oder Entzündung
    - Im Bereich des Colon transversum oder Jejunums
  - Bauchwandhernie
  - Aortenaneurysma
  - Pankreaszysten oder -tumoren
  - Solide Tumoren
- ▸ Unteres Abdomen
  - Vergrößerung des Uterus
    - Uterus myomatosus
  - Ovarialtumoren oder Zysten
  - Vergrößerung der Blase
  - Abszeß oder Entzündung im Bereich des Sigmoids, Zäkums oder Ileums
  - Solide Tumoren

Generalisierte abdominelle Vergrößerung

- Aszites
- Ileus
  - Mechanisch
    - *Kolontumor*
    - *Stenosen*
    - *Hernien*
    - *Volvulus*
    - *Invagination (häufig bei Kindern)*
  - Paralytisch
    - *Toxisch (z.B. Peritonitis)*
  - Reflektorisch
    - *Post-OP*
  - Metabolisch
    - *Hypokaliämie*
  - Spastisch
    - *Bleiintoxikation*
    - *Porphyrie*
- Große intraabdominelle Zyste
- Generalisierte Peritonitis
- M. Hirschsprung
- Großer retroperitonealer Tumor

ACE, s. Angiotensin Converting Enzyme →30

Achalasie

Unfähigkeit des distalen Ösophagus-Sphinkters, beim Schluckakt zu erschlaffen. Ursache liegt in der Degeneration des Plexus myentericus. Als Folge können u.a. Dysphagie, Regurgitationen

und eine Ausweitung des Ösophagus (Megaösophagus) auftreten.
(s. Dysphagie →81)

- Primäre Achalasie (Genese unbekannt)
- Chagas-Krankheit
- Achalasieähnliche Syndrome
    - Sarkoidose
    - Amyloidose
    - Chronisch
    - Idiopathische Pseudoobstruktion
- Paraneoplastische Achalasie
    - Verschiedene Karzinome
        - *Magen-Ca.*
        - *Bronchial-Ca.*
        - *(Non-) Hodgkin-Lymphom*
        - *Prostata-Ca.*
        - *Mesotheliom*
- Allgrove-Syndrom
    - Achalasie, Alakrimie, ACTH-Insensitivität
- Rozycki-Syndrom
- Familiäre Dysautonomie
- Autoimmunprozesse
- Herpes-zoster-Infektion

ACTH,
s. Adrenokortikotropes Hormon →13

ACTH-Überschuß,
s. Cushing-Syndrom →70

Addison, Morbus

Hypokortisolismus

Nebennierenrinden (NNR)-Insuffizienz mit inadäquater Sekretion der Glukokortikoide und Mineralokortikoide. Unterscheide zwischen primären (pigmentierter M. Addison) und sekundären (pigmentloser M. Addison) Formen. Je nach Ausmaß der Insuffizienz kann die Klinik vom Fehlen jeglicher Symptomatik bis zum Auftreten der akuten Addison-Krise mit Koma reichen. Als Leitsymptome gelten Schwäche und rasche Ermüdbarkeit, Gewichtsverlust, niedriger Blutdruck, Exsikkose und bei einer primären Form (80%) eine Pigmentierung der Haut, Schleimhäute, der Handlinien und Narben. Auslöser einer Addison-Krise bei latenter NNR-Insuffizienz können sein: Absetzen einer Steroidtherapie, psychische Streßzustände, Operationen und Traumata, Erbrechen, Durchfälle und Infektionen.
s. Hypophyseninsuffizienz →186,
s. Cortisol →68,
s. Hypogonadismus, männlicher →183,
s. Hypogonadismus, weiblicher →185

- ▸ Autoimmune Destruktion der NNR (65%)
- ▸ Nebennieren-Tbc (15%)
- ▸ Hypophysenvorderlappeninsuffizienz
- ▸ Hypothalamusinsuffizienz
- ▸ Abruptes Absetzen einer Langzeittherapie mit Steroiden über der Cushing-Schwelle
- ▸ Waterhouse-Friderichsen-Syndrom
- ▸ Einblutung in die NNR nach Trauma
- ▸ Einblutung in die NNR unter Antikoagulanzientherapie
- ▸ Hämorrhagische Diathese
- ▸ NNR-Venenthrombosen
- ▸ Infarzierung der NNR
- ▸ Bilaterale Adrenektomie
- ▸ Nach Strahlentherapie
- ▸ Sarkoidose
- ▸ Polyglanduläre endokrine Syndrome
- ▸ Kongenital
- ▸ Amyloidose
- ▸ Hämochromatose
- ▸ CMV-Infektion bei HIV
- ▸ Medikamente
    - Ketokonazol
    - Etomidate
- ▸ Adrenoleukodystrophie
- ▸ Tumoren
- ▸ NNR-Metastasen bei
    - Lungen-Ca.
    - Mamma-Ca.

A

- Kolon-Ca.
- Lymphome
- Kaposi-Sarkom

- ▸ Andere Ursachen des Komas →206
- ▸ Urämie
- ▸ Andere Ursachen des Volumenmangels →312
- ▸ Andere Ursachen des Elektrolytmangels
- ▸ Idiopathisch

ADH, s. Urinosmolalität →351

Adipositas

Übermäßige Vermehrung oder Bildung von Fettgewebe. Bezugsgrößen: Sollgewicht nach Broca (Frau: Körperlänge [cm] minus 105; Mann: Körperlänge [cm] minus 100); Idealgewicht (Sollgewicht nach Broca minus 10%); BMI (body mass index = Körpergewicht [kg] multipliziert mit 1000, dividiert durch die Körpergröße [cm] zum Quadrat; Referenzbereich: 21-24).

- ▸ Überernährung
  - Mastfettsucht
  - Kummerspeck
  - Pickwick-Syndrom
  - Lipophile Dystrophie Bansi
  - Adiposogigantismus
- ▸ Genetische Faktoren
  - Leptin-Gen
- ▸ Konstitutionell
- ▸ Endokrinopathien
  - Hypothyreose
  - Cushing-Syndrom
  - Laurence-Moon-Biedl-Syndrom
    - ∘ Adipositas, Debilität, Syndaktylie, Retinitis pigmentosa, hypogonadotroper Hypogonadismus
  - Klimakterische Fettsucht
  - Diabetes mellitus
  - Hyperinsulinismus (Inselzelladenom)
  - HVL-Insuffizienz
  - Hypogonadismus/Unterfunktion der Ovarien
    - ∘ Klimakterium
    - ∘ Stein-Leventhal-Syndrom
      - *Sekundäre Amenorrhö*
      - *Polyzystische Ovarien*
      - *Hirsutismus*
  - Durch hypothalamische Insuffizienz bedingte Adipositas
    - ∘ Tumor
    - ∘ Trauma
    - ∘ Entzündungen
  - Klinefelter-Syndrom
    - ∘ Gynäkomastie, eunuchoider Hochwuchs, Hüftadipositas, tiefer Haaransatz, fehlender Bartwuchs, Azoospermie, kleine Hoden
  - Prader-Willi-Syndrom
    - ∘ Kleinwuchs, Adipositas, Imbezillität, Hypotonie der Muskulatur, bilateraler Kryptorchismus, hypogonadotroper Hypogonadismus
  - Morgagni-Stewart-Syndrom
  - Lipomatosen
  - Pubertätsfettsucht
- ▸ Zerebrale Fettsucht
  - Enzephalitis
  - Trauma
- ▸ Glykogenspeicherkrankheit
- ▸ Umschriebener lokalisierter Fettansatz
  - Lipodystrophia progressiva
    - ∘ Multiple Lipome
  - Adipositas dolorosa
  - Madelung-Fetthals
    - ∘ Multiple, schmerzlose lipomatöse Hauttumoren im Bereich des Halses
  - Steatopygie bei Menschen dunkler Hautfarbe
  - Lipomatosis indolens
  - Lipomatosis dolorosa (Dercum-Krankheit)
  - Lipomatosis Typ Bensaude-Launois
  - Lipomatosis Typ Roth-Paillard
- ▸ Hypophysär bedingt
  - Dystrophia adiposogenitalis Fröhlich
  - Laurence-Moon-Biedl-Syndrom (dienzephalo-retinale Degeneration)

- Morgagni-Steward-Morell-Syndrom
- Prader-Labhart-Willi-Syndrom
- Entwicklungsalter (Präpubertät)

▸ Verschiedene Ursachen
- Einzelne oder multiple Lipome
- Schwangerschaft

▸ Medikamente
- Steroide
- Appetitanreger
- Östrogene
- Gestagene
- Antiemetika
- Isoniazid
- Phenothiazine
- Trizyklische Antidepressiva
- Lithium

Adnexitis

Salpingitis, Pelvic Inflammatory Disease (PID)

Fast immer durch aszendierende Infektionen, meist von der Vagina ausgehend, bedingte Entzündung der Adnexe. Vor allem bei sexuell aktiven Frauen auftretend. Disponierende Faktoren: Menstruation, Intrauterinspirale (genitale Infektionen ca. 10mal häufiger), Wochenbett, Abrasio, Abort, nach abdominellen Operationen. Die häufigsten Erreger sind: Neisseria gonorrhoeae, Chlamydia trachomatis, Streptokokken, Staphylokokken, Enterokokken, Bacteroides und Mykoplasmen. Seltener: Hämatogene Streuung mit Salpingitis tuberculosa.

▸ Differentialdiagnose
- s. Abdominelle Beschwerden →7
- s. Abdomen, akutes →5
- Appendizitis
- Ektope Schwangerschaft
- Septischer Abort
- Hämorrhagische oder rupturierte Ovarialzyste
- Ovarieller Tumor
- Myome

Adrenokortikotropes Hormon

Peptidhormon des Hypophysenvorderlappens mit Wirkung auf die Nebennierenrinde. Indikation bei der Differentialdiagnose des Hyperkortisolismus (Cushing-Syndrom) und der primären Nebennierenrindeninsuffizienz. s. Cushing-Syndrom →70.

▸ ACTH erhöht:
- Hypothalamo-hypophysäres Cushing-Syndrom
- Ektopisches ACTH-Syndrom
  - So gut wie jeder Tumor kann mit einem ektopischen ACTH-Syndrom einhergehen.
    Bei über 50% liegt ein Bronchial-Ca. zugrunde, gefolgt von Inselzellmalignomen und Thymomen.
- ACTH-Therapie
- Primäre Nebenniereninsuffizienz
  - s. Addison, Morbus →11
    - *Autoimmunologisch*
    - *Tuberkulose der NNR*
    - *Zunehmende NNR-Insuffizienz bei Infektion (u.a. HIV)*
  - Nebenniereninfarkt (Waterhouse-Friderichsen-Syndrom)
  - Nebennierenblutung (Antikoagulanzien!)
  - Bilaterale Thrombose der Nebennierenvenen
  - Medikamente, die die Kortisolsynthese stören
    - *Ketoconazol*
    - *Metopiron*

▸ ACTH erniedrigt:
- Cushing-Syndrom bei autonomem Nebennierenrindentumor
- Iatrogenes Cushing-Syndrom
  - Im Rahmen einer Kortisontherapie

Nebenniereninsuffizienz
- Primäre Nebenniereninsuffizienz (ACTH hoch)

A

- Sekundäre Nebenniereninsuffizienz (ACTH niedrig, CRH-Test pathologisch)
- Tertiäre Nebenniereninsuffizienz (ACTH niedrig, CRH-Test normal)

Adynamie, s. Müdigkeit →242

AFP, s. a-Fetoprotein →20

Agranulozytose, s. Leukopenie →221, s. Panzytopenie →273

AK gegen den TSH-Rezeptor, s. TRAK →341

AK gegen die Thyreoperoxidase (TPO, s. MAK, TPO →233

AK gegen mikrosomales Schilddrüsenantigen (MAK), s. MAK, TPO →233

AK gegen Thyreoglobin, s. TAK →330

Akanthozyten, s. Erythrozytenmorphe, veränderte →104

Akrozyanose

Blaurote Verfärbung an den Akren, teilweise verbunden mit einer teigigen Schwellung. Bei stärkerer Abkühlung können sich auch hellrote Flecken bilden. Durch Fingerdruck läßt sich die Färbung wegdrücken.
Erweiterung des subpapillären Venenplexus bei maximaler Verengung der Arterien. Als Ursache der gesteigerten Kälteempfindlichkeit wird eine neurohormonale Regulationsstörung angenommen.
In Studien wurde eine erhöhte Assoziation der Akrozyanose mit Polyglobulie und Kälteagglutininen beobachtet.
Bläuliche Verfärbung der Haut infolge Abnahme des Sauerstoffgehalts im Blut (reduziertes Hämoglobin > 5 g/dl) möglich:
s. Blutgasanalyse →54,
s. Hypoventilation, alveoläre →189,
s. Raynaud-Syndrom →297,
s. Zyanose →365

- Lokalisierte periphere Zyanose
  - Vegetativ-vasomotorische Übererregbarkeit
  - Venenthrombose
  - Raynaud-Syndrom
  - Periphere arterielle Verschlußkrankheit
  - Konstitutionelle Akrozyanose
  - Kälteagglutinationskrankheit
    - Paroxysmale Kältehämoglobinurie
  - Perniosis
  - Akrodynie Feer
  - M. Waldenström
- Angeborener Herzfehler mit Rechts-links-Shunt
  - Fallot-Tetralogie
  - Offener Ductus arteriosus Botalli
- Erworbene Herzfehler
  - Cor pulmonale
  - Linksherzinsuffizienz
  - Mitralstenose
  - Kongestive Kardiomyopathie
  - Mitralinsuffizienz
- Pulmonale Ursachen
  - Chronische Bronchitis
  - COPD
  - Lungenemphysem
  - Lungenfibrose
  - Bronchiektasen

Akute Perikarditis, s. Perikarditis, akute →279

Akuter zerebraler Gefäßinsult,
s. Apoplexie →35

Alanin-Aminotransferase,
s. Transaminasen →341

Albumin

Anti-Akute-Phase-Protein
Quantitativ wichtigste Klasse der Proteine: 50-60% des Gesamteiweißes, Halbwertszeit ca. 3 Wochen. Wird in der Leber synthetisiert. Wesentlicher Einflußfaktor für die Synthese ist die Ernährung: Bei Mangelernährung kommt es zu einem Abfall des Plasmaalbumins. Klinisch relevant sind ausschließlich verminderte Werte. Etwa 70% des Körperalbumins befinden sich im interstitiellen Raum. Vorkommen ferner im Liquor und Muskel. Intravasal dient es zur Regelung des onkotischen Drucks und als Transportprotein für: Wasser, Salze (Kalzium), Farbstoffe (Bilirubin), freie Fettsäuren, Medikamente. Da viele Medikamente an Albumin binden, kann eine Hypalbuminämie deshalb bei gleicher Dosierung zu einer Erhöhung des pharmakologisch wirksamen Anteils führen → Dosisanpassung.

Referenzbereich	
Im Serum:	36-50 g/l (F); 37-52 g/l (M) bzw. 60,6-68,6%.
Im Harn:	bis 15 mg/l (morgendlicher Spontanurin)
	2,6-16,6 mg/l (24-h-Sammelurin)

s. Eiweiß im Serum →88,
s. Nephrotisches Syndrom →256

Hypalbuminämie

- Akute und chronische Infektionen, Entzündungen
- Malignome
- Mangelernährung
- Malabsorption
- Gastrointestinaler Proteinverlust
- Nephritiden
  - Nephrotisches Syndrom
- Nach Hämodialyse
- Lebererkrankung
  - Leberzirrhose
  - Hepatitis
- Verbrennungen
- Schwangerschaft
- EPH-Gestose
- Zystische Fibrose
- Seltene Ursachen
  - Sarkoidose
  - Leishmaniose
  - Lepra
  - M. Ménétrier
- Verschiedene Ursachen
  - Primär chronische Polyarthritis
  - SLE
  - Rheumatisches Fieber
  - M. Waldenström
  - Essentielle Hyperlipidämie

Hyperalbuminämie

- Iatrogen
  - Albuminsubstitution
- Absolute Albuminerhöhungen im Serum kommen nicht vor. Erhöhte Werte beruhen fast immer auf einer Pseudohyperalbuminämie, z.B. bei Exsikkose.

Albuminurie, s. Proteinurie →289

Aldosteron

Gehört zum Renin-Angiotensin-Aldosteron-System.
Beeinflußt im wesentlichen die Elektrolyt- und Flüssigkeitsbilanz und die Einstellung des Blutdrucks. Folge einer erhöhten Aldosteron-Sekretion ist eine positive Natriumbilanz, eine Verminderung des

A

Serumkaliums und damit verbunden ein Anstieg des effektiven Blutvolumens. Durch die effektive Zunahme des Blutvolumens kommt es zu einer Steigerung des renalen Perfusionsdrucks mit einer über Feedback-Mechanismen geregelten Abnahme der Renin-Sekretion. Durch dieses System wird die Natriumbilanz und das Blutvolumen reguliert.

Referenzbereich	
im Plasma	
in Ruhe	20-100 ng/l
nach Stimulation	2-6facher Anstieg
im Sammelurin	
	3,5-17,5 µg

s. Renin/Reninaktivität →300

Ursachen für einen Hyperaldosteronismus

- Primärer Hyperaldosteronismus
  - Mineralokortikoidexzeß
  - Conn-Syndrom →66
  - Nebennierenrindenhyperplasie
  - Dexamethasonempfindlicher Hyperaldosteronismus
  - Hypermineralokortikoidismus bei Cushing-Syndrom
- Sekundärer Hyperaldosteronismus mit Hypertonie
  - Reninsezernierende Tumoren
  - Chronische Niereninsuffizienz
  - Renovaskuläre Hypertonie
    - Nierenarterienstenose
- Sekundärer Hyperaldosteronismus ohne Hypertonie
  - Ödeme assoziiert mit vermindertem Aldosteronmetabolismus
    - Leberzirrhose
    - Nephrose
    - Herzinsuffizienz
  - Bartter-Syndrom (kongenitale Tubulusstörung mit Kaliumverlust, erhöhtem Aldosteron, Exsikkose, Alkalose und Muskelschwäche; nicht verwechseln mit Schwartz-Bartter-Syndrom/SIADH)
  - Pseudo-Bartter-Syndrom
  - Postoperativer Hyperaldosteronismus
  - Nebennierenerkrankungen
  - Diuretika
  - Laxanzien
  - Hyponatriämie
  - Hypovolämie

Ursachen für einen Hypoaldosteronismus

- Primärer Hypoaldosteronismus
  - M. Addison
  - Isolierte Aldosteronsynthesedefekte
  - Bestimmte Formen des adrenogenitalen Syndroms
- Sekundärer Hypoaldosteronismus
  - Hyporeninämie
  - Hypophyseninsuffizienz
  - Cushing-Syndrom mit erhöhter ACTH-Sekretion
- Ursachen der hypokaliämischen Hypertonie
  - Renale Ursachen
    - Nierenarterienstenose
    - Nephroangiosklerose
    - Tumoren mit Reninstimulation
  - Endokrinologische Ursachen
    - Cushing-Syndrom
    - Conn-Syndrom →66
  - Verschiedene Ursachen
    - Pseudo-Conn-Syndrom unter Carbenoxolontherapie
    - Diuretika

Aldosteronismus, s. Conn-Syndrom →66

Alkalische Leukozytenphosphatase (ALP)

In reifen Zellen der neutrophilen Granulopoese vorkommende Phosphomonoesterase.

Referenzbereich je nach Labor unterschiedlich.

- Differentialdiagnostische Bedeutung bei erhöhter Aktivität
  - Polycythaemia vera
  - Essentielle Thrombozythämie
  - Osteomyelofibrose
  - Plasmozytom
  - Akute Leukämien
  - Maligne Lymphome
  - Aplastische Anämie
  - Gewebsnekrosen
  - Megaloblastäre Anämie
  - Solide Tumoren
- Erniedrigte oder keine Aktivität
  - Chronische myeloische Leukämie (bei allen anderen myeloproliferativen Erkrankungen ist die Aktivität der ALP erhöht)
  - Anämie
  - Hämolysen
  - Eisenmangelanämie
  - Sideroachrestische (= sideroblastische) Anämie

Alkalische Phosphatase (AP)

Die im Serum meßbare AP ist kein einheitliches Enzym: Isoenzymgruppen aus Leber, Niere, Knochen, Darm und Plazenta. Während dem Serumwert der Gesamt-AP nur globale diagnostische Bedeutung zukommt, hat die Bestimmung der Isoenzyme und der postgenetischen Formen einen differentialdiagnostischen Wert. Indikation bei Verdacht auf: Cholestatische Lebererkrankungen, Erkrankungen des Knochens, Beteiligung des Skelettsystems bei anderen Grunderkrankungen.

Referenzbereich
Frauen: 55-170 IE/l Männer: 70-175 IE/l

Ursachen für eine Erhöhung der AP im Serum

- Physiologisch
  - Im Wachstumsalter (Knochen-AP) bis 700 IE/l
  - Im letzten Trimenon einer Gravidität (Plazenta-AP)
- Pathologisch:
  - Osteogen (vermehrte Osteoblastenaktivität)
    - Rachitis
    - Osteomalazie
    - Frakturheilung
    - Knochennekrosen
    - Osteomyelitis
    - Hyperparathyreoidismus
    - M. Paget
    - Knochentumoren
    - Osteosarkom
    - Metastatische Knochentumoren
    - Plasmozytom
    - Osteoplastische Metastasen
    - Prostata-Ca.
    - Mamma-Ca.
    - Osteomyelosklerose
  - Hepatisch/biliär
    - Erhöhte Werte bei Hepatitis (Leber-AP)
    - Hohe Werte bei Cholestase (Gallengangs-AP)
    - Leberzirrhose
    - Cholangitis
    - Leberabszesse
    - Hodgkin-Lymphom mit und ohne Leberbeteiligung
    - Lebermetastasen
    - Hepatotoxisch
      - *Medikamente*
      - *Intoxikationen*
  - Weitere Ursachen
    - Hypo-/Hyperthyreose
    - Akromegalie
    - Sarkoidose
    - Periarteriitis nodosa
    - Diabetes mellitus
    - Akute Pankreatitis

A

- Niereninsuffizienz (renale Osteopathie)
- Rechtsherzinsuffizienz (⇒Stauungsleber)
- Fanconi-Syndrom (erbliche Störung des Aminosäurestoffwechsels mit Zystinspeicherung in verschiedenen Organen, rachitischem Minderwuchs und Nierenschädigung)
- Paraneoplastisch:
  - *Hodgkin-Lymphom*
  - *Hypernephrom*
  - *Bronchial-Ca.*
- Schwangerschaft
- Akromegalie
- Hereditäre Hyperphosphatasämie
- Makro-AP

Ursachen für eine Verminderung der AP im Serum

- Vitamin-D-Intoxikation
- Perniziöse Anämie
- Hypothyreose
- Zöliakie
- Mangelernährung
- Fibrat-Therapie

Alkalose, metabolische

Verlust von Säuren oder Retention von Bikarbonat (HCO_3). Kompensation respiratorisch. Durch Transmineralisation: Hypokaliämische Alkalose.
(pH > 7,45, HCO_3 > 29 mmol/l)

- ▸ Basenüberschuß
  - Überkorrektur von Azidosen mit Bikarbonaten
  - Coma hepaticum
  - Zitratzufuhr (Blutkonserven)
  - Milch-Alkali-Syndrom
  - Alkalitherapie bei Magenbeschwerden
- ▸ Säureverlust
  - Verlust von Magensaft
    - Erbrechen
    - Hyperemesis gravidarum
    - Magensaftdrainage
  - Hypokaliämie/Kaliumdepletion
    - Saluretikatherapie mit Kaliummangel
    - Renaler Kaliumverlust
    - Conn-Syndrom →66
    - Bartter-Syndrom (kongenitale Tubulusstörung mit Kaliumverlust, erhöhtem Aldosteron, Exsikkose, Alkalose und Muskelschwäche; nicht verwechseln mit Schwartz-Bartter-Syndrom/SIADH)
    - Gastrointestinaler Kaliumverlust
      - *Diarrhö*
  - Mineralokortikoidtherapie
  - M. Cushing
  - Mukoviszidose
  - Nach respiratorischer Azidose

Alkalose, respiratorische,
s. Hyperventilation, alveoläre →181

Alopezie

Vorgang des vermehrten Haarausfalls (Effluvium) und seines Folgezustands (Alopezie). Von pathologischem Haarausfall spricht man bei einem Verlust von mehr als 100 Haaren täglich. Hypotrichose bezeichnet den verminderten Haarwuchs, insbesondere der Sekundärbehaarung. Wichtige Laboruntersuchungen zur Abklärung eines diffusen Haarausfalls: BB, BKS, Eisen, Ferritin, Schilddrüsenwerte (inkl. Thyreoiditis), Prolaktin, DHEAS, Testosteron, Östradiol, LH, FSH, Leber- und Nierenwerte.
Bei V.a. spezifisch umweltbedingte Vergiftung zusätzlich: Quecksilber (Urin), Kadmium (Blut oder Urin), Thallium (Blut), Blei (Blut). Bei V.a. Mangelerscheinung zusätzlich: Kupfer und Zink.

- ▸ Genetische Ursachen (90%)
  - Androgenetische Alopezie (Männer und Frauen)

- Endokrine Ursachen
  - Thyreoiditis
  - Hypothyreose
  - Hyperthyreose
  - Hypogonadismus
  - Cushing-Syndrom
  - Sheehan-Syndrom
  - Hypoparathyreoidismus
  - HVL-Insuffizienz
  - NNR-Insuffizienz
    - primäre
    - sekundäre
- Streß
  - Psychisches Trauma
  - Operation
  - Entbindung
- Follikulitiden
- Bei Dermatosen
  - Seborrhö
  - Sklerodermie
  - Chronischer diskoider Lupus erythematodes
  - Mycosis fungoides
  - Lichen ruber atrophicans
  - Psoriasis
  - Neurodermitis
  - Dermatitis exfoliativa generalisata
  - Erythematodes chronicus
- Aufgrund von Narbenbildung
  - Chemisches oder physisches Trauma
  - Lichen planopilaris
  - Ausgedehnte bakterielle oder mykotische Infektionen
    - Trichophytie
    - Favus
    - Mikrosporie
    - Lues II
    - Leptospirose
    - Typhus
  - Herpes-zoster-Infektionen
  - Sklerodermie
- Medikamentös induzierte Alopezie
  - Chemotherapie
  - Antikoagulanzien
    - Heparine
    - Cumarine
  - Thyreostatika
  - Vitamin-A-Überdosierung
  - Clofibrate
  - Nikotinsäure
  - Thallium
  - Antimykotika
  - Gentamycin
  - Orale Kontrazeptiva
  - Allopurinol
  - Propranolol
  - Indometacin
  - Salizylate
  - Levodopa
  - Steroide
  - Retinoide
  - β-Blocker
  - ACE-Hemmer
  - Goldverbindungen
  - Androgene
  - Antikonvulsiva
  - Chlorambucil
  - Azathioprin
  - Cisplatin
  - Fluorouracil
  - Methotrexat
  - Cytarabin
  - Cyclophosphamid
  - Spironolakton
  - Östrogene
  - Äthylurethan
  - Arsen
  - Borate
  - Kadmium
  - Linolsäure
  - Monojodessigsäure
  - Quecksilber und Derivate
  - Selen
  - Squalen
  - Thallium
  - Undecylensäure
- Verschiedene Ursachen für Haarausfall
  - Testikuläre Feminisierung
  - Turner-Syndrom
  - Leberzirrhose

A

- Autoimmunerkrankungen
  - Hashimoto-Thyreoiditis
  - M. Addison
  - Diabetes mellitus
  - Schmidt-Syndrom
- Konsumierende Erkrankungen
  - Malignome
  - Anämie
- Postinfektiös
  - Pneumonie
  - Scharlach
  - Typhus abdominalis
- ▸ Temporärer Haarausfall
  - Schwangerschaft
  - Mangelernährung
    - Malabsorption
    - Malresorption
    - Eiweißmangel
    - Tryptophanmangel
    - Sprue
    - Vitamin-A-Mangel
    - Vitamin-B-Mangel
    - Vitamin-D-Mangel-Rachitis
- ▸ Bei mechanischer Einwirkung
  - Zug-Alopezie
  - Druck-Alopezie
    - Alopecia areata nach längerem Liegen
  - Trichotillomanie

ALP, s. Alkalische Leukozytenphosphatase (ALP) →16

α-Fetoprotein

Wird als Tumormarker verwendet.
AFP wird im Fetalleben im Gastrointestinaltrakt und in der Leber sowie zusätzlich im Dottersack gebildet. Es wird als Schutz für den Feten vor den mütterlichen Östrogenen oder vor der immunologischen Abstoßung, sowie als gewisser Ersatz für das erst später überwiegende Albumin diskutiert. Konzentrationen > 50 μg/l bei Erwachsenen gelten als pathognomonisch für einen AFP-produzierenden Tumor.

Referenzbereich	
Nach der 1. Lebenswoche:	20-40 μg/l
Bei Erwachsenen:	< 15 μg/l bzw. 7 IE/ml/l

Erhöht bei
- Hepatozellulärem Ca.
- Ovar, Keimzelltumoren
- Hoden, Nonseminom
- ▸ Verlauf und Nachsorge von
  - Keimzelltumoren oder primären Leberzellkarzinomen bei behandelten oder in Behandlung stehenden Patienten (postoperativ bzw. unter/nach Radio-/Chemotherapie)
- ▸ Kontrolle von
  - Patienten mit Leberzirrhose auf Entstehung eines primären Leberzellkarzinoms
  - Kontrolle von Patienten mit einem erhöhten Risiko eines Keimzelltumors
    - Maldescensus testis
    - Patienten mit Zustand nach Hodentumor-Operation in Vollremission
- ▸ Gering erhöht bei
  - Pankreas-Ca.
  - Magen-Ca.
  - Bronchial-Ca.
- ▸ Erniedrigte Werte (bei der Mutter)
  - Verdacht auf Down-Syndrom
- ▸ Erhöhte Werte (bei der Mutter; AFP > 100 μg/l in der 16-20 SSW)
  - Verdacht auf
    - Anenzephalie
    - Spina bifida
    - Bauchwanddefekte
    - Mehrlingsgravidität
    - Intrauterine Mangelernährung

ALS, s. d-Aminolävulinsäure →70

ALT (Alanin-Aminotransferasen), s. Transaminasen →341

AMA, s. Antimitochondriale Antikörper (AMA) →32

Amenorrhö

Ausbleiben der monatlichen Regelblutung. Man unterscheidet eine primäre und eine sekundäre Amenorrhö.
s. Dysmenorrhö →81
s. Oligomenorrhö →267
s. Polymenorrhö →286

Physiologische Amenorrhö

- Vor der Menarche
- Während der Schwangerschaft
- Während der Laktation
- Nach der Menopause

Primäre Amenorrhö

Keine spontan einsetzende Regelblutung bis zum 16. Lebensjahr.

- ▸ Hypothalamisch-hypophysär:
  - Hypophysenvorderlappeninsuffizienz
  - Idiopathischer Gonadotropinmangel
  - Frühkindlicher Hirnschaden
  - Nach Trauma
  - Anorexia nervosa
  - Schwere Allgemeinerkrankungen
  - Konstitutionelle Entwicklungsverzögerung
- ▸ Dysgenesie der Genitalorgane
  - Mayer-Rokitansky-Küstner-Syndrom
  - Turner-Syndrom
  - Hypoplasie des Uterus
  - Uterusatresie
  - Hymenalatresie
  - Vaginalatresie/Gynatresie
- ▸ Gonadale Ursachen
  - Gonadendysgenesie
  - Testikuläre Feminisierung
  - 17β-Hydroxysteroid-Dehydrogenasemangel
  - Agonadismus
  - Hyperandrogenismus
  - Syndrom der polyzystischen Ovarien
- ▸ Endokrine Ursachen
  - Hyper- und Hypothyreosen
  - Diabetes mellitus
  - Homozygotes adrenogenitales Syndrom

Sekundäre Amenorrhö

Ausbleiben der Menstruation (bei vorher normalem Zyklus) für mehr als 3 Monate

- ▸ Hypothalamisch-hypophysäre Ursachen:
  - Gonadotropinmangel bei Tumoren
  - Postoperativer Gonadotropinausfall (auch nach Bestrahlung)
  - Prolaktinom
  - Funktioneller Gonadotropinmangel
    - in Streßsituationen
    - bei Anorexia nervosa
    - bei Sportlerinnen
    - bei schweren Allgemeinerkrankungen
- ▸ Gonadale Ursachen
  - Syndrom der polyzystischen Ovarien (Stein-Leventhal-Syndrom)
  - Hormonaktive Ovarialtumoren
  - Prämature Menopause
  - Kastration
    - Operativ
    - Bestrahlung, nicht reversibel
  - Nach Bestrahlung, reversibel
- ▸ Adrenale Ursachen
  - M. Cushing
  - Androgenbildende Tumoren
  - NNR-Insuffizienz
- ▸ Uterine Ursachen
  - Hysterektomie
  - Endometriumatrophie
- ▸ Endokrine Ursachen
  - Prolaktinom
  - M. Addison
  - Heterozygotes adrenogenitales Syndrom
  - Androgenproduzierender Tumor
  - Hypophysenvorderlappeninsuffizienz
  - Cushing-Syndrom

A

- Sheehan-Syndrom
- Panhypopituitarismus
- Hypothyreose
- Hyperthyreose
- Diabetes mellitus

▸ Intersexualität als Ursache
- Transsexualität mit Einnahme von Androgenen
- Hermaphroditismus
- Testikuläre Feminisierung

▸ Genitale Störung als Ursache
- Z.n. Hysterektomie
- Nach Kürettage
- Endometriumstörung

▸ Zentrale Störungen (mit Beeinträchtigung der hypothalamisch-hypophysären Achse)
- Enzephalitis
- Meningitis
- Schädel-Hirn-Trauma
- ZNS-Tumoren

▸ Verschiedene Ursachen
- Depression
- Streß
- Milieuwechsel
- Haft
- Sucht
- (Leistungs-)Sport
- Bodybuilding mit Einnahme von Androgenen
- Schwere Grunderkrankung
- Amenorrhö nach Einnahme von Kontrazeptiva
- Adipositas permagna

Amentielles-Syndrom,
s. Verwirrtheit →356

Ammoniak

Wichtiger Indikator zur Früherkennung, Verhütung und Verlaufsbeurteilung des Leberkomas bei Patienten mit Leberzirrhose oder akutem Zerfall des Leberparenchyms.

Es besteht eine relativ gute Übereinstimmung zwischen neurologischer Symptomatik und dem Ammoniakwert des arteriellen Plasmas. Bei besinnungslosen oder bewußtseinsgetrübten Patienten schließt ein normaler Ammoniakwert das Leberkoma weitgehend aus.
Patienten mit Fettleber, chronisch aktiver Hepatitis oder Cor pulmonale können bei stärkerer Eiweißbelastung erhöhte Ammoniakwerte haben.

Referenzbereich
19-82 µg/dl bzw. 11-48 µmol/l (F) 25-94 µg/dl bzw. 15-55 µmol/l (M)

Indikation:
- Diagnose und Verlaufsbeurteilung von Hepatopathien
  - Therapiebeurteilung des Leberkomas
  - Bei erschwerender gastrointestinaler Blutung (s. Gastrointestinale Blutungen →126)
  - Bei zu hoher Eiweißzufuhr
  - (Chronische) Infekte
- Differentialdiagnose komatöser Zustände
- Konvulsion, Lethargie und Enzephalopathien im Säuglingsalter

Amyloidose

Charakterisiert durch vermehrte Ablagerung von Amyloidfibrillen im Gewebe. Amyloidfibrillen können sich aus verschiedenen Proteinen zusammensetzen, die entweder vermehrt gebildet oder vermindert abgebaut werden. Die Ablagerungen des Amyloids können zu einer Funktionsstörung der betroffenen Organe führen. Die häufigsten Formen sind: Primäre Amyloidose, sekundäre Amyloidose, familiäre Amyloidose und Amyloidose bei Hämodialyse.
- Primäre Amyloidose bei Überproduktion von Immunglobulin-Leichtketten

(AL: Amyloid vom Leichtketten-Typ)
  - Multiples Myelom
  - Monoklonale Gammopathien
- Sekundäre Amyloidose (AA: Amyloid A, SAA: Serum Amyloid A)
  - Chronische Infektionen
    - *Osteomyelitis*
    - *Tbc*
    - *Lepra*
    - *Lues*
    - *Bronchiektasen*
  - Chronische Entzündungen
    - *Rheumatoide Arthritis*
    - *M. Bechterew*
    - *Kollagenosen*
    - *Colitis ulcerosa*
- Familiäre Amyloidose (ATTR: Amyloid bestehend aus Transthyretin)
- Amyloidosen bei verschiedenen Erkrankungen
  - Hämodialyse-Amyloidose
  - Familiäres Mittelmeerfieber
  - Periphere Neuropathie
  - Vitamin-Mangel
  - Karpaltunnelsyndrom
  - Restriktive Kardiomyopathie
  - Akute Myokarditis
  - Myokardiale Fibrose
  - Nephrotisches Syndrom
  - Niereninsuffizienz
  - Nierenversagen
    - *Glomerulonephritis*
    - *Medikamentöse/toxische Nephropathie*
  - Rheumatoide Polyarthritis
  - SLE
  - Interstitielle Lungenerkrankungen

ANA, s. Autoantikörper bei Bindegewebserkrankungen →46

Anämie

Verminderung der Hämoglobinkonzentration, des Hämatokrits oder der Erythrozytenzahl unter die Norm:

Hämoglobin	
< 13,5 g/dl (m)	< 12 g/dl (w)
Hämatokrit	
< 40% (m)	< 37% (w)
Erythrozyten	
< 4,3/pl (m)	< 3,9/pl (w)

s. Hämatokrit (PCV) →139,
s. Hämoglobin →142,
s. Panzytopenie →273

Mikrozytäre Anämie (MCV ↓, MCH ↓)

▶ Eisenmangel →86, s. Ferritin →108, s. Transferrin, Transferrinsättigung →342
- Mangelhafte Zufuhr
- Mangelhafte Resorption (s. Malassimilation →231)
  - Magen-/Darmresektion
  - Vitamin-C-Mangel
  - Anazidität des Magens
  - Chronische Durchfälle
  - Sprue
  - Chronisch entzündliche Darmerkrankungen
  - Enteritis
  - Darm-Tbc
  - Exkretorische Pankreasinsuffizienz
  - Wurmbefall
- Gesteigerter Bedarf
  - Wachstum
  - Gravidität (400 mg/d)
  - Stillperiode (720 mg/d)
  - Gesteigerte Blutneubildung
  - Atransferrinämie
    - *Hereditär*
    - *Tumoren*
- Eisenverluste
  - Blutungen aus GI-Trakt (s. Gastrointestinale Blutungen →126)

A

- *Hämorrhoiden*
- *Ulzera*
- *Adenome*
- *Tumoren*
- *Angiodysplasien*

  ∘ Genitale Blutungen der Frau

  ∘ Urogenitaltrakt
- *Neoplasien*
- *Hämosiderinämie: Paroxysmale nächtliche Hämoglobinurie*
- *Künstliche Herzklappen*

  ∘ Blutverlust aus anderen Organen
- *Oropharynx*
- *Nase*
- *Lunge*

  ∘ Blutverlust bei M. Osler

  ∘ Blutverluste operativ, postoperativ oder traumatisch

  ∘ Blutverluste bei Hämodialyse

  ∘ Häufige Blutabnahme

  ∘ Häufige Blutspende

• Deferroxamin(über)behandlung

▸ Infekt-, Entzündungs -, Tumoranämie

  ∘ Eisenverteilungsstörung; Ferritin meist erhöht

▸ Hämoglobinopathien

• Thalassämie

• Sideroachrestische Anämie

▸ Knochenmarkerkrankungen

• Myeloproliferatives Syndrom

▸ Verschiedene Ursachen

• Vitaminmangelzustände

• Eiweißmangel

• Hypothyreose

• Hypophysenvorderlappeninsuffizienz

• Bleiintoxikation

• Antransferrinämie

▸ Eiseneinbaustörung (Sideroachrestische Anämie)

• Hereditär

• Erworben

  ∘ Primäre (idiopathische)

  ∘ Sekundäre
- *Vitamin-B_1-Mangel (Beriberi)*
- *Eiweißmangel*
- *Myxödem*
- *Neoplasien*
- *Hypophysenvorderlappeninsuffizienz*

  ∘ Exogen erworben
- *Alkohol*
- *Blei*
- *Antituberkulostatika*
- *Chloramphenikol*
- *Zytostatika*

Normochrome, normozytäre Anämie

▸ Akute Blutung

  ∘ Initial meist nur Hypovolämie; Hb-Abfall erst nach mehreren Stunden (cave!)

▸ Hämolytische Anämie

• Korpuskuläre hämolytische Anämie

  ∘ Angeborene Membrandefekte
- *Sphärozytose*
- *Elliptozytose*
- *Akanthozytose*
- *Sichelzellenanämie*
- *Erythropoetische Porphyrien*
- *Angeborene Lipidstoffwechselstörungen (z.B. α-,β-Lipoproteinämie)*

  ∘ Enzymdefekte
- *G-6-P-Dehydrogenase-Mangel*
- *Pyruvatkinase-Mangel*
- *Defekte im Glutathion-Metabolismus (z.B. Glutathion-Reduktase)*
- *Defekte im Nukleotid-Metabolismus (Pyrimidin-5-Nukleotidase-Mangel)*

  ∘ Störungen der Hämoglobinsynthese/pathologische Hämoglobine
- *Hämoglobin S, C, D*
- *Hämoglobinopathien durch andere instabile anomale Hämoglobine*
- *Thalassämie-Syndrom*

  ∘ Erworbene hämolytische Anämie
- *Paroxysmale nächtliche Hämoglobinurie*

• Extrakorpuskuläre hämolytische Anämie

- Immunhämolyse
  - *Isoimmunhämolytische Anämien (z.B. Rh-Inkompatibilität; Transfusionszwischenfall)*
  - *Autoimmunhämolytische Anämien (z.B. Wärme- und Kälte-AK; s. Autoimmunhämolytische Anämie durch IgG-Wärmeantikörper →46, Paroxysmale nächtliche Kältehämoglobinurie)*
  - *Arzneimittelinduzierte Immunhämolyse*
- Hämolyse bei Infektionskrankheiten
  - *Malaria*
  - *Toxoplasmose*
  - *Clostridien*
  - *Cholera*
  - *Sepsis*
  - *Babesiose*
  - *Bartonellose*

• Hämolytische Anämien durch physikalische, chemisch-toxische Noxen
- Mechanische Hämolyse
  - *Herzklappenprothese*
  - *Mikroangiopathische hämolytische Anämie (durch maligne Tumoren, hämolytisch-urämisches Syndrom, thrombotisch-thrombozytopenische Purpura)*
- Thermische Erythrozytenschädigung
  - *Verbrennungen*
- Urämie
- Chemische Substanzen
  - *Benzole*
  - *Benzin*
  - *Insekten- und Schlangengifte*
  - *Bakterientoxine (Clostridien-Sepsis)*
- Medikamente
  - *Sulfonamide*
  - *Penicillin*
  - *Isoniacid*
  - *α-Methyldopa*
  - *Chinidin*
  - *Phenacetin*
  - *Pyramidon*
  - *Chlorpromazin*
- Hämolytisches Syndrom bei Stoffwechselstörungen
  - *Zieve-Syndrom (C_2-toxischer Leberschaden, Hyperlipidämie, hämolytische Anämie)*
  - *Hepatopathien (M. Wilson und Kupfer-Intoxikation)*

▸ Renale Anämie
- Erythropoetinmangel
- Hemmung der Erythropoese durch inflammatorische Mediatoren (durch urämische Toxine, durch Zytokine aus der Dialyse)
- Reduktion der Überlebenszeit der Erys durch endogene Faktoren (durch urämische Toxine)
- Chronisch okkulte Blutverluste
- Knochenmarksfibrose (z.B. bei Hyperparathyreoidismus)
- Aluminium-Intoxikation bei Einsatz aluminiumhaltiger Phosphatbildner
- Eisen-, Vitamin-B_{12}-, oder Folsäuremangel

▸ Knochenmarksinsuffizienz
- Aplastische Anämie
  - Hypozelluläres Knochemark
  - Hyperzelluläres Knochenmark
- Panmyelopathie
- Verdrängung des blutbildenden Knochenmarks
  - Maligne hämatologische Systemerkrankung
    - *Leukämien*
    - *Lymphome*
    - *Myeloproliferative Syndrome*
  - Lipidspeicherkrankheiten
  - Knochenmarkmetastasierung solider Tumoren
  - Infektionen und Granulome
    - *Tbc*
    - *Sarkoidose*

A

- Chronische Systemerkrankungen
  - Urämie
  - Chronische Lebererkrankung
  - Endokrine Insuffizienz
    - Hypothyreose
    - M. Addison
    - Hypogonadismus
    - Hypopituitarismus
- Pure red cell aplasia
  - Erworben
    - Autoimmune Erkrankung
  - Angeboren
    - Blackfan-Diamond-Syndrom

Hyperchrome, makrozytäre Anämie (MCV ↑, MCH ↑) durch Mangel an Vitamin B_{12} und/oder Folsäure, perniziöse Anämie

- Gesteigerter Bedarf
  - Gravidität
  - Kinder
  - Gesteigerte Hämatopoese
    - hämolytische Anämien
  - Hämodialyse
  - Malignome
  - Hyperthyreose
- Mangelnde Zufuhr
  - Fehlernährung
    - Alkoholiker
    - Vegetarische Ernährung
    - Mangelernährung
- Malabsorption →234
  - Perniziöse Anämie
    - Mangel an Intrinsic factor
      - *Magenresektion*
      - *Hereditäre Atrophie der Magenschleimhaut*
      - *Hypothyreose Polyendokrinopathie*
    - Intestinale Erkrankungen, die das terminale Ileum betreffen (s. Malassimilation →234)
      - *Fehlender Dünndarmrezeptor für den Vitamin-B_{12}-Intrinisic-factor-Komplex Glutenenteropathie (Sprue)*
      - *Tropische Sprue*
      - *Ileitis terminalis*
      - *Dünndarmresektion*
      - *Tumoren des Dünndarms*
      - *Medikamente*
      - *Kalziumchelatbildner*
      - *Gestörte exkretorische Pankreasfunktion*
    - Vermehrter Verbrauch durch Fischbandwurm
    - Bakterielle Überwucherung (z.B. bei Blind-loop-Syndrom)
- Erhöhte Ausscheidung
  - Unzureichende Vitamin-B_{12}-Bindung im Serum
  - Lebererkrankung
  - Nierenerkrankung
- Enzymdefekte
  - Methylmalonyl-CoA-Mutase
  - Vitamin-B_{12}-Reduktase
  - Andere Enzymstörungen
- Medikamente
  - Folsäure-Antagonisten
    - Methotrexat, Trimethoprim, Pyrimethamin
  - 5-FU
  - Triamteren
  - Trimethoprin
  - Aciclovir
  - Orale Kontrazeptiva

Makrozytäre Anämie ohne megaloblastärtypische Knochenmarksveränderung

- Hämatologische Erkrankungen
  - Akute Leukosen
  - Myeloproliferative Erkrankungen
  - Maligne Lymphome
  - Plasmozytom
  - Myelodysplasie
  - Aplastische Anämie
- Verschiedene Ursachen
  - Chronische Hepatopathie
  - Chronische Nephropathie
  - Chronische Entzündungen/Infektionen
  - Ionisierende Strahlen
  - Intoxikationen

A

Analfistel

Meist Erkrankung der Proktodäaldrüsen mit Abflußstörung und/oder Infektion.

- Erkrankung der Proktodäaldrüsen
  - Stuhlverstopfung
- Thrombosierte Hämorrhoidalknoten
- Anorektales Ca.
- M. Crohn
- Colitis ulcerosa
- Intraabdominale Organeiterung mit Fortleitung
  - Appendizitis
  - Divertikulitis
- Lues
- Gonorrhö
- Aktinomykosen
- HIV
- Kryptitis
- Lymphogranuloma inguinale
- Anorektales Karzinom
- Tbc

Analschmerzen

- Anal-Ca.
- Rektum-Ca.
- Analabszeß
- Perianalabszeß
- Analfistel
  - Erkrankung der Proktodäaldrüsen
  - Stuhlverstopfung
  - Thrombosierte Hämorrhoidalknoten
  - Anorektales Ca.
  - M. Crohn
  - Colitis ulcerosa
  - Intraabdominale Organeiterung mit Fortleitung
  - Appendizitis
  - Divertikulitis
  - Lues
  - Gonorrhö
  - Aktinomykosen
  - HIV
  - Kryptitis
  - Lymphogranuloma inguinale
  - Anorektales Karzinom
  - Tbc
- Analfissur
- Analprolaps
- Rektumprolaps
- Störung im Bereich des Sphincter ani
- Hauterkankungen im Analbereich
  - Ekzeme
  - Psoriasis
- Kryptitis
- Papillitis
- Analthrombose / Hämorrhoidalthrombose
- Perianalthrombose
- Hämorrhoidalleiden
- Akute Proktitis
- Proctalgia fugax
- Kokzygodynie
- Chronische Prostatitis

Anaphylaxie, Anaphylaktoide Reaktion

Akute systemische Reaktion vom Soforttyp nach Antigenexposition einer sensibilisierten Person. Davon oft schwer zu unterscheiden sind anaphylaktoide Reaktionen, nicht IgE-vermittelt. Anaphylaktische Reaktionsformen: IgE-vermittelte Mastzelldegranulation; Komplementaktivierung; andere nicht IgE-vermittelte anaphylaktoide Reaktionen

- Häufige Ursachen für anaphylaktische Reaktionen:
  - Antibiotika
  - Blutprodukte
  - Chemische Diagnostika
    - *Jodhaltige Kontrastmittel*
  - Sterilisationsmittel
    - *Ethylenoxyd-Gas*
  - Nahrungsmittel
    - *Nüsse*
    - *Kuhmilch*

- *Eier*
- *Sojabohnen*
  - Insektenstiche
  - Latex
  - Makromoleküle
    - *Insulin*
    - *Dextran*
    - *Glukokortikoide*
    - *Protamine*
  - Vakzine

Anaphylaktoide Reaktionen
- Karzinoid-Syndrom
- Nach Erstkontakt mit
  - Aspirin
  - Röntgenkontrastmittel
  - Polymyxin
  - Pentamidin
- Globus hystericus
- Hereditäres Angioödem
- Phäochromozytom
- Pseudoanaphylaktische Reaktion
  - z.B. nach Procain-Penicillin mit Reaktion auf Procain und nicht auf Penicillin
- Skombroidvergiftung
- Systemische Mastozytose
- Vasovagale Reaktionen
- Lungenembolie

Anazidität des Magens

pH-Wert > 6,0
- Hohes Alter
- Chronische Gastritis
- Magen-Ca.
- Polyposis ventriculi
- Perniziöse Anämie
- Hypochrome Anämie
- Pellagra (Niacin-Mangel)
- Colitis ulcerosa
- M. Addison
- Magen-Lues
- Magen-Tbc
- Darmparasiten

ANCA, s. Antineutrophile zytoplasmatische Antikörper (ANCA) →33

Androgene, s. Testosteron →331

Aneurysmabildung bei Arterien

Dilatation von Arterien.
Pathogenetisch führt die Zerstörung von Elastin und Kollagenschichten in der Arterienwand zur Erweiterung. Die Halbwertszeit von Elastin beträgt ca. 70 Jahre, was die Häufung von Aneurysmen mit zunehmendem Alter miterklärt.
Formen: Dissezierendes A., sakkuläres A., fusiformes A., intrakranielles (Circulus Willisii) A., familiäres (familiäre Häufung intrakranieller A., bei polyzystischen Nierenerkrankungen, bei Osler-Weber-Rendu-Syndrom) A., erworbenes (Hypertonus, Fettstoffwechsel, Trauma, Infektion) A., entzündliches (Takayasu-Arteriitis, Riesenzellarteriitis, Syphilis, Polychondritis, Reiter-Syndrom, Behçet-Syndrom, rheumatoide Arthritis, SLE) A. und A. bei abnormalem Kollagen (Marfan-Syndrom).

- ▸ Aortenaneurysma im Bereich Thorax: Aszendierend (Typ A; deBakey I und II) und deszendierend (Typ B; deBakey III)
  - Häufige Ursachen
    - Marfan-Syndrom (Arachnodaktylie: Hyperplasie der knorpeligen Wachstumszonen. Graziler Hochwuchs mit Überstreckbarkeit der Gelenke)
    - Ehlers-Danlos-Syndrom IV (Bindegewebskrankheit mit Hyperelastizität der Haut, Überstreckbarkeit der Gelenke, Hämatomneigung)
    - Trauma
    - Infektionen
      - *Syphilis*
      - *Andere bakterielle oder mykotische Infektionen*
    - Degenerative Veränderung

- *Arteriosklerose*
- *Zystische Medianekrose*
- Entzündungen
  - *Aortitis*
  - *Polychondritis*
  - *Behçet-Syndrom (aphthös-ulzeröse Veränderungen an Mund- und Genitalschleimhaut, Iritis, Erythema nodosum und Arthritis)*
  - *Kawasaki-Syndrom*
- Hypertonus

▸ Aortenaneurysma im Bereich Abdomen. (Die Mortalität bei einem rupturierten Aortenaneurysma liegt unbehandelt bei > 80%, bei chirurgischer Intervention bei ca. 25%. Die Größe des Aneurysmas ist der entscheidende Risikofaktor: Aneurysmen mit einer Größe von mehr als 4 cm sollten für eine chirurgische Intervention in Betracht gezogen werden.)
- Häufige Ursachen
  - Alter (> 60 Jahre)
  - Nikotin
  - Fettstoffwechselstörung
  - Hypertonus
  - Arteriosklerotische Veränderungen in anderen Gefäßen
  - Männliches Geschlecht
  - Weiße Hautfarbe

▸ Intrakranielle Aneurysmen (sehr häufig im Bereich des Circulus Willisii)
- Familiäre Häufung/genetische Faktoren
- Ehlers-Danlos-Syndrom IV (Bindegewebskrankheit mit Hyperelastizität der Haut, Überstreckbarkeit der Gelenke, Hämatomneigung)
- Marfan-Syndrom (Arachnodaktylie: Hyperplasie der knorpeligen Wachstumszonen. Graziler Hochwuchs mit Überstreckbarkeit der Gelenke)
- Polyzystische Nierenerkrankungen
- Neurofibromatose Typ I
- Nikotin
- Hypertonus
- Weibliches Geschlecht

▸ Periphere Arterien
- Atherosklerose
- Takayasu-Erkrankung
- Trauma
- Syphilis
- Marfan-Syndrom (Arachnodaktylie: Hyperplasie der knorpeligen Wachstumszonen. Graziler Hochwuchs mit Überstreckbarkeit der Gelenke)
- Kawasaki-Syndrom

▸ Koronararterien
- Bakterielle Infektion
- Atherosklerose
- Ehlers-Danlos-Syndrom (Bindegewebskrankheit mit Hyperelastizität der Haut, Überstreckbarkeit der Gelenke, Hämatomneigung)
- Kongenital
- Syphilis
- Sklerodermie
- Periarteriitis nodosa
- Septischer Embolus
- Kawasaki-Syndrom

Anfallsleiden, s. Epilepsie →99

Angina pectoris

Thoraxschmerz, Brustschmerz, retrosternale Schmerzen

s. Thoraxschmerzen →333

▸ Kardiale Ursachen
- Koronare Herzkrankheit
- Herzinfarkt
- Aortenvitien
- Mitralklappenprolaps
- Hypertrophe Kardiomyopathie
- Perimyokarditis
- Perikardtamponade
- Funktionelle Herzbeschwerden
- Cor pulmonale
- Bland-White-Garland-Syndrom

A

- Vaskuläre Ursachen
  - Aortenaneurysma/-dissektion
  - Lungenembolie
- Pulmonale Ursachen
  - Pleuritis
  - Pleurodynie
  - Pneumonie
  - Bronchitis
  - Pneumothorax →284
  - Tumoren
  - Lungenembolie
- Mediastinale Ursachen
  - Mediastinale Tumoren
    - Lymphom
  - Mediastinitis
  - Mediastinalemphysem
- Abdominalerkrankungen mit thorakaler Schmerzausstrahlung/ Gastrointestinale Ursachen
  - Akutes Abdomen
  - Gallenkolik
    - Cholezystitis
    - Cholezystolithiasis
  - Pankreatitis
  - Ösophaguserkrankungen
    - Refluxkrankheit
    - Ösophagitis
  - Hiatushernie
  - Mallory-Weiss-Syndrom
  - Ulkuskrankheit
- Neuromuskuläre Ursachen
  - Herpes zoster
  - Tietze-Syndrom
  - Degenerative Veränderung der Halswirbelsäule
  - Interkostalneuralgie
- Funktionelle und psychiatrische Ursachen
  - Hyperkinetisches Herzsyndrom
  - Extrasystolie
  - Mitralklappenprolaps
  - Angstneurose
  - Depression
- Funktionelle Thoraxschmerzen
- Endokrine Ursachen, bei denen eine Angina pectoris auftreten kann
  - Hyperthyreose
  - Hypothyreose
  - Phäochromozytomanfall
  - Conn-Syndrom →66
  - Akromegalie
  - Diabetes mellitus
  - Hypoglykämie
- Atemabhängige Brustschmerzen
  - Lungenembolie
  - Pleuritis
  - Pneumothorax →284
  - Rippenfraktur
  - Lobärpneumonie
  - Lungenabszeß
  - Bronchial-Ca.
  - Milzinfarkt
  - Milzschwellung
  - Subphrenischer Abszeß
  - Mediastinitis
    - Trauma
    - Retropharyngealabszeß
    - Tracheoösophageale Fistel
  - HIV-Infektion
  - Pleuramesotheliom
- Erkrankungen an Wirbelsäule oder Rippen
  - Vertebragene Thoraxschmerzen
  - HWS-/BWS-Osteochondrose
  - Morbus Bechterew
  - Tietze-Syndrom
  - Rippenfraktur
  - Abnorm bewegliche erste Rippe

Angiotensin Converting Enzyme

Wichtiges Enzym im Renin-Angiotensin-Aldosteron-System und dem Kallikrein-Bradikinin-System. Die ACE-Wirkung beruht auf einem direkt vasokonstriktorischen Effekt sowie einem gesteigerten Abbau des vasodilatorisch wirkenden Bradykinins. ACE ist in den Endothelzellen des Gefäßsystems, insbesondere in der

Lunge und in der Niere, lokalisiert.
Indikation bei Diagnose und Verlauf der Sarkoidose.
Referenzbereich je nach Bestimmungsmethode.

- Ursachen für eine ACE-Erhöhung
  - Sarkoidose (M. Boeck)
  - Obstruktive Raucherbronchitis
  - Allergische Alveolitis
  - Silikose
  - Asbestose
  - Tuberkulose
  - Lepra
  - Berylliose
  - Virushepatitis
  - Biliäre Zirrhose
  - Alkoholische Lebererkrankung
  - M. Gaucher
  - Nierenerkrankungen
  - Diabetes mellitus
  - Hyperthyreose

Anionenlücke

Die Berechnung der Anionenlücke dient zur Bestimmung der Ursache einer metabolischen Azidose.
Chlorid und Bikarbonat machen normalerweise 85% der Anionen im Serum aus, den Anionenrest (Proteinat, Sulfat, Phosphat, organische Anionen) bezeichnet man als Anionenlücke.
Wichtig: Ist die Azidose durch Zuführung von chlorhaltigen Säuren oder Verlust von Bikarbonat verursacht, kann die Anionenlücke im Referenzbereich liegen
Vereinfachte Berechnungsformel:
Na - (Cl + HCO_3).

Referenzbereich
6-12±4 mmol/l

- Verkleinerte Anionenlücke (< 6 mmol/l)
  - Hypalbuminämie
  - Hypermagnesämie
  - Hyperkalzämie
    - Phäochromozytom
- Vergrößerte Anionenlücke
  - Diabetische Ketoazidose
  - Alkoholische Ketoazidose
  - Laktatazidose
  - Niereninsuffizienz
  - Fastenkuren
  - Metabolische Alkalose
  - Salyzilatintoxikation
  - Methanol
  - Ethylenglykol
- Normal große Anionenlücke
  - Verlust von Bikarbonat
    - Enteraler Bikarbonatverlust: Diarrhö
  - Gabe von HCL
  - Genesung von einer diabetischen Ketoazidose
  - Flüssigkeitsverlust im Rahmen einer Pankreatitis
  - Ileostoma
  - Karboanhydrasehemmer
  - Renal tubuläre Azidose
  - Arginin und Lysin während parenteraler Ernährung

Anisokorie

Pupillenweite normalerweise 2-5 mm. Bei der Untersuchung des Auges auf Seitenunterschiede, Entrundung, Reaktion auf Licht (direkt und konsensuell) und Reaktion auf Konvergenz achten.
* „d" bzw. „k" zeigen an, daß die betroffene Pupille dilatiert bzw. kontrahiert ist.

- Lokale Ursachen
  - Mydriatika oder Miotika
  - Verletzungen der Iris (d*)
  - Entzündungen
    - Keratitis (d)
    - Iridozyklitis (k*,d)
  - Engwinkelglaukom (d)
  - Ischämie (bei A.-carotis-Insuffizienz) (d)
  - Erkrankungen der Iris

   - Aniridie (d)
  - Einseitige Blindheit aufgrund
    - Erkrankungen des optischen Apparates (d)
    - retinaler Ursachen (d)
  - Augenprothetik
- Paralyse des M. sphincter pupillae (d) aufgrund
  - Infektionen
    - Syphilis
    - Herpes zoster
    - Tuberkulose
    - Enzephalitis
    - Meningitis
    - Botulismus
    - Diphtherie
  - Intrakranielle Neoplasien
  - Zerebrale Aneurysmen
  - Sinus-cavernosus-Thrombose
  - Intrakranielle Hämatome
  - Degenerative neurologische Erkrankungen
  - Toxische Polyneuritis
    - Alkohol, Blei, Arsen
    - Diabetes mellitus
- Paralyse des M. dilatator pupillae (k)
  - Horner-Syndrom
  - Neurofibromatose
  - Traumen
  - A.-carotis-interna-Aneurysma
  - Ursachen im Bereich des ZNS
    - Multiple Sklerose
    - Syringomyelie
    - Tumoren
  - Angeboren
- Andere Ursachen
  - Tabes dorsalis
    - Läsion im Bereich des Mittelhirns
  - Adie-Syndrom
    - Träge Reaktion auf Licht, langsam ablaufende Konvergenzreaktion
  - Argyll-Robertson
    - Reflektorische Pupillenstarre, Pupillen entrundet

Anisozytose, s. Erythrozytenmorphe, veränderte →104

Anorexie, s. Gewichtsverlust →135

Anorganischer Phosphor, s. Phosphat →281

Antimitochondriale Antikörper (AMA)

Antikörper gegen mitochondriale Antigene können isoliert oder mit anderen Autoantikörpern zusammen auftreten und gegen eine Vielzahl mitochondrialer Antigene gerichtet sein, von denen 6 besser charakterisiert sind (M1-M6). AMA sind bedingt organ- und speziesspezifisch.

- Indikation:
  - Hepatopathien
    - Primäre biliäre Zirrhose
    - Chronsich aktive Hepatitis
  - Kombinierte primäre biliäre Zirrhose und Arthralgien bei Frauen
  - Pseudolupus
    - Medikamenteninduzierter Lupus
  - Rheumatoide Arthritis
  - Polymyalgia rheumatica
  - Differentialdiagnosen anderer Kollagenosen

Typ	Assoziation
AMA-M1	Lues II
AMA-M2	Primäre biliäre Zirrhose
AMA-M3	Medikamenteninduzierter Lupus
AMA-M4	Hepatitiden
AMA-M5	SLE
AMA-M6	Medikamenteninduzierte Hepatitis

Antidiuretisches Hormon,
s. Urinosmolalität →351

Antineutrophile zytoplasmatische Antikörper (ANCA)

Antikörper gegen Granulozyten; Differenzierung: Perinukleäres Fluoreszenzmuster (pANCA) und zytoplasmatisches Fluoreszenzmuster (cANCA).

- cANCA
  - Wegenersche Granulomatose
- pANCA
  - Mikroskopische Polyangiitis
  - Polyarteriitis nodosa
  - SLE
  - Chronisch entzündliche Darmerkrankungen
- ANCA (Fluoreszenzmuster nicht cANCA oder pANCA zuordenbar)
  - Primär sklerosierende Cholangitis

Antinukleäre Antikörper,
s. Autoantikörper bei Bindegewebserkrankungen →46

Antistreptokokken-Antikörper

Nach oder während einer akuten Infektion mit β-hämolysierenden Streptokokken können im Serum Antikörper gegen eine Reihe Streptokokken-Exoantigene nachgewiesen werden. Die Bestimmung solcher Antikörper spielt bei akuten Infektionen der Oberflächenbezüge und gewisser Organe eine wesentliche Rolle, der Erregernachweis kann ggf. aber auch direkt bakteriologisch (z.B. Tonsillenabstrich) erfolgen. Bei toxischen und sensibilisierenden Folgeerkrankungen, z.B. rheumatisches Fieber, Chorea minor oder akute Glomerulonephritis, sind Antistreptokokken-AK wichtige Verlaufsparameter. Ein negatives Ergebnis schließt, besonders wenn nur eine Antikörperbestimmung durchgeführt wurde, den vorliegenden oder abgelaufenen Streptokkokeninfekt nicht aus.

Referenzbereich	
ASL	bis 200 IE (Erwachsene) bis 150 IE (Kinder)
ADNase	bis 200 IE

- ASL-Titer erhöht
  - Streptokokken-Angina
  - Rheumatisches Fieber
  - Akute Glomerulonephritis
  - Scharlach
  - Erysipel
  - Rheumatische Karditis
  - Panarteriitis nodosa
  - Streptokokkeninfektion
  - Tuberkulose
  - Chronische Hepatitis
  - Hyperlipidämie bei Fettsucht
  - Lipoidnephrose
- ASL-Titer erniedrigt
  - Neugeborene
  - Antikörpermangelsyndrom
  - Nephrotisches Syndrom
  - Exsudative Enteropathie

Antithrombin-III

AT-III ist der physiologische Inhibitor der Serumproteasen des Gerinnungssystems. Bereits subnormale Konzentrationen bedeuten ein Ungleichgewicht mit erhöhter Gerinnbarkeit und Thromboemboliegefährdung. AT-III bildet mit den Gerinnungsenzymen einen nicht dissoziierbaren Komplex, der durch das Monozyten-Phagozyten-System eliminiert wird. Bei einer erhöhten oder abnormen intravasalen Gerinnung wird AT-III verbraucht. Der Abfall von AT-III ist somit ein relativ spezifischer Indikator einer abnormen Thrombinbildung.

Hämostasestörungen mit einer veränderten AT-III-Konzentration (bzw. -Aktivität)

- AT-III-Verminderung
  - Angeborener, familiärer heterozygoter AT-III-Mangel
  - Fortgeschrittener Leberparenchymschaden (Zirrhose, toxisches Leberversagen)
    - Je nach Verhältnis der Prokoagulatoren/AT-III entweder: Normokoagulämie (Verhältnis äquivalent), Hypokoagulämie (Verhältnis zugunsten AT-III) oder thrombophile Diathese (Verhältnis zugunsten Prokoagulatoren)
  - Sepsis
  - Verbrauchskoagulopathie
    - AT-III ist spezifischer Indikator zur Diagnose der Verbrauchskoagulopathie
  - Nephrotisches Syndrom
    - Proteinverlust (auch AT-III)
  - Exsudative Gastroenteropathie
    - Proteinverlust (auch AT-III)
  - Operation mit großen Wundflächen, posttraumatisch
  - Neugeborenes
    - Physiologisch in den ersten Lebenstagen um ca. 30% vermindert
  - Heparintherapie
    - In der Initialphase bis zum 3. Tag
  - Ovulationshemmer
    - Teilweise AT-III-Abfall, bei Anstieg der Faktoren II, VII, IX und X
- AT-III erhöht
  - Marcumartherapie
  - Cholestase

Antizytoplasmatische Antikörper, s. Autoantikörper bei Bindegewebserkrankungen →46

Anulozyten, s. Erythrozytenmorphe, veränderte →104

Anurie, s. Nierenversagen, akutes →259

Aortenklappenvitien

Aortenklappenstenose und Aortenklappeninsuffizienz. Am häufigsten ist die valvuläre Aortenstenose.

Aortenstenose

- Einteilung:
  - Valvuläre Aortenstenose
  - Subvalvuläre Aortenstenose
    - Hypertrophische obstruktive Kardiomyopathie (HOCM)
    - Subvalvuläre Stenose durch membranöse Verdickung der Ausflußbahn des linken Ventrikels
  - Postvalvuläre Stenose
- Ursachen
  - Angeboren
    - Kommissurenverschmelzung oder Segelasymmetrie, oft bei bikuspidaler Klappenanlage
  - Erworben
    - Entzündliche und/oder rheumatische Aortenstenose (bakterielle Endokarditis, rheumatische Herzkrankheit)
    - Degenerativ sklerotische Aortenstenose (im Alter > 70 Jahre ist diese Herzklappenerkrankung am häufigsten)

Aortenklappeninsuffizienz

- Ursachen
  - Angeboren
    - Bikuspidale Anlage
  - Erworben
    - Rheumatische Endokarditis
    - Aortendilatation
      - *idiopathisch*
      - *hypertensiv*
      - *Aortitis*
    - Bakterielle Endokarditis

- ◦ Posttraumatisch
- ◦ Aneurysma dissecans
- ◦ Bikuspidale Klappenanlage
- ◦ Lues (Mesaortitis luica)
- ◦ Marfan-Syndrom (Arachnodaktylie: Hyperplasie der knorpeligen Wachstumszonen. Graziler Hochwuchs mit Überstreckbarkeit der Gelenke)
- ◦ Medianekrose Gsell-Erdheim
- ◦ Myxomatöse Degeneration
- ◦ Ankylosierende Spondylitis
- ◦ Rheumatoide Arthritis

AP, s. Alkalische Phosphatase (AP) →17

Aphasie

Sprachstörung bedingt durch Erkrankung des zentralen Sprachapparats. Unterscheide motorische, sensorische und amnestische Aphasie.

- Apoplex
- Enzephalitis
- Kinderlähmung
- Aortenbogensyndrom
- Thrombangiitis obliterans
- Schläfenlappen-Abszeß
- Temporallappenatrophie
- Hirntumoren

Aplastisches Syndrom (Anämie), s. Panzytopenie →273

Apolipoprotein-A1 und -B

Eiweißkomponenten der Lipoproteine. Wichtige Rolle u.a. als Rezeptorbindungsproteine und als Aktivatoren lipolytischer Enzyme.
Indikation bei der Früherfassung des atherosklerotischen koronaren Risikos und als Verlaufskontrolle von lipidregulierenden Medikamenten. ApoB100 macht ca. 95% des Proteinanteils von LDL aus und ist in den anderen atherogenen Fraktionen wie VLDL, IDL und Lp(a) vorhanden. In einer Reihe von Studien konnte eine Assoziation von Apo100 und KHK gezeigt werden.

Referenzbereich:	
Apolipoprotein-A1	115-170 mg/dl
Apolipoprotein-B	80-110 mg/dl

Apoplexie

Ein mit fokalen neurologischen Ausfällen einhergehendes Krankheitsbild. In über 80% findet sich als Ursache ein Hirninfarkt (primär ischämischer Insult), in ca. 20% eine intrazerebrale Blutung (primär hämorrhagischer Insult).
Die Mortalität liegt bei ca. 50% nach 6 Monaten, ungefähr 30% der Überlebenden bedürfen einer täglichen Pflege.
Bei ischämischem Insult finden sich häufig Stenosen in folgenden Gefäßen: A. carotis interna (45%), A. cerebri media (26%) und A. vertebralis (11%).

Zerebrale Ischämie:

- Thrombembolischer Verschluß auf dem Boden einer Arteriosklerose
  - ◦ Risikofaktoren
    - *Hypertonus*
    - *Hyperlipidämie*
    - *Diabetes mellitus*
    - *Hyperurikämie*
    Rauchen
- Kardiale Embolien bei
  - ◦ Vorhofflimmern
  - ◦ Herzinfarkt
  - ◦ Endokarditis
  - ◦ Herzfehler
- Fettembolie
- Gasembolie
- Luftembolie
- Zerebrale Mikroangiopathie
- Seltene Ursachen:
  - ◦ Vaskulitiden
    - *Riesenzellarteriitis*

A

  - *Panarteriitis nodosa*
- Subklavian-Steal-Syndrom
- Angiom
- Erhöhte Thromboseneigung, s. Thrombophilie →334
- Medikamente /Drogen
  - *Ergotamin*
  - *Kokain*
- Hirntumoren mit Apoplex

Intrazerebrale Blutung
- Chronische Hypertonie
- Pertussis
- Nichthypertensive Ursachen
  - Aneurysma
  - Gerinnungsstörung/ Antikoagulanzientherapie
    - *Heparin*
    - *Marcumartherapie*
  - Tumorblutung
  - Vaskulitis
  - Angiome
  - Leukämie

Appendizitis

Akute Entzündung des Appendix vermiformis. Zuerst beschrieben von Fitz 1886. McBurney beschrieb den Punkt mit maximaler Abwehrspannung. Häufige Fehldiagnosen: Pelvic inflammatory disease (PID), ovarielle Zyste, rupturiertes Graafsches Follikel, akute Gastroenteritis oder kein organisch pathologischer Befund (!).

▸ Obstruktion des Appendixlumens
- Fäkalithen
- Hypertrophie des Lymphgewebes
- Barium
- Gemüse, Fruchtsamen
- Fremdkörper
- Parasiten
  - Askariasis
- Strikturen

▸ s. Abdomen, akutes →5

Appetitlosigkeit, s. Inappetenz →194

Arachnodaktylie

Spinnenfingrigkeit
- Marfan-Syndrom (Arachnodaktylie: Hyperplasie der knorpeligen Wachstumszonen. Graziler Hochwuchs mit Überstreckbarkeit der Gelenke)
- Lutembacher-Syndrom
- Van der Hoeve-Syndrom
- Dysostosis cleidocranialis
- Idiopathisch

Areflexie, s. Reflexe →298

Arginin, s. Urinosmolalität →351

Armschmerzen, s. Extremitätenschmerz →106, s. Schulterschmerz →313

Arterielle Durchblutungsstörung, s. Durchblutungsstörung, arterielle →80

Arthralgien, Arthritiden, Arthritis, s. Gelenkerkrankungen →127

Arthropathie, s. Gelenkerkrankungen →127

Arzneimittelfieber, s. Fieber unklarer Genese →111

ASAT, s. Transaminasen →341

Aspartat-Aminotransferase, s. Transaminasen →341

Aspermie

Völliges Fehlen von Sperma.

- Klinefelter-Syndrom
- Kryptorchismus
- Epididymitis
- Fibrosis testis
- Dystrophia adiposogenitalis
- Hoden-Tbc
- Lues
- Anorchie
- Samenwegsverschluß
- Noonan-Syndrom
- Germinalzellaplasie
- Hypogonadismus
- Strahlentherapie
- Chemotherapie
- Pseudohermaphroditismus masculinus
- Hodentumoren

AST (Aspartat-Aminotransferase),
s. Transaminasen →341

Aszites

Ansammlung seröser Flüssigkeit in der freien Bauchhöhle.
Hauptursachen: Stauungsaszites, maligner Aszites, entzündlicher Aszites.

Einteilung I

- ▸ Stauungsaszites/portaler Hypertonus
  - Prähepatischer Block
    - ◦ Thrombose der Milzvene
    - ◦ Verschluß der Pfortader
      - *Thrombose*
      - *Tumor*
    - ◦ Arterioportaler Shunt
  - Intrahepatischer Block (ca. 75% d. F.)
    - ◦ Präsinusoidal
      - *Myeloproliferative Erkrankungen*
      - *M. Wilson*
      - *Lebermetastasen*
      - *Schistosomiasis*
    - ◦ Sinusoidal
      - *Leberzirrhose*
      - *Chronische Hepatitis*
      - *Fettleber*
    - ◦ Postsinusoidal
      - *Venookklusive Erkrankungen*
      - *Leberzirrhose*
      - *Medikamente*
  - Posthepatischer Block
    - ◦ Budd-Chiari-Syndrom (Verschluß der Lebervenen durch Thrombosen oder Tumorkompression)
    - ◦ Rechtsherzinsuffizienz
    - ◦ Pericarditis constrictiva
- ▸ Maligner Aszites
  - Tumoren
- ▸ Entzündlicher Aszites
  - Bakterielle Peritonitis
- ▸ Pankreatogener Aszites
  - Pankreatitis mit Reizung des Peritoneums
- ▸ Hypalbuminämischer Aszites
  - Nephrotisches Syndrom
  - Exsudative Enteropathie

Einteilung II

Ohne Reizung des Peritoneums

- ▸ Portaler Aszites bei
  - Zirrhose
  - Fulminantes Leberversagen
  - Alkoholische Hepatitis
  - Fettleberhepatitis
  - Stauungsleber
    - ◦ Herzinsuffizienz
    - ◦ Rechtsherzinsuffizienz
    - ◦ Trikuspidalklappeninsuffizienz
    - ◦ Konstriktive Perikarditis
    - ◦ Obstruktion der Vena cava inferior
    - ◦ Obstruktion der Vena hepatica (Budd-Chiari-Syndrom)
    - ◦ Kardiomyopathie
  - Verschluß der Vena porta
    - ◦ Thrombose
    - ◦ Tumor
  - Zystenleber
  - Vitamin-A-Überdosierung

A

- Arteriovenöse Fistel
- Idiopathisch

▸ Hypalbuminämie →15
- Zirrhose
- Nephrotisches Syndrom
- Schwere Hypalbuminämie
- Enterales Eiweißverlustsyndrom
  - Schleimhauterkrankungen mit verstärkter Eiweißexsudation
    - *Chronisch entzündliche Darmerkrankungen*
    - *Strahlenenteritis*
    - *M. Ménière*
    - *familiäre Polyposis*
  - Lymphstau im Bereich des Darms
    - *Lymphangiektasie*
    - *Malignes Lymphom*
  - M. Whipple
  - Konstriktive Perikarditis
- Mangelernährung

▸ Verschiedene Ursachen
- Pankreatischer Aszites (rupturierte Pseudozyste)
- Myxödem
- Hepatozelluläres Karzinom (häufig verbunden mit Zirrhose)
- Ovarielle Erkrankungen
  - Meigs-Syndrom
  - Ovarielle Überstimulation

▸ Chylöser Aszites
- Ruptur abdomineller Lymphgefäße
  - Trauma
  - Operation
- Obstruktion von Lymphgefäßen
  - Sekundär bei malignen Erkrankungen
  - Tuberkulose
  - Filariose
- Angeborene Lymphangiektasie
- Konstriktive Perikarditis
- Zirrhose

▸ Kardialer Aszites
- Rechtsherzinsuffizienz
- Pericarditis constrictiva

▸ Verschiedene Ursachen
- Gesteigerte Natriumrückresorption bei Leberzirrhose durch sekundären Hyperaldosteronismus (vermehrte Synthese von Aldosteron und verminderter hepatischer Abbau von Aldosteron)
- Hypothyreose
- Amyloidose
- Mesenterialvenenthrombose

Mit peritonealer Beteiligung

▸ Infektionen
- Mykobakterien
- Bakterien
  - Primär (spontan bakterielle Peritonitis [SBP] bei Zirrhose)
  - Sekundär (nach Ruptur viszeraler Organe: Darm, Galle usw.)
- Pilze
  - Candidiasis
  - Histoplasma
  - Kryptokokkose
- Parasiten
  - Schistosoma
  - Askariasis
  - Enterobiasis
- AIDS

▸ Tumoren
- Lebermetastasen/intraabdominelle Tumoren /maligner Aszites
  - Ovar
  - Pankreas
  - Magen
  - Kolon
  - Lymphom
  - Peritonealkarzinose
  - Hepatozelluläres Ca.
  - Mesotheliom
  - Lymphatische Erkrankungen
  - Karzinoid
  - Plasmozytom
  - Mastozytose

▸ Pankreatitis

▸ Verschiedene Ursachen
- Peritoneale Vaskulitiden
  - SLE

- Purpura Schoenlein-Henoch (Vaskulitis der kleinen Gefäße, häufig bei Kindern, oft im Anschluß an Atemwegsinfekte)
- Eosinophile Peritonitis
- Familiäres Mittelmeerfieber
- Morbus Whipple
- Urämie
- Granulomatöse Peritonitis
  - Sarkoidose
- Gynäkologische Ursachen
  - Endometriose
  - Rupturierte Dermoidzyste
  - Peritoneale Lymphangiektasie

Einteilung III

- ▸ Zellreicher Aszites
  - Granulozyten > 1000/ml
    - Eitrige Peritonitis (Nachweis von Bakterien)
  - Lymphozyten > 70%
    - Tuberkulöse Peritonitis
  - Maligne Zellen
    - Peritonealkarzinose
    - Maligne Tumoren
- ▸ Chylöser Aszites
  - Obstruktion des Lymphabflusses
    - Tbc
    - Lymphome
    - Filarien
    - Tumoren
- ▸ Hämorrhagischer Aszites
  - Erys > 10000/ml
    - Peritonealkarzinose
    - Hepatozelluläres Ca.
    - Ovarial-Ca.
    - Pankreatitis
- ▸ Eiweißreicher Aszites
  - Eiweißgehalt > 2,5 g/l
    - Peritonitis
    - Kollagenosen
    - Maligne Tumoren
    - Peritonealkarzinose
    - Ileus
- ▸ Eiweißarmer Aszites
  - Eiweißgehalt < 2,5 g/l
    - Leberzirrhose
    - Leberversagen
    - Myxödem
    - Pfortaderthrombose
    - Budd-Chiari-Syndrom (Stenose oder Verschluß der Lebervene)
    - Maligne Tumoren
    - Lebermetastasierung
    - Nephrotisches Syndrom
    - Obstruktion der V. cava inferior
- ▸ Maligner Aszites
  - Cholesterin > 46 mg/dl
  - Fibronektin > 50 µg/dl
  - LDH > 300 U/l
  - Zytologie
- ▸ Pankreatogener Aszites
  - Amylase erhöht
  - Lipase erhöht

AT-III, s. Antithrombin-III →33

Ataxie

Koordinationsstörung des willkürlichen Bewegungsablaufes. Typisches Kleinhirnsyndrom.
Rumpfataxie: Der Erkrankte ist nicht imstande, gerade sitzenzubleiben.
Statische oder Standataxie: Gleichgewicht im Stehen beeinträchtigt (Romberg-Versuch). Dynamische Ataxie: Beeinträchtigung der Koordination der Einzelbewegungen (Finger-Nase-Versuch; Knie-Hacken-Versuch),
lokomotorische Ataxie (Gangstörung),
zerebelläre Ataxie: Ipsilaterale Bewegungsstörung infolge einer Schädigung des Kleinhirns, optische Kontrolle bringt keine Verbesserung.
Sensible Ataxie: bei Erkrankungen der Hinterwurzeln und Hinterstränge, Fallneigung bei fehlender optischer Kontrolle.
s. Gangstörung →124

▸ Zerebelläre/spinale und systemische

A

Ursachen für Ataxie
- Vitamin-B_{12}-Mangel!
- Malabsorptionssyndrom
- Medikamentös/toxische Ursachen
  - Alkohol!
  - Benzodiazepine
  - Barbiturate
  - Morphin
  - Kohlenmonoxid
- Endokrinologisch/metabolische Ursachen
  - α-β-Lipoproteinämie (klinisches Bild wie bei Sprue mit Retinitis pigmentosa und Ataxie)
  - Paraneoplastisches Syndrom
  - Hypothyreose
- Neoplastische Ursachen
  - Fisher-Syndrom
    - *Neoplasie im Bereich des Kleinhirns*
  - Akustikusneurinom
  - Paraneoplastisches Syndrom
- Neurologische Ursachen
  - Kleinhirnrindenatrophie
  - Multiple Sklerose
  - Kleinhirnabszeß
  - Durchblutungsstörungen im Hirnstammbereich
  - Erkrankungen des Vestibularapparats
  - Infektiöse Ursachen
  - Pseudoencephalitis haemorrhagica
    - *Leberzirrhose*
    - *Alkoholismus*
    - *Wernicke-Enzephalopathie*
  - Zerebelläre Heredoataxie
  - Ataxie-Teleangiektasie
  - GM2-Gangliosidosen
  - Mitochondriale Zytopathie
  - Spinozerebelläre Ataxie
  - Familiäre periodische Ataxie
  - Arnold-Chiari-Syndrom (Verschiebung von Kleinhirnteilen sowie der Medulla oblongata durch das Foramen ovale in den Spinalkanal)
  - Graefe-Sjögren-Syndrom
  - Hartnup-Syndrom (Klinik mit Oligophrenie, pellagraähnlicher Lichtdermatose, zerebellärer Störung aufgrund einer erblichen Störung der Tryptophanresorption im Darm)
  - M. Wilson
  - Westphal-Syndrom (in der Pubertät auftretende hepatolentikuläre Degeneration)
  - Mann-Syndrom
  - Myelinschädigungen
    - *Enzephalitis*
    - *Masern*
    - *Röteln*
    - *Varizellen*
    - *Pocken*
  - Rückenmarkskompression und Druck auf die Hinterwurzeln
  - HIV-Infektion
  - Marinescu-Sjögren-Syndrom
  - Basiläre Impression
  - Wernicke-Enzephalopathie
  - Polyneuritis
  - Friedreichsche Ataxie
  - Tabes dorsalis
  - Multiple Sklerose
- Verschiedene Ursachen
  - Akanthozytose

▸ Zerebrale Ataxie (kontralaterale Klinik)
- Morgagni-Morell-Syndrom
- Thalamussyndrom
- Epiphysentumor
- Scheitellappenläsion
- Schläfenlappenläsion
- Trauma
- Tumor
- Arteriosklerose
- Infektionskrankheiten
- Stirnlappenläsion
- Blutung
- Ischämie

Atemabhängige Schmerzen, s. Schmerzen, atemabhängige →312

Atemgeräusch, abgeschwächt oder fehlend

- Pneumothorax →284
- Emphysem
  - Blue-bloater-Emphysem
  - Pink-puffer-Emphysem
- Pleuraerguß →282
  - Pleuraempyem
  - Meigs-Syndrom
  - Transsudat
  - Exsudat
- Pleuraverschwartung
- Pleuritis
- Pulmonale Stauung
- Infiltration
  - Pneumonie
  - Tumor
- Asthma bronchiale
- COPD
- Atelektase
- Bronchusverschluß
- Ausgeprägte Adipositas
- Zwerchfellerkrankungen

Atemnot, s. Dyspnoe →83

Atemstörungen,
s. Dyspnoe →83,
s. Hypoxämie, s. Hypoventilation, alveoläre d189, s. Blutgasanalyse d54 →191,
s. Hyperventilation, alveoläre →181,
s. Hypoventilation, alveoläre →189

Atemverschieblichkeit, vermindert

Die respiratorische Verschieblichkeit zwischen tiefster Exspiration und tiefster Inspiration beträgt 4-5 cm.

- Pleuritis
- Pleuraerguß →282
- Pleuraschwarte
- Pneumonie
- Pneumothorax →284
- Asthma bronchiale
  - Obstruktives Emphysem
- Emphysem
  - Blue-bloater-Emphysem
  - Pink-puffer-Emphysem
- Stauungslunge
- Silikose
- Lungenfibrose
- Zwerchfellerkrankungen

Atmen, vesikuläres

Abgeschwächt

- Lobärpneumonie
- Emphysem
- Pneumothorax →284
- Pleuritis
- Pleuraerguß
- Pleuraschwarte

Verschärft

- Hyperventilation
- Bronchitis
- Asthma bronchiale
- Umgebung einer Infiltration oder Atelektase
  - Pneumonie
  - Tumor

Atmung, beschleunigte,
s. Tachypnoe, s. Dyspnoe d83 →330

Auge, rotes

Wichtige diagnostische Schritte: Antikörpersuche: ANA, AMA, HLA-B27, Toxoplasmose, Borrelien, EBV und Lues. Röntgen bei V.a. Sarkoidose, Tbc, M. Bechterew und kongenitale Toxoplasmose. Tine-Test bei V.a. Tbc.

▸ Assoziiert mit HLA-B27

- Morbus Reiter
- Morbus Bechterew
- Psoriasis-Arthritis

- Morbus Still/Juvenile rheumatoide Arthritis
- Colitis ulcerosa
- M. Crohn

▸ Assoziiert mit HLA-B5
- Morbus Behçet (aphthös-ulzeröse Veränderungen an Mund- und Genitalschleimhaut, Iritis, Erythema nodosum und Arthritis)

▸ Assoziiert mit Arthritis
- M. Bechterew
- Behçet-Syndrom
- Borreliose
- Chronisch entzündliche Erkrankungen
- Primär chronische Polyarthritis
- M. Whipple
- Psoriasis-Arthritis
- Reiter-Syndrom
- Sarkoidose

▸ Assoziiert mit Diarrhö
- Chronisch entzündliche Darmerkrankungen
- M. Whipple
- Yersinien-/Klebsiellen-Enteritis

▸ Assoziiert mit Erythema nodosum
- Sarkoidose
- Psoriasis-Arthritis
- SLE
- M. Crohn

▸ Assoziiert mit Erythema migrans
- Borreliose

▸ Assoziiert mit Genitalulzera
- Behçet-Syndrom (aphthös-ulzeröse Veränderungen an Mund- und Genitalschleimhaut, Iritis, Erythema nodosum und Arthritis)
- Reiter-Syndrom

▸ Assoziiert mit Husten/Dyspnoe
- Tbc
- Sarkoidose
- Malignome

▸ Assoziiert mit Kopfschmerzen
- Borreliose
- Sarkoidose
- Vogt-Koyanagi-Harada-Syndrom

▸ Assoziiert mit Mundulzera
- Behçet-Syndrom (aphthös-ulzeröse Veränderungen an Mund- und Genitalschleimhaut, Iritis, Erythema nodosum und Arthritis)

▸ Assoziiert mit Schwellung der Speicheldrüsen
- Sarkoidose

▸ Assoziiert mit Sicca-Syndrom
- Sjögren-Syndrom

Allergisch-hyperergisch
- Bakterientoxine
- Autoantigene (z.B. Linsenreste)
- Allergische Konjunktivitis
- Rhinitis, allergische
- Atopisches Ekzem
- Kontaktallergien
  - Kosmetika
  - Medikamente
    - *Neomycin*
    - *Erythromycin*
    - *Tetrazykline*
    - *Sulfonamide*
    - *Chloramphenicol*
    - *Lokalanästhetika*
    - *Miotika/Mydriatika (Atropin)*
  - Kontaktallergie
    - *Medikamente*
    - *Kosmetika*

Augenerkrankungen
- Panophthalmopathie
- Trauma

Infektionen
- EBV
- Tuberkulose
- Toxoplasmose
- Lues
- Borreliose
- Leptospirose (Morbus Weil)
- Malaria
- Leptospirose
- Weitere Erreger
  - Bakteriell
    - *Gonokokken*
    - *Chlamydia trachomatis*

- *Staphylokokken*
- *Streptokokken*
- *Hämophilus*
- *Pseudomonas*
- *Moraxella*
- Viral
  - *Adenoviren*
  - *Masern*
- Verschiedene Ursachen
  - Keratoconjunctivitis sicca/Sjögren-Syndrom
  - Fieber
  - Lymphadenopathie, zervikale
  - Chemische Irritationen

Hyposphagma = Rotes Auge durch Blutung unter die Augenbindehaut (ohne Entzündung)

- ▸ Symptomatisch
  - Arteriosklerose
  - Hypertonie
  - Hämorrhagische Diathese
  - Antikoagulanzientherapie
  - Diabetes mellitus
  - Endocarditis lenta
  - "Red-eye"-Syndrom bei chronischer Niereninsuffizienz
  - Osler-Rendu-Weber-Krankheit
  - Trauma
  - Husten/Pressen
- ▸ Lokale Ursachen
  - Episklerale/ konjunktivale Hamartome
  - Hämangiome
  - Lymphangiome
- ▸ Ziliare und gemischte Infektion
  - Keratitis
  - Erosio corneae
  - Iridozyklitis
    - Morbus Still
    - Morbus Bechterew
  - Akuter Glaukomanfall
- ▸ Idiopathisch (bei älteren Menschen)

Augeninnendruck

- ▸ Ursachen für erhöhten Augeninnendruck
  - Glaukom
  - Urämisches Koma
  - Hypoglykämisches Koma
  - M. Basedow
  - Hydrophthalmie
  - Sturge-Weber-Syndrom
  - Steroidtherapie
- ▸ Ursachen für verminderten Augeninnendruck
  - Iridocyclitis acuta
  - Diabetisches Koma

Auge, trockenes,
s. Sicca-Syndrom →318

Augenmotilitätsstörungen, Nystagmus

Strabismus concomitans (Begleitschielen)

- Brechungsanomalien
  - Hyperopie (v.a. beim Einwärtsschielen)
- Mechanische Störungen
  - Anomalien der knöchernen Orbita
  - Fehlbildungen der äußeren Augenmuskeln
  - Varianten des bindegewebigen Aufhängeapparats
- Fusionsschwäche
- Anisometropie
- Kongenitale Ptosis
- Retinopathia praematurum
- Toxoplasmose
- ZNS-Störungen

A

Strabismus incomitans (Lähmungsschielen)
- Neurogen bedingt
  - Kongenitale Aplasie des Kerngebiets
  - Zerebrale Durchblutungsstörungen
  - Blutungen
  - Enzephalomyelitis
  - Tumor
  - Lues
  - Multiple Sklerose
- Myogen bedingt
  - Myositis
  - Mechanische Behinderung
    - Blow-out-Fraktur

Heterophorie
Latentes Schielen, in der Regel durch Fusionskraft kompensierbar. Wird als manifester Strabismus deutlich bei:
- Starker Ermüdung
- Nervosität
- Fieberhafter Erkrankung
- Alkoholeinfluß
- Fusionsschwäche anderer Genese

Nystagmus
Anhaltende, unwillkürliche horizontale, vertikale oder rotatorische Bulbusbewegungen, als Ruck-N. mit einer langsamen und einer die Richtung des N. bezeichnenden schnellen Phase oder als Pendel-N. mit gleich schnellen Bewegungen in beiden Richtungen.
- Physiologisch
  - Optokinetischer Nystagmus ("Eisenbahnnystagmus")
  - Kalorischer Nystagmus (durch Stimulation der Bogengänge)
  - Endstell-Nystagmus in extremen Blickpositionen
- Okulär
  - Bei hochgradiger Sehschwäche (Blindennystagmus)
  - Doppelseitige Amblyopie
    - Cataracta congenita
    - Optikusatrophie
- Vestibulär
  - Labyrinthläsionen
    - Labyrinthfistel
    - Labyrinthitis
    - Morbus Ménière
    - Felsenbeinfraktur
  - Retrolabyrinthäre Läsion
  - Akustikusneurinom
  - Herpes zoster opticus
  - Neuronitis vestibularis
  - Subarachnoidalblutung
- Intrazerebrale Prozesse
  - Multiple Sklerose
  - Hirntumoren
  - Hirnabszeß
  - Enzephalitis
  - Kopftrauma
  - Morbus Wilson
  - Hartnup-Syndrom
  - Wallenberg-Syndrom
  - Hereditäre Ataxie Friedreich
  - Syringobulbie
  - Läsion der lateralen Medulla oblongata
  - Arteriosklerose der Aa. vertebralis und cerebellaris inferior posterior
  - Intoxikation
    - Alkohol
    - Barbiturate
    - Morphium
    - Kohlenmonoxid

Auswurf von Blut aus den Luftwegen

Begriffsdefinitionen:
Intrapulmonale Ursachen:
Hämoptoe (Hämoptyse, Bluthusten)
Extrapulmonale Ursache: Hämatemesis (Bluterbrechen) bei gastrointestinaler Blutung proximal des duodenojejunalen Übergangs.
Hämatemesis, s. auch gastrointestinale Blutung →126; s. auch Husten →171
- Infektiöse/entzündliche Ursachen

- Tracheitis
- Peribronchitis
- Hämorrhagische Tracheobronchitis
- Exazerbation einer chronischen Bronchitis
- Aspergillusmyzetom
- Echinokokkuszyste
- Aspergillom
- Candidiasis
- Pneumonie
  - Klebsiellen
  - Tuberkulose
- Lungenabszeß
- Bronchiektasen

▸ Tumoren
- Lungen-Ca.
  - Plattenepithel-Ca.
  - Kleinzelliges Ca.
  - Adeno-Ca.
- Metastasen
- Bösartige Bronchusadenome
  - Karzinoide
  - Adenoidzystisches Ca.
- Gutartige Bronchustumoren
  - Bronchusadenom
- Einbruch mediastinaler oder ösophagealer Tumoren
- Maligne Lymphome mit und ohne Lungenbefall
- Endometriose
- Lungenhämangiom

▸ Kardiovaskuläre Ursachen
- Stauungslunge bei linksventrikulärer Herzinsuffizienz
- Mitralstenose
- Primär pulmonale Hypertonie
- Endokarditis
- Herzvitien mit verstärkter Lungendurchblutung
- Lungenembolie
- Lungeninfarkt
- Rupturiertes Aortenaneurysma
- Vaskulitiden
- Arteriovenöse Fistel
- Venookklusive Erkrankung

▸ Thoraxtrauma
- Lungenkontusion
- Bronchusruptur

▸ Fremdkörper
- Aspiration
- Granatsplitter

▸ Systemische Erkrankungen
- Vaskulitiden
  - M. Wegener
  - Goodpasture-Syndrom (Glomerulonephritis, Hämoptysen, Antibasalmembran-AK)
  - Periarteriitis nodosa
  - M. Behçet (aphthös-ulzeröse Veränderungen an Mund- und Genitalschleimhaut, Iritis, Erythema nodosum und Arthritis)
  - Idiopathische Lungenhämosiderose
- Sarkoidose
- Lungenfibrose
- Histiozytose X
- Hämorrhagische Diathese
- Amyloidose

▸ Blutungen aus:
- Mundhöhle
- Zahnfleisch
- Nasopharynx

▸ Verschiedene Ursachen
- Wabenlunge
- Lungenhämosiderose

Auswurf, s. Sputum →323

A

Autoantikörper bei Bindegewebserkrankungen

Erkrankung	Häufigkeit der ANA (%)
SLE	90-100
Diskoider Lupus erythematodes	21-50
Medikamenteninduzierter Lupus	95
Scharp-Syndrom (MCTD)	100
Sklerodermie	31-90
CREST-Syndrom	95
Rheumatoide Arthritis	10-60
Felty-Syndrom	60-10
Polymyositis/Dermatomyositis	40
Autoimmune chronische Hepatitis	45-100
Myasthenia gravis	35-50
Immunthrombozytopenie	50-70
Autoimmunthyreoiditis	40-50
Leukämien	70
Mononukleose	30-70

Erkrankung:	Antikörper gegen:
SLE	Anti-Doppelstrang-DNA
	Anti-Einzelstrang-DNA
	Anti-Ribonukleinprotein (RNP)
	Anti-NA
	Anti-Sm
	Anti-Ro/SSA
	Anti-La/SSB
	Anti-Histone (medikamentöser SLE)
Sklerodermie	Anti-NA
	Anti-Zentromer
	Anti-Scl-70
	Anti-Ribonukleinprotein (RNP)
Polymyositis/ Dermatomyositis	Anti-Jo-1
	Anti-Ku-1
	Anti-Pm-1
Sharp-Syndrom (MCTD)	Anti-Ribonukleinprotein (RNP)
Sjögren-Syndrom	Anti-Ro/SSA
	Anti-La/SSB
Wegenersche Granulomatose	ANCA
CREST-Syndrom	Anti-Zentromer

Autoimmunhämolytische Anämie (AIHA) durch IgG-Wärme-Autoantikörper

s. Anämie →23

- Idiopathischer Typ (45%)
- AIHA als eigenständige Erkrankung
- Symptomatischer Typ (55%)
- AIHA assoziiert mit anderen Erkrankungen
  - Erkrankungen des lymphatischen Systems (45%)
    - Chronisch lymphatische Leukämie
    - Andere Lymphome
    - Thymome
  - Infektionen (30%)
    - Bakterielle Infektionen
    - EBV
    - CMV
    - HIV
  - Kollagenosen und Vaskulitiden (15%)

- SLE
- Sklerodermie
- Sjögren-Syndrom (Versiegen der Speichel-, Tränen- und Talgdrüsen)
- Rheumatoide Arthritis
- Mischkollagenose
- Verschiedene Erkrankungen als Ursache
  - Chronisch entzündliche Darmerkrankung
  - Sarkoidose
  - Perniziöse Anämie
  - Hashimoto-Thyreoiditis
- Immundefekt-Zustände
  - Wiskott-Aldrich-Syndrom
  - Hypogammaglobulinämien
  - Common variable immunodeficiency

Azidose, metabolische

Vermehrtes Anfallen von Säureäquivalenten aus dem Stoffwechsel oder Störung der Regulationsfähigkeit von Leber oder Niere. Die Kompensation erfolgt über die Lunge. pH-Wert im Serum: < 7,36, CO_2 vermindert.

s. Laktat, Laktatazidose →216

Einteilung I

Additionsazidose:

- ▸ Endogene Säurebildung
  - Ketoazidose
    - Prä-/Coma diabeticum (typisch für Diabetes mellitus)
    - Hungerzustände
    - Alkoholismus
    - Thyreotoxikose
  - Laktatazidose →216
    - Kreislaufinsuffizienz
    - Schock →312
    - Hypoxie
    - Hyperventilation
    - Mesenteriale Insuffizienz
    - Sepsis
    - Pankreatitis
    - Schwere Verbrennungen
    - Leberversagen
    - Leukämien, Lymphome
    - Angeborene Stoffwechselerkrankungen
    - Chronische respiratorische Alkalose
    - Medikamente
      - *Biguanide*
      - *Salizylate*
      - *Sorbit- und Xylit-Infusion*
      - *Athanolvergiftung*
      - *Isoniacidmedikation*
  - Fieber
  - Schwere körperliche Arbeit
  - Fetale Notsituation während der Geburt
- ▸ Exogene Säurezufuhr
  - Intoxikation
    - Barbiturate
    - Salizylate
    - Karboanhydrasehemmer
    - Methylalkohol
    - Glykol
    - Methionin
    - Spironolaktonvergiftung
- ▸ Erhöhte Chloridaufnahme
  - Ammoniumchlorid-Medikation
  - Infusion mit 0,9% Na^+Cl^--Lösung
  - Kaliumsubstitution mit Neutralsalzen

Retentionsazidose (verminderte renale Säureausscheidung)

- ▸ Niereninsuffizienz (s. Nierenversagen, akutes →259, s. Nierenversagen, chronisches →261)
  - Glomeruläre/tubuläre Retentionsazidosen
  - Chronisch interstitielle Nephritis
  - Distale tubuläre Azidose (Typ I)
  - Akutes Nierenversagen

Basenverlust

- Gallenfistel
- Dünndarmfistel
- Diarrhöen
  - Entzündliche Darmerkrankungen
- Ileus
- Z.n. chronischer Hyperventilation

A

- ▸ Renaler Bikarbonatverlust
  - Proximale tubuläre Azidose (Typ II)
  - Distale renale tubuläre Azidose
  - Hyperkaliämische renal tubuläre Azidose
  - Therapie mit Carboanhydrasehemmer
  - Azetazolamid

Einteilung II

- ▸ Laktatazidose ohne Hypoxie
  - Medikamentös/toxisch
    - Alkohol
    - Methylalkohol
    - Salizylate
    - Paracetamol
    - Nitroprussid-Natrium
    - Katecholamine
    - Biguanide
    - Isoniazid
    - Infusionen
      - *Fruktose*
      - *Sorbit*
      - *Xylit*
  - Schwere Hepatopathie
  - Entgleister Diabetes mellitus
    - Diabetische Ketoazidose
  - Terminale Niereninsuffizienz
  - Tumor
  - Leukämie
- ▸ Laktatazidose mit Hypoxie
  - Kreislaufinsuffizienz
  - Schock
  - Herzinfarkt
  - Hypovolämie
  - Sepsis
  - Lungenembolie
  - Kardiales Pumpversagen
  - Respiratorische Insuffizienz
    - COPD
    - Status asthmaticus
    - CO_2-Intoxikation
  - Körperliche Aktivität

Azidose, respiratorische,
s. Dyspnoe →83,
s. Kalium, Hyperkaliämie →197

Babinski-Reflex, positiv

Pyramidenbahnzeichen. Tonische Dorsalflexion der Großzehe, Plantarflexion der Kleinzehe und evtl. Spreizen der Kleinzehen bei Bestreichen des lateralen Fußsohlenrandes.

- Apoplex
- Subarachnoidalblutung
- Multiple Sklerose
- Funikuläre Myelose
- Tabes dorsalis
- Tetanus
- Hypoglykämie
- Neugeborene, physiologisch
- Brown-Sequard-Syndrom
- Friedreich-Ataxie
- Hirnstammtumor
- Myatrophische Lateralsklerose
- Syringomyelie
- Wallenberg-Syndrom

Bartwuchs bei Frauen, s. Hirsutismus →167

Basophilie

Vermehrung der basophilen Leukozyten im Blut.

- Myxödem
- Allergische Diathese
- Chronisch entzündliche Prozesse
  - Colitis ulcerosa
  - Chronische Sinusitis
- Infektionen
  - Varizellen
  - Grippe
  - Tuberkulose
- Myeloproliferative Erkrankungen
  - Polycythaemia vera
  - Essentielle Thrombozythämie
  - Osteomyelosklerose
  - Chronische myeloische Leukämie
- Hodgkin-Lymphom

- Verschiedenes
  - Diabetes mellitus
  - Mastozytose
  - Östrogentherapie

Bauchschmerzen, s. Abdominelle Beschwerden →7

Begleitschielen, s. Augenmotilitätsstörungen, Nystagmus →43

Behaarung, s. Hirsutismus →167

Beinödeme, s. Beinschwellung →49

Beinschmerzen,
s. Extremitätenschmerz →106,
s. Wadenschmerzen →361

Beinschwellung

Beinschwellungen können bei genereller Ödemneigung auftreten oder isoliert eine oder beide untere Extremitäten betreffen. Als Hauptursachen für eine beidseitige Beinschwellung gelten Herzinsuffizienz, Hypoproteinämie, konstitutionelle Ursachen (prämenstruell, orthostatisch, bei Hitze), medikamentöse Einflüsse, angioneurotisches Ödem und beidseitige Lymphödeme.
Als Hauptursachen für eine einseitige Beinschwellung gelten die akute Phlebothrombose, einseitiges Lymphödem, Muskelriß, Baker-Zyste und das postthrombotische Syndrom

Einseitige Beinschwellung

- ▸ Vaskuläre Ursachen
  - Phlebothrombose
  - Postthrombotisches Syndrom
  - Thrombophlebitis
  - Tumorkompression
  - Varicosis
  - Arteriovenöse Fistel
  - Ischämisch
  - Postischämisch
- ▸ Lymphatische Ursachen
  - Nach Strahlentherapie
  - Postoperativ
  - Posttraumatisch
  - Tumoren
  - Parasiten
    - Elephantiasis durch Filarien
  - Sekundärer Lymphstau
    - Durch Kompression der Lymphgefäße oder Venen: Tumoren
  - Hereditäres Lymphödem
- ▸ Allergische Ursachen
  - Angioneurotisches Quincke-Ödem
  - Insektenstich
- ▸ Verschiedene Ursachen
  - Kompartmentsyndrom
  - Sudeck-Syndrom
  - Baker-Zyste
  - Erysipel
  - Muskelriß

Beidseitige Beinschwellung

- ▸ Kardiale Ursachen
  - Rechtsherzinsuffizienz
    - Mitralstenose
    - Konstriktive Perikarditis
    - Cor pulmonale
  - Linksherzinsuffizienz
  - Kardiomyopathie
- ▸ Hypoproteinämie als Ursache
  - Nephrotisches Syndrom
  - Glomerulonephritis
  - Leberkrankheiten mit Synthesestörung oder portaler Stauung
  - Malabsorption
  - Mangelernährung
  - Exsudative Gastroenteropathie
  - Dekompensierte Hypertonie
- ▸ Konstitutionelle Ursachen
  - Prämenstruell
  - Orthostatisch
  - Bei Hitze

- Medikamente
  - Kalziumantagonisten vom Nifedipintyp
  - Kortikosteroide
  - Hydralazin
  - Minoxidil
  - Östrogen
  - ACTH
  - Phenylbutazon
  - α-Methyldopa
  - Phenylbutazon
  - Laxanzienabusus
  - Antikoagulanzien
  - Lakritze
- Endokrine Ursachen
  - Hyperaldosteronismus (Conn-Syndrom →66)
  - Hypothyreose
  - Hyperthyreose
  - Myxödem
  - Prämenstruell
- Wasser- und Elektrolytstörungen
  - Hyperhydratation
  - Niereninsuffizienz
  - EPH-Gestose
- Vaskuläre Ursachen
  - Varicosis
  - Thrombophlebitis
  - Chronisch venöse Insuffizienz
  - Ischämisch bedingte Beinödeme
- Abdominelle Ursachen
  - Thrombose im Bereich der Vena cava
  - Tumoren im Bereich des Unterbauchs
  - Aszites
  - Filariose
- Verschiedene Ursachen
  - Erysipel
  - Perniziöse Anämie
  - Hereditäres Lymphödem
  - Elephantiasis

Beinvenenthrombose, s. Thrombose, venöse →336

Bence-Jones-Protein

Bildung pathologischer monoklonal synthetisierter freier Leichtketten eines Typs. In der Urinelektrophorese als hohe β- oder γ-Globulinzacke nachweisbar.

- Maligne Ursachen:
  - Multiples Myelom (Plasmozytom)
  - Maligne lymphoproliferative Erkrankungen
    - Morbus Waldenström
    - Maligne Lymphome
  - Schwerkettenkrankheit
  - Amyloidose
    - Primäre Form
  - Assoziiert mit malignen Tumoren (vermutlich zufällig gemeinsames Auftreten)
    - Bronchial-Ca.
  - Monoklonale Gammopathie unklarer Genese
- Verschiedene Ursachen
  - Benigne Form
  - Assoziiert mit nichtmalignen Erkrankungen (vermutlich zufällig gemeinsames Auftreten)

Bewußtseinsstörung, s. Koma →206

Bilirubin

Beim physiologischen Abbau von Hämoglobin im retikuloendothelialen System entsteht zunächst wasserunlösliches indirektes (unkonjugiertes) Bilirubin, das im Blut an Albumin gebunden ist. In der Leber entsteht dann durch Konjugation wasserlösliches direktes Bilirubin, das über die Galle in den Darm gelangt, wo es bakteriell zu Urobilinogen umgewandelt wird. Urobilinogen wird zu 80% über den Stuhl ausgeschieden und gelangt zu 20% wieder in den enterohepatischen Kreislauf. Nur ca. 1% wird über die Nieren ausgeschieden. Bei vermehrtem Anfall von Urobilinogen kommt es zu einer vermehrten Ausscheidung von Urobilinogen im Urin. Bei einem Gesamt-Bilirubin von > 2 mg/dl kommt es zu einer Gelbfärbung (Ikterus) der Konjunktiven, der Haut und der Schleimhäute.

Referenzbereich
Bilirubin gesamt < 1,1 mg/dl (< 18,8 µmol/l)

s. Cholestase →63,
s. Ikterus, Gelbsucht →191

Einteilung I

- ▸ Ursachen nach Bilirubinanteil
  - Vorwiegend direktes (konjugiertes) Bilirubin
    - Hepatitiden (Infektion, toxisch)
      - *Virushepatitis A, B, C, D, E*
      - *Hepatitis durch primär nicht hepatotrope Viren*
        Autoimmune Hepatitis
      - *Akute alkoholische Hepatitis*
      - *Hepatotoxischer Leberschaden*
    - Medikamentös:
      - *Kortikosteroide*
      - *Indomethazin*
      - *Methyldopa*
      - *Tetrazykline*
      - *Phenothiazine*
      - *Zytostatika*
    - (Dekompensierte) Leberzirrhose verschiedener Genese
    - Leberzell-Ca.
    - Cholangitiden
    - s. extrahepatische Cholestase →63 (Choledocholithiasis, Tumoren)
    - Speicherkrankheiten
    - Leberabszeß
    - Stauungsleber
    - Postoperativer Ikterus
    - Dubin-Johnson-Syndrom
    - Rotor-Syndrom
    - Rechtsherzinsuffizienz
    - Während der Schwangerschaft
      - *Benigne rekurrierende Cholestase*
      - *HELLP-Syndrom*
      - *Eklampsie*
      - *Hyperemesis gravidarum*
    - Hypoxische Hepatitis
  - Vorwiegend indirektes (unkonjugiertes) Bilirubin
    - Hämolytische Anämien
      - *Sichelzellenanämie*
      - *Sphärozytose*
      - *Thalassämie*
      - *G-6-P-DH-Mangel*
      - *Transfusionsreaktion*
      - *Medikamenteninduziert*
      - *Autoimmunhämolyse*
    - Perniziöse Anämie
    - Zustand nach Blutungen
    - Polycythaemia vera
    - Sepsis
    - Hyperbilirubinämie nach portokavaler Shuntanlage
    - Icterus juvenilis intermittens
    - Icterus neonatorum
    - Morbus haemolyticus neonatorum
    - Kernikterus
    - Bluttransfusion bei Frühgeborenen
    - Hyperthyreose
    - M. Gilbert
    - Crigler-Najjar-Syndrom
    - Lucey-Discroll-Syndrom
    - Hyperbilirubinämie nach Herzoperation
    - Primäre Hyperbilirubinämie

Einteilung II

- ▸ Prähepatische Ursachen
  - Angeborene hämolytische Anämie
    - Hämoglobinopathien
    - M. Wilson
    - Sphärozytosen
  - Erworbene hämolytische Anämie
    - Medikamente
    - Zieve-Syndrom
    - HELLP-Syndrom
    - Malaria
    - Autoantikörper

B

- Angeborene erworbene Anämie
  - G-6-P-Dehydrogenase-Mangel
  - Primaquin
  - Fava-Bohne
  - Hämolysen nach Chinin
- ▸ Intrahepatische Ursachen
  - Leberparenchymerkrankungen
    - M. Wilson
    - Porphyrien
    - Alkoholtoxischer Leberschaden
    - Hämochromatose
  - Hepatitiden
    - Begleithepatitis bei bakteriellen, viralen, parasitären Infektionen
    - Virushepatitiden
    - Chronisch entzündliche Darmerkrankungen
    - Alkohol
    - Medikamente
  - Sepsis
  - Schock
  - Stauungsleber
    - Rechtsherzinsuffizienz
    - Budd-Chiari-Syndrom (Stenose oder Verschluß der Lebervene)
    - Pericarditis constrictiva
  - Funktionelle Hyperbilirubinämie
    - M. Gilbert-Meulengracht
    - Crigler-Najjar-Syndrom
    - Dubin-Johnson-Syndrom
    - Rotor-Syndrom
- ▸ Intrahepatische Cholestase (Störung der Gallensekretion in der Leber)
  - Cholestatische Verlaufsform der Virushepatitis
  - Cholestatischer Drogenikterus
    - Phenothiazine
    - Sexualhormone
    - Thyreostatika
  - Alkoholfettleber
  - Schwangerschaftscholestase
  - Idiopathischer postoperativer Ikterus
  - Mechanische Abflußbehinderung
    - Leber-Ca.
    - Cholangiozelluläres Ca.
    - Lebermetastasen
    - Leberzysten
    - Echinokokkose
    - Amöbiasis
    - Leberabszesse
    - Primär biliäre Zirrhose
    - Primär sklerosierende Cholangitis
  - Zieve-Syndrom
  - Reye-Syndrom
  - Medikamente
- ▸ Extrahepatische Ursachen
  - Stenosierende Erkrankungen der extrahepatischen Gallenwege
    - Choledochussteine
    - Papillenstenose
    - Cholangitis
    - Tumoren
    - Striktur
    - Parasiten
  - Kompression des Ductus choledochus von außen
    - Pankreatitis
    - Pankreas-Zyste
    - Pankreas-Ca.
    - Echinokokkose der Leber
    - Leberabszeß
    - Duodenalabszeß
    - Metastasen
    - Lymphome
    - Mirizzi-Syndrom
  - Verschiedene Ursachen
    - Parasitosen
    - Caroli-Syndrom

Bilirubinurie

Normalerweise kommt Bilirubin im Harn nicht vor. Kommt es zu einer Überschreitung des Schwellenwerts im Serum (> 2 mg/100 ml), färbt sich der Harn dunkel und es findet sich Bilirubin im Harn. Bilirubinurie fehlt bei reinen hämolytischen Ikterusformen.

s. Bilirubin →50,
s. Cholestase →63

- M. haemolyticus neonatorum
- Gallengangsatresie
- Verschlußikterus
- Leberzirrhose
- Hepatitis
- Cholangitis
- Dubin-Johnson-Syndrom
- Rotor-Syndrom
- Polycythaemia vera

BKS, s. Blutkörperchensenkungsgeschwindigkeit (BSG) →56

Blähungen, s. Meteorismus →238

Blässe

- Anämie →23
- Ödeme
- Intoxikationen
- Infektionskrankheiten
- Nierenerkrankungen (Urämie)
- Chronische Lebererkrankungen
- M. Addison
- Hypotonie
- Konstitutionell
- s. Schock →312
- s. Synkopaler Anfall →328

Blepharospasmus, s. Tränen →341

Blut, okkultes im Stuhl, s. Blutungen, okkulte gastrointestinale →58

Blutausstrich, pathologische Befunde, s. Erythrozytenmorphe, veränderte →104

Blutdruck, s. Hypertonie →179, s. Hypotonie →188

Blutdruckamplitude

Differenz zwischen systolischem und diastolischem Blutdruck.

- ▸ Blutdruckamplitude, klein
  - Aortenklappenstenose
  - Schock
  - Mitralstenose
  - Perikarditis
- ▸ Blutdruckamplitude, groß
  - Aortenklappeninsuffizienz (Wasserhammerpuls)
  - Aortensklerose
  - Arteriolosklerose der Niere
  - Leberzirrhose
  - Hyperthyreose
  - Arteriovenöse Fistel
  - Hyperkinetisches Herzsyndrom

Blutdruckanstieg, rascher

- Phäochromozytom
- Thyreotoxische Krise
- Karzinoid-Syndrom
- Epidurales Hämatom
- Subarachnoidalblutung
- Tabes dorsalis
- Essentieller Hypertonus
- Epilepsie
  - V.a. Temporallappenepilepsie
- Psychische Faktoren
- Medikamente
  - Adrenerge Medikamente
  - Infusionen
  - Hyperhydratation

Blutdruckunterschiede

- ▸ Zwischen den Armen
  - Subclavian-steal-Syndrom
  - Takayasu-Syndrom/ Aortenbogensyndrom
  - Thoracic-outlet-Syndrom
  - Arterielle Thrombosen und Embolien
  - Aneurysma der Brustaorta

B

- Dissezierendes Aneurysma
- Aortenstenose
- Offener Ductus arteriosus Botalli
- Anomalien/Stenosen der Arteria subclavia
- Stenosierung des Truncus brachiocephalicus
- Lues
- Vaskulitis
- Hemiplegie

▸ Zwischen Armen und Beinen
- Aortenisthmusstenose: Hypertonie an den Armen und Hypotonie an den Beinen

Blutgasanalyse

Bestimmung von Sauerstoffpartialdruck (paO_2), Kohlendioxidpartialdruck (pCO_2), Sauerstoffsättigung und Pufferkapazität im arteriellen Blut. Ist der respiratorische Gasaustausch so beeinträchtigt, daß eine arterielle Hypoxämie ohne Hyperkapnie entsteht, spricht man von einer respiratorischen Partialinsuffizienz. Zeigt sich aufgrund einer alveolären Insuffizienz zusätzlich eine Hyperkapnie, so spricht man von einer respiratorischen Globalinsuffizienz.

s. Akrozyanose →14,
s. Azidose, metabolische →47,
s. Azidose, respiratorische, →48,
s. Hypoventilation, alveoläre →189,
s. Zyanose →365

Referenzbereich	
Sauerstoffpartialdruck	70-104 mmHg
Sauerstoffsättigung	94-98%
Kohlendioxidpartialdruck (pCO_2)	
Frau	32-43 mmHg
Mann	35-46 mmHg

▸ Pulmonale Ursachen für eine arterielle Hypoxämie
- Restriktive Ventilationsstörung (pCO_2 normal)
  - Pneumothorax →284
  - Z.n. Lungenresektion
  - Lungenkompression durch Pleuraerguß/Tumor
- Diffusionsstörung (pCO_2 normal oder erniedrigt)
  - Sarkoidose
  - Lymphangiosis carcinomatosa
  - ARDS
  - Hamman-Rich-Syndrom
- Distributionsstörung (pCO_2 normal oder erniedrigt)
  - Pneumonie
  - Asthma bronchiale
  - Emphysem
  - Atelektase
  - Lungeninfarkt
  - Pneumokoniose
  - Thoraxdeformität
  - Tumoren
  - Bronchiale Verschleimung
- Perfusionsstörung (pCO_2 normal oder erniedrigt)
  - Lungenödem
  - Rechts-links-Shunt
- s. alveoläre Hypoventilation →189 (pCO_2 erhöht)
- Verschiedene Ursachen
  - Mechanische Beatmung
  - Höhenaufenthalt

Blutgerinnung

Thromboplastinzeit (Quick-Wert) verlängert bzw. INR erhöht
Suchtest bei Verdacht auf eine plasmatische Gerinnungsstörung. Erfaßt die Faktoren des exogenen Gerinnungssystems. Sind die Thrombozytenzahl, die Blutungszeit und die Thrombinzeit normal, so spricht eine Verlängerung der Thrombo-

plastinzeit für eine Verminderung der Vitamin-K-abhängigen Faktoren II, V, VII, X.
Die Umrechnung der gemessenen Sekundenwerte erfolgt anhand einer Bezugskurve, die mittels einer Verdünnungsreihe eines Normalpools erstellt wurde. Da die verschiedenen Thromboplastine in verschiedenen Labors nicht vergleichbar sind, wurde ein international vergleichbarer Standard erarbeitet: International Normalized Ratio (INR)

Referenzbereiche:
70-120% der Norm Therapeutische Bereiche der Cumarintherapie je nach Indikation unterschiedlich: z.B.: 20-35% der Norm bzw. INR-Wert: 2-4

▸ Ursachen für eine Verlängerung der Thromboplastinzeit
- Therapie mit Vitamin-K-Antagonisten
  - Cumarin
- Medikamente
  - Salizylate
  - Sulfonamide
  - Butazolidin
- Mangel an Faktoren II, V, VII, X
  - Lebererkrankungen (Zirrhose)
  - Angeborener Faktorenmangel
  - Antikörper (SLE)
- Vitamin-K-Mangel
  - Sprue
  - Gallenwegsverschluß
  - Therapie mit Vitamin-K-Antagonisten
- Verbrauchskoagulopathie
- Hyperfibrinolyse
- Angeborener Mangel eines oder mehrerer Gerinnungsfaktoren
- Afibrinogenämie oder Hypofibrinogenämie oder Dysfibrinogenämie
- Lupus-Inhibitoren
- Hämophilie A
- Hämophilie B
- von-Willebrand-Syndrom
- AT-III-Überschuß
- Vitamin-A-Intoxikation

Partielle Thromboplastinzeit verlängert, PTT verlängert
Suchtest bei V.a. eine angeborene oder erworbene hämorrhagische Diathese. Suchtest zum Nachweis einer erhöhten Gerinnbarkeit (verkürzte PTT), Überwachung einer Heparintherapie. Erfaßt die Faktoren des endogenen Gerinnungssystems. Sind die Thrombozytenzahl, die Blutungszeit, Thromboplastinzeit und Thrombinzeit normal, spricht eine verlängerte partielle Thromboplastinzeit für eine Hämophilie. Wenngleich die PTT auch die Aktivierung des Faktors X erfaßt, so reagiert sie doch primär auf die Antithrombinwirkung der Heparine.

Referenzbereich
um 40 Sek. Unter Heparintherapie je nach Indikation: 1,5-2,5fache Verlängerung

▸ Ursachen für eine Verlängerung der partiellen Thromboplastinzeit
- Hämophilie A
- Hämophilie B
- von-Willebrand-Syndrom
- Angeborener Mangel der Faktoren II, X, XI, XII und Präkallikrein
- Therapie mit unfraktioniertem Heparin
- Subkutane Heparininjektion
- Inhibition der Faktoren V, VIII, IX, XI und XII
- Verbrauchskoagulopathie
- Hyperfibrinolysen
- Prothrombinkomplexmangel (Cumarintherapie)
  - Die PTT ist bei zunehmender Verminderung des Prothrombinkomplexes verlängert (Faktor-IX-Mangel). Die

B

Korrelation ist aber nicht so gut wie bei der Thromboplastinzeit.
- Fibrinogenmangel
- Störung der Fibrinpolymerisation
- Inhibitoren der Fibrinpolymerisation
    - Plasmozytom
    - Kollagenosen
    - Leberzirrhose
- Hypalbuminämie
- Medikamentös
    - Penicillinüberdosierung
    - Protaminchlorid
- Neugeborenes

Bluthusten, s. Auswurf von Blut aus den Luftwegen →44

Blutkörperchensenkungsgeschwindigkeit (BSG)

Die BSG weist eine diagnostische Sensitivität von über 95% für Erkrankungen mit Entzündungsreaktion auf, die diagnostische Spezifität ist jedoch wesentlich geringer. Die Wahrscheinlichkeit einer stark beschleunigten BSG ohne Krankheit im längeren Verlauf wird auf weniger als 2% geschätzt. Verschiedene Faktoren beeinflussen die Sedimentationsgeschwindigkeit von Erythrozyten. Die normale BSG ist relativ niedrig, da die Erythrozyten sich durch ihr negatives Oberflächenpotential voneinander abstoßen und dadurch in der Schwebe halten. Nach Verminderung dieses Potentials, vor allem nach Vermehrung von Fibrinogen oder Globulinen, insbesondere auch der Akute-Phase-Proteine, wird die Bildung von Zellaggregaten, überwiegend in Form von Rollen, möglich, die schneller als einzelne Zellen sedimentieren. Auch die Erythrozytengröße beeinflußt die BSG, so daß Makrozyten schneller sedimentieren als Normozyten.

Referenzbereich	
Frauen	10-20 mm/h
(wahrscheinlich wegen des geringeren Hämatokrits höher)	
Männer	4-10 mm/h

- ▸ Erkrankungen und Zustände mit erhöhter BSG
    - Akute und chronische Entzündungen
        - Bakteriell
        - Viral
        - Rheumatische und rheumatoide Prozesse/Kollagenosen
            - *Arteriitis temporalis (!)*
            - *Polymyalgia rheumatica*
            - *SLE*
        - Thyreoiditis
    - Gewebsnekrose
    - Fortgeschrittene Tumoren
    - Leukämien
    - Hodgkin-Lymphom
    - Non-Hodgkin-Lymphome
    - Plasmozytom
    - Nephrotisches Syndrom
    - Anämie
        - Hämolytische Anämie
        - Sichelzellenanämie
    - Gravidität
    - Akute Leberfunktionsstörung
    - Polyglobulie
    - Herzinfarkt
    - Plasmaexpander
    - Anabolika
    - Herzinsuffizienz
    - Orale Kontrazeptiva
- ▸ Erkrankungen und Zustände mit verminderter BSG
    - Polycythaemia vera
    - Afibrinogenämie
    - Kryoglobulinämie
    - Medikamente

- Kortikosteroide
- Salyzilate

Blutung, genitale

- Vaginale Blutungen
  - Portio-Ca.
  - Vulva-Ca.
  - Vagina-Ca.
  - Vaginale Varizen
  - Portioerosionen
  - Trauma im Vaginalbereich
  - Descensus uteri
  - Colpitis senilis
  - Vaginale Infektionen
- Blutung während der Schwangerschaft (In den ersten drei Monaten der Schwangerschaft bleiben in > 50% der Fälle die Usachen für die Butung unbekannt.)
  - Abort
  - Extrauteringravidität
  - Blasenmole
  - Chorionepitheliom
  - Vorzeitige Plazentaablösung
  - Placenta praevia
  - Plazentaeinriß
  - Uterusruptur
  - Vaginale Infektionen oder Trauma
  - Zervizitis
  - Zervikale Polypen
  - Zervikale Neoplasien
  - Postkoitale Blutung
  - Insertio velamentosa
  - Rißblutung
    - Lablen
    - Scheidendamm
- Blutungen nach der Geburt
  - Rißblutung
    - Labien
    - Scheidendamm
  - Endometritis
  - Follikelpersistenz
  - Zurückgebliebene Plazentareste
  - Fibrinogenmangel
  - Atonische Nachblutung
- Schmierblutung (Genitalblutung, die nicht an normalen Zyklus gebunden ist, sowie Postmenopausenblutungen)
  - Organische Blutungsstörungen
    - Karzinom (Vagina, Zervix, Korpus)
    - Myom
    - Zervixpolyp
    - Varicosis der Vagina
    - Verletzungen
    - Intrauterinpessar
    - Portioektopie
    - Infektionen (Kolpitis, Adnexitis, Endometritis)
  - Endokrine Störungen
    - Corpus-luteum-Insuffizienz
    - Follikelpersistenz
    - Östrogen-Gestagenbehandlung
    - Granulosazelltumor
    - Chorionepitheliom
  - Blutungen in der Schwangerschaft
    - Abortus imminens
    - Blasenmole
    - Extrauteringravidität
    - Vorzeitige Plazentalösung

Blutungen im Wochenbett

Blutung, intrazerebrale,
s. Apoplexie →35

Blutungen, gastrointestinale,
s. Gastrointestinale Blutungen →126

Blutungen, intrakranielle

- Subarachnoidalblutung (ca. 10%)
  - Lokalisation
    - Circulus arteriosus cerebri
  - Ursachen
    - Sackförmige Aneurysmen
    - Arteriovenöse Aneurysmen
    - Hämorrhagische Diathese
    - Leukämien
    - Hirntumoren

B

  - Mykotische Aneurysmen
- Epidurales Hämatom (ca. 30%)
  - Meist Ruptur der A. meningea media nach Schädelfraktur
  - Selten durch Blutung aus einem Frakturspalt, verletztem Venensinus oder aus Pacchioni-Granulationen
- Subdurales Hämatom (ca. 50%)
  - Akute oder chronische Blutung aus Brückenvenen
- Intrazerebrale Blutung (ca. 10%)
  - Meist in Verbindung mit epiduralen/subduralen Hämatomen bei Schädel-Hirn-Trauma
  - Antikoagulanzientherapie
  - Sekundäre Einblutung
    - Nach Hirninfarkt
    - Tumoren
    - Angiome
    - Perinatale Blutung

Blutungen, okkulte gastrointestinale

Keine offensichtliche gastrointestinale Blutung wie Hämatochezie oder Meläna. Diagnose durch Testen des Stuhls auf okkultes Blut.

- Ursachen für okkultes Blut im Stuhl
  - s. Gastrointestinale Blutungen →126
  - Tumoren
    - Kolorektales Ca.
    - Polypen
    - Magen-Ca.
    - Gastrointestinale Lymphome
  - Infektionen
    - Amöbiasis
    - Nematoden
    - Scharlach
  - Hypereosinophiles Syndrom
    - Löffler-Syndrom
    - Disseminierte eosinophile Kollagenerkrankung
  - Behandlung mit GM-CSF
  - Familiäre Anomalie
  - Andere Ursachen
    - Angiodysplasie
    - Portalhypertensive Gastropathie
    - Gastroduodenale Ulkuskrankheit
    - Refluxösophagitis
    - NSAID
    - Chronisch entzündliche Darmerkrankungen

Blutungen, zerebrale, s. Blutungen, intrakranielle →57

Blutungsneigung, s. Hämorrhagische Diathese →144

Blutzucker, s. Hyperglykämie →173, s. Hypoglykämie →182

Bradykardien, s. Herzrhythmusstörungen →160

Brechen, s. Übelkeit →347

Brennen beim Wasserlassen, s. Dysurie →86

Bronchialatmen

Physiologisch über Trachea. Pathologisches Bronchialatmen, dessen Exspirium lauter, länger und höher als die Inspiration ist, findet sich über Regionen, in denen das Strömungsgeräusch aus den Bronchien besser zur Oberfläche geleitet wird.

- Physiologisch über Trachea
- Bronchopneumonie
- Atelektasen
- Lungentumoren
- Stauungslunge

Bronchialsekret, s. Sputum →323

Brudzinski-Zeichen, positiv

Reflektorische Beugung der Beine bei passiver Beugung des Kopfes.

- Meningitis
- Enzephalitis
- Subarachnoidalblutung

Brustschmerz,
s. Angina pectoris →29,
s. Thoraxschmerzen →333

Brustschwellung

- ▸ Brustschwellung bei der Frau
  - Schwangerschaft
  - Prämenstruelles Syndrom
  - Mastodynie
  - Mastopathie
  - Fibroadenom der Mamma
  - Mamma-Ca.
  - Prolaktinom
  - Kontrazeptiva
- ▸ Brustschwellung beim Mann; Gynäkomastie (ein- oder beidseitige Vergrößerung des normalerweise nur rudimentär angelegten männlichen Drüsenkörpers. Pubertätsgynäkomastie in rund 60% bei systematischen Untersuchungen. Altersgynäkomastie bei ca. 1/3 der untersuchten Männer. (Eine Gynäkomastie bei jungen Männern sollte immer auch die Abklärung eines Hodentumors nach sich ziehen.)
  - Physiologisch
    - Neugeborene
  - Pubertätsgynäkomastie
  - Pseudogynäkomastie (Vergrößerung der Brust durch Fett bei Adipositas)
  - Familiäre Gynäkomastie
  - s. Hyperprolaktinämie →288
    - Prolaktinom
    - Medikamentenanamnese
      - *Antidopaminerge Substanzen (Neuroleptika)*
  - Östrogenbildende Tumoren
    - Testis
      - *Leydig-Zellentumor*
    - Nebennierenrindentumor
      - *Östrogenbildende Adenome*
  - Humanes Choriongonadotropin (HCG) bildende Tumoren
    - Chorion-Ca.
  - Granulosazelltumor
  - Primärer Hypogonadismus
    - Störung der Hodenfunktion
      - *Orchitis*
      - *Hodentumor*
      - *Kastration*
      - *Chemotherapie*
      - *Strahlentherapie*
  - Sekundärer Hypogonadismus
    - Hypophysentumor
  - Mamma-Ca. beim Mann
  - Mastitis
  - Zystische Fibrose
  - Akromegalie
  - Hyperthyreose
  - Paraneoplastisches Syndrom
    - Bei Bronchial-Ca.
  - Schwere Hepatopathie
    - Leberzirrhose
  - Adiposogigantismus
  - Klinefelter-Syndrom
  - Hermaphroditismus
  - Reifenstein-Syndrom
  - Friedreich-Ataxie
  - Dialysepflichtige Niereninsuffizienz
  - Medikamente
    - Östrogene
    - Anabolika
    - HCG-Therapie
    - Spironolakton
    - Cimetidine
    - Cyproteronazetat
    - Ketoconazol
    - Kalziumkanalblocker
    - Chlorpromazin
    - Cannabis

- Methyldopa
- Amphetamine
- Digitalis
- Methadon
- Phenothiazine
- Chlorpromazin
- Metoclopramid
- Idiopathisch

BSG, s. Blutkörperchensenkungsgeschwindigkeit (BSG) →56

C-Peptid

Peptid, das die A- und B-Kette des Proinsulins verbindet. Die Sekretion von C-Peptid und Insulin erfolgt in äquimolaren Mengen.
Indikation zur Abklärung von Hypoglykämien, V.a. Hypoglycaemia factitia: Quotient C-Peptid/Insulin von weit < 1 deutet auf Hypoglycaemia factitia.

Referenzbereich
1,1-3,6 ng/ml

C-reaktives Protein, s. CRP →69

CA-125

Tumormarker. Indikation für Therapie- und Verlaufskontrolle des Ovarial-Ca. Relative Indikation bei V.a. Pankreas-Ca.

Referenzbereich
0-65 U/ml

- ▸ CA-125-Erhöhung bei malignen Erkrankungen
  - Ovarial-Ca.
  - Pankreas-Ca.
  - Mamma-Ca.
  - Korpus-Ca.
  - Zervix-Ca.
  - Endometrium-Ca.
  - Lebermetastasen
  - Kolorektales Ca.
  - Magen-Ca.
  - Bronchial-Ca.
- ▸ CA-125-Erhöhung bei nichtmalignen Erkrankungen
  - Adnexitis
  - Endometriose
  - Peritonitis
  - Pankreatitis
  - Cholezystitis
  - Akute Hepatitis
  - Chronische Lebererkrankungen
  - Niereninsuffizienz
  - Tumor der Adnexe
  - Leiomyom

CA-19-9

Tumormarker. Indikation bei Verdacht auf Pankreas-Ca., hepatobiliäres Ca. sowie Magen-Ca. Dient zur Nachsorge der o.g. Tumoren. Eine relative Indikation zur Diagnostik bei kolorektalem Ca. und Ovarial-Ca.

Referenzbereich
0-30 U/l

- ▸ CA-19-9-Erhöhung bei malignen Erkrankungen
  - Pankreas-Ca.
  - Primäres Leberzell-Ca.
  - Gallenwegs-Ca.
  - Magen-Ca.
  - Kolorektales Ca.
  - Bronchial-Ca.
  - Mamma-Ca.
  - Ovarial-Ca.
  - Uterus-Ca.
- ▸ CA-19-9-Erhöhung bei nichtmalignen Erkrankungen
  - Pankreatitis
  - Choledocholithiasis
  - Cholezystitis
  - Obstruktiver Ikterus

- Tox. Hepatitis
- Leberzirrhose
- Primär biliäre Zirrhose
- Leberzellnekrose

Cabot-Ringe, s. Erythrozytenmorphe, veränderte →104

Calcitonin

Indikation bei Erkennung und Verlaufskontrolle des C-Zell-Ca. der Schilddrüse (medulläres Ca. der Schilddrüse). Relative Indikation bei kleinzelligem Ca. der Lunge.

Referenzbereich
< 100 pg/ml

- ▸ Calcitoninerhöhung bei malignen Erkrankungen
  - Medulläres Schilddrüsen-Ca.
  - Kleinzelliges Ca. der Lunge
- ▸ Calcitoninerhöhung bei nichtmalignen Erkrankungen
  - Neugeborenen
  - Schwangerschaft
  - Niereninsuffizienz
  - Zollinger-Ellison-Syndrom (meist im Pankreas oder Duodenum lokalisierter, häufig maligner, gastrinbildender Tumor. Assoziation mit MEN)
  - Perniziöse Anämie

Carzinoembryonales Antigen, s. CEA (karzinoembryonales Antigen) →61

Carotis-Flußgeräusch

- Aortenklappenstenose
- Arteriosklerose
- Gefäßanomalien
- Arteriovenöse Fistel im Karotisbereich
- Nach Trauma der A. carotis
- Gefäßangiome im Schädel
- Fieber
- Hyperthyreose

Cavasyndrom, s. Vena-cava-superior-Syndrom →355

CEA (karzinoembryonales Antigen)

Tumormarker. Glykoprotein, dessen biologische Funktion nicht bekannt ist. Unter den malignen Tumoren ist die Sensitivität für medulläre Schilddrüsen-Ca. und kolorektale Tumoren am höchsten. Die diagnostische Sensitivität und Spezifität ist jedoch nicht ausreichend, um Screening-Untersuchungen auf maligne Tumoren durchführen zu lassen ⇒ zur Verlaufskontrolle und Nachsorge geeignet. CEA-Konzentrationen, die das 8-10fache der Obergrenze des Referenzwerts überschreiten, können als Hinweis für eine Fernmetastasierung gewertet werden (als Ausnahmen gelten kolorektale Tumoren und medulläre Schilddrüsenkarzinome, bei denen auch lokalisierte Tumoren zu solch hohen Konzentrationen führen können). CEA-Werte, die den 4fachen Wert der Obergrenze des Referenzbereichs übersteigen, machen eine maligne Erkrankung wahrscheinlich.

Referenzbereich
Obergrenze methodenabhängig zwischen 1,5 und 5 µg/l

- ▸ CEA-Erhöhung bei malignen Erkrankungen
  - Kolorektale Tumoren
  - Medulläres Schilddrüsen-Ca.
  - Mamma-Ca.
  - Magen-Ca.
  - Pankreas-Ca.
  - Bronchial-Ca.
  - Ovarial-Ca.
  - Zervix-Ca.
- ▸ CEA-Erhöhung bei nichtmalignen Erkrankungen (Konzentration erreicht

normalerweise nicht den 4fachen Wert der Obergrenze)
- Entzündliche Lebererkrankungen
- Alkoholische Leberzirrhose
- Pankreatitis
- Chronisch entzündliche Darmerkrankungen
- Rauchen
- Lungenemphysem

Cheyne-Stokes-Atmung

Periodisch anschwellende und abschwellende Atemtiefe mit Atempausen
- Schwere Herzinsuffizienz
- Apoplex
- Zerebrale Durchblutungsstörung
- Subdurales Hämatom
- Urämisches Koma
- Hypoxie
- Schädigung des Atemzentrums
- Medikamente/Intoxikationen
  - Opiate
  - Benzodiazepine

Chlorid

Wichtigstes Gegenion des Natriums und mitverantwortlich für den osmotischen Druck im extrazellulären Raum. Es folgt Natrium meist passiv, wenn sich dessen Konzentration in den Verteilungsräumen ändert. Somit unterliegt es ebenfalls der Regulation von Aldosteron.
Chlorid kommt im Organismus in ionisierter Form vor, ca. 85% sind extrazellulär und 15% intrazellulär. Die Resorption erfolgt im Ileum zusammen mit Natrium. Pathologische Serumchloridwerte zeigen meist eine Störung im Säure-Basen-Haushalt an. Die Messung des Chloridwerts im Serum stellt die Grundlage der Ermittlung der Anionenlücke dar.
Indikation zur Beurteilung des Säure-Basen-Haushalts, des Elektrolythaushalts, vor allem auch in akuten intensivmedizinischen Situationen. Chlorid kann zudem Hinweise bei einer Reihe von chronischen Erkrankungen liefern.
s. Natrium →252,
s. Anionenlücke →31

Referenzbereich
97-108 mmol/l

Chlorid im Serum vermindert
- Intestinaler Verlust
  - Magensaftdrainagen
  - Chronisches Erbrechen oder Diarrhö
  - Konnatale Chloriddiarrhö
- Medikamente
  - Furosemid
  - Etacrynsäure
  - Bikarbonat
- Mineralokortikoiderhöhung
  - Hyperaldosteronismus
  - M. Cushing
  - ACTH-sezernierende Tumoren
  - Lakritzabusus (mineralokortikoide Wirkung)
- Alkalizufuhr
  - Milch-Alkali-Syndrom
  - Respiratorische Insuffizienz **
- Diabetisches Koma
- Inadäquate ADH-Produktion

Chlorid im Serum erhöht
- Respiratorische Alkalose
- Pseudohyperchlorämie
  - Bromide
- Renale Ursachen
  - Renal tubuläre Azidose
  - Nephrotisches Syndrom
  - Niereninsuffizienz
  - s. Metabolische Azidose →47
- Ureterkolische Anastomose
- Medikamente
  - ACTH
  - Östrogene
  - Na^+Cl^-

- NH_4Cl^-
- Lysinchlorid
- Argininchlorid

▸ Durchfälle, Dünndarm- und Pankreasfistel

Cholestase

Störung des Galleflusses. Die Ursache kann in der Leber selbst oder an jeder Stelle der Gallengänge bis hin zur Papilla Vateri lokalisiert sein. Bei einer Cholestase können alle gallenpflichtigen Stoffe ins Blut übertreten. Kann u.a. zu Ikterus, Pruritus und Erhöhung der Cholestaseenzyme führen.

s. Bilirubin →50,
s. Ikterus, Gelbsucht →191

▸ Intrahepatische Cholestase (Störung der Gallensekretion in der Leber)

- Hepatopathie/Zirrhose
  - Cholestatische Verlaufsform der Virushepatitiden
  - Bakterien
  - Leptospiren
  - Toxisch/allergisch
  - Medikamente
    - *Phenothiazine*
    - *Sexualhormone*
    - *Thyreostatika*
  - Alkoholfettleber
  - Metabolisch
    - *Sexualhormone*
    - *Eisenüberladung (Hämochromatose)*
    Kupferüberladung (M. Wilson)
  - Totale parenterale Ernährung
- Destruktion/Hypoplasie der Gallengänge
  - Primär biliäre Zirrhose
  - Primär sklerosierende Cholangitis
  - "Vanishing bile duct"-Syndrom
  - Biliäre Atresie
  - Familiär progressive Cholestase
  - Alagille-Syndrom
- Funktionelle Cholestase
  - Schwangerschaftscholestase
  - Intermittierende Cholestase
- Vaskuläre Ursachen
  - Budd-Chiari-Syndrom (Stenose oder Verschluß der Lebervene)
  - Ischämie unterschiedlicher Genese
- Sekretionsstörung durch Mangel an Transportpumpen
  - Bei zystischer Fibrose
  - Bylers-Syndrom
  - Dubin-Johnson-Syndrom
- Störung der Gallensäure-Synthese
- Idiopathischer postoperativer Ikterus
- Mechanische Abflußbehinderung
  - Leber-Ca.
  - Cholangiozelluläres Ca.
  - Lebermetastasen
  - Leberzysten
  - Echinokokkose
  - Amöbiasis
  - Leberabszesse
  - Primär biliäre Zirrhose
  - Primär sklerosierende Cholangitis
- Zieve-Syndrom
- Reye-Syndrom

▸ Extrahepatische Cholestase

- Stenosierungn der extrahepatischen Gallenwege
  - Gallengangssteine
  - Papillenstenose
  - Cholangitis
  - Tumoren
    - *Gallengangs-Ca.*
    - *Papillen-Ca.*
  - Striktur
  - Parasiten
  - Biliäre Atresie
  - Gallengangszysten
- Kompression des Ductus choledochus von außen
  - Mirizzi-Syndrom
  - Pankreatitis
  - Pankreaszyste
  - Pankreas-Ca.

C

- Echinokokkose der Leber
- Leberabszeß
- Duodenalabszeß
- Metastasen
- Lymphome
- Verschiedene Ursachen
  - Cholezystektomie
  - Choledochotomie mit T-Drainage
  - Pankreatikoduodenektomie
  - Nach Ulkuschirurgie
  - Primär und sekundär sklerosierende Cholangitis
  - Infektionsbedingte Ursachen
    - *Rezidivierende Cholangitiden*
    - *Pericholedochale Infektion (z.B. Leberabszeß)*
    - *Hydatidenzyste*
    - *Kryptosporidiose*
    - *Parasitosen*
  - Caroli-Syndrom
  - Idiopathisch rezidivierende Cholestase
  - Z.n. Lebertransplantation
  - Seltene kongenitale Ursachen

Cholesterin

Unterscheide zwischen primären (hereditär bzw. familiär), sekundären und reaktiv-physiologischen (durch Nahrungsaufnahme) Hypercholesterinämien. KHK-Risiko und damit Referenzwerte in Abhängigkeit von bestehenden Risikofaktoren (vorbestehende Arteriosklerose, familiäre Hypercholesterinämie, Rauchen, Adipositas, Diabetes mellitus, Fibrinogen) und Verhältnis LDL/HDL.

- ▸ Primäre Hypercholesterinämie
  - Familiäre Hypercholesterinämie
    - Homozygot
    - Heterozygot
  - Familiäre Dysbetalipoproteinämie
  - Familiäre Hypoalphalipoproteinämie
  - Familiär kombinierte Hyperlipidämie
  - Polygene Hypercholesterinämie
  - Cholesterinspeicherkrankheit
  - Apolipoprotein-E-Polymorphismus
  - Chylomikronämie
  - Lipoprotein(a)-Erhöhung
- ▸ Sekundäre Hypercholesterinämie
  - Adipositas
  - Wohlstandssyndrom = Metabolisches Syndrom
  - Diabetes mellitus
  - Alkoholabusus
  - Hypothyreose
  - Nephrotisches Syndrom
  - Chronische Niereninsuffizienz
  - Chronische Lebererkrankung
    - Leberzirrhose
  - Cholestatische Lebererkrankung
  - Maligne Erkrankungen
  - Morbus Cushing
  - Medikamente
    - Kontrazeptiva
    - Diuretika
    - β-Blocker
    - Steroidtherapie
  - Hämochromatose
  - Akromegalie
  - Malnutrition
  - Malabsorption
  - Maldigestion
  - Malaria
- ▸ Reaktiv-physiologische Hypercholesterinämie
  - Hypercholesterinämie und Hyperlipidämie z.B. nach Alkoholgenuß, großen Mahlzeiten oder fettreicher Ernährung

Cholinesterase

Spaltet Cholinester kurzkettiger Fettsäuren. Indikation bei V.a. Hepatopathie.

Referenzbereich
2100-6700 U/l (w) 2300-7400 U/l (m)

Ursachen für eine Verminderung der Cholinesterase im Serum

- Lebererkrankungen/Syntheseleistungsstörung der Leber
  - Hepatitiden
  - Chronische Leberstauung
  - Medikamententoxische Leberschädigung
  - Leberzirrhose
  - Lebertumoren
- Nephrotisches Syndrom
- Progressive Muskeldystrophie
- Schwere Krankheitsbilder
- Colitis ulcerosa
- Medikamentös/toxisch
  - Streptokinase
  - Prostigmin
  - Endoxan
  - E-605

Ursachen für eine Erhöhung der Cholinesterase im Serum

- KHK
- Fettleber
- Hyperthyreose
- Exsudative Enteropathie mit Albuminverlust
- Am Anfang einer alkoholtoxischen Leberzirrhose
- Schwere Adipositas
- Diabetes mellitus

Chronische Perikarditis, s. Perikarditis, chronische →280

Chvostek Zeichen, positiv

Bei Klopfen auf den N. facialis erfolgt Zucken des Mundwinkels.

- Erniedrigtes Kalzium im Serum →199
- Latente Tetanie
- Chronische Niereninsuffizienz
- Kongenitale Myotonie
- Dystrophia myotonica

Chvostek-Zeichen, s. Tetanie →332

Chylothorax

- Verlegung oder Verletzung des Ductus thoracicus
  - Traumatisch
  - Postoperativ
  - Malignome
  - Hereditär
  - Idiopathisch

Chylothorax, s. Pleuraerguß →282

Chymotripsin im Stuhl

Exkretorisches Pankreasenzym, das hydrolytisch Nahrungseiweiße spaltet.
Indikation bei Verdacht auf eine exokrine Pankreasinsuffizienz. Eine ausgeprägte Pankreasinsuffizienz kann mit der Bestimmung von Chymotripsin relativ sicher nachgewiesen werden. Aufgrund der relativ geringen diagnostischen Sensitivität ergeben sich jedoch Probleme bei der Identifizierung von Patienten mit einer leichten bis mäßigen Pankreasinsuffizienz.
Falsch niedrige Werte bei: Stuhlausscheidung von über 300 g/24 h, einheimische Sprue, eiweißarme Nahrungszufuhr, Verschlußikterus, nach Billroth-II-Op.

Referenzbereich	
Titrimetrisch	> 120 µg/g Stuhl
Photometrisch I	> 120 µg/g Stuhl
Photometrisch II	> 3 U/g Stuhl

CK, CK-MB, s. Creatinkinase (CK) →68

Claudicatio intermittens, s. Wadenschmerzen →361

Cobalamin,
s. Vitamin-B12 →358

Coeruloplasmin, Kupfer

C

Akute-Phase-Protein und Transportprotein. Coeruloplasmin wandert in der Elektrophorese mit der α_2-Globulinfraktion. Es transportiert Kupfer aus der Leber zu kupferverbrauchendem Coeruloplasmin Gewebe. Etwa 90% des Serumkupfers sind an Coeruloplasmin gebunden. Bei einem gestörten Abtransport von Kupfer durch Coeruloplasmin kann es zu einer toxischen Leberzellschädigung mit einer Freisetzung des Kupfers in das Serum kommen. Die Folgen können sein: Leberschädigung, Schädigung anderer Organe durch Kupferablagerung (Nierentubuli, ZNS [neurologische und psychiatrische Symptome], Kayser-Fleischer-Ring usw.). Indikation bei V.a. M. Wilson, Hepatopathie unklarer Genese (v.a. Kinder und Jugendliche!).

Referenzbereiche	
Coeruloplasmin	20-60 mg/dl
Kupfer	80-140 µg/dl

Ursachen für eine Erhöhung von Coeruloplasmin
- M. Wilson (selten Erhöhung: dann häufig mit einer akuten Entzündung assoziiert und Coeruloplasmin wirkt als Akute-Phase-Enzym)
- Akute Entzündung
- Verschlußikterus
- Cholestase
- Gravidität
- Antikontrazeptiva
- Hodgkin-Lymphom
- Tumoren

Ursachen für eine Verminderung von Coeruloplasmin
- M. Wilson
- Menkes-Syndrom
- Nephrotisches Syndrom
- Exsudative Gastroenteropathie
- Mangelernährung
- Malabsorption

Ursachen für eine Erhöhung von Kupfer
- Tumoren
  - Bronchial-Ca.
  - Mamma-Ca.
  - Prostata-Ca.
- Akute und chronische Infektionen
- Lebererkrankungen mit Cholestase

Ursachen für eine Verminderung von Kupfer
- Malabsorption
- Nephrotisches Syndrom
  - Verlust von Coeruloplasmin
- M. Wilson
- Menkes-Syndrom

Coma Scale, s. Einteilung der komatösen Zustände s. Koma d206 →136

Conn-Syndrom

Aldosteronismus

Klinisch häufig Hypertension, Hypokaliämie, niedriger Plasma-Renin-Spiegel und erhöhter Aldosteron-Spiegel im Serum. Findet sich in < 1% bei Patienten mit Hypertonus als sekundäre Ursache. In über 60% handelt es sich um ein einseitiges aldosteronproduzierendes Nebennierenrindenadenom. In ca. 30% um eine bilaterale Zona-glomerulosa-Hyperplasie.
- Einseitiges aldosteronproduzierendes Nebennierenrindenadenom
- Bilaterale Zona-glomerulosa-Hyperplasie
- Aldosteronproduzierendes adrenokortikales Ca.
- Hyporeninämische essentielle Hypertonie
- Idiopathischer Hyperaldosteronismus

- Laxanzien- und Diuretikaabusus
  - mit Hypokaliämie und Stimulation von Aldosteron
- Bartter-Syndrom (kongenitale Tubulusstörung mit Kaliumverlust, erhöhtem Aldosteron, Exsikkose, Alkalose und Muskelschwäche; nicht verwechseln mit Schwartz-Bartter-Syndrom/SIADH)
  - Angeborenes Kaliumverlustyndrom mit erhöhtem Aldosteron und Renin
- Pseudohyperaldosteronismus
  - Nach Lakritze
- Erkrankungen mit erhöhter Produktion von Mineralokortikoiden
- Exogene Zufuhr von Mineralokortikoiden
- Essentielle Hypertonie
- s. sekundäre Hypertonieformen →179

Conn-Syndrom, s. Aldosteron →15

Coombs-Test

Zum Nachweis inkompletter Antikörper, die an Erythrozyten haften (direkter Coombs) oder frei im Serum zirkulieren (indirekter Coombs).

▸ Direkter Coombs-Test positiv
- Autoimmunhämolytische Anämie
- Morbus haemolyticus neonatorum
- Transfusionszwischenfall
- Infektionskrankheiten
  - Infektiöse Mononukleose
  - Zytomegalie
  - Viruspneumonien
- Kollagenosen
  - Lupus erythematodes
  - Chronische Polyarthritis
- Neoplasien
  - Hodgkin-Lymphom
  - Lymphadenose
  - Lymphosarkom
- Therapie mit α-Methyldopa

▸ Indirekter Coombs-Test positiv
- Rh-Inkompatibilität durch inkomplette Antikörper im Serum der Mutter
- DD sonst wie beim direkten Coombs-Test

Cor pulmonale

Rechtsherzdilatation und Rechtsherzmuskelhypertrophie als Reaktion des Herzens aufgrund einer Struktur-, Funktions- oder Zirkulationsstörung der Lunge mit einer akuten oder chronischen Drucksteigerung im Lungenkreislauf.

- Lungenerkrankungen
  - Chronisch obstruktive Lungenerkrankungen
  - Chronische Bronchitis
  - Interstitielle Lungenerkrankungen
  - Lungenemphysem
  - Lungenfibrose
  - Bronchiektasen
  - Z.n. Lungenresektion
- Störung der pulmonalen Durchblutung
  - Lungenembolie (rezidivierend) →226
  - Primär pulmonale Hypertonie
  - Vaskulitiden
  - Tumor-Embolie
  - Sichelzellenanämie
  - Schistosomiasis
  - Venookklusive Erkrankung der Lunge
- Insuffiziente mechanische Ventilation
  - Störung des Atemzentrums
  - Neuromuskuläre Erkrankung der Lunge
    - *Amyotrophische Lateralsklerose*
    - *Myasthenia gravis*
    - *Poliomyelitis*
    - *Guillain-Barré-Syndrom (Polyradikulitis, die manchmal im Anschluß an infektiöse Erkrankungen oder Operationen auftritt. Es besteht eine Assoziation mit einer voraus-*

gegangenen Campylobacter-jejuni-Enteritis. Die Klinik reicht von minimaler Muskelschwäche bis hin zu Lähmungserscheinungen. Eine Beteiligung des autonomen Nervensystems ist möglich. Im Liquor: zytoalbuminäre Dissoziation)
    - *Beidseitige Diaphragmalähmung*
  - Starke Kyphoskoliose
- Einnahme von Appetitzüglern
- Alveoläre Hypoxie bei chronischer Höhenexposition

Cortisol

Auf die zirkadiane Rhythmik der Sekretion achten. Aufgrund der pulsatorischen Sekretion große Streubreite.

Referenzbereich
5-25 µg/dl um 8 Uhr 0-5 µg/dl um 24 Uhr

s. Addison, Morbus →11
s. Hypophyseninsuffizienz →186
s. Cushing-Syndrom →70

▸ Erhöhte Cortisol-Werte
- Cushing-Syndrom →70
- Nebennierenrindenadenom
- Nebennierenrinden-Ca.
- ACTH-produzierender Tumor
- Steroidtherapie
- Orale Kontrazeptiva
- Alkoholismus
- Depression
- Familiäre Cortisolresistenz
- Schwangerschaft

▸ Verminderte Cortisolwerte
- Morbus Addison
- Kongenitale Nebennierenhyperplasie
- Waterhouse-Friderichsen-Syndrom
- Karzinommetastase
- Tuberkulose
- Amyloidose
- Hämochromatose

Creatinkinase (CK)

Indikation bei Verdacht auf Herzmuskel- und Skelettmuskelerkrankungen. Screening auf Muskeldystrophie bei Neugeborenen und Suche nach Konduktorinnen der Muskeldystrophie.
Wegen des relativ hohen Anteils der CK-MB an der Gesamt-CK der Herzmuskulatur ist die Aktivität der CK-MB ein entscheidendes Kriterium für die Diagnostik des akuten Myokardinfarkts. Da CK-MB-Aktivitäten nicht exakt unter 10 U/l gemessen werden können, ist die Bestimmung nur sinnvoll, wenn die Aktivität der Gesamt-CK > 100 U/l ist. Bei einer Gesamt-CK von 100-1600 U/l ist ein CK-MB-Anteil von > 6% nahezu beweisend für einen Herzinfarkt. Ein CK-MB-Anteil von > 6% wird innerhalb der ersten 24 h nach dem akuten Myokardinfarkt in ca. 90% gemessen. Ca. 10% der gesicherten Myokardinfarkte weisen keine Erhöhung der CK auf.
s. auch Troponin →345.

▸ Erhöhung der Gesamt-CK und der CK-MB
- Myokardinfarkt
- Kardiogener Schock
- Perimyokarditis
- Rechtsherzinsuffizienz
- Klappendefekte
- Herzoperationen
- Herzkontusionen

▸ Erhöhung der Gesamt-CK
- Körperliche Aktivität
- Intramuskuläre Injektionen
- Operative Eingriffe
- Trauma
- Muskelkrämpfe
  - Epileptischer Anfall
- Arterielle Embolie
- Hyperthermie
- Muskeldystrophien
  - Typ Duchenne

  - Typ Becker-Kiener
  - Typ Leiden-Möbius
  - okulärer Typ
- Dystrophia myotonica
- Myasthenia gravis
- Neurogene Muskelatrophie
- Intoxikation
- Alkoholismus
- Entzündliche Muskelerkrankungen
  - Polymyositis
  - Dermatomyositis
  - Virus-Myositis
  - Bakterielle und virale Myositiden
- Endokrin bedingte Muskelerkrankungen
  - Hypothyreose
- Erhöhungen der Gesamt-CK bei Schädigung anderer Gewebe
  - Leber-, Pankreas- und Magen-Darm-Erkrankungen
  - Schwangerschaft und Entbindung
  - Maligne Tumoren
  - Hyperthyreose
  - Thyreotoxische Krise

CRP

Gehört zu den Akute-Phase-Proteinen. Wird in der Leber gebildet. Die sekretorische Antwortzeit beträgt mindestens 6 h, erst dann kann es zu einem signifikanten Anstieg der Akute-Phase-Proteine kommen. CRP soll körpereigenes toxisches Material, das bei Gewebeschädigungen freigesetzt wird, erkennen, binden und dessen Abräumung einleiten. Bei Bindung an Mikroben wirkt es als Opsonin und bewirkt eine Aktivierung von Makrophagen und Komplement. CRP ist aufgrund seines schnellen Anstiegs und der kürzeren Halbwertszeit ein besserer Indikator für eine Entzündungsreaktion als andere Akute-Phase-Proteine. Mögliche Vorteile von CRP gegenüber Leukozyten und BKS: Fieber und Leukozytose können bei Sepsis und akut entzündlichen Prozessen ausbleiben. Patienten mit einer Leukopenie →221 und immunsupprimierte Patienten lassen eine Leukozytose vermissen. Die BKS ist nicht entzündungsspezifisch und abhängig von Hämatokrit, Erythrozytenform, Erythrozytengröße und Menge der Immunglobuline. Postoperativ auftretende Infektionen werden an der CRP-Zunahme schneller erkannt.

Referenzwert:
Erwachsene: < 8,5 mg/l

▸ CRP-Erhöhung bei entzündlichen Erkrankungen
- Infektionen
  - Bakterien
  - Viren
  - Parasiten
  - Pilze
- Rheumatische Erkrankungen/Kollagenose
  - Rheumatoide Arthritis
  - Juvenile Arthritis
  - M. Bechterew
  - Degenerative Gelenkerkrankungen
  - Psoriasis-Arthropathie
  - Reiter-Syndrom
  - Pseudogicht
  - SLE
  - Sjögren-Syndrom (Versiegen der Speichel-, Tränen- und Talgdrüsen)
  - Dermatomyositis
  - Polymyositis
  - Polymyalgia rheumatica
- Wegenersche Granulomatose
- Immunvaskulitis
- Chronisch entzündliche Darmerkrankungen
- Maligne Tumoren
- Leukämien
- Akute Pankreatitis
- Post operationem
- Herzinfarkt

CTS, s. Karpaltunnelsyndrom →204

Cushing-Syndrom

C

Unter Cushing-Syndrom werden alle Ursachen zusammengefaßt, welche zu einer Erhöhung der Glukokortikoide und den klinischen Zeichen und Symptomen des Hyperkortisolismus führen. Es werden ACTH-abhängige (ca. 80%) und ACTH-unabhängige (ca. 20%) Formen unterschieden.

Als M. Cushing wird die hypophysäre ACTH-Überproduktion mit konsekutiver Mehrausschüttung von Glukokortikoiden bezeichnet. Die hypophysäre ACTH-Überproduktion kann zu einer Hyperplasie der Nebennieren führen.

s. Cortisol →68

- ▸ Exogenes Cushing-Syndrom (ACTH-unabhängig)
  - Durch Langzeitbehandlung mit Glukokortikosteroiden
- ▸ Endogenes Cushing-Syndrom (ACTH-abhängig)
  - Zentrales Cushing-Syndrom
    - In der Mehrzahl handelt es sich um Mikroadenome des Hypophysenvorderlappens mit ACTH-Überproduktion
    - Hypothalamische Überfunktion (CRH erhöht)
  - Ektope (paraneoplastische) ACTH-Sekretion
    - Bei kleinzelligem Bronchial-Ca.
    - Pankreas-Ca.
    - Inselzellen-Ca.
    - Karzinoid
    - Medulläres Schilddrüsen-Ca.
    - Phäochromozytom
- ▸ Adrenaler Cushing (ACTH-unabhängig)
  - Kortisolproduzierende Tumoren der Nebennierenrinde (Adenome und Karzinome)
  - Mikro-/makronoduläre Hyperplasie
- ▸ Verschiedene Ursachen
  - Alkoholismus
  - Patienten mit depressiver Erkrankung

Czerny-Zeichen, positiv

Paradoxes Einziehen der Bauchdecke bei Inspiration.

- Lähmungen bei schwer verlaufender Diphtherie
- Chorea minor
- Pneumonie

δ-Aminolävulinsäure

Zur Sofortorientierung bei klinischem Verdacht auf Porphyrie dient der Nachweis von δ-Aminolävulinsäure (zusätzlich Porphobilinogen, Porphyrine) im Urin. Wichtig bei der DD des akuten Abdomens unklarer Genese.

Normwerte:
20-ml-Sammelurin (für Sofortdiagnostik im Labor nachfragen) < 5 mg/24-h-Sammelurin

Indikation:

- Akute hepatische Porphyrien (s. Abdomen, akutes →5)
  - akut intermittierende Porphyrie
  - Porphyria variegata
  - Hereditäre Koproporphyrie
- Chronisch hepatische Porphyrien
- Arzneimittelschädigung der Leber
  - Barbiturate
- Bleivergiftungen

D-Dimer,
s. Fibrinogenspaltprodukte →111

Daumenballenatrophie

- Karpaltunnelsyndrom
- Medianuslähmung

- Spinale Muskelatrophie Typ Duchenne
- Amyotrophische Lateralsklerose
- Syringomyelie

Defäkationsschmerz,
s. Schmerzen beim Stuhlgang →311

Dehydratation

Exsikkose

Abnahme des Körperwassers. Wassergehalt des erwachsenen Menschen beträgt ca. 60% des Körpergewichts. Davon 2/3 intrazellulär und 1/3 extrazellulär (interstitielle und intravasale Flüssigkeit).
Klinisch zeigen sich Hypovolämiesymptome wie z.B. Durst, trockene Schleimhäute, Tachykardie, Hypotonie, leere Halsvenen, Oligurie und Kollapsneigung. Im Labor kann es zu einer relativen Erhöhung des Hämatokrits, des Serumeiweißes, des Hämoglobins und des Harnstoffs kommen.
Abweichungen von der Isotonie sind am häufigsten mit einer Änderung des Serumnatriums verknüpft, da die Serumosmolarität hauptsächlich von der Natrium-Konzentration abhängig ist. Unterscheide zwischen hauptsächlichem Na^+Cl^--Verlust (hypotone Dehydratation), hauptsächlichem Wasserverlust (hypertone Dehydratation) oder einer Kombination aus Na^+Cl^-- und Wasserverlust (isotone Dehydratation). Je nach Art der Dehydratation kann es zu einer Veränderung der Serumosmolalität (SO)
(= 2* [Serum-Natrium + Kalium] + Glukose[mg/dl/18] + Harnstoff[mg/dl/6]) und des Serum-Natriums (SN) kommen. Dies führt zu einer Volumenänderung des Extrazellulärraums (EZR) mit einer sekundären Veränderung des Intrazellulärraums (IZR).
s. Natrium →252

- Isotone Dehydratation (SO: normal; SN: normal; EZR: normal)
  - Chronisches Erbrechen
  - Chronische Diarrhö
  - Blutungen, Blutverluste
  - Aszites- und Pleurapunktionen
  - Fistelableitungen
  - Verlagerung von Flüssigkeit in den dritten Raum (Third space)
    - Ileus
    - Peritonitis
    - Aszites
    - Pankreatitis
  - Verluste über die Haut
    - Verbrennungen
    - Große Wunden
    - Exsudative Dermatose
  - Verluste über die Niere
    - Polyurische Phase des Nierenversagens
    - Salzverlust-Nephritis
    - Diuretikatherapie
    - M. Addison
    - Nebenniereninsuffizienz
    - Renal tubuläre Azidose
    - Saluretika
  - Verminderte Aufnahme von Wasser und Elektrolyten
    - Ileus
    - Peritonitis
- Hypotone Dehydratation (SO: erniedrigt; SN: erniedrigt; EZR: erniedrigt; intrazelluläre Volumenzunahme)
  - Verschiedene Ursachen
    - Für Ursachen s.: isotone Dehydratation →71, wobei oft zuviel kochsalzarmes Wasser substituiert wird
    - Massives Erbrechen
    - Massive oder chronische Diarrhö
    - Bei starkem Schwitzen mit kochsalzarmer Wassersubstitution
    - Diuretikatherapie
    - Duodenalsekret
    - Pankreas-, Gallenblasenfistel

- Hemmung der Natriumresorption im Darm bei chronisch entzündlichen Darmerkrankungen
- Nach Aszitespunktion
- Steatorrhö mit Bindung von Natrium an den Fettsäuren

- Verminderte Reabsorption von Natrium in der Niere
  - Chronische Niereninsuffizienz bei GFR < 20 ml/min mit Überlastung der verbliebenen Glomerula
  - Polyurische Phase des Nierenversagens
  - Salzverlust-Nephritis
  - Tubuläre Nierenstörung
  - Renal tubuläre Azidose
  - Bei Nebenniereninsuffizienz
  - M. Addison
  - Hypoaldosteronismus
  - Bei extremem Hypertonus mit sekundärer Drucknatriurese
  - Schwartz-Bartter-Syndrom
- Zerebral bedingter Salzverlust
  - Hirntumoren
  - Polio
  - Enzephalitis
- Intoxikation
  - Vitamin D
  - Sublimat

- Hypertone Dehydratation (SO: erhöht; SN: erhöht; EZR: stark erniedrigt; intrazelluläre Volumenabnahme)
  - Mangelnde Wasserzufuhr
    - Wassermangel
    - Wüste
    - Sportler
    - Unfähigkeit zur Wasseraufnahme bei
      - *Koma*
      - *Stenosen im Bereich des Ösophagus*
      - *Schluckstörung*
  - Wasserverluste über:
    - Haut
      - *Verbrennungen*
      - *Schwitzen*
      - *Fieber*
    - Lunge
      - *Fieber*
      - *Starke Hyperventilation*
    - Niere
      - *Chronische Niereninsuffizienz*
    - Magen-Darm-Trakt
      - *Erbrechen*
      - *Diarrhö*
      - *Fisteln bei chronisch entzündlichen Darmerkrankungen*
  - Störung der Konzentrationsfähigkeit der Niere
    - Renaler/zentraler Diabetes insipidus
    - Osmotische Diurese
      - *Diabetes mellitus*
    - Nephrotoxische Medikamente
    - Zystennieren
    - Pyelonephritis
    - Interstitielle Nephritiden
    - Sichelzellenerkrankung
    - Elektrolytstörungen
      - *Hyperkalzämie*
      - *Hypokaliämie*
    - Hoher Harnstoffgehalt im Blut durch Proteinkatabolismus
  - Übermäßige Zufuhr osmotisch wirksamer Flüssigkeiten
    - Hypertone Lösungen i.v.
    - per Sonde (hochprozentige Protein- und Glukoselösungen)
  - Fehlendes Durstgefühl
    - Ältere Personen
    - Psychosen
    - Bewußtlose
  - ADH-Mangel
  - Sekundärer Hyperaldosteronismus
    - Herzinsuffizienz
    - Leberzirrhose
  - Cholera
  - Erbrechen

Dehydroepiandrosteron

Hauptsekretionsprodukt der Nebennierenrinde mit unklarer physiologischer Bedeutung.

- DHEAS möglicherweise erhöht bei
  - Anovulation
  - Polyzystischen Ovarien
  - Hirsutismus
  - Hyperprolaktinämie
  - Adrenogenitalem Syndrom
  - Androgenbildenden Tumoren
  - Ovariellen Tumoren
  - NNR-Tumoren
- DHEAS möglicherweise vermindert bei
  - Menopause

Delirium, s. Koma →206

Deltawelle, s. EKG, U-, Deltawelle →96

Demenz

Globale Störung der kognitiven Funktionen. Abnahme der intellektuellen Fähigkeit. Die Prävalenz in den USA liegt bei 8-10% bei Personen im Alter > 65 Jahre und bei 25% bei Personen im Alter > 85 Jahre. Zur Diagnose eines dementiellen Syndroms müssen die folgenden fünf Kriterien erfüllt sein:
I) Gedächtnisstörungen (Störung Kurzzeitgedächtnis [eingeschränkte Fähigkeit, neue Information zu speichern, z. B. Unfähigkeit, sich nach 5 Minuten an drei Objekte zu erinnern]; Störung Langzeitgedächtnis [eingeschränkte Fähigkeit, sich an etwas zu erinnern, das man in der Vergangenheit gewußt hat, z. B. Unfähigkeit, sich an Ereignisse vom Vortag zu erinnern]);
II) Störung im abstrakten Denken (Wortdefinitionen, Finden von Synonymen und Gegensätzen, Sinn von Sprichwörtern, Verständnis von abstrakten Begriffen);
III) Eingeschränkte Urteilsfähigkeit;
IV) Orientierungsstörungen; V) Störung einer anderen höheren kognitiven Funktion (Aphasie [Sprachstörung], Apraxie [Handlungsstörungen], Agnosie [Erkennungsstörung], Akalkulie [Rechenstörung], Veränderung der Persönlichkeit).
Die oben erwähnten Störungen interferieren mit Alltagsaktivitäten (z. B. sozialer Kontakt, tägliche Verrichtungen).
Häufig assoziierte Probleme sind: Delirium, Depression, psychotische Symptome (Wahn, Halluzinationen) und Verhaltensstörungen.
Kriterien für den Schweregrad der Demenz: I.) Mild: einschränkend bei Haushaltsverrichtungen oder sozialen Aktivitäten, aber selbständige persönliche Hygiene und Urteilsfähigkeit.
II.) Mittelschwer: selbständiges Leben ist gefährlich und intermittierende Überwachung erforderlich.
III.) Schwer: schwere Beeinträchtigung der Selbständigkeit mit Notwendigkeit der dauernden Betreuung und Überwachung.

Ursachen

- Primär degenerative Demenz
- Präsenile und senile Demenz vom Alzheimer-Typ (SDAT) = M. Alzheimer (70%)
  - Assoziiert mit dem Apolipoprotein-E-e4-Genotyp
- Vaskuläre Ursachen
  - Multiinfarktdemenz
  - Mischform MID/SDAT
  - Status lacunaris
  - Vererbbare Multiinfarktdemenz
  - Subakute arteriosklerotische Enzephalopathie (M. Binswanger)
  - Im Rahmen von systemischen Erkrankungen
    - *SLE*
    - *Granulomatöse Angiitis*
- Lewy body disease

- Frontallappendemenz
- Progressive supranukleäre Parese
- Trauma/Verletzung
- Spongioforme Enzephalopathie
  - Creutzfeldt-Jakob-Erkrankung
  - Kuru
  - Gerstmann-Sträussler-Scheinker-Erkrankung
- Subkortikale Demenz
  - M. Parkinson
  - Chorea Huntington
  - Kortikobasiläre ganglionäre Degeneration
  - Olivopontozerebelläre Atrophie
  - Hämochromatose
- M. Pick

Verschiedene Ursachen für Demenz

- Generalisierte Parese
- ZNS-Tumor
- Hepatolentikuläre Degeneration (M. Wilson)
- Endokrinopathie
  - Hypo- oder Hyperthyreose
  - Hypo- oder Hyperparathyreoidismus
- Mangelsyndrom
  - Vitamin-B_{12}
  - Vitamin-B_6
  - Folsäure
- Angeborene Stoffwechselstörungen
  - Phenylketonurie
- Alkoholassoziiert
- Medikamentös/Intoxikation
  - Psychopharmaka
  - Antikonvulsiva
  - Antihypertonika
  - Antihistaminika
  - Digoxin-β-Blocker
- Schwermetall-Exposition
  - Quecksilber
  - Blei
- Mangelnde Durchblutung und Sauerstoffzufuhr bei
  - Chronisch obstruktiver Lungenerkrankungen
  - Chronischer Herzinsuffizienz
  - Herzrhythmusstörungen
- Exsikkosen
- Hyperthermie
- Elektrolytstörungen
  - Hypo- oder Hypernatriämie
- Postanoxisch
- Dialyseenzephalopathie durch Aluminium
- Neoplastisch (Hirntumor)
- Chronisches Subduralhämatom
- Demyelinisierende Erkrankungen
- Demenz bei Epilepsie
- Pseudodemenz bei Depression

Behandelbare Ursachen

- Iatrogen
- Depression/Pseudodemenz
- Hypothyreose
- Alkoholabusus
- Medikamentenintoxikation
- Perniziöse Anämie
- Infektionen
  - Chronische Meningitis
    - *Tuberkulose*
    - *Borreliose*
  - Syphilis
  - HIV-Enzephalopathie
  - Neurosyphilis
  - Postinfektiöse Enzephalitis
  - Chronische Meningitis
- Normaldruck-Hydrozephalus
- M. Alzheimer
- Subjektive Demenzangst ohne Demenz

Ähnliche Syndrome

- Korsakow-Syndrom
- Aphasie
- Depression
- Antriebsstörung
  - Vor allem bei älteren Patienten

Depigmentation, s. Hypopigmentation, Depigmentation →187

Depression

Diagnostisch unspezifische Bezeichnung für eine Störung der Affektivität, bei der ein depressives Syndrom mit trauriger Verstimmung, Antriebsarmut, Interessenlosigkeit, Schuldgedanken, Gefühl der Wertlosigkeit, Libidoverlust, Eß- und Schlafstörungen im Vordergrund steht.

- Formen der Depression (Einteilung I)
  - Major-Depression
    - *Schwere, episodische Störung mit neurovegetativer Begleitsymptomatik*
  - Bipolare Störung
    - *Im Verlauf mit manischen Phasen wechselnd. Während der depressiven Phase nicht unbedingt von einer Major-Depression zu unterscheiden*
  - Dysthymische Erkrankung
    - *Chronisch und weniger schwer wie eine Major-Depression. Häufig mit einer Persönlichkeitsstörung assoziiert.*
  - Zyklothyme Erkrankung
    - *Weniger schwer, häufig mit Melancholie*
  - Organisches Hirnsyndrom
    - *Depression aufgrund einer organischen Hirnerkrankung*
  - Adjustment Disorder
  - Saisonale Erkrankung
    - *Herbstdepression*
- Formen der Depression (Einteilung II)
  - Endogene Depression
  - Neurotische Depression
  - Reaktive Depression
  - Altersbedingte Depression
  - Klimakterium
  - Prämenstruelles Syndrom
- Organische Ursachen für eine Depression
  - Medikamente/Intoxikation
    - *α-Methyldopa*
    - *Antiarrhythmika*
    - *Benzodiazepine*
    - *Barbiturate*
    - *β-Blocker*
    - *Steroide*
    - *Digoxin*
    - *H_2-Blocker*
    - *Reserpin*
    - *Alkoholabusus*
    - *Kokaine*
    - *Entzug von Psychostimulanzien*
  - Endokrinologisch/metabolische Ursachen
    - *Hyperthyreose*
    - *Hypothyreose*
    - *Cushing-Syndrom*
    - *Primärer Hyperparathyreoidismus*
    - *Hyperkalzämie*
    - *Hyponatriämie*
    - *Diabetes mellitus*
  - Neurologische Ursachen
    - *Stroke*
    - *Subdurales Hämatom*
    - *Multiple Sklerose*
    - *Hirntumor*
    - *M. Parkinson*
    - *Chorea Huntington*
    - *Epilepsie*
    - *Demenz*
    - *Frontalhirnläsion*
  - Infektionen
    - *Virale Infektionen (Mononukleose, Influenza, HIV)*
    - *Syphilis*
  - Mangelernährung
    - *Vitamin-B_{12}-Mangel*
    - *Pellagra*
  - Verschiedene Ursachen
    - *Neoplasien (Pankreas-Ca.)*
    - *Postoperativ (Herzchirurgie)*
    - *Höhenkrankheit*
    - *Steroid-Entzugstherapie*

DHEAS, s. Dehydroepiandrosteron →73

Diabetes insipidus,
s. Urinosmolalität →351, s. Polyurie →286

Diabetes mellitus,
s. Hyperglykämie →173

D **Dialysepflichtigkeit,**
s. Nierenversagen, akutes →259,
s. Nierenversagen, chronisches →261

Diarrhö

Sehr häufiges Symptom, das in seiner Ausprägung von akut bis chronisch und von selbstlimitierend bis lebensbedrohlich reicht.
Unterscheide zwischen I.) Verlauf: akute (Dauer < 3 Wochen) und chronische Diarrhö; II.) Pathogenese: osmotische, sekretorische, exsudative und motilitätsbedingte Diarrhö; III.) Lokalisation und IV.) Ätiologie.

Als Hauptursachen einer akuten Diarrhö gelten Infektionen, bakterielle Toxine oder Medikamente. Typisch ist eine akute Gastroenteritis mit oft viraler oder bakterieller Ursache. In der Mehrzahl der Fälle ist kein Erreger nachweisbar. Häufig selbstlimitierender Verlauf innerhalb von 5 Tagen.
Diarrhö wird durch eine Stuhlfrequenz von > 3 Stuhlgängen und/oder einem Stuhlgewicht > 250 g/24 h sowie verminderter Stuhlkonsistenz definiert.
Unter Dysenterie versteht man eine akute Diarrhö mit schleimig-eitrig-blutigem Stuhl begleitet von Fieber. Unter Pseudodiarrhö versteht man eine erhöhte Stuhlfrequenz ohne Steigerung des Stuhlgewichts (bei Colon irritabile; Proktitis).

Häufige Erreger bei Reisediarrhöen: enterotoxische E. coli (70%), Shigellen (10%), Campylobacter jejuni (3-15%), Salmonellen (7%), Aeromonas (1-5%), Rotaviren (< 10%), Protozoen (< 5%).

Akute Diarrhö

- Infektiöse Ursachen
  - Bakteriell
    - E. coli
      - *ETEC (enterotoxische E. coli)*
      - *EHEC (enterohämorrhagische E. coli)*
      - *EPEC (enteropathogene E. coli)*
    - Salmonellen
    - Campylobacter jejuni
    - Vibrio cholerae
    - Klebsiellen
    - Enterobacter
    - Staphylococcus aureus
    - Shigella
    - Clostridium difficile (nach Antibiotikatherapie!)
    - Yersinia enterocolitica
    - Chlamydia
    - Neisseria gonorrhoeae
    - Aeromonas
    - Plesiomonas
  - Viral
    - Norwalk-Virus
    - Rotavirus
    - Adenovirus
    - CMV
    - Grippevirus
    - Coxsackie-Virus
    - Poliovirus
    - ECHO-Viren
  - Toxine in Nahrungsmitteln (durch Kochen nicht deaktivierbar)
    - Staphylococcus aureus
    - Bacillus cereus
    - Clostridium perfringens
  - Parasitär
    - Entamoebia histolytica
    - Gardia intestinalis
    - Cryptosporidium

- ▸ Nichtinfektiöse Ursachen
  - Ischämisch-hämorrhagische Kolitis
  - Opiatentzug
  - Endokrinologische Erkankungen
    - Hyperthyreose
    - M. Addison
    - C-Zell-Ca.
    - Andere hormonproduzierende Tumoren
  - Kolon-Ca.
  - Graft-versus-host-Reaktion nach allogener Knochenmarkstransplantation
  - Chemotherapie
  - Nahrungsmittelallergie
  - Erstmanifestation chronisch entzündlicher Darmerkrankungen
  - Schwermetallintoxikation
  - Runners diarrhea
- ▸ Medikamentös/toxische Ursachen
  - Antibiotika
    - Clostridium difficile (nach Antibiotikatherapie: Penicilline)
  - Laxanzien (-Abusus)
  - Diuretika
  - Digitalis
  - Biguanide
  - Zytostatika
  - Chinidin
  - Urämie
  - Pilzvergiftungen
  - Schwermetallvergiftungen
  - Alkohol
  - Parasympathomimetika
  - Reserpin
  - Ergotamin
  - Cumarin
  - Hydralazin
  - Cholestyramin
- ▸ Assoziierte Erkrankungen bei akuten Diarrhöen
  - Mono- und Oligoarthritiden (HLA-B27-positiv)
    - Yersinia
    - Shigella
    - Campylobacter
    - Salmonellen
  - Erythema nodosum
    - Yersinien
  - Guillain-Barré (Polyradikulitis, die manchmal im Anschluß an infektiöse Erkrankungen oder Operationen auftritt. Es besteht eine Assoziation mit einer vorausgegangenen Campylobacter-jejuni-Enteritis. Die Klinik reicht von minimialer Muskelschwäche bis hin zu Lähmungserscheinungen. Eine Beteiligung des autonomen Nervensystems ist möglich. Im Liquor: zytoalbuminäre Dissoziation)
    - Campylobacter jejuni

Chronische Diarrhö

- ▸ Einteilung I
  - Chronisch entzündliche Darmerkrankungen
  - Nahrungsmittelallergien
  - s. Malabsorption →234
  - Motilitätsstörung des Magen-Darm-Trakts
  - Colon irritabile
  - Tuberkulose
  - HIV
    - Kryptosporidiose
    - Amöbiasis
    - Gardia
  - Parasiten
    - Askariasis
    - Trichiuren
    - Hakenwürmer
  - Tumoren
    - Adenome
    - Kolon-Ca.
    - Lymphome
  - Endokrinologische/metabolische Ursachen
    - Diabetische Enteropathie
    - Autonome Neuropathie
    - Karzinoid
    - Verner-Morrison-Syndrom (seltener, meist maligner Pankreastumor mit Bildung von vasoaktivem intestina-

lem Peptid)
  - Zollinger-Ellison-Syndrom (meist im Pankreas oder Duodenum lokalisierter, häufig maligner, gastrinbildender Tumor. Assoziation mit MEN)
  - Prostaglandine
  - Hyperthyreose
  - Medulläres Schilddrüsen-Ca.
  - Pellagra
  - M. Addison

D

- Postoperativ
  - Short-bowel-Syndrom
  - Nach Vagotomie
  - Billroth-Operationen
  - Nach Ileumoperation
- Psychogen
  - Angst
  - Vegetative Labilität
- Verschiedene Ursachen
  - Colon irritabile
  - Kollagenkolitis
  - Kolitis nach Strahlentherapie
  - Amyloidose
  - M. Whipple
  - Idiopathische Lymphangiektasie
  - Verschlußikterus
  - Gallenfistel
  - Proktitis
  - Polyposis
  - Periarteriitis nodosa
  - Mesenteriale Ischämie (ischämische Kolitis)
  - Gastrokolische Fistel
  - Achylie

▸ Einteilung II

I. Osmotische Diarrhö: Verminderung der resorptiven Oberfläche oder Übertreten von nicht resorbierbaren Substanzen in das Kolon. Der Stuhl setzt sich aus Elektrolyten und osmotischen Bestandteilen zusammen: Gehalt an osmotisch wirksamen Substanzen ist > 50 mosmol/kg Stuhl.

II. Motilitätsbedingte Diarrhö: Verminderung der Digestions- und Resorptionszeit im Dünndarm: verminderte Resorption von Nahrungsmitteln und osmotischen Substanzen durch die erhöhte Geschwindigkeit der Darmpassage.

III. Sekretorische Diarrhö: Entsteht durch aktiven oder passiven Flüssigkeitseinstrom. Die Flüssigkeitsbelastung des Kolons besteht unabhängig von der Nahrungsaufnahme, weshalb die sekretorische Diarrhö auch unter einem Fastenversuch andauern wird.

IV. Exsudative Diarrhö: Schleim- und Blutabgänge unabhängig von den Stuhlentleerungen (villöses Adenom und Ca.)

- Ursachen einer osmotischen Diarrhö
  - Intestinales Lymphom
  - M. Whipple
  - Intestinale Atrophie
    - *Nach Strahlentherapie*
  - Tropische Sprue
  - Einheimische Sprue
  - Kurzdarmsyndrom
- Nichtresorbierbare Substanzen
  - Mannit
  - Laktulose
  - Sorbitol
  - Antazida
- Ursachen einer motilitätsbedingten Diarrhö
  - Karzinoid
  - Hyperthyreose
  - Diabetische intestinale Neuropathie
  - Dumpingsyndrom nach Operation
- Ursachen einer sekretorischen Diarrhö
  - Infektiöse Diarrhö
  - Antiphlogistikainduzierte Diarrhö
  - Chronisch-entzündliche Darmerkrankung
  - Chologene Diarrhö
  - Neuroendokrine Tumoren
    - *Vipom*
    - *Karzinoid*
    - *Medulläres Schilddrüsen-Ca.*

◦ Laxanzienabusus

Diarrhö mit FUO,
s. Fieber unklarer Genese →111

Diastolikum

Meist leiser als systolische Geräusche. Aortale Geräusche im Sitzen, mitrale in Linksseitenlage am besten auskultierbar Hauptursache: Aortenklappeninsuffizienz, Mitralstenose

Frühdiastolisch

▸ Aortenklappeninsuffizienz
- Kongenital
- Erworben
  - ◦ Endokarditis
  - ◦ Aortendilatation
  - ◦ Zystische Medianekrose
  - ◦ Aortitis
    - *M. Bechterew*
    - *Lues*

▸ Pulmonalklappeninsuffizienz
- Pulmonal-arterielle Hypertonie
- Relativ bei Dilatation des rechten Ventrikels

Mitt-/Spätdiastolisch

- Mitralklappenstenose
  - ◦ Endokarditis
- Relative Mitralklappenstenose durch hohes Zirkulationsvolumen
  - ◦ Anämie
  - ◦ Offener Ductus Botalli
  - ◦ Mitralinsuffizienz
  - ◦ Ventrikelseptumdefekt
- Trikuspidalklappenstenose
- Relative Trikuspidalstenose durch hohes Zirkulationsvolumen
  - ◦ Vorhofseptumdefekt, Trikuspidalinsuffizienz
- Atriale Tumoren
  - ◦ Vorhofmyxom
- Pulmonalisinsuffizienz
  - ◦ Graham-Steell-Geräusch
- Austin-Flint-Geräusch

- Pericarditis sicca

Diplopie, s. Doppelbildersehen →79, s. Sehstörungen, akute →316

Doppelbildersehen

- Endokrine Orbitopathie/M. Basedow
- Abduzensparese
- Trochlearisparese
- Okulomotoriusparese
- Myositis der Augenmuskulatur
- Durchblutungsstörungen
- Tumoren
- Hydrozephalus
- Meningitis
- Enzephalitis
- Polyneuropathie
- Eklampsie
- Multiple Sklerose
- Wernicke-Enzephalopathie
- Anisokorie
- Schädelbasisfraktur
- Polio
- Lues
- Subarachnoidalblutung
- Apoplex
- Insulinom

Drehschwindel

Kardinalsymptom vestibulärer Erkrankungen.

- Morbus Ménière
- Multiple Sklerose
- Vertebrobasiläre Insuffizienz
- Labyrinthitis
- Trauma
- Wallenberg-Syndrom
- Spondylosis cervicalis
- Neuronitis vestibularis
- Kleinhirnbrückenwinkeltumor
- Schädeltrauma mit Labyrinthbeteiligung
- Verschluß des Labyrinthgefäßes

- Bogengangsfistel
- Von-Hippel-Lindau-Syndrom
- Median-Syndrom
- Vertigo epidemica
- Tumoren
- Medikamente
  - Antikonvulsiva
  - Antibiotika
  - Hypnotika
  - Alkohol

D

Durchblutungsstörung, arterielle

Akuter Verschluß klinisch charakterisiert durch die 6 „P":
Pain, Pallor, Paresthesia, Paralysis, Prostration und Pulselessness.
s. Thrombophilie/Thrombozytose/ Thrombose →334,
s. Wadenschmerzen →361,
s. Vaskulitiden, systemische →354

Ursachen für eine arterielle Durchblutungsstörung

- Arteriosklerose
  - Koronarsklerose
  - Arteriosklerose der peripheren Gefäße
  - Zerebralsklerose
- Embolie
  - Kardiale Quelle
    - *Vorhofflimmern*
    - *Herzinfarkt*
    - *Endokarditis*
    - *Künstliche Herzklappe*
    - *Vorhofmyxom*
  - Quelle aus den Arterien
    - *Aneurysma*
    - *Arteriosklerose*
  - Paradoxer Embolus
- Thrombose
  - Arteriosklerose
  - Thrombose eines Aneurysmas
  - Entrapment-Syndrom
  - Thrombophilie
  - Bei Minderperfusion
    - *Subclavian-steal-Syndrom*
    - *Langes Sitzen*
- Trauma
  - Penetrierend
  - Iatrogen
- Durchblutungsstörung bei hämatologischen Erkrankungen
- Arteriitiden
  - M. Takayasu
  - M. Raynaud
  - M. Buerger-Winiwarter (Endangiitis obliterans)
- Durchblutungsstörung im Rahmen von systemischen Erkrankungen
  - Sklerodermie
  - Dermatomyositis
  - SLE
  - Panarteriitis nodosa
  - Rheumatoide Arthritis

Durchblutungsstörung, intestinale

Tritt klinisch häufig als akutes Abdomen in Erscheinung. V.a. in der Frühphase einer intestinalen Durchblutungsstörung bestehen gute therapeutische Möglichkeiten, bei verzögerter Therapie kann für den Patienten schnell eine lebensbedrohliche Situation entstehen. Diagnose z. B. mittels röntgenologischer Leeraufnahme des Abdomens oder Sonographie mit farbkodiertem Doppler. Therapie interventionell mittels Lyse, Thrombektomie über Katheter oder chirurgischer Intervention.

s. Abdomen, akutes →5,

s. Thrombophilie/Thrombozytose/

Thrombose →334,

s. Vaskulitiden, systemische →354

Arterielle Embolie bei

- Vorhofflimmern
- Aortenaneurysma
- Muralem Thrombus

- Klappenvitien
- Paradoxer Embolie
- Endokarditis

Arterielle Thrombose bei

- Vaskulitis
- Arteriosklerose
- Polycythaemia vera
- Kompression
  - Tumor

Venöse Thrombose bei

- Leberzirrhose
- Gerinnungsstörung
- Peritonitits
- Trauma
- Vaskulitis
- Polycythaemia vera

Nonokklusive Ischämie

- Dehydratation
- Schock
- Low-output failure des Herzens
- Arteriosklerose

Vaskulitiden

- Reiter-Syndrom
- M. Behçet (aphthös-ulzeröse Veränderungen an Mund- und Genitalschleimhaut, Iritis, Erythema nodosum und Arthritis)
- Sklerodermie
- Periarteriitis nodosa
- Lupus erythematodes
- Rheumatoide Arthritis
- Dermatomyositis
- Sjögren-Syndrom (Versiegen der Speichel-, Tränen- und Talgdrüsen)
- Wegenersche Granulomatose
- Purpura Schoenlein-Henoch

Durchschlafstörung, s. Schleimhautblutung →310

Durst, s. Polydipsie →285

Dysarthrien, s. Aphasie →35

Dysmenorrhö

Schmerzhafte Regelblutung.
Unterscheide zwischen primärer (assoziiert mit dem Zyklus, jedoch ohne pathologisches Korrelat) und sekundärer Dysmenorrhö (Menstruationsschmerz mit organischer Ursache).
s. Amenorrhö →21,
s. Oligomenorrhö →267,
s. Polymenorrhö →286

Sekundäre Dysmenorrhö

- Uterusmißbildungen
- Gynatresie
- Uterushypoplasie
- Dysmenorrhoea membranacea
- Retroflexio uteri
- Stenose im Bereich Cervix uteri
- Endometriose
- Uterusmyom
  - Submuköses Myom
- Uteruspolyp
- s. PID (s. Adnexitis →13)
- Adnexitis
- Zervixstenose
- Parametritis
- Parametropathia spastica
- Spirale/IUD
- Tumoren

Dysphagie

Störung des Schluckakts beim Transport von Speichel oder Speisen in Richtung Magen. Als Hauptursachen gelten mechanische Dysphagie durch Stenosen oder Kompression von außen sowie motorische Dysphagie durch neuromuskuläre Erkrankungen.

- Dysphagie bei Erkrankungen der Mundhöhle
  - Angina tonsillaris
  - Angina Plaut-Vincent
  - Seitenstrangangina
  - Herpangina

D

- Typhus-Angina
- Tonsillarabszeß
- Scharlach
- Diphtherie
- M. Pfeiffer
- Mundsoor
- Stomatitis
- Pharyngitis
- Mundbodenphlegmone
- Lymphgranulomatose
- Agranulozytose

- Dysphagie bei Erkrankungen des Kehlkopfes
  - Kehlkopf-Ca.
  - Fremdkörperaspiration
- Bolus/Fremdkörper
- Stenosen
  - Tumoren
    - *Ösophagus-Ca.*
    - *Leiomyom*
  - Ösophagitis
  - Pharyngitis
  - Allergische Schwellung
  - Angina tonsillaris
  - Peptische Stenosen
  - Postoperative Stenosen
  - Nach Verätzungen
  - Schleimhautringe
    - *Pharyngeal (Plummer-Vinson-Syndrom)*
    - *Unterer Ösophagusring (Schatzki-Ring)*
- Kompression von außen
  - Struma
  - Divertikel
  - Abszesse
  - Tumoren
  - Fibrosen
  - Aortenaneurysma
  - Vergrößerter linker Vorhof
  - Osteophyten
  - Pleurale und perikardiale Ursachen
  - Starke Wirbelsäulenverkrümmung
- Motorische Dysphagie
  - Refluxösophagitis
  - Achalasie
  - Poliomyelitis
  - Sklerodermie
  - Myasthenia gravis
  - Multiple Sklerose
  - Rabies
  - Tetanus
- Funktionelle Dysphagie
  - Globus hystericus
- Dysphagie bei Erkrankungen der Speiseröhre
  - s. Ösophagitis →266
  - Achalasie
  - Zenker-Divertikel
  - Strahlenösophagitis
  - Sklerodermie
  - Barret-Syndrom
  - Endobrachyösophagus
  - Peptische Stenose
  - Ösophagusdivertikel
  - Ösophagotracheale Fistel
  - Ösophagusspasmus
  - Intramurale Pseudodivertikulose
  - Presbyösophagus
- Dysphagie bei Kollagenosen
  - Sklerodermie
    - *CREST-Syndrom*
  - Dermatomyositis
  - Lupus erythematodes
  - Rheumatoide Arthritis
- Dysphagie bei neurologischen Erkrankungen
  - Gaumensegellähmung bei Schädigung des N. vagus oder des N. accessorius
  - Sensibilitätsstörung des Larynx
  - Periphere Zungenlähmung bei Läsion des N. hypoglossus
  - Pseudobulbärparalyse
  - Syringobulbie
  - Zentrale Vaguskernläsion
  - Zentrale Hypoglossuslähmung
  - Poliomyelitis
  - Periphere Neuropathie
  - Myasthenia gravis

- Botulismus
- Poliomyositis/Dermatomyositis
- Diabetische Neuropathie
- Muskeldystrophie
- Chorea Huntington
- Multiple Sklerose
- Zerebrovaskulärer Insult
- M. Parkinson
- Gulllain Barré-Syndrom (Polyradikulitis, die manchmal im Anschluß an infektiöse Erkrankungen oder Operationen auftritt. Es besteht eine Assoziation mit einer vorausgegangenen Campylobacter-jejuni-Enteritis. Die Klinik reicht von minimialer Muskelschwäche bis hin zu Lähmungserscheinungen. Eine Beteiligung des autonomen Nervensystems ist möglich. Im Liquor: zytoalbuminäre Dissoziation)
- Amyotrophische Lateralsklerose

• Dysphagie bei Erkrankungen des Magens
  - Magentumoren
  - Gastroparese
  - Gastritis
  - Pylorusstenose
  - Kaskadenmagen
• Verschiedene Ursachen
  - Hiatushernie
  - Hypokaliämie
  - Aortenbogenaneurysma
  - Aerophagie
  - Globussyndrom
  - Gefäßanomalie

Dyspnoe

Respiratorische Azidose

Subjektives Empfinden, die Atemtätigkeit steigern zu müssen.
Häufig charakterisiert durch Erhöhung des pCO_2 im Blut. Liegt der pH-Wert noch im Referenzbereich ($pH > 7{,}35$ bis $< 7{,}45$), spricht man von einer kompensierten respiratorischen Azidose. Kompensation durch die „metabolischen" Organe Leber und Niere.
Akute Ursachen: Lungenembolie, Lungenödem, Asthma, Pneumonie

Intrathorakale Ursachen:

▸ Kardiovaskuläre Ursachen (häufig mit Lungenstauung:
• Herzrhythmusstörungen
  - Vorhofflimmern
• Linksherzinsuffizienz
  - Herzklappenfehler
    - *Mitralinsuffizienz*
    - *Aorteninsuffizienz*
    - *Aortenstenose*
    - *Mitralstenose*
    - *Aortenisthmusstenose*
  - Koronare Herzerkrankung
    - *Herzinfarkt*
    - *Angina pectoris*
  - Perimyokarditis
  - Kardiomyopathie
  - Hypertonus
  - Perikarderguß/Perikardkonstriktion
  - Zyanotische Vitien
  - Intrakardiale Raumforderungen
    - *Tumoren des Myokards*
• Links-rechts-Shunt (vermehrter Lungendurchfluß)
  - Vorhofseptumdefekt
  - Persistierender Ductus arteriosus Botalli
  - Ventrikelseptumdefekt
  - Komplexe Vitien
• Verminderter Lungendurchfluß
  - Perimyokarditis
  - Perikarderguß
  - Pulmonalstenose
  - Trikuspidalstenose
  - Fallot-Tetralogie
  - Komplexe zyanotische Vitien
• Lungenembolie
• Lungenödem
• Rechtsherzinsuffizienz
• Cor pulmonale

D

  - Primär pulmonale Hypertonie
  - Sekundäre pulmonale Hypertonie bei obstruktiven und/oder restriktiven Ventilationsstörungen
- Biventrikuläre Herzinsuffizienz
- Endokardveränderungen
  - Endokarditis
  - Endomyokardfibrose
  - Endocarditis fibroplastica Löffler

▸ Bronchopulmonale Ursachen
- Erhöhung des endobronchialen Strömungswiderstands/mechanische Behinderung der Ventilation
  - Glottisödem
  - Larynxstenose
  - Obstruktion
    - *COPD*
    - *Asthma-bronchiale-Anfall*
    - *Fremdkörperinhalation*
    - *Lungenemphysem*
    - *Laryngo-/Bronchospasmus*
  - Chronische Bronchitis
  - Lungenödem
  - Mediastinale Tumoren
  - Bronchiale Tumoren
  - Trachelalstenose
  - Fremdkörperaspiration
  - Anomalie thorakaler Gefäße
  - Ösophaguserkrankungen mit Kompression der Trachea
  - Substernale Struma
  - Tracheobronchialer Kollaps
- Eingeschränkte Lungendehnbarkeit
  - Lungenfibrose
  - Linksherzversagen
  - Lymphangiosis carcinomatosa
- Eingeschränkte Thorax- oder Zwerchfellexkursion
  - Pleuraschwarte
  - Kyphoskoliose
  - Adipositas
  - Abdominelle Raumforderung
- Restriktion
  - Lungenfibrose
  - Pneumonie
  - ARDS
  - Parenchymverlust
  - Pleuraverschwartung
  - Kyphoskoliose
- Verminderung der Lungendehnbarkeit oder der pulmonalen Gasaustauschfläche
  - Pneumothorax →284
  - Aspiration
  - Lungenödem
  - Atelektase
  - Lungenembolie
  - Pleuraerguß
  - Chylothorax
  - Miliar-Tbc
  - Strahlenpneumonie
  - Lungenfibrose
  - Lymphangiosis carcinomatosa
  - Fibrosierende Alveolitis
    - *Idiopathisch*
    - *Exogen-allergische Alveolitis*
    - *Medikamentös/toxische Schädigung*
    - *Nach Inhalation von toxischen Gasen*
- Höhenkrankheit
- Sarkoidose
- Histiozytose X
- Pneumokoniosen
- Schocklunge
- Schwächung der Atempumpe
  - Neuromuskuläre Erkrankungen
  - Lungenüberblähung
    - *Asthma*
    - *Lungenemphysem*
  - Pleuraerguß
  - Pneumothorax
  - Ermüdung der Atemmuskulatur bei stark erniedrigtem Herzzeitvolumen

▸ Ursache im Bereich des Thorax und der Pleura
- Eingeschränkte Thoraxbeweglichkeit
  - Rippenserienfraktur
- Trauma
- Thoraxdeformitäten

    - Kyphoskoliose
  - Pneumo-, Hämato-, Hydro-, Chylothorax
  - Pleuraerguß
- Erkrankungen der oberen Atemwege
  - Struma
  - Tracheomalazie
  - Trachealtumoren
  - Krupp
  - Laryngospasmus

Extrathorakale Ursachen:

- Störung des Sauerstofftransports
  - Anämie (s. Anämie →23)
  - Vergiftungen
    - CO
    - HCN
- Metabolische Ursachen:
  - Metabolische Azidose (s. Azidose, metabolische →47), u.a.:
    - Schock
    - Coma diabeticum
    - Urämie
  - Salizylsäurevergiftung
  - Methanolvergiftung
  - Barbituratvergiftung
- Psychogene Ursachen:
  - Hyperventilationssyndrom, z.B. bei:
    - Hysterie
    - Angstzustände
- Atemantriebssteigerung
  - Hypoxämie
  - Metabolische Azidose
  - Herzinsuffizienz
  - Stimulation von intrapulmonalen Rezeptoren
- Allergisch:
  - Asthmaanfall
  - Quincke-Glottisödem
- Neuromuskuläre Ursachen/Beeinträchtigung des Atemzentrums:
  - Myasthenia gravis
  - Guillain-Barré-Syndrom (Polyradikulitis, die manchmal im Anschluß an infektiöse Erkrankungen oder Operationen auftritt. Es besteht eine Assoziation mit einer vorausgegangenen Campylobacter-jejuni-Enteritis. Die Klinik reicht von minimaler Muskelschwäche bis hin zu Lähmungserscheinungen. Eine Beteiligung des autonomen Nervensystems ist möglich. Im Liquor: zytoalbuminäre Dissoziation)
  - Poliomyelitis
  - Amyotrophische Lateralsklerose
  - Phrenikusparese
  - Hirnstamminfarkt
  - Trauma
  - Enzephalitis
- Medikamente
  - Opiate
  - Progesteron
  - Salyzilate
- Verschiedene Ursachen
  - Gramnegative Sepsis (!)
  - Leberzirrhose

Dyspnoe, zeit- und lageabhängige Ursachen

Intermittierende Dyspnoe

- Asthma bronchiale
- Aspiration
- Lungenembolie

Persistierende Dyspnoe

- Chronisch obstruktive Bronchitis
- Lungenemphysem
- Herzerkrankung
- Neuromuskuläre Erkrankung

Nächtliche Dyspnoe

- Asthma bronchiale
- Herzinsuffizienz
- Gastroösophagealer Reflux
- Behinderte Nasenatmung
- Schlafapnoesyndrom

Lageabhängige Dyspnoe

- Herzinsuffizienz
- Zwerchfellparese
- Pulmonale arteriovenöse Mißbildung

Dysproteinämie
Sammelbegriff für eine Verminderung oder Vermehrung physiologisch vorkommender Plasmaproteine.
s. Eiweiß im Serum →88

D **Dyssomnie**, s. Schlafstörung →308

Dysurie

Schmerzhaftes Wasserlassen

- ▸ Infektion der ableitenden Harnwege
  - Urethritis
  - Zystitis
    - Bakteriell
      - *Urogenitaltuberkulose*
      - *E. coli*
      - *Proteus*
      - *Enterobacter*
      - *Pseudomonas*
      - *Klebsiellen*
      - *Enterokokken*
      - *Streptokokken*
      - *Mykobakterien*
    - Viral
      - *Herpesviren*
      - *Adenoviren*
    - Mykotisch
      - *Candida*
    - Parasitär
      - *Bilharziose*
      - *Schistosomiasis*
  - Gonorrhö
  - Trichomonadeninfektion
  - Soor
- ▸ Verschiedene Ursachen
  - Blasenkatheter
  - Tumoren in Blase und Urethra
  - Tumorinfiltration von Zervix-Ca. oder Rektum-Ca.
  - Blasensteine
  - Blasendivertikel
  - Fremdkörper in der Blase
  - Traumatisch
  - Nach Strahlentherapie
  - Medikamentös/toxisch
    - β-Blocker
    - Cyclophosphamid
    - Buslufan
    - Ifosfamid
    - Isoniazid
    - Phenothiazin
  - Prostatahyperplasie
  - Prostatitis
  - Psychogen
  - Strikturen im Bereich der Harnwege
  - Uretersteine
  - Diabetes mellitus
  - Descensus uteri

Effluvium, s. Alopezie →18

Einflußstauung

Entsteht durch Verlegung oder Stauung der V. cava superior bzw. V. cava inferior.

- Rechtsherzinsuffizienz
- Perikardtamponade
- Mediastinaltumor
- Mediastinalemphysem
- Bronchial-Ca.
- Hodgkin-Lymphom
- Kongestive Kardiomyopathie
- Retrosternale Struma
  Aortenaneurysma
- Trikuspidalstenose
- V.-cava-superior-Thrombose
- V.-cava-inferior-Thrombose
  - Venenkatheter
  - Herzschrittmacher

Einschlafstörung,
s. Schlafstörung →308

Eisen

Der Eisengehalt des Körpers liegt bei der Frau bzw. beim Mann bei 38 mg/kg bzw. 50 mg/kg. Die Eisenspeicher im Körper

sind: Erythrozyten: ca. 3000 mg; Myoglobin: ca. 120 mg; Zytochrome: ca. 3-8 mg; Leber/Milz: ca. 300-800 mg. Der tägliche Umsatz durch Synthese und Umbau von Hämoglobin liegt bei 25 mg. Die Aufnahme erfolgt hauptsächlich über die Resorption im Dünndarm.
Intestinal wird nur zweiwertiges Eisen resorbiert, gebunden liegt Eisen dreiwertig vor. Durch Menstruation und Schwangerschaft sind erhebliche Eisenverluste möglich. Indikation bei V.a. latenten oder manifesten Eisenmangel, Eisenverwertungsstörung oder Eisenüberladung. Da starke Schwankungen zirkadian und von Tag zu Tag möglich sind, ist die diagnostische Sensitivität und Spezifität der Eisenbestimmung nur mäßig und sollte mit dem Ferritin-Wert ergänzt werden. Sind die Eisenspeicher der Makrophagen gefüllt, kann der Hepatozyt passiv erhebliche Eisenmengen speichern, was zu Leberparenchymschäden führen kann (z.B.: Hämochromatose).
Falsch hohe Werte bei unkorrekter Blutentnahme (Venenstauung, Hämolyse). Falsch tiefe Werte bei Infekten, chronischen Entzündungen und Tumorleiden wegen Eisenverschiebung in das Gewebe.

Referenzbereich	
Frauen	6,5-26 µmol/l
Männer	10-28 µmol/l

s. Anämie →23,
s. Eisen →86,
s. Ferritin →108,
s. Transferrin, Transferrinsättigung →342

- ▸ Erniedrigte Serumeisenwerte
  - Unterversorgung
    - Mangelernährung
      - *Alkoholiker*
      - *Vegetarier*
      - *Einseitige Ernährung*
  - Erhöhter Bedarf
    - Schwangerschaft
    - Laktation
    - Säuglinge oder Kleinkinder
  - Resorptionsdefekte
    - Magen- u./o. Darmresektion
    - Zöliakie
    - Maldigestion von eisenhaltigen Nahrungsmitteln
      - *Fleisch*
  - Hypo- und Atransferrinämie
    - Nephrotisches Syndrom
    - Leberzirrhose
    - Exsudative Enteropathie
    - Konnataler Mangel
  - Vermehrter Eisenverlust
    - Blutspender
    - Hämodialyse
    - Menor- und Metrorrhagien
    - s. Gastrointestinale Blutungen →126
      - *Okkulte Blutung*
    - Massive Hämoglobinurien
  - Eisenverteilungsstörung
    - Chronische Entzündungen
    - Akute Entzündungen
    - Infekte
    - Neoplasien
    - Myokardinfarkt
    - Streß
    - Urämie
- ▸ Erhöhte Serumeisenwerte
  - Idiopathische Hämochromatose
  - Sekundäre Hämochromatose
  - Ineffektive Erythropoese mit verstärkter Zerstörung roter Blutzellen im Mark
  - Sideroblastische Anämie
  - Homozygote Thalassämie
  - Megaloblastäre Anämie
  - Porphyria cutanea tarda
  - Gehäufte Bluttransfusionen
  - Nutritive Eisenüberladung
  - Hepatogene Hypersiderinämie bei schwerer Hepatopathie
    - *Freisetzung von Speichereisen durch Leberzellverfall*
  - Cis-Platin-Therapie

Eiterharn, s. Pyurie →297

Eiweiß im Serum

Plasmaproteine

Proteine des Blutplasmas und der interstitiellen Flüssigkeit (hierzu gehören *nicht:* Enzyme, Hormone, Gerinnungsfaktoren, Tumormarker u.a.). Die Höhe des Serumeiweißspiegels ist von der Eiweißzufuhr, der körpereigenen Eiweißproduktion und dem Eiweißverlust abhängig.

In der Serumprotein-Elektrophorese lassen sich die einzelnen Fraktionen unterscheiden: Präalbumin, Albumin; α_1-Globulin: Lipoprotein(HDL), Glykoprotein, Antitrypsin; α_2-Globulin: Makroglobulin, Haptoglobin, Prä-β-Lipoprotein; β-Globulin: Transferrin, β-Lipoprotein, Komplement; γ-Globulin: IgA, IgM, IgG.

s. Albumin →15

Plasmaspiegel jeweils erhöht

- Gesamteiweiß (Referenzbereich 60-80 g/l)
  - Paraproteinämie
    - M. Waldenström
    - Plasmozytom
  - Polyklonale Eweißerhöhung
  - Exsikkose
  - Chronisch entzündliche Erkrankungen
  - Chronische aktive Hepatitis
  - Leberzirrhose
  - Aktiver M. Boeck
  - Pseudohyperproteinämie durch Dehydratation
- Präalbumin (Referenzbereich 300-350 mg/l)
  - Gravidität
- s. Albumin →15 (Referenzbereich 34-46 g/l)
  - Gravidität
  - Exsikkose
  - Herzinsuffizienz
  - Hyperbilirubinämie
- α_1-Globulin (Referenzbereich 1-5%)
  - Akute Entzündung
  - Tumor
  - Nephrotisches Syndrom
  - Entzündung
  - Nekrotischer Prozeß
  - Hepatopathien
- α_2-Globulin (Referenzbereich 7-13%)
  - Akute Entzündung
  - Haptoglobin (Referenzbereich 0,3-1,9 g/l)
    - Entzündung
    - Myokardinfarkt
    - Posthepatischer Ikterus
    - Tumor
  - Coeruloplasmin (Referenzbereich 320-440 mg/l)
    - Akute Entzündung
    - Tumor
    - Gravidität
    - Myokardinfarkt
  - α_2-Makroglobulin (Referenzbereich 2,4-2,9 g/l)
    - Nierenerkrankungen
    - Diabetes mellitus
    - Porphyria cutanea tarda
- β-Globulin (Referenzbereich 8-15%)
  - β-Lipoprotein (Referenzbereich 2-5 g/l)
    - Paraproteinämie
    - Hyperlipidämie
    - Nephrotisches Syndrom
    - Hypothyreose
  - Transferrin (Referenzbereich 2,5-4 g/l)
    - Eisenmangel
    - Ovulationshemmer
- γ-Globulin (Referenzbereich 11-22%), Gammopathie
  - Entzündung/Infektion/Kollagenose
    - Exsudative Enteropathie

- HIV-Entzündungen
- Dermatomyositis
- Panarteriits nodosa
- M. Boeck
- Leishmaniose
- Bilharziose
- Malaria
- Lebererkrankungen
  - Leberzirrhose
  - Chronische Hepatitis
- Paraproteinämie
  - Plasmozytom
  - M. Waldenström
  - Hodgkin-Lymphom
  - Lymphatische Leukämie
- Retikulosarkom
- Tumor
- M. Gaucher
- Kryoglobulinämie
- Sharp-Syndrom

Plasmaspiegel jeweils erniedrigt

▸ Gesamteiweiß
(Referenzbereich 60-80 g/l, s. Albumin →15)
- Nephrotisches Syndrom
- Mangelernährung
  - Hunger
  - Anorexie
  - GI-Tumor
- Maldigestion
- s. Malabsorption (s. Malassimilation →234)
  - Sprue
  - Zöliakie
  - Disaccharidase-Mangel
  - Mukoviszidose
  - IgA-Mangel
- Eiweißverlust-Syndrom (s. Proteinurie →289)
  - Nephrotisches Syndrom
  - Glomerulonephritiden
  - Exsudative Enteropathie
    - *Chronisch entzündliche Darmerkrankungen*
    - *Polyposis und Divertikulosis des Darmtrakts*
    - *Lymphabflußstauung*
- Postoperativ
- Hepatopathie
- Hämorrhagische Anämie
- Verbrennungen
- Bullöse Dermatosen
- Chronische Entzündungen
- Aszites
- Pleuraexsudate
- Chronische Hämodialyse
- Schwangerschaft
- Hyperthyreose
- Überwässerung
- Antikörpermangelsyndrom
- Analbuminämie
- Pseudohypoproteinämie
  - Massive Blutungen
  - Schwangerschaft
  - Polydipsie
  - Infusionstherapie

▸ Präalbumin
(Referenzbereich 300-350 mg/l)
- Hepatopathie
- Paraproteinämie
- Agammaglobulinämie

▸ Albumin (s. Albumin →15)
(Referenzbereich 34-46 g/l)
- Chronische Entzündung
- Tumor
- Analbuminämie
- Blutverlust
- Verbrennung
- Mangelernährung
- Eiweißverlust
- Hepatopathie
- Nephrose

▸ α_1-Globulin
(Referenzbereich 1-5%)
- α_1-Antitrypsinmangel
- Ovulationshemmer
- Analphalipoproteinämie
- Hepatopathie
- Eiweißmangel

▸ α_2-Globulin (Referenzbereich 7-13%)

E

- Haptoglobin (Referenzbereich 0,3-1,9 g/l)
  - Hepatopathie
  - Polyzythämie
  - Hämolyse
  - Ahaptoglobinämie
- Coeruloplasmin (Referenzbereich 320-440 mg/l)
  - Hepatopathie
  - M. Wilson
  - Eiweißmangelsyndrom
  - Nephrotisches Syndrom
- α_2-Makroglobulin (Referenzbereich 2,4-2,9 g/l)
  - Chronische Hepatopathie

▸ β-Globulin (Referenzbereich 8-15%)

- β-Lipoprotein (Referenzbereich 2-5 g/l)
  - Coma diabeticum
  - Hepatopathie
  - Abetalipoproteinämie
- Transferrin →342 (Referenzbereich 2,5-4 g/l)
  - Hepatopathie
  - Nierenerkrankungen
  - Atransferrinämie
  - Tumoren
  - Entzündungen

▸ γ-Globulin (Referenzbereich 11-22%)

- Eiweißmangel
- Thyreotoxikose
- Diabetes mellitus
- M. Cushing (s. Cushing-Syndrom →70)
- Agammaglobulinämie
- Sekundäres Antikörpermangelsyndrom
- Maligne Lymphome
- Nephrotisches Syndrom
- Urämie
- Nephritis
- Strahlentherapie
- Lebererkrankungen
  - Hepatitiden
  - Leberzirrhose
  - Cholestatische Lebererkrankungen
  - Lebermetastasen
- Porphyria cutanea tarda
- Pankreatitis
- Herzinfarkt
- Virusinfekte
  - HIV
  - Infektiöse Mononukleose
- Pneumonie
- Medikamentös/toxisch
  - Halothan
  - Tuberkulostatika
  - Antibiotika
  - Antidiabetika
  - Antiepileptika
  - Thyreostatika

Eiweißunverträglichkeit

- Leberfunktionsstörung
  - Hepatische Enzephalopathie
- Cholangitis
- Postcholezystektomie-Syndrom
- Pankreatitis
- Magen-Ca.
- Chronische Gastritis mit Schleimhautatrophie

EKG, Hypokaliämie und Hyperkaliämie

s. Kalium, Hyperkaliämie →197

Hypokaliämie

- ST-Strecken-Senkung
- Überhöhung der U-Welle
- TU-Verschmelzung
- Rhythmusstörungen

Hyperkaliämie

- Zeltförmige T-Welle
- P-Abflachung
- PQ-Verlängerung
- QT-Verkürzung
- Schenkelblockartige Veränderung des QRS-Komplexes
- Kammertachykardie
- Q-Zacke

EKG, Lagetypen

Aufgeführt sind jeweils die Lagetypen und darauffolgend die mögliche differentialdiagnostische Bedeutung

- Linkstyp (aVF negativ, größter Ausschlag in II negativ, aVL > I)
  - Linksherzhypertrophie
  - Arterieller Hypertonus
  - Adipositas
  - Physiologisch im Alter > 50 Jahre
- Überdrehter Linkstyp (I > II)
  - Linksherzhypertrophie
  - Linksanteriorer Hemiblock
  - Inferiorer Myokardinfarkt
- Steiltyp (II > III > I)
  - Rechtsherzbelastung
  - Adipositas
- Rechtstyp (III > II)
  - Normvariante
  - Vertauschte Elektroden an den beiden Armen
  - Cor pulmonale
  - Linksherzinsuffizienz mit Rechtsherzbelastung
- Überdrehter Rechtstyp (III > II; In I keine R-Zacke)
  - Rechtsherzhypertrophie
  - Linksposteriorer Hemiblock
  - Angeborene Herzfehler
- Sagittaltyp (RS in I, II und III gekippt um Horizontalachse)
  - Cor pulmonale
  - Lungenembolie
  - Adipositas

EKG, P-Welle

Negatives P

- Ektopische Reizbildung im Vorhof
- Bei Linkstyp des Herzens

Spitzes, hohes P

- Cor pulmonale
- Emphysem
- Chronische Bronchitis
- Pulmonalstenose
- Trikuspidalstenose
- Trikuspidalinsuffizienz
- Vorhofseptumdefekt
- Junge Menschen

Doppelgipfliges P

- Mitralstenose
- Konstriktive Perikarditis
- Mitralinsuffizienz
- Aortenstenose
- Hypertonie
- Myokardfibrose
- Offener Ductus arteriosus Botalli
- Aorteninsuffizienz

Wechselndes P

- Wandernder Vorhofschrittmacher
- Extrasystolie
- Rhythmusstörungen

Verbreitertes P (> 0,1 sec)

- Hinweis auf Druck- und Volumenbelastung des linken Vorhofs
  - Mitralstenose
  - Mitralinsuffizienz

EKG, PQ-Dauer

PQ-Dauer: 0,12-0,21 sec

Verlängert

- AV-Block I° →160
- AV-Block II° →160
- AV-Block III° →160
  - Akuter Hinterwandinfarkt
  - Bakterielle Endokarditis
- Vagotonie
- Medikamente
  - Digitalis (-Überdosierung)
  - Ca-Kanalblocker vom Verapamiltyp
  - β-Blocker
    - *Sotalol*
  - Kombinationstherapie von β-Blocker mit Ca-Kanalblocker vom Verapamiltyp
  - Adenosin
  - Antiarrhythmika
    - *Propafenon*

- Myokardischämie
- Myxödem
- Überlastung beider Vorhöfe
- Vorhofseptumdefekt
- Endokarditis
- Myokarditis
- Sarkoidose mit Herzbeteiligung
- Infektiös-toxisch
- Supraventrikuläre Extrasystolen

Verkürzt

- WPW-Syndrom
- LGL-Syndrom
- Hyperthyreose
- Tachykardie
- Herzschrittmacher
- Atriale Reizbildungs- oder Leitungsstörungen

EKG, Rechtsschenkelblock
s. Herzrhythmusstörungen →160

EKG, Q-Zacke

Vergrößert (Q-Zacke > 25% der Amplitude der R-Zacke)

- Normvariante
- Myokardiale Schädigung
  - Myokardinfarkt
  - Myokardischämie
  - Myokarditis
  - Kardiomyopathie
  - Kardiale Amyloidose
  - Tumor
  - Sarkoidose
  - Sklerodermie
  - Chagas-Krankheit
  - Echinokokkus-Zyste
- Ventrikuläre Hypertrophie
  - Cor pulmonale
  - Linksherzhypertrophie
  - Linksschenkelblock mit Linksherzhypertrophie
  - Rechtsschenkelblock mit Rechtsherzhypertrophie
- Hyperkaliämie
- Dilatation des rechten Vorhofs
- Trichterbrust
- Wolff-Parkinson-White-Syndrom
- Bei Tachykardie
- Bei Schock
- Bei akuter Pankreatitis
- Bei ventrikulären Extrasystolen
- Häufige Ursachen für eine Pseudoinfarkt-Q-Zacke
  - Linksseitiger Pneumothorax
  - Fehlerhaft angebrachte EKG-Ableitungen
  - Veränderte Überleitung
    - *Linksschenkelblock*
    - *Wolff-Parkinson-White-Syndrom*
  - Ventrikuläre Hypertrophie
    - *Linksherzhypertrophie*
    - *Rechtsherzhypertrophie*
    - *Chronisch obstruktive Lungenerkrankung*
    - *Hypertrophische Kardiomyopathie*
  - Myokardiale Schädigung
    - *Dilatative Kardiomyopathie*
    - *Kardiale Amyloidose*
    - *Infiltrative Herzmuskelerkrankung*

EKG, QRS-Komplex

Normalerweise bis 0,1 sec lang und 0,6 mV-1,6 mV hoch

QRS-Komplex erhöht

- Linksherzhypertrophie (Sokolow-Index: R in V5 + S in V1 > 3,5 mV)
- Rechtsherzhypertrophie (Sokolow-Index: R in V1 + S in V5 > 1,05 mV)
  - Cor pulmonale
  - Pulmonalstenose
  - Links-rechts-Shunt
  - Eisenmenger-Reaktion
  - Lungenembolie
- Hyperthyreose
- Fieber
- Anämie
- Sympathikotonie
- Bei jungen Asthenikern

QRS-Komplex erniedrigt (Niedervoltage)

- Artefakt
- Normvariante
  - Schwangerschaft
  - Adipositas
- Perikarderguß
- Perikardverschwielung
- Myokardfibrose
- Ischämie
- Myokarditis
- Ausgedehnter Myokardinfarkt
- Myxödem, meist mit Sinusbradykardie assoziiert
- Kardiale Infiltration
  - Amyloidose
- Kardiomyopathie
- Sklerodermie
- M. Addison
- Pleuraerguß
- Chronisch obstruktive Lungenerkrankung
- Hypothyreose
- Linksseitiger Pneumothorax

QRS-Komplex verbreitert

- Inkompletter (< 0,11 sec) und kompletter (> 0,11 sec) Linksschenkelblock
  - Dilatative Kardiomyopathie
  - Hypertonie
  - Koronare Herzerkrankung
  - Myokardinfarkt
  - Myokarditis
  - Hyperkaliämie
  - Klasse-I-Antiarrhythmika
  - Wolff-Parkinson-White-Syndrom
  - Unbeabsichtigte EKG-Aufzeichnung mit schneller Geschwindigkeit (50 oder 100 mm/s)
  - Inkomplette Blockbilder häufig auch bei Herzgesunden
- Inkompletter (< 0,11 sec) und kompletter (> 0,11 sec) Rechtsschenkelblock
  - Herzvitien mit Rechtsherzbelastung (Vorhofseptumdefekt, Fallot)
  - Cor pulmonale
  - Links-rechts-Shunt
  - Eisenmenger-Reaktion
  - Akute Lungenembolie
  - Myokardinfarkt
  - Myokarditis
  - Klasse-I-Antiarrhythmika
  - Unbeabsichtigte EKG-Aufzeichnung mit schneller Geschwindigkeit (50 oder 100 mm/s)
  - Hyperkaliämie
  - Inkomplette Blockbilder häufig auch bei Herzgesunden
- Fokaler Block mit „Knotung" im QRS-Komplex (z.B. Myokardnarbe)
- Atypischer Lagetyp mit nicht übergeleitetem P
- Kammertachykardie mit weitem QRS-Komplex (Cave: Potentiell lebensgefährliche Rhythmusstörung)
  - Ventrikuläre Tachykardie
  - Jede Form der supraventrikulären Tachykardie bei bereits vorhandenem Schenkelblock
    - *Sinustachykardie*
    - *Vorhoftachykardie*
    - *Atrioventrikuläre Reentry-Tachykardie*
  - Jede Form der supraventrikulären Tachykardie bei Patienten, die Antiarrhythmika erhalten (v.a. Klasse IA und IC)
  - Jede Form der supraventrikulären Tachykardie mit antegrader Fortleitung über akzessorische Leitungsbahnen (Wolff-Parkinson-White-Syndrom)
    - *Sinustachykardie*
    - *Vorhoftachykardie*
    - *Vorhofflimmern*

QRS-Komplex schmal

- Sinusrhythmus
- Ektoper Vorhofrhythmus
- Absolute Arrhythmie bei Vorhofflimmern

E

- Vorhofflattern
- Polytope atriale Ektopie
- Supraventrikuläre Extrasystolen

QRS-Komplex wechselnd

- Intermittierendes Präexzitationssyndrom
- Intermittierender Schenkelblock
- Ventrikuläre Extrasystolen
- Supraventrikuläre Extrasystolen

E

EKG, QT-Dauer

Dauer frequenzabhängig. Normal 0,25-0,45 sec

Verkürzt

- Sinustachykardie
- Hyperkaliämie
- Hyperkalzämie
- Digitalismedikation
- Koronare Herzkrankheit
- Hyperthyreose

Verlängert

- Kongenitale Ursachen
  - Jervell-Lange-Nielsen-Syndrom
  - Romano-Ward-Syndrom
- Metabolisch/endokrinologische Ursachen
  - Hypokalzämie
  - *Hypo*kaliämie
  - Hochgradige *Hyper*kaliämie
  - Hypothyreose
- Intraventrikuläre Leitungsstörungen
  - Hypertrophie
  - Schenkelblock
  - Sick-Sinus-Syndrom
- Ischämie
- Chronischer Alkoholismus
- Medikamente/Intoxikation
  - Antiarrhythmika
    - *Chinidin*
    - *Procainamid*
    - *Dysopyramid*
    - *Amiodaron*
    - *Sotalol*
  - Antibiotika
    - *Erythromycin*
    - *Clarythromycin*
    - *Ketokonazol*
    - *Ampicillin*
    - *Pentamidin*
    - *Amantidin*
    - *Trimethoprim-Sulfamethoxazol*
  - Antihistaminika
    - *Terfenadin*
    - *Astemizol*
  - Thiazide
  - Furosemide
  - Serotonin-Antagonisten
  - Cisaprid
  - Chinin
  - Novocamid
  - Trizyklische Antidepressiva
  - Phenothiazine
  - Butyrophenone
  - Insektizide
  - Kokain
  - Papavarin
- Hypothermie
- QT-Verlängerung durch Verbreiterung der T-Welle
- Herzinfarkt
- Myokarditis
- Mitralklappenprolaps
- HIV-Infektion
- Dysproteinämie
- Coma diabeticum
- Coma hepaticum
- Chronische Hepatopathie
- Hämochromatose
- Nephrosen
- Sprue
- Amyloidose
- Glykogenspeicherkrankheiten
- Zerebrovaskulärer Hirnschaden

EKG, ST-Strecke

Normal ist eine isoelektrische ST-Strecke.

ST-Strecke gesenkt

- Aszendierende ST-Strecken-Senkungen sind meist unspezifisch
- Koronarinsuffizienz
- Posteriorer Infarkt (Spiegelbild)
- Myokarditis
- Linksherzhypertrophie
- Linksschenkelblock
- Medikamente
  - Digitalis
  - Chinin
  - Nikotin
  - Thallium
  - Kohlenmonoxid
  - Pilzintoxikation
  - Antiarrhythmika
  - Narkotika
  - Schlafmittel
    - *Barbiturate*
- Systemerkrankungen mit Myokardbeteiligung
  - SLE
  - Dermatomyositis
  - Chronische Polyarthritis
  - Muskeldystrophien
- Sympathikotonie
- Hypokaliämie
- Relative Koronarinsuffizienz
  - Aortenvitien
  - Kammerhypertrophie
  - Hyperthyreose
  - Phäochromozytom
- Kardiomyopathien
- Sympathikotonie mit Tachykardie

ST-Strecke angehoben

- Nichtpathologische meist aszendierende Hebungen in V2-4 bei vagotonen Jugendlichen möglich
- Myokardinfarkt
- Herzwandaneurysma
- Transmurale Ischämie
  - Prinzmetal-Angina
- Lungenembolie (SI-QIII)
- Perimyokarditis
- Linksventrikuläre Hypertrophie
- Normale Repolarisationvariante
- Vagotonie
- Seltene Ursachen
  - Myokardiale Verletzung
    - *Trauma*
  - Tumor
  - Hyperkaliämie (nur an den Ableitungen V1 und V2 sichtbar)
  - Hypothermie

EKG, T-Welle

Negative T-Welle (T-Inversion)

- Normvariante
  - Jugendliches T-Wellen-Muster
  - Hyperventilation
- Myokardischämie
- Myokardinfarkt
- Perimyokarditis
- Intoxikation
- Linksherzhypertrophie
- Digitalis
- Zerebrovaskulärer Hirnschaden
- Post-Tachykardie-T-Inversion
- Post-Schrittmacher-T-Inversion
- Verschiedene Ursachen
  - Mitralklappenprolaps
  - Dialatative Kardiomyopathie
  - Hypertrophie-Kardiomyopathie
  - Myokardialer Tumor
  - Intermittierender Linksschenkelblock

Abgeflachtes bzw. niedriges T

- Hypokaliämie
- Hypokortizismus
  - Morbus Addison
- Hypothyreose
- Myokarditis
- KHK
- Myokardischämie
- Sympathikotonus
- Beginnende Linkshypertrophie

- Vorderwandinfarkt
- Perikarderguß
- Kardiomyopathie

Präterminal negatives T
- Normal in Abl. III, bei Jugendlichen auch in V3-4
- KHK
- Linkshypertrophie
- Digitalis
- Perikarditis (Vernarbungsstadium)

E

Terminal negatives T (Außenschicht-Ischämie)
- Peri-/Myokarditis
- Rheumatische/neoplastische Infiltrationen
- Intoxikationen

Hohes T
- Initialstadium des Herzinfarkts (Erstickungs-T)
  - Frischer Vorderwandinfarkt (V2-V4)
- Stadium II des Hinterwandinfarkts (V2-V4)
- Akute und schwere kardiale Minderperfusion
  - Prinzmetal-Angina
- Chronische Phase des Myokardinfarkts (T-Wellen-Inversion von vormals negativen T-Wellen vor dem Infarkt)
- Nichtischämische Ursachen
  - Normvariante
  - Vagotonie
  - Akutes Hämoperikard
  - Hyperkaliämie
  - Linksschädigung des Herzens infolge vermehrter Linksbelastung mit Linksherzhypertrophie
  - Kompletter Linksschenkelblock
  - Akute Perimyokarditis

EKG, U-, Deltawelle

Hohe U-Welle (der T-Welle folgende Amplitudenschwankung)
- Vagotonie
- Sportlerherz
- Hypokaliämie
- Hyperthyreose
- Bradykardie

Negative U-Welle
- Linksherzhypertrophie
- KHK
- Nach Myokardinfarkt
- Lungenembolie
- Schenkelblockbilder

Deltawelle
- Wolff-Parkinson-White-Syndrom (Reentry-Tachykardie)

Elastase im Serum

Proteolytisches Enzym, das in Granulozyten, Makrophagen und Endothelzellen vorkommt. Freisetzung z. B. aus entzündlichem und nekrotischem Gewebe. Spielt bei der Zerstörung von Gewebsstrukturen eine Rolle. Natürlicher Gegenspieler der Elastase sind die α_1-Proteinaseinhibitoren (α_1-Antitrypsin, α_2-Makroglobulin usw.). Die Enzymaktivität im Plasma ist normalerweise nicht meßbar, da zum Schutz des Organismus eine sofortige Inaktivierung des Enzyms erfolgt. Der Komplex aus Elastase (E) und Proteinaseinhibitoren (PI) kann im Plasma nachgewiesen werden (E-PI-Komplex).
Indikation bei Sepsis, Schock, Polytrauma, Differentialdiagnose von Pleuraergüssen (E-PI-Komplex für die Diagnose eines entzündlichen Ergusses ist sicherer als die

mikroskopische Bestimmung der Leukozytenzahl) und chronischen Gelenkerkrankungen.

Referenzbereich	
Im Plasma	60-110 ng/ml
Im Pleuraerguß	480-2900 ng/ml

Ursachen für eine Erhöhung der Elastase:

- Sepsis
- Schock
- Schocklunge bei Gestose
- Polytrauma
- Chronische Gelenkerkrankungen
- Hämodialysebehandlung
- Adnexaffektion des Mannes

Elektrophorese, s. Eiweiß im Serum →88

Elliptozyten, s. Erythrozytenmorphe, veränderte →104

Empty-Sella-Syndrom

Primäre Störung

- Angeborene Schwäche des Diaphragma sellae?
- Erhöhter intrakranieller Druck?

Sekundäre Störung

- Sheehan-Syndrom
- Partielle „Empty sella" bei mit Dopaminagonisten behandelten Prolaktinomen
- Gelegentlich bei vorbestehendem Hypophysenadenom-„Hypophysenapoplex", spontan oder ausgelöst durch Medikamente, z. B. durch TRH
- Gelegentlich bei „Thyreotropinom" im Rahmen einer primären Hypothyreose
- Nach Hypophysenoperationen
- Autoimmune Faktoren

Endokriner Schock, s. Schock →312

Enophthalmus

Zurücksinken des Augapfels in die Orbita.

- Horner-Syndrom
- Pancoast-Tumor
- Struma mit Einflußstauung
- Myxödem
- Ösophagus-Ca.
- Mediastinal-Ca.
- Mangelernährung
- Wasserverlust
- Takayasu-Syndrom
- Angeborener Enophthalmus
- Progressive Hemiatrophie
- Syringomyelie
- Nach Augen-Op.

Enteropathie, exsudative

Bei pathologischen Veränderungen der Darmwand kann es zu einem starken Verlust von Eiweiß kommen. Der Eiweißverlust kann mit Ödembildung einhergehen.

Ursachen für eine exsudative Enteropathie

- Intestinale Lymphangiektasie
- Lymphabflußstauung
- Amyloidose
- Tbc
- Maligne Lymphome
- M. Whipple
- Sklerodermie
- Maldigestion
- Malabsorption
- Gastrokolische Fistel
- Nach Magen- und Darmresektion
- Chylusfisteln
- Tumoren im GI-Trakt
- Polyposis im GI-Trakt
- M. Ménétrier
- Zöliakie
- Nahrungsmittelallergien
- IgA-Mangel
- Chronisch entzündliche Darmerkran-

kungen
- Akute Gastroenteritis

Eosinophilie

Eine Reihe von allergischen, infektiösen, neoplastischen und idiopathischen Erkrankungen sind mit einer Eosinophilie im Serum und/oder Gewebe assoziiert. Das Krankheitsspektrum reicht von selbstlimitierend bis lebensbedrohend.

E

Eine Erhöhung der absoluten Anzahl der eosinophilen Granulozyten > 500/µl macht eine Allergiebedingtheit eines Krankheitsbildes wahrscheinlich.

Referenzbereich	
Erwachsene	0-450/µl

- ▸ Allergische Erkrankungen
  - Asthma bronchiale
  - Urtikaria
  - Heuschnupfen
  - Kontaktekzem
  - Angioneurotisches Syndrom/Quincke-Ödem
  - Allergische Vaskulitis
  - Lebensmittelallergie
  - Arzneimittelexanthem
  - Mastozytose
  - Muskelkrämpfe
- ▸ Infektiöse Erkrankungen
  - Parasitosen
    - Trichinosen
    - Askariasis
    - Echinokokkus
    - Oxyuren
    - Filarien
      - *Tropische pulmonale Eosinophilie*
      - *Onchozerkose*
      - *Mansonelliase*
    - Schistosoma
    - Toxakara
    - Ankylostoma
    - Skabies
  - Verschiedene Infektionen
    - Scharlach
    - Masern
    - Erythema infectiosum
    - Gonorrhö
    - Lepra
    - Ruhr
- ▸ Chronische Hauterkrankungen
  - Herpetiforme Dermatitis
  - Erythema exsudativum multiforme
  - Pemphigus
  - Skabies
  - Neurodermititis
  - Kontaktekzem
- ▸ Maligne/hämatologische Erkrankungen
  - Hodgkin-Lymphom
  - Myeloproliferatives Syndrom
  - CML
  - Generalisierte Karzinome
  - Eosinophile Leukämie
  - Mycosis fungoides
  - Polycythaemia vera
  - Ovarial-Ca.
  - Gewebszerfall bei Tumoren
  - Hypereosinophiles Syndrom
  - Mastozytose
- ▸ Bindegewebserkrankungen
  - Rheumatoide Arthritis
  - Dermatomyositis
  - Panarteriitis nodosa
  - Vaskulitiden
  - Felty-Syndrom (Sonderform der rheumatoiden Arthritis: Rheumatoide Arthritis, Splenomegalie und Leukopenie)
  - Endokarditis Löffler
- ▸ Endokrine Ursachen
  - Thyreotoxikose
  - M. Addison
  - Myxödem
  - Hypopituitarismus
- ▸ Medikamentöse Ursachen
  - Penicillin
  - Streptomycin
  - Chlorpromazin
- ▸ Verschiedene Ursachen

- Transplantatabstoßung
- Perniziöse Anämie
- Fibroblastische Endokarditis
- Sarkoidose
- Tropische Eosinophilie
- Churg-Strauss-Syndrom
- Waterhouse-Friderichsen-Syndrom
- Purpura Schoenlein-Henoch
- Erythema nodosum
- Leberschädigung mit Cholestase
- Eosinophiles Lungeninfiltrat
- Nach Splenektomie
- Atheroembolische Erkrankungen

Epilepsie

Plötzlich einsetzende Funktionsstörung des Gehirns, der eine Entladung der Neuronen mit exzessiv gesteigerter Frequenz und abnormaler Synchronie zugrunde liegt. Man unterscheidet zwischen fokalen Anfällen (motorisch, sensibel-sensorisch, vegetativ, psychisch, psychomotorisch bzw. Dämmerattacke) und generalisierten Anfällen (Absencen, myoklonische Anfälle, klonische Anfälle, tonische Anfälle, tonisch-klonische Anfälle, atonische Anfälle). Klinische Aspekte bei der Abklärung eines epileptischen Anfalls: I.) Allgemeine Untersuchung: Kopfverletzung, Trauma, Veränderung von Form und Größe des Schädels (Hydrozephalus, Fehlbildungen, Mikrozephalus), Hautveränderungen (Café-au-lait-Flecken und Fibrome: Neurofibromatose; Gesichtshämatom: Sturge-Weber-Syndrom; Adenoma sebaceum: M. Pringel), Vergrößerung von Milz/Leber (M. Gaucher, M. Niemann-Pick); II.) Neurologische Untersuchung: Residualsymptome nach abgelaufener Hirnschädigung (Trauma, Enzephalitis, Apoplex), progressive neurologische Symptome (Durchblutungsstörung, Tumor, metabolische Störung); III.) Ophthalmologische Untersuchung: Stauungspapille, Chorioretinitis bei Toxoplasmose, Kayser-Fleischer-Ring bei M. Wilson.
Die Differentialdiagnose der Epilepsie hängt auch vom Alter des Patienten zum Zeitpunkt des 1. Anfalls ab: Wiederholte Anfälle im Kindesalter sind meist idiopathisch. Mit zunehmendem Alter steigt die Anzahl der sekundären Epilepsien.
Häufige Ursachen: Drogen (-Entzug), Neoplasien, Trauma und zerebrovaskuläre Erkrankungen.
(s. Synkope →328)

- ▸ Idiopathische Ursachen
- ▸ Sämtliche Erkrankungen und Schädigungen des ZNS können eine symptomatische Epilepsie verursachen
- ▸ Zerebrovaskuläre Erkrankungen
  - Thrombosen
  - Embolien
  - Intrakranielle Hämatome
  - Vaskulitiden
    - Lupus erythematodes
    - Polyarteriitis nodosa
  - Thrombophlebitiden
- ▸ Tumoren
  - Metastasen
  - Meningiome
  - Astrozytome
- ▸ Infektionen
  - Enzephalitis
  - Meningitis
  - Abszesse im Bereich des ZNS
  - Neurosyphilis
  - Creutzfeldt-Jakob-Pseudosklerose
  - HIV
  - Zystizerkose
- ▸ Metabolische / endokrinologische Störungen
  - Fieber
  - Hypo- und Hyperglykämie
    - Nichtketotische Hyperglykämie
  - Hyper- und Hyponatriämie
  - Hypokalzämie
  - Hypomagnesämie

- Phenylketonurie
- Tay-Sachs-Krankheit
- Huntington-Krankheit
- Alkalose
- Urämie
- Leberversagen
- Reye-Syndrom
- Thyreotoxikose
- Hypothyreose
- Pellagra
- Entzug
  - Alkohol
  - Barbiturate

▸ Medikamente/Toxine
- Amphetamine
- Heroin (-Entzug)
- Kokain
- Phenothiazine
- Trizyklische Antidepressiva
- Lidocain
- Theophyllin
- Salizylate
- Ergotamine
- Digitalis
- Penicilline
- Nalidixinsäure
- Isoniazid
- Anticholinergika
- Vincristin
- Lithium
- Blei
- Arsen
- Thallium

▸ Angeborene oder vererbte Erkrankungen
- Kongenitale Infektionen
  - Toxoplasmose
  - CMV
  - Syphilis
  - Röteln
- Neonatale Hypoxie oder Trauma
- Kernikterus
- Down-Syndrom
- Lipidspeichererkrankungen
  - M. Gaucher
- Tuberöse Sklerose
- Sturge-Weber-Krankheit
- Morbus von-Hippel-Lindau
- Phenylketonurie
- Akute intermittierende Porphyrie

▸ Degenerativ
- Präsenile Demenz

▸ Ursache für Gelegenheitsanfälle
- Hypoglykämie
- Hyperglykämie
- Hitzschlag
- Fieber
- Urämie
- Alkoholentzug
- Medikamentenentzug
- Intoxikation
- Hypovolämie
- Tetanie
- Hypoparathyreoidismus

▸ Verschiedene Ursachen
- Schädel-Hirn-Trauma
  - Contusio cerebri
- Hypoxische Enzephalopathie
- Verminderter arterieller Blutfluß im Bereich des ZNS
  - Hypotension
  - Adams-Stokes-Syndrom
  - Sinus-carotis-Syndrom
- Hypertensive Enzephalopathie
- Eklampsie
- M. Alzheimer
- M. Pick

Epiphora, s. Tränen →341

Epistaxis, s. Nasenbluten →251

Epithelzylinder, s. Zylindrurie →366

Erblindung, akute

Amaurosis

- Akuter Verschluß der Zentralarterie
- Zirkulationsstörung im Basilarisstromgebiet

- Verschluß der Zentralvene
- Arteriitis temporalis (Frauen über 60 Jahre!)
- Papillitis
- Retinitis pigmentosa
- Melanom
- Tumor im Bereich des Sehnerven
- Glaskörpereinblutung
- Ablatio retinae
- Multiple Sklerose
- Schädigung der Sehbahn
- Amaurosis fugax
- Erhöhung des Hirndrucks
- Migräne
- Fokal-epileptischer Anfall
- Amblyope Attacke bei Stauungspapille
- Hysterie
- Intoxikation/Medikamente
  - Thallium
  - Methylalkohol
  - Chinin
  - Blei
  - Mutterkorn

Erbrechen, s. Übelkeit →347

Erektionsfähigkeit, fehlende, s. Impotentia →192

Ergüsse, hämorrhagische, s. Pleuraerguß →282

Erkrankungen mit psychosomatischem Einfluß

- Neurodermitis
- Chronisch entzündliche Darmerkrankungen
- Gastroduodenale Ulkuskrankheit
- Anorexia nervosa
- Bulimie
- Colon irritabile
- Funktionell bedingte Leibschmerzen
- Funktionelle Obstipation
- Migräne
- Spannungskopfschmerz
- Schwindel
- Hyperventilationssyndrom
- Chronic-fatigue-Syndrom
- Psychogene Polydipsie
- Essentieller Hypertonus

Ermüdbarkeit, rasche, s. Müdigkeit →242

Erstickungsgefühl, s. Dyspnoe →83

Erythem

Entzündliche Rötung der Haut

- Erythrasma (Pilz: Nocardia)
- Pityriasis versicolor (Pilz: Malassezia)
- Pityriasis
  - rubra
  - rosea
- Schamröte
- Sonnenbrand
- Erysipeloid
- Erythema annulare
  - Darier-Krankheit
  - Hebra-Krankheit
  - Leiner (rheumatisches Fieber)
- Erythema chronicum migrans (Rickettsien u. Borrelien)
- SLE
- Dermatomyositis
- Erythema nodosum
- Dermatitis herpetiformis Duhring
- Mycosis fungoides
- Mastozytose
- Rosazea
- Pemphigus senilis
- Naevus flammeus
- Erysipel
- Sweet-Syndrom
- Pellagra
- Toxisch-allergische Erythrodermie
- Exfoliative Dermatitis
- Seborrhoische Dermatitis
- Psoriasis

E

Erythema nodosum

Das Erythema nodosum ist ein Symptomenkomplex, charakterisiert durch: plötzlich auftretende, druckdolente, teigige, anfangs rote, später blau-grün-gelbe, subkutan-kutan gelegene, symmetrische Knoten, meist an den Unterschenkelstreckseiten. Das Erythem hält in der Regel mehr als 6 Wochen an und kann rezidivieren. Es ist mit verschiedenen Infektionen, systemischen Erkrankungen (Sarkoidose), Schwangerschaft, Einnahme von Kontrazeptiva oder mit einer allergischen Medikamentenreaktion assoziiert. Frauen sind häufiger betroffen.

- ▸ Infektionen
  - Bakteriell
    - Streptokokken
    - Mycobact. tuberculosis
    - Yersinien
    - Leptospiren
    - Chlamydien
  - Pilze
    - Kokzidioidomykose
    - Histoplasmose
  - Protozoen
    - Toxoplasmose
  - Viren
    - Herpes simplex
    - Infektiöse Mononukleose
    - Katzenkratzkrankheit
- ▸ Arzneimittel
  - Östrogene
  - Sulfonamide
  - Antimonhaltige Präparate
  - Phenazetin
  - Salizylate
  - Bromide
  - Impfstoffe
- ▸ Enteropathien
  - Morbus Crohn
  - Colitis ulcerosa
- ▸ Malignome
  - Hodgkin-Lymphom
  - Leukämie
- ▸ Verschiedene Ursachen
  - Sarkoidose (!)
  - Rheumatisches Fieber
  - Schwangerschaft
  - Neurologische Ursachen im Bereich
    - Hypothalamus
    - Pons
    - Medulla oblongata
    - Rückenmark
  - Angeborene Defekte
  - Erworbene Defekte
    - Hautkrankheiten
      - *Schweißdrüsendefekte*
      - *Entzündliche oder verhornende Dermatosen*
      - *Hitzepickel*
    - Arzneimittel
    - Toxische Substanzen
  - Behçet-Syndrom (aphthös-ulzeröse Veränderungen an Mund- und Genitalschleimhaut, Iritis, Erythema nodosum und Arthritis)
  - Anhydrose
  - Neugeborene
  - Bestrahlung
  - Dehydratation
  - Franceschetti-Jadassohn-Syndrom
  - M. Fabry

Erythropoetin

Renal gebildetes Hormon zur Stimulation der Erythrozytenproduktion.

- ▸ Erythropoetin vermehrt
  - s. Anämie →23
  - Nierenerkrankungen
    - Hydronephrosen
    - Polyzystische Nieren
    - Nierentumoren
    - Nierenadenome
  - Sekundäre Polyzythämien
    - COPD
    - Pulmonale Fibrose
    - Aufenthalt in großen Höhen

- Schwangerschaft
- Knochenmarkinsuffizienz
  - Aplastisch
  - Eisenmangel
- Gewebshypoxie
- Doping mit EPO
- Paraneoplastische Syndrome
  - Ovarial-Ca.
  - Kleinhirntumoren, Hepatome
- Familiäre Erythrozytose

▸ Erythropoetin vermindert
- Nierenversagen
- Chronische Nierenerkrankung
- Polycythaemia vera
- Chronische Anämie
- Entzündliche Erkrankungen

Erythrozyten, osmotische Resistenz

Resistenz der roten Blutkörperchen gegenüber Veränderungen des osmotischen Drucks.
Normale Resistenzbreite: 0,3-0,5% Na^+Cl^-.

Vermindert
- Hereditäre Sphärozytose!
- Elliptozytose
- Autoimmunhämolytische Anämien
- Azidose
- Benzolvergiftung

Erhöht
- Thalassämie!
- Perniziöse Anämie
- Sichelzellenanämie
- Splenektomie
- Sulfonamide
- Neugeborene (physiolgisch)

Erythrozyten, vermehrte

Polyglobulie

Anstieg der Erythrozyten, des Hämoglobins und des Hämatokrits.

▸ Relative Polyglobulie
- Absolute Erythrozytenzahl normal, jedoch Plasmavolumen vermindert: s. Dehydratation →71

▸ Absolute Polyglobulie
- Klonale Proliferation der Erythropoese
  - Polycythaemia vera
  - Osteomyelosklerose

▸ Sekundäre Proliferation der Erythropoese
- Hypoxische Polyglobulien
  - Chronische Lungenerkrankung
  - Z.n. Lungenresektion
  - Thoraxdeformitäten
  - Adipositas
  - Herzinsuffizienz
  - Herzvitien
  - Chronische CO-Vergiftung
  - Höhenaufenthalt
- Vermehrte Erythropoetinbildung
  - Anämie, s. Anämie →23
  - Nierenerkrankungen
    - *Hydronephrosen*
    - *Polyzystische Nieren*
    - *Nierentumoren*
    - *Nierenadenome*
  - Sekundäre Polyzythämien
    - *COPD*
    - *Pulmonale Fibrose*
    - *Aufenthalt in großen Höhen*
  - Schwangerschaft
  - Knochenmarkinsuffizienz
    - *Aplastisch*
    - *Eisenmangel*
  - Gewebshypoxie
  - Doping mit EPO
  - Paraneoplastische Syndrome
    - *Ovarial-Ca.*
    - *Kleinhirntumoren, Hepatome*
  - Familiäre Erythrozytose
- Kompensatorische Erythropoetinvermehrung
  - Hypoxie
  - Große Höhen
  - Erkrankungen von Herz/Lunge

- *Rechts-links-Shunt*
- *Pickwick-Syndrom*

- Hämoglobinstörungen
  - Raucher
  - Kongenitale Methämoglobinämie
  - Sulfhämoglobinämien
  - Erythrozytenenzymdefekte
- Hormonale Stimulation der Erythropoese
  - Kortikoidtherapie
  - M. Cushing
  - Androgene
  - Hyperthyreose
- Verschiedene Ursachen
  - Chronisches Magenulkus
  - Lebertumoren
  - Ovarialtumoren
  - Lungentumoren
  - Intoxikationen
    - *Kupfer*
    - *Benzol*
    - *Blei*
    - *Arsen*
    - *Kobalt*
  - Phäochromozytom
  - Akute Leukosen
  - Familiäre Erythrozytosen

E

Erythrozytenmorphe, veränderte

▸ Anisozytose (unterschiedliche Größe), Poikilozytose (unterschiedliche Form)
- Ungleiche Größe der Erythrozyten bei allen Anämieformen möglich
  - Eisenmangelanämie
  - Perniziöse Anämie
  - Folsäuremangelanämie
  - Sideroachrestische Anämie
  - Infekt- oder Tumoranämie
  - Veränderungsmyelopathie
  - Sphärozytose
  - Elliptozytose
  - Thalassämie
  - Akanthozytose
  - Paroxysmale nächtliche Hämoglobinurie

▸ Anulozyten (ringförmig)
- Hypochrome Anämie

▸ Basophile Tüpfelung (es handelt sich um denaturierte RNA, welche sich bei Anfärbung als punktförmig verteilte basophile Tüpfelung zeigt)
- Vergiftungen/Schwermetallintoxikation
  - Blei
- Hämolytische Anämie
- Instabiles Hämoglobin
- Pyrimidin-5-Nukleotidase-Mangel
- Sideroblastische Anämie
- Thalassämie

▸ Target-Zellen (Ery mit einer abnormen Hb-Verteilung: Durch Verdichtung am Rand und im Zentrum entsteht die schießscheibenartige Struktur)
- Thalassämie
- Sichelzellenanämie
- Eisenmangel
- Nach Splenektomie
- Hämoglobinopathien
  - Hämoglobin-C, D, E-Erkrankungen
- Lebererkrankungen
- Zieve-Syndrom

▸ Howell-Jolly-Körper (Kernreste in den Erys)
- Nach Splenektomie
- Perniziöse Anämie
- Thalassämie
- Hämolytische Anämie
- Leukämie

▸ Schistozyten (abnorm geformte Erys: Formen wie Dreiecke oder Halbmonde sind möglich)
- Mechanische Hämolyse
  - Nach Herzklappenersatz
- Hämolytische Anämie nach Verbrennung
- Urämie
- Rejektion von Transplantaten
  - Niere

- Thrombotisch-thrombozytopenische Purpura
- ▸ Akanthozyten (pseudopodienartige Ausläufer)
  - Hämolytische Anämie
  - Abetalipoproteinämie
  - Leberzirrhose
  - Nach Anwendung von Heparin
  - Akanthozytose
  - Pyruvatkinasemangel
- ▸ Mikrozyten
  - s. hypochrome Anämie →23
  - s. hämolytische Anämie →23
- ▸ Sphärozyten (kugelförmige Erys)
  - Kugelzellenanämie/Sphärozytose
  - Instabile Hämoglobine
  - Akute oxidative Schädigung der Erys
  - Immunhämolyse bei IgG- oder C3-beladenen Zellen
- ▸ Elliptozyten (elliptisch ovale Erys)
  - Bei verschiedenen Anämieformen
    - Megaloblastäre Anämie
    - Eisenmangelanämie
  - Elliptozytose
  - Thalassämie
- ▸ Sichelzellen (sichelförmig)
  - Hb-S-Krankheit
- ▸ Cabot-Ringe (rote Ringe)
  - Hyperregeneratorische Erythropoese
- ▸ Heinz-Innenkörper (präzipitiertes Hb, welches sich bei spezifischer Färbung als Einschlußkörper zeigt)
  - α-Thalassämie
  - Methämoglobinämien
  - Hämoglobinopathien mit instabilem Hämoglobin
  - Enzymdefekte der Erythrozyten
  - G-6-P-Dh-Mangel
  - Intoxikation durch oxidierende Substanzen
- ▸ Stomatozyten (schlitzförmige zentrale Aufhellung)
  - Hepatopathien
    - Zirrhose
  - Membranopathien
- ▸ Intraerythrozytäre Parasiten
  - Malaria
  - Bartonellose
  - Babesiose

Erythrozytenzylinder, s. Zylindrurie →366

Erythrurie, s. Hämaturie →139

Essenabhängige Schmerzen

- ▸ Schmerzen während oder nach dem Essen
  - Angina tonsillaris und pharyngis
  - Sialoadenitis
  - Zahnschmerzen
  - Gehörgangsfurunkel
  - Orthner-Syndrom
  - Ösophagitis
  - Ösophagusvarizen
  - Gastroduodenale Ulkuskrankheit
  - Gastritis
  - Gastropathia nervosa
  - Zollinger-Ellison-Syndrom (meist im Pankreas oder Duodenum lokalisierter, häufig maligner, gastrinbildender Tumor. Assoziation mit MEN)
  - Pankreatitis
  - Bauchaortensklerose
  - Angina abdominalis

Estradiol, s. Östrogene →265

Exanthem mit Fieber, s. Fieber unklarer Genese →111

Exanthem, generalisiert

- Virusexantheme
  - Röteln
  - Masern
  - Erythema infectiosum (s. Erythem →101)

- Infektiöse Mononukleose (Cave: Ampicillin)
- Generalisierter Herpes zoster
- Varizella
- Variola
- HIV
- Ringelröteln
- Exanthema subitum
- Scharlach
- Erythema scarlatiniforme recividans
- Typhus
- Erythema exsudativum multiforme
- Arzneimittelexanthem
- Fleckfieber
- Purpura Schoenlein-Henoch
- Urtikaria

Exophthalmus

Infiltrative und nichtinfiltrative Prozesse im periokulären Gewebe mit Hervortreten des Augenbulbus.

- ▸ Endokrine Ursachen für Exophthalmus und Orbitopathie
  - M. Basedow
  - Hashimoto-Thyreoiditis
  - Hyperthyreose
- ▸ Verschiedene Ursachen für Exophthalmus
  - Prozesse der Nasennebenhöhle
  - Retrobulbärer Tumor/maligner Exophthalmus
  - Intrakranieller Tumor
  - Keilbeinmeningiom
  - Intraorbitale Blutung
  - Sinus-cavernosus-Thrombose
  - Aneurysma
  - Myositis der Augenmuskeln
  - Myositis der extraokulären Augenmuskeln
  - Hereditäres Angioödem
  - Down-Syndrom
  - Hochgradige Myopie
  - Phakomatose
  - Skleritis
  - Chlorom
  - Medikamente
    - Thiourazil, v.a. während M.-Basedow-Therapie
  - Dysostosis craniofacialis
  - Hand-Schüller-Christian-Krankheit (Cholesterin-Lipidose: Exophthalmus, Diabetes insipidus und unregelmäßige Knochendefekte; meist bei Kindern)

Expektoration, s. Sputum →323

Exsikkose, s. Dehydratation →71

Exsudat, s. Pleuraerguß →282

Extrasystolen, s. Herzrhythmusstörungen →160

Extrasystolie, s. Herzrhythmusstörungen →160

Extremitätenschmerz

s. ischialgiforme Beschwerden →195,
s. Schulterschmerz →313

- ▸ Ursache im Bereich der Knochen
  - Osteoporose
  - Osteomalazie
  - Sekundärer Hyperparathyreoidismus
  - Renale Osteopathie
  - M. Paget
  - Tumoren/Metastasen
    - Plasmozytom
  - (Spontan-)Fraktur
  - Osteomyelitis
  - Periostitis
  - Pes planus
  - Knochennekrosen
- ▸ Ursache im Bereich der Wirbelsäule
  - Degenerative Veränderung
  - Lumbalstenose
  - Diskusprolaps

- Ursache im Bereich der Gefäße/Lymphe
  - Ausstrahlung in den linken Arm bei Angina pectoris oder Myokardinfarkt
  - Akute tiefe Venenthrombose
  - Vena-axillaris-Thrombose
  - Arterielle Thrombose
  - Chronisch arterielle Verschlußkrankheit
  - Thrombophlebitis
  - Varicosis
  - Postthrombotisches Syndrom
  - Arterielle Embolie
  - Vaskulitis
  - M. Sudeck
  - Akutes Raynaud-Syndrom
  - Thoracic-outlet-Syndrom
  - Erythema nodosum
  - Tibialis-anterior-Syndrom
  - Thrombangiitis obliterans
  - Diabetische Mikro- und Makroangiopathie
  - Aortenbogensyndrom
  - Thrombozytose
  - Angiopathien
  - Akute Lymphangitis
  - Lymphödem
- Ursache im Bereich der Nerven
  - Ischialgie
  - Tabes dorsalis
  - Polyneuropathie
    - Bei Diabetes mellitus
  - Engpaßsyndrome
    - Karpaltunnelsyndrom
    - Thoracic-outlet-Syndrom
    - Sulcus-ulnaris-Syndrom
    - Tarsaltunnelsyndrom
  - Endangiitis obliterans
  - McArdle-Krankheit
  - M. Sudeck
  - Enzephalitis
  - Radikuläre Syndrome
    - Borrelien-Radikulitis
  - Plexusneuritis
  - Kausalgie bei Medianusverletzung
  - Proctalgia fugax
  - Burning-feet-Syndrom
  - Intraspinaler Tumor
  - Syringomyelie
  - Hernien
- Ursache im Bereich der Muskeln/Weichteile
  - Myalgie/Myositis
  - Muskelkrämpfe
    - Kalziummangel
  - Tendovaginitis
  - Tendomyopathie
  - Bursitis
- Ursache im Bereich der Gelenke
  - Arthritis
    - Arthritis urica
  - Arthrose
  - Periarthropathie
  - Bursitis
- Verschiedene Ursachen
  - Schulter-Hand-Syndrom
  - Pancoast-Tumor
  - Tendovaginitis
  - Brachialgia paraesthetica nocturna
  - Epicondylitis humeri lateralis
  - Periarthritis humeroscapularis
  - Funktionelles Schultergürtelsyndrom
  - Leptospirose
  - Fluorintoxikation
- Akuter Schmerz mit Schwellung
  - Phlebothrombose
  - Akute Armvenenthrombose
  - Thrombophlebitis
  - Lymphangitis
  - Erysipel
  - Tibialis-anterior-Syndrom
  - Traumatisches Hämatom

Fazialisparese

- Periphere Fazialisparese (Stirn kann nicht gerunzelt werden)
  - Meningoenzephalitis
  - Kleinhirnbrückenwinkeltumor
  - Moebius-Syndrom (Aplasie des Hirnnervenkerns des N. facialis)

- Heerfordt-Syndrom (Fazialisparese, Parotisschwellung und Iridozyklitis bei granulomatöser Erkrankung; Abgrenzung zu M. Boeck oftmals schwierig)
- Melkersson-Rosenthal-Syndrom (rezidivierende oder dauerhafte Schwellung der Gesichts- und Mundschleimhaut sowie periphere Fazialisparese)
- Parotistumor
- Idiopathische Fazialisparese
- Zoster oticus
- Schädelbasisfraktur
- Otitis media
- Mittelohrtumoren
- Radikulitis Guillain-Barré (Polyradikulitis, die manchmal im Anschluß an infektiöse Erkrankungen oder Operationen auftritt. Es besteht eine Assoziation mit einer vorausgegangenen Campylobacter-jejuni-Enteritis. Die Klinik reicht von minimaler Muskelschwäche bis hin zu Lähmungserscheinungen. Eine Beteiligung des autonomen Nervensystems ist möglich. Im Liquor: zytoalbuminäre Dissoziation)
- Diphtherie

▸ Zentrale Fazialisparese (Stirn kann gerunzelt werden)
- Enzephalitis
- Progressive Paralyse
- Hirntumoren
- Ischämischer zerebraler Insult

Farbwahrnehmungsstörungen,
s. Sehstörungen, akute →316

Faßthorax

Faßförmiger Thorax, typisch für Emphysem.
- Emphysem
- Chronische Bronchitis mit Emphysembildung
- Osteomalazie
- Chronische Stauungslunge
- Asthma bronchiale
- Lungenzyste

Ferritin

Ferritin weist bei gesunden Patienten eine direkte quantitative Korrelation mit dem Eisenspeicher des Körpers auf und erlaubt somit einen Rückschluß auf die Reserveeisenkonzentration des Körpers. Voraussetzung ist eine nicht veränderte Freisetzung von Ferritin aus den Parenchymzellen der Leber oder eine nicht veränderte Serumferritin-Synthese. Serumferritinwerte unter 15 µg/l sind ein Beweis für einen Eisenmangel. Jede Verminderung des Serumferritinwertes entspricht einem Eisenmangel, eine Erhöhung jedoch nicht immer einer Überladung mit Eisen.
Indikationen bei Eisenmangelanämie, Speichereisenmangel, Verlaufskontrolle bei Eisensubstitution, Differentialdiagnose bei Anämie, Eisenüberladung. Beachte, daß eine Erhöhung des Ferritinwertes mit malignen Erkrankungen assoziiert sein kann.

Referenzbereich
bei Erwachsenen 20-400 µg/l

s. Anämie →23,
s. Eisen →86,
s. Intoxikationen →26,
s. Transferrin, Transferrinsättigung →342

Erniedrigte Serumferritinkonzentration im Serum

▸ Eisenmangelanämie
- GI-Blutungen
- Hypermenorrhö
- Hämoglobinurie
- Innere Blutungen
- Gerinnungsstörungen

▸ Eisenresorptionsstörung

- Malabsorptionsstörungen
- Sprue

▸ Mangelversorgung
- Vegetarier

▸ Erhöhter Bedarf
- Gravidität

Erhöhte Serumferritinkonzentration im Serum

▸ Eisenüberladung
- Hämochromatose
- Hereditäre hämolytische Anämien
  - G-6-P-Dehydrogenase-Mangel
  - Pyruvatkinase-Mangel
  - Hereditäre sideroblastische Anämie

▸ Sekundäre Eisenüberladung
- Häufige Bluttransfusionen
- Ineffektive Erythropoese
- Atransferrinämie
- Sideroblastische Anämie
- Thalassaemia major
- Porphyria cutanea tarda

▸ Eisenmobilisationstherapie bei Eisenüberladung
- Aderlaß
- Chelatbildner

▸ Leberparenchymschädigungen

▸ Maligne Erkrankungen
- Leukosen
- Lymphome
- Andere Tumoren
  - Bronchial-Ca.
  - Pankreas-Ca.

▸ Verschiedene Ursachen
- Rheumatoide Arthritis
- Chronisch entzündliche Darmerkrankungen

Fettleber

Diffuse Ablagerung von Triglyzerid in mindestens der Hälfte aller Hepatozyten. Sind weniger Zellen betroffen, spricht man von Leberzellverfettung.

▸ Endokrine und stoffwechselbedingte Ursachen
- Fettstoffwechselstörung
- Diabetes mellitus
- Schwangerschaft
- Frühstadium des M. Wilson
- Glykogenosen
- Galaktosämie
- Fruktoseintoleranz
- Reye-Syndrom
- Weber-Christian-Erkrankung
- Azetyl-CoA-Dehydrogenase-Mangel

▸ Alimentäre Ursachen
- Adipositas
- Eiweißmangelernährung
- Parenterale Ernährung
- Intestinaler Bypass
- Eiweißmangel

▸ Medikamente/Intoxikation
- Alkohol
- Medikamente
  - Kortikosteroide
  - Tetrazykline
- Chlorierte Kohlenwasserstoffe
- Phosphor
- Amiodaron
- Östrogene
- Salizylate
- Valproinsäure

▸ Verschiedene Ursachen
- Chronisch entzündliche Darmerkrankungen

Fettstoffwechselstörung,
s. Cholesterin →64

Fettstuhl

Steatorrhö

Gilt als Suchtest für Malassimilation →234 (Maldigestion und Malabsorption). Bei einer Standardmahlzeit von 75-100 g Fett finden sich im Stuhl mehr als 7 g Fett im Verlauf von 24 h. Zur weiteren Differenzierung dienen dann der Sekretin-Pankreozymin-Test, Pankreolauryl-Test und der D-Xylose-Test. Steatorrhö bei

gleichzeitig normalem D-Xylose-Test deutet auf eine pankreasbedingte Maldigestion hin. Daraufhin sollten die sensitiveren Pankreasfunktionstests wie z.B. Pankreolauryl-Test durchgeführt werden. Bei gleichzeitigem Vorliegen von Steatorrhö und eingeschränktem D-Xylose-Test muß an eine Malabsorption gedacht werden.
s. Diarrhö →76,
s. Malassimilation →234

F

- Exokrine Pankreasinsuffizienz
  - Chronische Pankreatitis
  - Pankreas-Tumor
- Mangel an konjugierten Gallensäuren
  - Verschlußikterus
  - Cholestase
  - Leberparenchymschädigungen
  - Ileumresektion
  - Bakterielle Fehlbesiedelung des Dünndarms bei Blind-loop-Syndrom
- Dünndarmerkrankungen/Resorptionsstörung im Bereich des Dünndarms
  - Nach Darmoperationen (Dünndarm) - *Resektion*
  - Darmfistel
  - Erkrankungen des Ileums mit verminderter Gallenrückresorption
  - M. Whipple
  - Amyloidose im Bereich des Darms
  - Chronisch entzündliche Darmerkrankungen
  - Intestinale Lymphangiektasie
  - Nichttropische Sprue/Zöliakie
  - Tropische Sprue
  - Verschluß der Mesenteriallymphbahnen
  - Intestinale Lymphome
  - Nach Strahlentherapie
- Medikamente
  - Orlistat (bei Diätfehler)
- Verschiedene Ursachen
  - Abetalipoproteinämie
  - Mukoviszidose
  - Mastozytose
  - Nahrungsmittelallergie
  - Akanthozytose
  - Sklerodermie
  - Idiopathisch
- Infektionen
  - Tbc
  - Parasiten
- Endokrine Erkrankungen
  - Diabetes mellitus
  - Hyperthyreose
  - Karzinoid
  - Hyperparathyreoidismus
  - Gastrinom
  - Verner-Morrison-Syndrom (seltener, meist maligner Pankreas-Tumor mit Bildung von vasoaktivem intestinalen Peptid)

Fettsucht, s. Adipositas →12

Fever of unknown origin (FUO), s. Fieber unklarer Genese →111

Fibrinogen

Blutgerinnungsfaktor und Akute-Phase-Protein, das in der Leber gebildet wird. Bei schweren Leberparenchymschäden kann es infolge einer Synthesestörung zu einem Fibrinogenmangel kommen. Meist beruht der Mangel jedoch auf einem erhöhten Verbrauch. Indikation bei Überwachung einer fibrinolytischen Therapie und Verbrauchskoagulopathie.

Referenzbereich
1,8–4 g/l

▸ Verminderte Fibrinogenkonzentration
- Verbrauchskoagulopathie
- Verlustkoagulopathien
  - Aszites
  - Hämodilatation
- Fibrinolytische Therapie
  - Streptokinase
  - Urokinase

- t-PA
- Asparaginasetherapie
- Leberparenchymschäden
- Tumoren
  - Prostata-Ca.
  - Pankreas-Ca.
- Hämatologische Erkrankungen
  - Plasmozytom
- Schwere Infekte
- Kachexie
- Schock
- Neugeborenes
  - Kongenitale Afibrinogenämie

▸ Erhöhte Fibrinogenkonzentration (akute Phase)
- Entzündungen
- Tumoren
- Postoperative Phasen
- Diabetes mellitus

Fibrinogenspaltprodukte

Werden beim Abbau von Fibrin und Fibrinogen durch Plasmin gebildet. Eine Erhöhung gibt Hinweise auf eine Aktivierung der Gerinnung und der Hyperfibrinolyse. Fibrin wird normalerweise an den Gefäßwänden quervernetzt. Bei der Spaltung dieser Quervernetzung wird charakteristischerweise als Fibrinogenspaltprodukt (FSP) D-Dimer freigesetzt. Bei einer Aktivierung der Fibrinolyse ohne vorherige Gerinnselbildung (primäre Hyperfibrinolyse) findet sich keine Erhöhung des D-Dimers, jedoch anderer Fibrinogenspaltprodukte.
Bei einer Erhöhung der Fibrinogenspaltprodukte bei vorheriger Gerinnungsaktivierung (Gerinnsel mit sekundärer Hyperfibrinolyse) findet sich dagegen eine Erhöhung von D-Dimer.
Eine primäre Hyperfibrinolyse ergibt sich z.B.: bei Kontakt mit körperfremden Oberflächen, nach chirurgischen Eingriffen, nach Freisetzung von Plasmin aus plasminogenreichen Organen (Pankreas, Prostata, Lungen u.a.) und Medikamenten (Katecholamine, Vasopressin u.a.). Häufige Ursachen für eine sekundäre Hyperfibrinolyse sind z.B.: eine disseminierte intravasale Gerinnung, Thrombosen, Blasen-Ca..

Referenzbereich	
Fibrinogenspaltprodukte	< 1 mg/l
D-Dimer	20-400 µg/l

Ursachen für eine Erhöhung der FSP und des D-Dimers
- Thrombotische Ereignisse, venös und arteriell
- Lungenembolie
- Disseminierte intravasale Gerinnung
- Tumoren
- Fibrinolytische Therapie

Fieber unklarer Genese

FUO (fever of unknown origin)

Erhöhung der Körpertemperatur > 38°C (rektale Messung).
Die Temperaturregelung wird durch Pyrogene und
entzündliche Mediatorsubstanzen, v.a. Prostaglandine, beeinflußt. Als Hauptursachen für FUO (Temp. > 38,3°C, seit mindestens 3 Wochen bestehend) gelten Infektionen, Neoplasien, Autoimmunerkrankungen, Kollagenosen und Vaskulitiden.
Der klinische Verlauf des Fiebers kann erste Hinweise auf die Genese des Fiebers geben: Kontinuierliches Fieber (z.B. Typhus, Pneumokokkenpneumonie), remittierendes Fieber (z.B. Tbc, Harnwegsinfekte, Bronchopneumonie, rheumatische Erkrankungen, Sinusitis), intermittierendes Fieber (Sepsis, Pyelonephritis, Abszesse, Malaria tropica), undulierendes Fieber (Brucellose, Hodgkin-Lymphom, Neoplasien), biphasisches Fieber (Polio,

Masern, Leptospirose), periodisch regelmäßiges Fieber (Malaria, Fünftagefieber, Rückfallfieber), rezidivierendes Fieber sowie subfebrile Temperaturen (z.B. Endocarditis lenta, rheumatisches Fieber, Tbc, Hyperthyreose, Thyreoiditis, Brucellose, Purpura Schoenlein-Henoch [Vaskulitis der kleinen Gefäße, häufig bei Kindern, oft im Anschluß an Atemwegsinfekte], fokale Infekte).

Einteilung I

F

- ▸ Infektionen
  - Bakterien
    - Endokarditis
    - Tbc (Nachtschweiß)
    - Brucellose
    - Osteomyelitis
    - Intraabdominelle Abszesse
      - *Intrauterinpessar*
      - *Milz*
      - *Pankreas*
      - *Leber*
    - Nach chirurgischem Eingriff
    - Cholangitis
    - Hepatobiliäre Entzündungen
    - Divertikulitis
    - Chronisch entzündliche Darmerkrankungen
    - Harnwegsinfekte
    - Scharlach
    - Fleckfieber
    - Typhus
    - Ornithosen
    - Q-Fieber
    - Angina tonsillaris
    - Diphtherie
    - Meningitis
    - Leptospirose
    - Denguefieber
    - Ruhr
    - Legionärskrankheit
  - Viren
    - Influenza
    - CMV
    - Meningitis
    - M. Pfeiffer
    - Virale Hepatitiden
    - HIV
    - Masern
    - Mumps
    - Röteln
    - HSV
    - Erythema infectiosum acutum
    - Polio
    - Bornholmer Krankheit
    - Gelbfieber
  - Parasiten
    - Toxoplasmose
    - Malaria
- ▸ Neoplasien
  - Lymphome
  - Leukämien
  - Karzinoidsyndrom
  - Paraneoplastisches Syndrom
  - Myeloproliferatives Syndrom
  - Hepatome
  - Karzinome
- ▸ Kollagenosen/Vaskulitiden/rheumatische Erkrankungen
  - Vaskulitiden
    - Panarteriitis nodosa
    - Arteriitis temporalis (sehr häufige Ursache für FUO bei Frauen im Alter > 60 Jahren: Cave: Amaurosis usw.)
    - M. Wegener
  - SLE
  - Still-Syndrom (juvenile Form der rheumatoiden Arthritis)
  - Rheumatisches Fieber
  - Dermatomyositis
  - Primär chronische Polyarthritis
- ▸ Granulomatöse Erkrankungen
  - Granulomatöse Hepatitis
  - Sarkoidose
  - Riesenzellenarteriitis
- ▸ Endokrinopathien
  - Hyperthyreose/Thyreotoxikose
  - M. Addison
  - Hyperparathyreoidismus
- ▸ Elektrolyt- und Stoffwechsel-

erkrankungen
- Akuter Gichtanfall
- Exsikkose

▸ Arzneimittelfieber
- Zytostatika
- α-Methyldopa
- Antibiotika
- Barbiturate
- Steroide
- Amphetamine
- Halothan
- Streptokinase
- Atosil
- Thyreostatika

▸ Verschiedene Ursachen
- Postoperativ
- Kardiovaskuläre Ursachen
  - Herzinfarkt
  - Lungenembolie
  - Thrombosen
  - Perimyokarditis
- Gastrointestinale Ursachen
  - Gastroenteritis
  - Chronisch entzündliche Darmerkrankungen
  - Divertikulitis
  - Gastroduodenale Ulkuskrankheit
  - Pankreatitis
- Zerebrale Blutungen
- Hämolyse
- Sichelzellenanämie
- Porphyrien
- Glomerulonephritis
- Adnexitis
- Otitis media
- Peritonitis
- Pleuritis
- Waterhouse-Friderichsen-Syndrom
- Antikörpermangelsyndrom
- Abt-Letterer-Siwe-Syndrom (Retikulose bei Kindern und Jugendlichen)

Einteilung II

▸ Krankheiten, die häufig als rezidivierendes FUO auftreten
- Morbus Crohn
- Familiäres Mittelmeerfieber
- Panniculitis mesenterialis
- Castleman-Syndrom
- Entzündlicher Pseudotumor der Lymphknoten
- Schnitzler-Syndrom
- Rezidivierende Lungenembolien
- Exogen-allergische Alveolitis (Hypersensitivitätspneumonitis)
- Zyklische Neutrozytopenie
- Idiopathisches episodisches („periodisches") Fieber
- Hyper-IgD-Syndrom
- Selbstinduziertes und vorgetäuschtes Fieber
- Fokale erregerbedingte Entzündungen verschiedener Lokalisation
- Rezidivierende Divertikulitis
- Morbus Whipple
- Yersinia enterocolitica (chronische Verlaufsform)
- Ventrikuloatriale Shuntinfektionen
- Maligne Lymphome
- Still-Syndrom (juvenile Form der rheumatoiden Arthritis)
- Rezidivierende Polychondritis
- Morbus Behçet
- Extrathorakale Sarkoidose

▸ FUO mit vorwiegend regionalen Lymphknotenschwellungen
- Lokale Infektionen
  - Tonsillen
  - Speicheldrüsen
  - Dentale Abszesse
- Metastasierende Karzinome
- Castleman-Syndrom (unizentrische Form)
- Nekrotisierende Lymphadenitis
- Entzündlicher Pseudotumor der Lymphknoten
- Lymphknotenschwellungen
- Zervikale Lymphadenitis tuberculosa
- Epstein-Barr-Virusinfektion
- Toxoplasmose

F

- Borreliose (Frühstadium)

▸ FUO mit generalisierten Lymphknotenschwellungen
- Yersiniose (seltene chronische Verlaufsformen)
- Morbus Whipple
- Maligne Lymphome
- Sarkoidose
- Still-Syndrom (juvenile Form der rheumatoiden Arthritis)
- Castleman-Syndrom (multizentrische Form)
- Angioimmunoblastische Lymphadenopathie
- Hyper-IgD-Syndrom
- Arzneimittelhypersensitivität (Antikonvulsiva)
- Tuberkulose (Miliartuberkulose)
- Primäre HIV-Infektion, AIDS-related complex
- Zytomegalievirusinfektion
- Epstein-Barr-Virusinfektion
- Toxoplasmose
- Brucellose
- Borreliose (disseminierte Infektion)
- Viszerale Leishmaniose (Kala-Azar)
- Histoplasmose

▸ Häufige Lokalisation und Ursachen von Lymphknotenschwellungen bei FUO
- Zervikal
  - Lymphadenitis tuberculosa
  - Toxoplasmose
  - Epstein-Barr-Virusinfektion
  - Zytomegalievirusinfektion
  - Lokale Infektionen
    - *Mundhöhle*
    - *Schilddrüse*
    - *Obere Luftwege*
  - Maligne Lymphome
  - Metastasen
  - Nekrotisierende Lymphadenitis
  - Hyper-IgD-Syndrom
- Axillär
  - Brucellose (oft unilateral)
  - Katzenkratzkrankheit (unilateral)
  - Maligne Lymphome
  - Metastasen, unilateral
  - Mamma-Ca.
- Supraklavikulär
  - Maligne Lymphome
  - Metastasen (z.B. linksseitig beim Magen-Ca.)
- Hilär, mediastinal
  - Lymphadenitis tuberculosa
  - Systemische Pilzinfektionen
  - Maligne Lymphome
  - Metastasen, unilateral
  - Bronchial-Ca.
  - Sarkoidose
  - Castleman-Syndrom
- Abdominal, retroperitoneal
  - Lymphadenitis tuberculosa
  - Yersiniose
  - Morbus Whipple
  - Maligne Lymphome
  - Metastasen
  - Still-Syndrom (juvenile Form der rheumatoiden Arthritis)
  - Sarkoidose
  - Castleman-Syndrom

▸ FUO mit Splenomegalie
- Maligne Erkrankungen
  - Maligne Lymphome
  - Leukämien
- Kollagenosen
  - Still-Syndrom (juvenile Form der rheumatoiden Arthritis)
  - SLE
  - Felty-Syndrom (Sonderform der rheumatoiden Arthritis: Rheumatoide Arthritis, Splenomegalie und Leukopenie)
- Sarkoidose
- Angioimmunoblastische Lymphadenopathie
- Castleman-Syndrom (multizentrische Form)
- Infektionen
  - Bakterielle Septikämien
  - Infektiöse Endokarditis

- Tuberkulose
- Zytomegalievirusinfektion
- Epstein-Barr-Virusinfektion
- HIV-Infektion
- Brucellose
- Milzabszeß
- Pilzinfektionen (z.B. disseminierte Histoplasmose)
- Viszerale Leishmaniose (Kala-Azar)
- Malaria

▸ FUO mit Leberbeteiligung
- Amöbiasis
- Viszerale Leishmaniose
- Malaria
- Maligne Erkrankungen
  - Hepatozelluläres Karzinom
  - Lebermetastasen
  - Maligne Lymphome
- Kollagenosen
  - Still-Syndrom (juvenile Form der rheumatoiden Arthritis)
  - SLE
- Extrathorakale Sarkoidose
- Medikamentös induzierte granulomatöse Hepatitis
- Idiopathische Granulomatose mit granulomatöser Hepatitis
- Morbus Crohn
- Familiäres Mittelmeerfieber
- Castleman-Syndrom (multizentrische Form)
- Angioimmunoblastische Lymphadenopathie
- Alkoholische Hepatitis
- Infektionen
  - Leberabszesse
  - Gallenwegsinfektionen
  - Bakterielle Septikämien
  - Tuberkulose
  - Brucellose
  - Morbus Whipple
  - Q-Fieber
  - Psittakose
  - Zytomegalievirusinfektion
  - Epstein-Barr-Virusinfektion
  - Pilzinfektionen (z.B. disseminierte Histoplasmose)

▸ FUO mit Diarrhöen
- Morbus Crohn
- Kolon-Ca.
- Intestinale Lymphome
- SLE
- Polyarteriitis nodosa
- Morbus Behçet (selten)
- Hyper-IgD-Syndrom
- Infektionen
  - Virale Gastroenteritiden
  - Intestinale Tuberkulose
  - Brucellose
  - Salmonellosen
  - Yersiniose (chronische Verlaufsform)
  - Campylobacter-Fetus-Infektion
  - Morbus Whipple
  - Disseminierte Histoplasmose
  - Malaria

▸ FUO mit abdominalen Symptomen und Arthritis
- Morbus Crohn
- Familiäres Mittelmeerfieber
- Hyper-IgD-Syndrom
- Brucellose
- Salmonellosen
- Yersiniose
- Morbus Whipple
- Polyarteriitis nodosa
- SLE

▸ FUO mit abdominalen Symptomen und Lymphadenopathie
- Morbus Whipple
- Disseminierte Histoplasmose
- Maligne Lymphome
- Hyper-IgD-Syndrom
- Brucellose
- Tuberkulose
- Yersiniose

▸ Erkrankungen mit Herz- und/oder Gefäßbeteiligung bei FUO
- Kollagenosen und entzündliche Gefäßkrankheiten
  - Riesenzellenarteriitis

F

  - Takayasu-Arteriitis
  - Polyarteriitis nodosa
  - Wegener-Granulomatose
  - SLE
  - Still-Syndrom (juvenile Form der rheumatoiden Arthritis)
  - Rezidivierende Polychondritis
  - Morbus Behçet
- Kardiales Myxom
- Sarkoidose
- Morbus Crohn
- Familiäres Mittelmeerfieber
- Infektionen
  - Infektiöse Endokarditis
  - Implantat- und Katheterinfektionen
  - Infizierte Aneurysmen
  - Lyme-Borreliose
  - Tuberkulose
  - Brucellose
  - Salmonellosen
  - Morbus Whipple
  - Q-Fieber
  - Psittakose
  - Aspergillose
  - Candidiasis
  - Disseminierte Histoplasmose
- Maligne Krankheiten
- Metastasierende Tumoren

▸ FUO mit Lungen- und/oder Pleurabeteiligung
- Maligne Erkrankungen
  - Bronchial-Ca.
  - Andere metastasierende Tumoren
- Kollagenosen und entzündliche Gefäßkrankheiten
  - Still-Syndrom (juvenile Form der rheumatoiden Arthritis)
  - SLE
  - Wegener-Granulomatose
  - Polyarteriitis nodosa
- Sarkoidose
- Familiäres Mittelmeerfieber
- Lungenembolien
- Exogen-allergische Alveolitis
- Infektionen
  - Q-Fieber
  - Psittakose
  - Brucellose
  - Tbc
  - Aspergillose
  - Candidiasis
  - Pneumocystis-carinii-Infektion
  - Kryptokokkose
  - Histoplasmose

▸ FUO mit Gelenkbeteiligung
- Akutes rheumatisches Fieber
  - Nach Scharlach
  - Nach Tonsillitis
- Grippaler Infekt mit Arthralgie
- Akute Infektionen/sekundär nach Infektionen
  - Morbus Whipple
  - Akutes rheumatisches Fieber
  - Infektiöse Endokarditis
  - Reiter-Syndrom
  - Brucellose
  - Borreliose
  - Denguefieber
  - Katzenkratzkrankheit
  - Tuberkulose
  - Yersiniose (chronische Verlaufsform)
  - Infektiöse Arthritis eines oder mehrerer Gelenke (einschl. Pilzinfektionen)
- Gicht
- Akuter M. Boeck
  - Löfgren-Syndrom
- Osteomyelitis
- Trichinose
- Kollagen- und entzündliche Gefäßkrankheiten
- Still-Syndrom (juvenile Form der rheumatoiden Arthritis)
- M. Weil
- Rezidivierende Polychondritis
- Polyarteriitis nodosa
- Wegener-Granulomatose
- Morbus Behçet
- Takayasu-Arteriitis
- Morbus Crohn mit Gelenkbeteiligung

- Sarkoidose
- Familiäres Mittelmeerfieber
- Hyper-IgD-Syndrom
- Medikamentös induzierte Arthritis

▸ FUO mit Hauterscheinungen
- Fieber mit makulopapulösem Exanthem
  - Erysipel
  - Lues II
  - Typhus
  - Borreliose
  - Masern
  - Röteln
  - Ringelröteln
  - Scharlach
  - Coxsackie-Viren
  - ECHO-Viren
  - Leptospirose
  - Toxoplasmose
  - Trichinose
  - Serumkrankheit
  - Graft-versus-host-Reaktion
  - SLE
  - Medikamente
  - Poliomyositis
  - Kawasaki-Syndrom
  - Fieber mit Purpura
  - Sepsis
  - Bakterielle Endokarditis
  - Rickettsien
  - Fleckfieber
  - Viren
  - Denguefieber
  - Gelbfieber
  - Lassa-Fieber
  - Ebola-Virus
  - Vaskulitiden
  - SLE
  - Medikamente
  - Neoplasien
- Fieber mit vesikulopustulösem Exanthem
  - HSV
  - VZV
  - Variola
  - Coxsackie
  - Hand-Fuß-Mund-Krankheit
  - Sepsis
  - Medikamente
  - M. Behçet (aphthös-ulzeröse Veränderungen an Mund- und Genitalschleimhaut, Iritis, Erythema nodosum und Arthritis)
  - M. Reiter
  - Sweet-Syndrom
  - Lyell-Syndrom

▸ Fieber mit Krankheitszeichen des Urogenitalsystems
- Lues
- Gonorrhö
- Zystitis
- Urethritis
- Prostatitis
- Kolpitis
- Epididymitis
- Adnexitis
- Orchitis
- Pyelonephritis
- Abszeß
- M. Reiter
- Tumoren
- Herpes genitalis
- Ulcus molle
- Lymphogranuloma inguinale

▸ FUO mit Rückenschmerzen
- Vertebragene und muskuläre Rückenschmerzen
- Osteomyelitis
- Tuberkulose
- Brucellose
- Andere bakterielle Spondylitiden
- Pilzinfektionen (z.B. Candida)
- Maligne Lymphome
- Wirbelkörpermetastasen
- Polymyalgia rheumatica
- Reiter-Syndrom
- Morbus Bechterew
- Morbus Behçet
- Morbus Crohn
- Projizierte Rückenschmerzen

F

- Abszesse
- Urogenitalinfektionen
- Infektiöse Endokarditis
- Infiziertes Aortenaneurysma
- Gefäßprotheseninfektionen
- Maligne Lymphome
- Maligne retroperitoneale Tumoren
- Retroperitonealfibrose
- Okkulte Hämatome

▸ FUO mit Kopfschmerzen, s. Meningismus →237

F

Fingerkontraktur

Handkontraktur

- Dupuytren-Kontraktur
- Alkoholische Leberzirrhose
- Sklerodermie
- Handschwielen
- Primär chronische Polyarthritis
- Gicht
- Tendovaginitis stenosans
- M. Raynaud
- Pfaundler-Hurler-Krankheit
- Ischämische Muskelkontrakturen
- Ulnarisläsion
- Sklerodaktylie

Flankenschmerz

Unterscheidet sich von abdominalen Schmerzen durch seinen dorsolateralen Ursprung mit möglicher inguinaler Ausstrahlung.

s. Abdomen, akutes →5,
s. Abdominelle Beschwerden →7

▸ Nichturologische Ursachen für Flankenschmerz

- Retroperitoneale Prozesse
  - Abszeß
  - Hämatom
- Appendizitis
- Peritonitis
- Leistenhernie
- Adnexitis
- Extrauteringravidität
- Symptomatische Cholezystolithiasis
- Cholezystitis
- Splenomegalie
- Hepatitis
- Ileus
- Perforation
- Herpes zoster
- Radikulitis
- Neuralgie

▸ Urologische Ursachen für Flankenschmerz

- Entzündungen
  - Akute primäre Pyelonephritis
  - Akute sekundäre Pyelonephritis
  - Urogenital-Tbc
  - Echinokokkose
  - Bilharziose
  - Ormond-Krankheit
- Tumoren
  - Nieren-Ca.
  - Nierenbecken-Ca.
  - Harnleiter-Ca.
  - Harnleiterstenose durch Tumorinfiltration
- Verletzungen
  - Nierentrauma
  - Harnleiterligatur
  - Harnleiterruptur
- Gefäßprozesse
  - Nierenarterienembolie/-thrombose
  - Nierenarterienaneurysma
  - Nierenvenenstenose
- Lagenanomalien
  - Nephroptose
  - Nierendystopie
- Harnleitersteine
  - Nierenbeckenkelchsteine
  - Nephrokalzinose
    - *Renal-tubuläre Azidose*
    - *Vitamin-D-Überdosierung*
    - *Hyperparathyreoidismus*
- Verschiedene Ursachen
  - Harnverhalt
  - Zystennieren

- Nierenzysten
- Vesikourethraler Reflux
- Ureterozele
- Kelchdivertikel
- Megaureter
- Markschwammniere

Flatulenz, s. Meteorismus →238

Fluor genitalis

Sekretabgang aus der Vagina.

Primäre Kolpitis

- Folge einer Infektion mit pathogenen Keimen
  - Trichomonaden
  - Soor
  - Andere bakterielle Vaginosen
  - s. Sexuell übertragbare Erkrankungen →317
    - Gonorrhö
    - Syphilis
    - HSV
    - Human-Papilloma-Virus
    - Chlamydien
    - HIV
    - Candidosis
    - Molluscum contagiosum
    - Skabies
    - Donovaniasis
    - Pityriasis

Sekundäre Kolpitis

- Allgemeinerkrankungen
  - Infektionskrankheiten
  - Anämien
- Hypersekretion der Zervix
  - Chronische Alkalisierung des Vaginalinhalts
  - Erkrankungen der Parametrien
  - Ektopie (häufig auch Folge des Fluors)
  - Pelvipathien
  - Vegetative Dystonie
- Ovarialinsuffizienz
  - Passagere Ovarialinsuffizienz während
    - der Geschlechtsreife
    - des Klimakteriums/Menopause
    - der Pubertät (bei dünner Epitheldecke der Vagina: Diffusionsfluor)
- Extragenitale endokrine Störungen
  - Diabetes mellitus
- Fremdkörper
  - Intrauterinpessar (IUP)
  - Eingebrachte Fremdkörper (sexuelle Praktiken)
  - Zurückgebliebener Tampon
  - Unverträglichkeit intravaginaler antikonzeptioneller Mittel
- Chemische Schädigungen
  - Antikonzeptionelle Medikamente
  - Spülungen
  - Sprayanwendungen
- Verschiedene Ursachen
  - Desquamationsfluor
  - Salpingitis
  - Hydrosalpinx
  - Korpus-Ca.
  - Endometritis
  - Descensus uteri

Flush

Hautrötung mit Hitzegefühl.

- Physiologisch
  - In der Menopause
  - Heiße Getränke
  - Emotionaler Streß
- Medikamente
  - Alokohol bei Asiaten (keine Alkoholdehydrogenase)
  - Alkohol bei gleichzeitiger Einnahme von Chlorpromazin oder Disulfiram
  - Diltiazem
  - Nitrate
  - Levodopa
  - Bromocriptin
- Verschiedene Erkrankungen
  - Karzinoid
  - Mastozytose
  - Basophile chronische granulozytäre

Leukämie
  - Phäochromozytom
  - Medulläres Karzinom der Schilddrüse
  - Nieren-Ca.
  - Hypertone Krise
  - Thyreotoxikose
  - Quincke-Ödem
  - Rosazea
  - Trigeminusneuralgie
  - Erythromelalgie
- Vegetative Dystonie

Foetor ex ore

Halithosis

- Komatöse Ursachen
  - Hepatisches Koma
  - Urämisches Koma
  - Diabetisches Koma
    - Ketoazidotisches Koma
- Ursache im Mund-/Rachenbereich und oberen GI-Trakt
  - Zahnkaries
  - Parodontose
  - Schlechte Zahnpflege
  - Stomatitis
  - Entzündungen der Nasennebenhöhlen
  - Diphtherie
  - M. Pfeiffer
  - Eitrige Tonsillitis
  - Angina Plaut-Vincent
  - Reizungen oder Abszesse der Mandeln oder des Rachens
  - Mumps
  - Scharlach
  - Soorerkrankung
  - Tumorexulzeration im Mundbereich
  - Ösophagitis
  - Refluxkrankheit
  - Hiatushernie
  - Ösophagusdivertikel
  - Ulkuskrankheit
  - Magen-Ca.
  - Gastritis
  - Ileus
  - Gastrokolische Fistel
- Im Bereich der Luft- und Atemwege
  - Chronische Bronchitis
  - Bronchiektasen
  - Lungenabszesse
  - Pneumonie
- Verschiedene Ursachen
  - Rhinitis atrophicans
  - Obstipation
  - Niereninsuffizienz
  - Hyperemesis gravidarum
  - Zyanid
  - Botulismus
  - Benzol
  - Ernährung
    - Knoblauch
    - Zwiebeln
    - Starke Gewürze
    - Verschiedene Kohlarten
    - Bestimmte Käsesorten
    - Alkohol
    - Nikotin
  - Ketongeruch, bei Fasten

Follikelstimulierendes Hormon,
s. Gonadotropine →138

Folsäure

Pteryglutaminsäure, Vitamin M

Folsäure kommt in vielen pflanzlichen und tierischen Geweben vor und wird von Bakterien synthetisiert (Darmbakterien). Folsäure ist chemisch und thermisch instabil und wird beim Kochen bis zu 90% zerstört. Die biologisch aktive Form ist die Tetrahydrofolsäure, die als Koenzym Reaktionen im Protein- und Nukleinsäurestoffwechsel katalysiert. Der Gesamtbestand im Körper liegt bei ca. 70 mg, die Folsäurespeicher in der Leber reichen bei unterbrochener Folsäurezufuhr ca. 3 Monate. Gewebe mit hoher Proliferationsrate reagieren am schnellsten auf einen Mangel. Folsäuremangel führt

zunächst zu einer hyperchromen makrozytären Anämie, später zu Veränderungen der Darmschleimhaut mit Resorptionsstörungen, Glossitis und verringerter Antikörperbildung.
Folsäuremangel ist der in Europa häufigste Vitaminmangel, oft kombiniert mit Eisenmangel in der Schwangerschaft und bei Malabsorption.
Folsäure befindet sich zu über 90% in den Erythrozyten. Die Aufnahme von Folsäure aus dem Plasma in die Erythrozyten ist Vitamin-H B_{12}-abhängig. Die Bestimmung der Erythrozyten-Folsäure ermöglicht die Beurteilung der Schwere eines Folsäuremangels unabhängig von kurzzeitigen Nahrungseinflüssen (die Serumspiegel-Bestimmung der Folsäure ist nur wenig sinnvoll).
Indikation bei *makrozytärer (megaloblastärer) Anämie, Unterernährung (Alkoholiker), *Malabsorptionssyndrom, nach Dünndarmresektionen und rasch aufeinanderfolgenden Schwangerschaften. Bei einem schweren Mangel kann es zu Osteolysen und Hauterkrankungen kommen. Neurologische Symptome fehlen, im Gegensatz zur Symptomatik des Vitamin-B12 Mangels.

Referenzbereich	
Folsäure im Serum/ Plasmamangel	< 2 µg/l
Ausreichender Folsäurebestand	> 4 µg/l
Erythrozyten-Folsäure	120-800 µg/l

Erniedrigte Werte
- ▸ Vermindertes Angebot
  - Einseitige Ernährung
    - Alkoholiker
  - Malnutrition
  - Langzeittherapie mit Folsäureantagonisten (Synthesestörung der Darmflora)
    - Antibiotika/Zytostatika/Medikamente
    - 5-Fluorouracil
    - Aminopterin
    - Amethopterin
    - Pyrimethamin
    - Trimethoprim
    - Triamteren
- ▸ Resorptionsstörung
  - Malabsorption
  - Colitis ulcerosa
  - Morbus Crohn
  - Zöliakie
  - Dünndarmresektion
  - Medikamente
    - Salazasulfapyridin
    - Antiepileptika
    - Kontrazeptiva
- ▸ Vermehrter Bedarf/Verbrauch/Verlust
  - Maligne Erkrankungen
    - Leukämien
    - Tumoren
  - Kindesalter
    - Wachstumsperioden
  - Gesteigerte Erythropoese
    - Chronischer Blutverlust
    - Anämie anderer Genese
  - Hyperthyreose mit gesteigerter Stoffwechselaktivität
  - Schwangerschaft
  - Laktation
  - Psoriasis
- ▸ Verschiedene Ursachen für eine Erniedrigung des Folsäurewertes
  - Makrozytäre Anämie
  - Hämatologische Erkrankungen
  - Chronisch hämolytische Anämie
  - Folsäureantagonisten
    - Triamteren
    - Pyrimethamin
    - Methotrexat
  - Blind-loop-Syndrom
  - Enzymdefekte
    - Dihydrofolatreduktase

F

  - Methyltetrahydrofolat-Transmethylase
  - Bei Lebererkrankungen (Formiminotransferase)
- Kongenitale Störung des Folatmetabolismus
- Neuralrohrdefekte
- Alte Menschen

Freßsucht

- Diabetes mellitus
- Hyperthyreose
- Insulinom
- Psychogen
- Bandwurm
- Schwangerschaft
- Medikamente
  - Kortikoide
  - Östrogene
- Hirnerkrankungen
  - Tumor im Bereich des Hypothalamus
  - Trauma
  - Tumor
- Dumpingssyndrom
- Bulimie
- Glykogenosen
- Hereditäre Fruktoseintoleranz

Frühreife, geschlechtliche,
s. Pubertas praecox →294

FSH, s. Gonadotropine →138

Fulminantes Leberversagen,
s. Leberveränderungen, chronische →220

FUO, s. Fieber unklarer Genese →111

Fußbeschwerden

▸ Durch Fehlstellung bedingt
- Spreizfuß
- Hallux valgus
- Hammerzehen
- Krallenzehen
- Hackenfuß
- Hohlfuß
- Lähmungsfuß
- Klumpfuß
- Sichelfuß
- Spitzfuß
- Knick-Senk-Fuß
- Plattfuß

▸ Durch Trauma bedingt
- Sprunggelenksfraktur
- Außenknöchelfraktur
- Innenknöchelfraktur
- Bänderriß der fibularen Außenbänder
- Fußwurzelfraktur
- Metatarsalfraktur
- Zehenfraktur
- Luxationen
- Marschfraktur

▸ Degenerativ oder posttraumatisch bedingt
- Arthrosen in den Gelenken am Fuß
- Chronische Bandinstabilität der fibularen Außenbänder
- Fersensporne
- Exostosen
- Kalkaneussporn
- Dorsaler Fußhöcker
- Haglund-Ferse
- Aseptische Knochennekrosen
  - Köhler I und II
- Osteochondrosis dissecans
- Entzündliche Fußbeschwerden
  - Infektionen der Weichteile oder der Knochen
  - Polyneuropathie

▸ Neurologisch bedingt
- Tarsaltunnelsyndrom
- Mortonsche Metatarsalgie
- Polyneuropathie

▸ Durch Veränderung der Epidermis bedingt
- Hühneraugen
- Eingewachsener Zehennagel

- M. Ledderhose
- Plantare Warzen

▸ Verschiedene Ursachen
- Tiefe Beinvenenthrombose
- Frambösie
- Schwielenabszesse
- Apophysitis calcanei

Galaktorrhö

Spontane milchige Absonderung aus der Brustdrüse außerhalb der Laktationsperiode, meist infolge Hyperprolaktinämie verschiedener Ursache.

s. Prolaktin →288

▸ Normoprolaktinämische Galaktorrhö
- Lokale Bruststimulation/-irritation
  - Entzündung
  - Trauma
- Orale Kontrazeptiva
- Kürzlich vorangegangene Schwangerschaft
- Idiopathisch

▸ Hyperprolaktinämische Galaktorrhö
- Mangel an prolaktininhibitorischem Faktor
  - Hypothalamische Erkrankungen
    - *Kraniopharyngiom*
    - *Infarkt*
    - *Infiltrative Erkrankungen*
  - Läsionen des Hypophysenstiels
    - *Selläre Tumoren*
    - *Infarkt*
  - Medikamente
    - *Phenothiazine*
    - *Haloperidol*
    - *Metoclopromid*
    - *Methyldopa*
    - *Reserpin*
    - *Heroin*
- Überproduktion eines hypophysären Adenoms
  - Prolaktinom
  - Hypothyreoidismus (TRH-Stimulation der laktotrophen Zellen)
- Idiopathisch

γ-GT, s. Gamma-Glutamyl-Transferase (g-GT) →123

Gamma-Glutamyl-Transferase (γ-GT)

Enzym, das vorwiegend auf Membranen mit hoher exkretorischer oder absorbierender Funktion, wie z.B. den Gallenwegsepithelien, der Bürstensaummembran der Dünndarmzellen, der Nierentubuli oder den Ausführungsgängen des Pankreas, auftritt. Das Enzym überträgt Glutamylreste von Gluthation auf Aminosäuren und Peptide. Das Organ mit der größten Enzymmenge ist die Leber, welches hauptsächlich an Erhöhungen der γ-GT im Serum verantwortlich ist. (Aus diesem Grund wird das Enzym nicht ganz korrekt als leberspezifisch bezeichnet.) Die γ-GT ist einer der sensibelsten Indikatoren für eine Leber-/Gallenwegserkrankung. Eine Erhöhung der γ-GT mit einer gleichzeitigen Erhöhung der leberspezifischen Enzyme wie GPT oder GLDH ist fast immer ein Zeichen einer Leberschädigung. Ursachen einer isolierten Erhöhung der γ-GT können Fettleber, subklinische Behinderungen des Galleflusses, chronische Leberstauung bei Herzinsuffizienz sowie Alkoholabusus sein. Über die Höhe des Quotienten γ-GT/GPT können differentialdiagnostische Aussagen über die Genese der Hepatopathie getroffen werden.
Indikation bei Lebererkrankungen, Cholestase, Differentialdiagnose von Hepatopathien sowie zur Verlaufsbeurteilung.

s. Lebererkrankungen →218,
s. Cholestase →63

s. Bilirubin →50

Referenzbereich	
Frauen:	4- 18 IU/l
Männer:	6- 28 IU/l
Kinder unter 12 Monaten	-180 IU/l

▸ Ursachen für eine γ-GT Erhöhung
- Gallenwegserkrankungen/Cholestase unterschiedlicher Genese
- Lebertumoren
- Lebermetastasen
- Fettleber
- Leberzirrhose
- Alkoholismus
- Virushepatitiden
- Durchblutungsstörung der Leber
  - Rechtsherzinsuffizienz mit Stauungsleber
  - Pfortaderthrombose
- Medikamentös/toxisch
  - Steroide
  - Phenothiazin
  - Ifosfamid
  - Gallengängige Kontrastmittel
  - Sulfonylharnstoffe
  - Halothan
  - Tetrazykline
  - Tuberkulostatika (INH)
  - Streptokinase
  - Thyreostatika
  - Thiazid-Diuretika
  - Azathioprim

▸ Extrahepatische Ursachen für γ-GT-Erhöhung
- Chronisch entzündliche Darmerkrankungen!
- Pankreatitis
- Porphyrien
- Adipositas
- Diabetes mellitus
- Fettstoffwechselstörungen
- Hyperthyreose
- Akute Nephritis
- Prostata-Ca.
- Hirntumoren
- Nach Herzinfarkt
- Pneumonie

Gammaglobuline, s. Eiweiß im Serum →88

Gangstörung

Unterscheide klinisch die Art der Gangstörung wie Watschelgang, sensorische Ataxie, zerebellärer Gang, athetotischer Gang, Parkinson-Gang, Hinken, seniler/unsicherer Gang oder Kleinhirngang.
s. auch Ataxie →39

▸ Neurogen bedingte Ursachen für eine Gangstörung
- Parkinsonismus
- Tabes dorsalis
- Multiple Sklerose
- Progressive Muskeldystrophie
- Z.n. Apoplex
- Zerebralsklerose
- Poliomyelitis
- Polyneuropathie
- Friedreich-Ataxie
- Hydrozephalus
- Spastische Spinalparalyse
- Kombinierter Frontallappen- und Basalgangliendefekt
- Funikuläre Myelose
- Myotrophische Lateralsklerose
- Zerebelläre Schädigung
  - Tumor
  - Infarkt
- Hemiballismus
- Peronäuslähmung

▸ Verschiedene Ursachen
- Arthrosis deformans
- Traumatische Knochen- oder Gelenksschädigung
- Symphysenschädigung
- Chronischer Alkoholismus
- Benzodiazepine
- Coxarthrosis

- Coxa vara
- Kongenitale Hüftluxation
- Osteomalazie
- Rachitis
- Chondrodystrophie
- Pes planus

Gastrin

Hauptwirkung besteht in der Stimulierung der Parietalzellen des Magenkorpus zur Säureproduktion. Indikation bei schweren peptischen Ulkusleiden und/oder rezidivierenden Ulkusleiden.

Referenzbereich
< 20-100 pmol/l

- Ursachen für eine Erhöhung
  - Zollinger-Ellison-Syndrom (meist im Pankreas oder Duodenum lokalisierter, häufig maligner, gastrinbildender Tumor. Assoziation mit MEN)
  - Gastrinom
  - Antrale G-Zell-Überfunktion
  - Ulcus duodeni
  - Chronisch atrophische Gastritis
  - Vagotomie
  - Helicobacter-pylori-Gastritis
  - Säurehemmende Therapie
  - Gastrinom bei multipler endokriner Neoplasie

Gastritis/Gastropathie

Häufig unterschiedlich verwendeter Begriff (Endoskopeur, Pathologe, Kliniker). Klassische ABC-Klassifikation: Typ-A-Gastritis: Autoimmungastritis (z.B.: AK gegen Parietalzellen), Typ B-Gastritis: Bakterielle Gastritis (z.B.: Helicobacter-pylori-assoziierte Gastritis) und Typ-C-Gastritis: Chemisch induzierte Gastritis/ Gastropathie (z.B.: Gallereflux). Im folgenden wird die Gastritis in drei histologische Kategorien unterteilt: erosive und hämorrhagische Gastritis, nichterosive unspezifische (histologisch) Gastritis und spezifische Gastritis. Unterscheide Gastritis/Gastropathie von der gastroduodenalen Ulkuskrankheit. Am häufigsten durch Alkohol oder NSAID verursacht, oft asymptomatisch und im allgemeinen ohne signifikante Blutung.

Komplikation:
s. Gastroduodenale Ulkuskrankheit →126

- Erosive und hämorrhagische Gastritis
  - Chronischer Alkoholabusus
  - NSAID-Einnahme
  - Portal hypertensive Gastropathie
  - Schwerkranke Patienten
- Nichterosive Gastritis
  - Helicobacter-pylori-assoziierte Gastritis
  - Gastritis bei perniziöser Anämie
- Spezifische Gastritis
  - Infektionen
    - CMV bei HIV
    - Verschiedene bakterielle Infektionen der Submukosa
    - Candida
    - Anisakis marina
  - Granulomatöse Gastritis
    - Tbc
    - Syphilis
    - Sarkoidose
    - M. Crohn
  - Eosinophile Gastritis
  - Lymphozytäre Gastritis
  - Ménétriersche Faltenhyperplasie des Magens
- Verschiedene Ursachen für Gastritis unabhängig von der Histologie
  - Peptische Ulzera
  - Gastroduodenale Ulzera
  - Perforierte Ulzera
  - Magen-Ca.
  - Nach Strahlentherapie
  - Erkrankungen des biliären Systems
  - Alimentäre Vergiftungen
  - Funktionelle Dyspepsie
  - Pankreatitis

- Pankreas-Ca.
- Refluxkrankheit
- (Rupturiertes) Aortenaneurysma
- Volvulus
- Ösophagusvarizen
- Mallory-Weiss-Riß

Gastroduodenale Ulkuskrankheit

Ca. 500.000 Neuerkrankungen und ca. 4 Mio. Rezidive von gastroduodenalen Ulkuskrankheiten pro Jahr in den USA. In der Vorgeschichte in > 80% der Patienten epigastrische Beschwerden. Ausnahme sind die NSAID-Ulzera, die in bis zu 50% asymptomatisch sein können. Die Prävalenz, im Laufe eines Lebens an einem gastroduodenalen Ulkus zu erkranken, liegt bei ca. 10%. Ulzera sind im Duodenum ca. 4mal häufiger als im Magen und liegen dort im Bereich am Bulbus und am Pylorus. Im Magen sind meist das Antrum und die kleine Kurvatur betroffen. Ein Zusammenhang zwischen epigastrischen Beschwerden und Nahrungsaufnahme besteht nicht eindeutig, jedoch zeigen peptische Beschwerden häufig eine zirkadiane Rhythmik. Endoskopie mit Biopsie auf Helicobacter pylori ist in der Regel das Diagnoseverfahren der Wahl.
s. Gastrointestinale Blutungen →126

- s. Gastritis/Gastropathie →125
- Helicobacter-pylori-assoziierte Ulzera
- NSAID-induzierte Ulzera
- Akutes Streßulkus
  - Schwere Allgemeinerkrankung
  - Operationen
  - Trauma
  - Hirntrauma
  - Verbrennung
- Zollinger-Ellison-Syndrom (meist im Pankreas oder Duodenum lokalisierter, häufig maligner, gastrinbildender Tumor. Assoziation mit MEN)
- Hyperparathyreoidismus
- Genetische Ursachen
  - Ulkushäufung bei Menschen der Blutgruppe 0
  - Hyperpepsinogenämie

Gastroenteritis, s. Diarrhö →76

Gastrointestinale Blutungen

Blut im Stuhl, Teerstuhl, Meläna

Als Hauptursachen gelten: hämorrhoidale Blutungen, Divertikel, Tumoren oder Polypen, Ulkuserkrankung, entzündliche Kolonerkrankungen, ischämische Kolonerkrankungen. Als sichtbare Zeichen einer gastrointestinalen Blutung kann es zu Bluterbrechen (Hämatemesis), Teerstuhl (Meläna) oder roter Darmblutung (Hämatochezie) kommen,
s. Blutungen, okkulte gastrointestinale →58.

Obere gastrointestinale Blutung (Blutung oberhalb der Flexura duodenojejunalis)

- Ulzera (50%)
  - Bulbus duodeni
  - Magen
  - Unterer Ösophagus
  - Im Anastomosenbereich
- Erosionen (20%)
  - Magen
  - Bulbus duodeni
  - Unterer Ösophagus
- Varizen (10%)
  - Ösophagus/Magenfundus
- Mallory-Weiss-Syndrom (5%)
- Magen-Ca. (3%)
- Hämorrhagische Diathese
  - Gerinnungsstörungen
  - Antikoagulanzien
  - Urämie
- Seltene Ursachen

- M. Osler
- Metastasierende Tumoren

Untere gastrointestinale Blutung

- ▸ Dünndarmblutungen
  - Chronisch entzündliche Darmerkrankungen
  - Dünndarmtumoren
  - Angiodysplasien
  - Angiome
  - Teleangiektasie
  - Varizen
  - Vaskulitiden
  - Meckel-Divertikel
  - Mesenterialinfarkt
  - Mechanische Ursachen
    - Strangulation
    - Invagination
    - Trauma
    - Fremdkörper
- ▸ Kolonblutungen
  - Kinder/Jugendliche
    - Chronisch entzündliche Darmerkrankungen
    - Polypen
  - Erwachsene
    - Divertikulose
    - Chronisch entzündliche Darmerkrankungen
    - Polypen
    - Karzinome
      - *Kolorektales Ca.*
    - Angiodysplasie
    - Postoperative Nähte
- ▸ Kolorektale Blutung
  - Hämorrhoiden
  - Analfissuren
  - Anorektale Verletzungen
  - Nachblutungen nach
    - Polypektomie
    - Biopsie
    - Hämorrhoidalsklerosierung oder Ligatur
  - Karzinom
  - Proktitis
  - Bestrahlungsproktitis
  - Ulkus im Bereich des Rektums
    - V.a. bei fortgeschrittener Niereninsuffizienz

Gefäßinsult, akuter zerebraler, s. Apoplexie →35

Gelbsucht, s. Ikterus, Gelbsucht →191

Gelenkbeschwerden mit FUO, s. Fieber unklarer Genese →111

Gelenke, überstreckbare

- Marfan-Syndrom (Arachnodaktylie: Hyperplasie der knorpeligen Wachstumszonen. Graziler Hochwuchs mit Überstreckbarkeit der Gelenke)
- Ehlers-Danlos-Syndrom (Bindegewebskrankheit mit Hyperelastizität der Haut, Überstreckbarkeit der Gelenke, Hämatomneigung)
- Down-Syndrom
- Osteogenesis imperfecta
- Tabische Arthropathie bei Syphilis
- Homozystinurie
- Hyperlysinämie
- Primär chronische Polyarthritis
- Poliomyelitis
- Zerebrale Kinderlähmung Foerster
- Nach Gelenkerguß
- Genu recurvatum
- Idiopathisch

Gelenkerkrankungen

Degenerative Gelenkerkrankungen

- ▸ Arthrosis deformans
  - Gonarthrose
  - Koxarthrose
  - Heberden-Arthrose
  - Bouchard-Arthrose
  - Rhizarthrose
  - Wirbelsäulenarthrose

- ▸ Aseptische Knochennekrose
  - M. Perthes
    - Femurkopfnekrose
  - Osteochondrosis dissecans
    - Gonarthrose
  - M. Schlatter (Apophyse der Tuberositas tibiae)
  - Köhler I (Kahnbein)
  - Köhler II (Epiphyseonekrose der Mittelhandknochen)
- ▸ Diabetische Arthropathie
  - Tarsal- und Zehengrundgelenk
- ▸ Arthropathie bei Hämophilie-A und -B
- ▸ Hämochromatose
  - Fingergrundgelenke II und III
  - Handgelenk
  - Knie
- ▸ Meniskusschaden
- ▸ Osteochondrose
- ▸ Spondylarthrose
- ▸ Diskusprolaps
- ▸ Traumen
- ▸ Fehlbelastungen
- ▸ M. Scheuermann

Entzündliche Gelenkerkrankungen

- ▸ Primär chronische Polyarthritis/rheumatoide Arthritis
  - Klassischer Typ
  - Juveniler Typ
  - Felty-Syndrom (Sonderform der rheumatoiden Arthritis: Rheumatoide Arthritis, Splenomegalie und Leukopenie)
  - Caplan-Syndrom (Silikoarthritis)
  - Still-Syndrom (juvenile Form der rheumatoiden Arthritis)
  - Assoziiert mit Vaskulitiden
    - Fingergrund- und Fingermittelgelenke zuerst befallen
    - Ulnare Deviation
- ▸ M. Bechterew
  - Morgendliche, tiefsitzende Kreuzschmerzen
  - Iliosakral-, Inter- und Kostovertebralgelenke zuerst betroffen
- ▸ Psoriasis-Arthritis
  - Fingerendgelenke
  - Gelenke entlang eines Strahls (Wurstfinger- oder -zehen)
  - Iliosakralgelenke
  - Wirbelsäule
- ▸ Enteropathische Arthritiden
  - Bei chronisch entzündlichen Darmerkrankungen
  - M. Whipple
    - Oligoarthritis von Knie-, Sprung-, Hand-, Finger und Iliosakralgelenk
- ▸ SLE
  - Variable Symptomatik
- ▸ Sklerodermie
  - Sklerodaktylie
- ▸ Dermatomyositis
- ▸ Sjögren-Syndrom (Versiegen der Speichel-, Tränen- und Talgdrüsen)
- ▸ M. Reiter
- ▸ Arthritis mutilans
- ▸ Löfgren-Syndrom
  - Meist Sprunggelenk
- ▸ Systemische Vaskulitiden
  - Panarteriitis nodosa
    - Flüchtige Arthritiden
- ▸ Caplan-Syndrom (Silikoarthritis)

Akut infektiöse Gelenkerkrankungen

- ▸ Lyme-Arthritis
  - Mono- und Oligoarthritis der großen Gelenke
- ▸ Rheumatisches Fieber
  - Wandernde Polyarthritis
  - Nach Streptokokkeninfektion
- ▸ Bakterielle Arthritiden (meist monoartikulär an großen Gelenken)
  - Gonokokken
  - Staphylokokken
  - Typhus abdominalis
  - Tbc
  - Lues II und III
  - Brucellose
  - Gramnegative Keime
- ▸ Pilze als Ursache für Arthritiden
  - Mono- und Oligoarthritis der großen

G

Gelenke
- Histoplasmose
- Kryptokokkose
- Kokzidioidomykose
- Sporotrichose
- Blastomykose

▸ Virale Arthritiden (meist Polyarthritis)
- Röteln
- Masern
- Mumps
- Pocken
- Varizella
- Mononukleose
- Arboviren
- ECHO-Viren
- Coxsackie-Viren
- Influenzaviren
- Hepatitis B
- HIV

Postinfektiöse Gelenkerkrankungen

▸ Reaktive Arthritis (M. Reiter)
  - Meist Oligoarthritis der unteren Extremitäten (Knie- und Sprunggelenk)
- Chlamydien
- Yersinien
- Shigellen
- Borrelien
- Katzenkratzkrankheit
- Campylobacter

▸ Rheumatisches Fieber
  - Wandernde Polyarthritis

Endokrinologische/metabolische Ursachen

▸ Gichtanfall
  - Meist Großzehengrundgelenk (Podagra)

▸ Pseudogicht/Chondrokalzinose

▸ Hypothyreose
- Chondrokalzinose
- Myxödem-Arthropathie

▸ Hyperthyreose
- Chondrokalzinose
- Osteoporose
- Osteoarthropathia hypertrophicans

▸ Osteoporose

▸ Rachitis

▸ Karzinoidsyndrom

▸ Hämochromatose

▸ Hyperparathyreoidismus

▸ Renale Osteopathie

▸ NNR-Insuffizienz
- Sehnen- und Knorpelverkalkung

▸ Hypogonadismus
- Osteoporose
- Epiphysenlösung

▸ Akromegalie
- Arthrosis deformans
- Knorpeldegeneration
- Chondrokalzinose

▸ Diabetes mellitus
- Spondylosis deformans
- Arthrose bei Polyneuropathie
- Sehnen- und Knorpelverkalkung
- Sudeck-Syndrom
- Osteoporose

Verschiedene Ursachen für Gelenkerkrankungen

▸ Kollagenosen/Vaskulitiden/granulomatöse Erkrankungen
- Sjögren-Syndrom (Versiegen der Speichel-, Tränen- und Talgdrüsen)
- Vaskulitiden
  - Panarteriitis nodosa
  - Takayasu-Arteriitis
  - M. Wegener
- SLE
- Sharp-Syndrom
- Sarkoidose
- Dermatomyositis

▸ HLA-B27-Assoziation mit einem erhöhten Krankheitsrisiko / relatives Risiko einer Assoziation (in %)
- Ankylosierende Spondylitis (M. Bechterew) / 87
- M. Reiter / 37
- Shigellen-Arthritis / 20
- Salmonellen-Arthritis / 18
- Yersinia-Arthritis / 18
- Gonokokken-Arthritis / 14

  - Rheumatoide Arthritis / 10
  - Psoriasis-Arthritis / 4
  - Enteropathische Spondylarthritis
  - Still-Syndrom (juvenile Form der rheumatoiden Arthritis)
  - M. Felty (Sonderform der rheumatoiden Arthritis: Rheumatoide Arthritis, Splenomegalie und Leukopenie)
- Seronegative Polyarthritiden
  - Reiter-Syndrom
  - Polyarthritis im Rahmen chronisch entzündlicher Darmerkrankungen
  - Psoriasis
  - M. Behçet (aphthös-ulzeröse Veränderungen an Mund- und Genitalschleimhaut, Iritis, Erythema nodosum und Arthritis)
  - M. Bechterew
  - Juvenile rheumatoide Arthritis
  - Neuropathische Arthropathien
  - Tabes dorsalis
  - Syringomyelie
  - Diabetes mellitus
  - Neurogene Polyarthrose
  - M. Charcot
  - Osteochondrosis
- Hämatologische Erkrankungen
  - Plasmozytom
  - Sichelzellenanämie
  - Akute Leukämie
  - Hämophilie
- Weichteilrheumatismus
  - Bursitis
  - Tendopathie
  - Gelenkerguß
  - Meniskusschaden
  - Frakturen
  - Luxationen
  - Distorsionen
  - Polymyalgia rheumatica
  - Fibromyositis
- Bei Magen-Darm-Erkrankungen
  - Akute Hepatitis
  - Chronisch entzündliche Erkrankungen
    - M. Crohn
    - Colitis ulcerosa
  - M. Whipple
- Bei Vaskulitiden
  - Riesenzellenarteriitis
  - Takayasu-Vaskulitis
  - Wegenersche Granulomatose
  - Purpura Schoenlein-Henoch
  - Purpura Moschcowitz
  - Thrombotisch-thrombozytopenische Purpura
- Lipämie mit Lipoidgicht
- M. Gaucher
- Hand-Schüller-Christian-Krankheit (Cholesterin-Lipidose: Exophthalmus, Diabetes insipidus und unregelmäßige Knochendefekte; meist bei Kindern)
- Alkaptonurie
- Chondrokalzinose
    - Meist exsudative Monoarthritis (Knie)
- Vitamin-D-Mangel
- Amyloidose
- Onkologische Erkrankungen
- Trauma
- Akute Gelenkbeschwerden
  - Rheumatoide Arthritis
  - Rheumatisches Fieber
  - Para- und postinfektiöse akute Arthritis
  - Septische Arthritis
  - Kollagenosen
    - SLE u.a.
  - Löfgren-Syndrom bei Sarkoidose
  - M. Reiter
  - M. Behçet (aphthös-ulzeröse Veränderungen an Mund- und Genitalschleimhaut, Iritis, Erythema nodosum und Arthritis)
  - M. Bechterew
  - Arthritis psoriatica
  - M. Whipple
  - Lyme-Arthritis
  - Spondylarthropathien
  - Polyarthrose
  - Polymyalgia rheumatica

- Fibromyalgie-Syndrom (Syndrom mit muskuloskeletalen Schmerzen ohne faßbaren Hinweis auf Muskel-, Knochen- oder Gelenkentzündung. Klinik: Multilokuläre Schmerzen, Müdigkeit und Schlafstörung. Evtl. Somatisierungsstörung. Betrifft vorwiegend Frauen im mittleren Alter)
- Arthritis urica/Gicht
- Chondrokalzinose (Pseudogicht)
- Purpura Schoenlein-Henoch
- Felty-Syndrom (Sonderform der rheumatoiden Arthritis: Rheumatoide Arthritis, Splenomegalie und Leukopenie)
- Still-Syndrom (juvenile Form der rheumatoiden Arthritis)
- Medikamentös-allergische Arthritis
- Hydroxyapatit-Krankheit
- Periarthropathia calcarea
- Plasmozytom
- Paraneoplasie

▸ Chronische Gelenkbeschwerden
- Arthrosen
- Chronische Polyarthritis
- Chronische Polyarthritis psoriatica
- Chronische Gichtarthritis
- Chronisches Reiter-Syndrom
- M. Bechterew
- Arthralgien bei systemischen Erkrankungen
  - SLE
  - Sklerodermie
  - Polymyositis/Dermatomyositis
  - Sjögren-Syndrom (Versiegen der Speichel-, Tränen- und Talgdrusen)
  - Sharp-Syndrom
  - Panarteriitis nodosa

▸ Statisch-myalgische Syndrome
- Periarthropathia humeroscapularis
- Periarthropathia coxae
- Periarthropathia genu
- Zervikobrachialgien
- Lumboischialgiforme Schmerzen
- Verspannungen der Muskeln
- Muskelverkürzungen
- Triggerpunkte im Muskelbauch oder Sehnenverlauf
- Hypotrophie

▸ Rheumatische Symptome bei psychosomatischen Erkrankungen
- Fibromyalgiesyndrom (es handelt sich um ein dysfunktionelles Syndrom, bei dessen Pathogenese psychologische, biomechanische, neuroendokrine und soziale Faktoren eine Rolle spielen; keine eindeutigen diagnostischen Kriterien)
  - Polytope Schmerzen zu beiden Seiten der Symmetrieebene ober- und unterhalb der Gürtellinie
  - Vegetative Begleiterscheinungen der inneren Organe
  - Allgemeinsymptomatik mit depressiver Verstimmung, Schlafstörung und Leistungsdefizit

▸ Internistische Erkrankungen mit rheumatischer Symptomatik
- Infektassoziierte Syndrome
  - Virale Infekte
  - Bakterielle Polyarthritis
  - Reaktive Arthritiden
- Assoziation bei Tumorerkrankungen
  - Paraneoplastische Syndrome
  - Metastasen
- Endokrinopathien/ Stoffwechselerkrankungen
  - Hämochromatose
  - Ochronose
  - M. Wilson
  - Akromegalie
  - Diabetes mellitus
  - Erkrankungen der Schilddrüse
  - Erkrankungen der Nebenschilddrüse
- Kristallarthropathien
  - Gicht
  - Chondrokalzinose
- Assoziiert bei chronisch entzündlichen Darmerkrankungen

G

Gelenkschmerzen, s. Arthropathie, s. Gelenkerkrankungen d127 →36

Genitalblutung,
s. Blutung, genitale →57

Genitalschmerz beim Mann

Schmerzen im Bereich der Hoden und der Gliedorgane

Skrotumschmerz

- Tumoren
  - Seminom
  - Teratom
  - Chorion-Ca.
  - Leydig-Zelltumoren
  - Sertoli-Zelltumoren
  - Lymphome
  - Metastasen
- Durchblutungsstörung
  - Hodentorsion
  - Hydatidentorsion
  - Hodeninfarkt
  - Panarteriitis nodosa (nekrotisierende Entzündung der kleinen und mittleren Gefäße)
  - Purpura Schoenlein-Henoch (Vaskulitis der kleinen Gefäße, häufig bei Kindern, oft im Anschluß an Atemwegsinfekte)
  - Thrombose des Plexus pampiniformis oder der A. testicularis
  - Nebenhodeninfarkt
- Allergie
  - Kontaktekzem
  - Fettnekrose des Skrotums
  - Idiopathisches Skrotalödem
- Entzündungen
  - Orchitis
    - *Mumps*
    - *Bakterien*
  - Epididymitis
  - Deferentitis
  - Skrotalabszeß
  - Skrotalgangrän
  - Skrotalparasitose
    - *Läuse*
    - *Krätze*
    - *Filarien*
  - Pneumoskrotum
    - *Gasbildende Bakterien*
  - Elephantiasis des Hodens bei chronischen Entzündungen oder Filarieninfektion
- Verletzungen
  - Stumpfes Trauma
  - Penetrierende Verletzung
- Hämatozele
  - Nach Trauma
- Lageanomalie
- Leistenhernie
- Skrotalhernie
- Hydrozele
- Varikozele
- Spermatozele
- Bei Kindern
  - Epidermoid-/Dermoidzyste
- Paratestikuläres Rhabdomyosarkom

Priapismus

- Medikamente
  - Sildenafil
  - Antihypertensiva
  - Antikoagulanzien
  - Antibiotika
  - Psychopharmaka
- Hämatologische Erkrankungen
  - Leukämien
  - Beckenvenenthrombose
  - Hämodialyse
  - Sichelzellenanämie
- Neurologische Erkrankungen
  - MS
  - Hirnläsionen
  - Rückenmarksläsionen
  - Tabes dorsalis
- Entzündungen
  - Urethritis
  - Prostatitis
- Trauma/Tumor

- Peniskontusion
- Penisruptur
- Harnröhrenfremdkörper
- Penisinfiltration durch Tumor

- Idiopathisch

Genitalulzerationen

- Syphilis I
- Ulcus molle
- Schankriforme Pyodermie
- Zytomegalie
- Lymphogranulomatosis inguinalis
- Foscarnet-induziertes Ulkus
- Dequalinium-Nekrose
- Granuloma venereum
- Morbus Behçet
- Langerhans-Zellenhistiozytose
  - Histiozytosis X
  - Morbus Hand-Schüller-Christian (Cholesterin-Lipidose: Exophthalmus, Diabetes insipidus und unregelmäßige Knochendefekte; meist bei Kindern)
- Spinozelluläres Karzinom
- Ulcus vulvae acutum

Gerinnungsstörung, s. Hämorrhagische Diathese →144, s. Thrombophilie/Thrombozytose/Thrombose →334, s. Thrombozytenzahl →337

Geruchsempfindungsstörungen

Hyposmie/Anosmie (mangelndes/fehlendes Geruchsvermögen)

- ▸ Nasale Obstruktion
  - Infektionen des oberen Respirationstrakts
  - Chronische Rhinitis (Ozäna)
  - Allergische Rhinitis
  - Chronische Sinusitis
  - Polypen
- ▸ Neuritis
  - Virusrhinitis
  - Influenza
  - Diabetes mellitus
  - Vitaminmangel
  - Noxen
    - Teer
    - Formaldehyd
- ▸ Schädeltrauma mit
  - Abriß des N. olfactorii
  - Kontusion des Bulbus olfactorius
- ▸ Läsionen am Frontallappen
  - Meningiome
  - Aneurysmen
- ▸ Anosmie assoziiert mit
  - Hypothyreoidismus
  - Hypogonadismus
  - Hepatitis

Parosmie (Geruchstäuschung, meist unangenehm)

- ▸ Chronische Rhinitis (Ozäna)
- ▸ Empyem der Nasennebenhöhlen
- ▸ Aura eines epileptischen Anfalls
- ▸ Halluzination
  - Schizophrenie
  - Hysterie

Gesamt-CK, s. Creatinkinase (CK) →68

Gesamteiweiß, s. Eiweiß im Serum →88

Geschlechtsentwicklung, verspätete, s. Pubertas tarda →295

Geschlechtsentwicklung, vorzeitige, s. Pubertas praecox →294

Geschwollene Beine und Füße, s. Beinschwellung →49

Geschmacksempfindungsstörungen

Syn: Ageusie

G

Geruchsempfindungsstörungen

Schädigung der Geschmacksknospen

- Alkohol
- Rauchen
- Heiße Getränke
- Zahnerkrankungen
- Sjögren-Syndrom
- Alter

Schädigung des VII. oder VIII. Hirnnervs

- Operationen am Ohr
- Bell-Lähmung
- Herpes-zoster-Infektion des Ganglium geniculatum
- Cholesteatom
- Kleinhirnbrückenwinkeltumor

Zentrale Läsionen

- Schädeltrauma
- Tumor

Psychiatrische Erkrankungen

- Depression

Medikamente

- Azetozolamide
- Metronidazole
- Tetrazykline
- Clofibrate
- Trizyklische Antidepressiva
- Lithium
- L-Dopa
- Captopril
- Allopurinol

Metabolische/endokrine Ursachen

- Hypothyreoidismus
- Hypogonadismus
- Urämie
- Hepatitis
- Schwangerschaft

Geschwollenes Gesicht

- Nephrogene Ursachen
  - Glomerulonephritiden
  - Diabetische Nephropathie
  - Chronische Nierenerkrankungen
  - Nephrotisches Syndrom
  - Schwangerschaftsnephropathie
    - EPH-Gestose
- Endokrine Ursachen
  - Cushing-Syndrom
  - Hypophysenvorderlappeninsuffizienz
  - Exophthalmus
  - Myxödem
- Venöse Abflußbehinderung als Ursache
  - Bronchial-Ca.
  - Mediastinalsarkom
  - Stokes-Kragen bei Hodgkin-Lymphom
  - Einflußstauung der V. cava
  - Retrosternale Struma
- Infektionen
  - Masern
  - Pertussis-Infektion
  - Mumps
  - Akrodynie Feer
- Verschiedene Ursachen
  - Quincke-Ödem
  - Arzneimittelexanthem
  - Erysipel des Gesichts
  - Lokale Schwellung
    - Zahnentzündung
    - Nasennebenhöhlenentzündung
  - Medikamente
    - Östrogenpräparate
    - Kortison
  - Dermatitis seborrhoica
  - Parkinsonismus
  - Eiweißmangelödem
  - Vegetativ-hormonelle Dysregulation

Gesichtsschmerzen, s. Kopfschmerz →209

Gesichtsfeldausfall,
s. Skotom →321,
s. Sehstörungen, akute →316

Gesichtsrötung

- Hypertonus
- Polycythaemia vera
- Polyglobulie
- M. Cushing

- Diabetes mellitus
- Facies mitralis
  - Mitralstenose
- Dermatomyositis
- Karzinoidsyndrom
- Lupus erythematodes
- Pellagra
- Rosazea
- Pickwick-Syndrom
- Familiäre Rubeosis
- Antabusreaktion
- Fieber
- Hyperkinetisches Herzsyndrom
- Erysipel
- Alkoholabusus
- Pink-Puffer bei Lungenerkrankung
  - Lungenemphysem
- Im Rahmen von Infektionskrankheiten
  - Scharlach
  - Masern
  - Röteln
  - Fleckfieber
- Mastozytose
- Familiäre Rubeosis
- M. Boeck
- Erythema chronicum migrans / Lyme disease
- Naevus flammeus
- Erysipeloid
- Ekzeme
- Thrombophlebitis
- Furunkel
- Herpes zoster
- Lymphangitis
- Sonnenbrand
- Medikamentos-allergisch

Gewichtsverlust

Kachexie

Ursachen sind sehr variabel.

- ▸ Ungenügende Nahrungsaufnahme
  - Mangelernährung
  - Maldigestion
  - Malabsorption
  - Hunger
  - Appetitlosigkeit
    - Anorexia nervosa
    - Depression
    - Karzinom
  - Achalasie
  - Stenosen im GI-Trakt
  - Chronische Erkrankungen
    - Hepatopathie
    - Niereninsuffizienz
- ▸ Verminderte Resorption
  - s. Malabsorption (s. Malassimilation →234)
  - Maldigestion
  - Chronische Diarrhö
  - Gastrokolische Fistel
  - Zöliakie
- ▸ Erhöhte Verluste
  - Darmparasiten
    - Wurmerkrankungen
  - Darmfistel
  - Hyperemesis gravidarum
  - Diabetes mellitus
- ▸ Erhöhter Bedarf
  - Streß
  - Medikamente
  - Hyperthyreose
  - Phäochromozytom
  - Leukämie
  - Wurmerkrankung
- ▸ Psychische Ursachen
  - Psychosen
  - Persönlichkeitsstörungen
  - Anorexia nervosa
  - Depression
  - Drogen /Alkoholabusus
- ▸ Chronische Infektionen
  - Tbc
  - HIV
- ▸ Gastrointestinale Ursachen
  - Hepatobiliäre Erkrankungen
  - Malassimilation
  - Achalasie
  - Pankreatitis
  - Chronisch entzündliche

G

Darmerkrankungen
- Leberzirrhose
- Nach Dünndarmresektion
- Nach Gastrektomie
- Magenausgangsstenose
- Karzinoidsyndrom

▸ Kardiovaskuläre Ursachen
- Herzinsuffizienz
- Endocarditis lenta

▸ Endokrinologische Ursachen
- Hyperthyreose
- M. Addison
- Diabetes mellitus
- Hypopituitarismus
- Karzinoid-Syndrom

▸ Medikamentös/toxisch
- Zytostatika
- Drogenabusus
- Hyperthyreosis factitia
- Amphetamine
- Digoxin

▸ Systemische Störungen und Allgemeinerkrankungen
- Konsumierende Erkrankung
  - Malignome
- Urämie
- Panarteriitis nodosa
- Autoimmunerkrankungen
- Alkoholismus
- Progrediente Muskelatrophie

Gewichtszunahme, s. Adipositas →12

GH, s. STH →325

Gicht, s. Harnsäure →151

Glasgow Coma Scale

Einteilung der komatösen Zustände
s. Koma →206
- Eye opening
  - Spontaneous 4
  - To command 3
  - To pain 2
  - Nil 1
- Verbal response
  - Oriented speech 5
  - Confused speech 4
  - Words only 3
  - Sounds only 2
  - Nil 1
- Best motor response
  - Obeyes commands 6
  - Localizes pain 5
  - Flexor withdrawal 4
  - Abnormal flexion 3
  - Extension 2
  - Nil 1
- Summenscore 3-15

Globuline, s. Eiweiß im Serum →88

Globusgefühl

Gefühl einer im Rachen steckenden Kugel, Schluckzwang, Trockenheitsgefühl.
s. Halsschmerzen →147
- KHK, symptomatische
- Herzrhythmusstörungen
- Struma
- Thyreoiditis
- Plummer-Vinson-Syndrom
- Hiatushernie
- Achalasie
- Ösophagusstriktur
- Ösophagus-Ca.
- Ösophagitis
- Ösophagusdivertikel
- Zungengrund-Ca.
- Hypopharynx-Ca.
- Hypertrophie der Tonsillen
- Prominenter Halswirbelkörper
- Aortenaneurysma
- Bulbärparalyse
- Tetanie

Glomerulonephritis mit nephrotischem Syndrom

Leitsymptome: Proteinurie > 3,5 g/24 h, Hypoproteinämie, Hypalbuminämie mit oder ohne Ödeme und Hyperlipoproteinämie mit Erhöhung von Cholesterin und Triglyzeriden.

- Membranöse GN (häufigste Form)
  - Autoimmunerkrankungen
    - *SLE*
    - *Thyreoiditis*
    - *Mixed connective tissue disease*
    - *Diabetes mellitus*
  - Hepatitis B
  - Karzinome
  - Captopril
  - Penicillamin
- Minimal-change-GN
  - Hodgkin-Lymphom
  - Medikamententoxisch (NSAID!)
  - Nach Racheninfektionen
- Fokale und segmentale GN
- Membranoproliferative GN (nach Racheninfekten)

Akute Glomerulonephritis, mit Nephritis und geringerer Proteinurie (< 3,5 g/24 h)

- IgA-Nephropathie (häufigste Form, oft nach Racheninfekten)
  - Bergers disease (IgA)
  - Purpura Schoenlein-Henoch (Vaskulitis der kleinen Gefäße, häufig bei Kindern, oft im Anschluß an Atemwegsinfekte) (IgA)
- Akute postinfektiöse Glomerulonephritis (GN)
  - Poststreptokokken-GN (IgG, ASL, C3, CH50)
- Rapid progressive Glomerulonephritis
  - SLE (Anti-ds-DNA)
  - Goodpasture-Syndrom (Glomerulonephritis, Hämoptysen, Antibasalmembran-AK)
  - Wegener-Granulomatose (ANCA)
  - Subakute Endokarditis
  - Shunt-Infektionen
  - Kryoglobulinämien

Glossitis

- Eisenmangelanämie
- Perniziöse Anämie
- Pellagra
- Zahnkaries
- Zahnprothese
- Infektionskrankheiten
- Achylische Chloranämie

Glukose,
s. Hyperglykämie →173,
s. Hypoglykämie →182

Glukosurie

Ausscheidung von Zucker im Urin. Nierenschwelle bei Glukose im Serum > 180 mg/dl

- Diabetes mellitus
- Bei großer enteraler Zuckerzufuhr
- Renale Glukosurie
- Pankreatitis
- Schwangerschaftsglukosurie
- Hyperthyreose
- Cushing-Syndrom
- Schwere Hepatopathie
- Toxische Nierenschädigung
- Nephrotisches Syndrom
- Intrakranielle Ursachen
  - Hirndruck
  - Hirntumor
  - Enzephalitis
  - Trauma
- Intoxikation/Medikamente
  - Steroide
  - Thyroxin
  - Benzothiazine
  - Schwermetalle
- Pentosurie

- Fruktosämie-Syndrom
- Galaktosämie
- Hunger
- Debré-DeToni-Fanconi-Syndrom

Glutamat-Oxalazetat-Transaminase,
s. Transaminasen →341

Glutamat-Pyruvat-Transaminase,
s. Transaminasen →341

Gonadotropine

G

FSH und LH sind Gonadotropine aus dem Hypophysenvorderlappen und unterliegen dem Einfluß von GnRH aus dem Hypothalamus. Indikationen zur Beurteilung von Zyklusstörungen und zur Sterilitätsdiagnostik. Ferner geben- FSH und LH Aufschluß über Hypogonadismus →185 (wichtigstes Entscheidungskriterium sind die Gonadotropinspiegel, die beim primären Hypogonadismus stark erhöht und beim sekundären Hypogonadismus niedrig normal sind), sowie über Störungen der Spermatogenese.

Referenzbereich bei der erwachsenen Frau:	
Follikelphase:	
LH:	2-12 IU/l
FSH	2-12 IU/l
Periovulatorische Phase:	
LH:	40-100 IU/l
FSH	10-20 IU/l
Lutealphase:	
LH:	1-12 IU/l
FSH	2-10 IU/l
Postmenopausal:	
LH:	> 20 IU/l
FSH	> 20 IU/l

Referenzbereich beim Mann:	
LH:	2-10 IU/l
FSH	1-5 IU/l

s. Hypogonadismus, männlicher →183, s. Hypogonadismus, weiblicher →185

- Erhöhung von FSH und LH
  - Primärer Hypogonadismus
  - Turner-Syndrom
  - Swyer-Syndrom
  - Gonadendysgenesie (45X0, 46XY-Mosaik)
  - Klimakterium praecox
  - Nach Zytostatikatherapie oder Strahlentherapie
  - Im Climacterium oder Postmenopausal
- Verminderte oder im unteren Referenzbereich liegende FSH- und LH-Werte
  - Sekundärer Hypergonadismus
  - Anorexia nervosa
  - Traumatische oder tumoröse Schädigung der Hypophyse oder des Hypothalamus
  - Hyperprolaktinämie
  - Gestagennegative Amenorrhö
- Verminderter FSH/LH-Quotient
  - Polyzystische Ovarien
  - Hyperandrogenämische Ovarialinsuffizienz

GOT, s. Transaminasen →341

GPT, s. Transaminasen →341

Granulierte Zylinder,
s. Zylindrurie →366

Granulozytopenie,
s. Leukopenie →221,
s. Panzytopenie →273

Granulozytophilie, s. Leukozytose →223

Gynäkomastie, s. Brustschwellung →59

Haarausfall, s. Alopezie →18

Hämatochezie

Blut im Stuhl

Beimengungen von rotem Blut im Stuhl; s. Gastrointestinale Blutungen →126

Hämatokrit (PCV)

Maß des Verhältnisses des Volumens der roten Blutzellen zum Volumen des Gesamtblutes in einer Probe. Die Begriffe Hämatokrit und PCV (packed cell volume) werden synonym verwendet.
Indikation bei der Diagnostik von Anämie, Polyglobulie, Beurteilung der Hämodilatation und zur Berechnung des MCV und MCHC. Erst bei einem Absinken des Hämatokrits unter 10% kommt es zu kardialen Funktionsstörungen. In Studien konnte gezeigt werden, daß die Erhöhung des Hämatokrits mit einem gesteigerten Risiko für die Entwicklung einer KHK, eines Schlaganfalls sowie eines Diabetes mellitus assoziiert ist.

Referenzbereich	
Frauen:	34-44%
Männer:	36-48%

s. Anämie →23,
s. Hämoglobin →142,
s. Panzytopenie →273

Ursachen und Zustände mit einer Verminderung des Hämatokrits
- Schwangerschaft
- Blutverlust (Verminderung des Hämatokrits frühestens 8 Stunden nach Blutverlust!)
- Leistungssportler
- Vermehrung des Plasmavolumens

Ursachen und Zustände mit einer Erhöhung des Hämatokrits
- Neugeborene
- Polyglobulie
  - Sphärozytose
  - Thalassämie
- Polycythaemia vera
- Wasserverlust
- Polyurie
- Durchfall
- Erbrechen
- Ungenügende Wasserzufuhr
- Hypoxie
- Raucher
- Vermehrte Bildung von Erythropoetin

H

Hämatom, epidurales, s. Blutungen, intrakranielle →57

Hämatom, subdurales, s. Blutungen, intrakranielle →57

Hämatothorax, s. Pleuraerguß →282

Hämaturie

Blut im Urin

Bis zu 5 Erys/Gesichtsfeld sind normal. Mikrohämaturie: > 5 Erys/Gesichtsfeld, aber noch keine sichtbare Rotfärbung des Urins. Makrohämaturie: sichtbare Rotfärbung des Urins durch Erythrozyten. Differentialdiagnose bei rotem Urin und positivem Streifentest: da der Streifentest nicht zwischen Hämaturie, Hämoglobinurie (Folge einer intravasalen Hämolyse) und Myoglobinurie (nach Muskeltraumen) unterscheiden kann, muß bei mehrfach positivem Streifentest eine mikroskopische Sedimentuntersuchung erfolgen: a.) dysmorphe (morphologisch

veränderte) Erys: Hinweis auf renalen Ursprung;
b.) isomorphe (morphologisch unveränderte) Erys: Hinweis auf postrenalen Ursprung. Streifentest negativ: Aldehydprobe: falls positiv: Porphyrie, andernfalls an Nahrungsmittel (rote Rüben) oder Medikamente (Phenazopyridin) denken. Unterscheide zwischen prärenalen, renalen und postrenalen Ursachen.
Als Hauptursachen für eine Hämaturie gelten: Prostatahyperplasie, Zystitis, Kontamination bei Menses, Prostatitis, Harnblasen-Ca., Harnblasensteine, Urolithiasis, Glomerulonephritis, Pyelonephritis, Urothel-Ca., Nierenzell-Ca.. Eine asymptomatische Mikrohämaturie ist in über der Hälfte der Fälle ohne Pathologie.

H

Einteilung I

- ▸ Renale Ursachen
  - Primäre Glomerulopathien
    - IgA-Nephritis
    - Glomerulonephritiden
    - Maligne Hypertonie
    - Diabetische Glomerulosklerose/diabetische Nephropathie
    - Nierenamyloidose
  - Tubulointerstitielle Nephropathien/Nephritiden
    - Pyelonephritis
      - *Nieren-Tbc*
      - *Streptokokken*
      - *Staphylokokken*
      - *Pneumokokken*
      - *Pseudomonas*
      - *E. coli*
      - *Legionellen*
      - *Salmonellen*
      - *Mykoplasmen*
      - *Plasmodien*
      - *Toxoplasmen*
      - *Trichinen*
      - *Schistosomen*
      - *Filaria*
      - *Bilharziose*
      - *Hepatitis-B*
      - *Mononukleose*
      - *Zytomegalie*
      - *Varizella*
      - *ECHO-Viren*
      - *Adenoviren*
      - *Influenza*
    - Papillennekrose
      - *Phenazetinniere*
      - *Diabetes mellitus*
    - Akut interstitielle Nephritiden
    - Nephrolithiasis
    - Traumatische Nierenläsion
    - Tumoren
      - *Hypernephrom*
      - *Metastasen (Bronchial-Ca., Ovarial-Ca., Hodgkin-Lymphom)*
    - Zystennieren
    - Medikamente:
      - *Phenazetinniere/Analgetikanephropathie*
      - *D-Penicillamin*
      - *Heroin*
      - *Impfstoffe*
      - *Quecksilber*
      - *Gold*
      - *Captopril*
      - *Lysergsäure*
    - Diabetes mellitus
    - Hydronephrose
    - Nephropathie bei Systemerkrankungen
      - *Goodpasture-Syndrom (Glomerulonephritis, Hämoptysen, Antibasalmembran-AK)*
      - *Lupus erythematodes*
      - *Panarteriitis nodosa*
      - *Wegener-Granulomatose*
      - *Purpura Schoenlein-Henoch*
      - *Sklerodermie*
      - *Polyarteriitis nodosa*
      - *Allergische Granulomatose*
    - Erkrankungen der Nierengefäße
      - *Niereninfarkt*
      - *Nierenvenenthrombose*

  - *Nierenarterienaneurysmen*
- Vaskulitiden
  - *Periarteriitis nodosa*
- Nach Endokarditis
- Uratnephropathie
- Strahlennephritis
- Balkan-Nephropathie
- Nephrokalzinose
- Shuntnephritis
- Mißbildungen des Nierenparenchyms
  - *Zystenniere*
  - *Schwammniere*
  - *Alport-Syndrom (hereditäre Nephritis mit Trias: Chronisch interstitielle Nephritis, Innenohrschwerhörigkeit und Augenmißbildung)*
  - *Benigne familiäre Hämaturie*

▸ Prärenale Ursachen
- Hämorrhagische Diathese →144
  - Antikoagulanzien
    - *Marcumar-Therapie (Hinweis auf Überdosierung!)*
  - Zytostatika
  - Thrombopenie
  - Thrombozytopathien
  - Verbrauchskoagulopathie
  - Hämophilie
  - Faktorenmangel
- Erkrankungen des hämatopoetischen Systems
  - Hämoglobinopathie
  - Sichelzellenanämie
  - Thalassämie
  - Polyzythämie
  - Neoplasien
  - Plasmozytom
- Hämolytisch-urämisches Syndrom
- Nach schwerer körperlicher Anstrengung / Sport
- Systemerkrankung
  - Amyloidose
  - Sarkoidose
- M. Osler-Rendu
- Alport-Syndrom (hereditäre Nephritis mit Trias: Chronisch interstitielle Nephritis, Innenohrschwerhörigkeit und Augenmißbildung)
- Erkrankungen des Herz-Kreislauf-Systems
  - Arteriosklerose
  - Herzinsuffizienz →158, →158
  - Hypertonus
  - Schock
- Medikamente/Farbstoffe/Nahrungsmittel mit Rotfärbung des Urins
  - α-Methyldopa
  - Rifampicin
  - Phenothiazin
  - Daunorubicin
  - Doxyrubicin
  - Rote Beete
  - Brombeeren
  - Rhodamin

▸ Postrenale/urologische Ursachen
- Zystitis
  - Blasentuberkulose
- Urolithiasis
- Tumoren
- Trauma
- Prostatahyperplasie
- Onanie
- Konkremente
  - Urolithiasis
  - Nierensteine
  - Blasensteine
  - Urethrolithiasis
- Entzündungen
  - Bilharziose
  - Urogenital-Tbc
    - *Niere*
    - *Harnleiter*
    - *Harnblase*
    - *Prostata*
  - Urethritis
  - Akute/chronische Zystitis
  - Pyelonephritis
- Mißbildung
  - Zystenniere
  - Nierenzyste

H

  - Nierenhypoplasie
  - Kelchdivertikel
  - Megaureter
  - Vesikoureterorenaler Reflux
  - Harnröhrenklappen
  - Meatusstenose
- Tumoren
  - Nieren
    - *Metastase*
    - *Wilms-Tumor*
    - *Nierenzell-Ca.*
  - Nierenbecken-Ca.
  - Harnleiter-Ca.
  - Prostata-Ca.
  - Urethra-Ca.

Einteilung II

Ursachen für Makrohämaturie

▸ Miktionsunabhängige Hämaturie
  - Tumor
  - Verletzung
  - Entzündung

▸ Initiale Hämaturie
- Blutungsort: Harnröhre
  - Stein
  - Verletzung
  - Fremdkörper
  - Entzündung
  - Harnblasen-Ca.
  - Prostata-Ca.

▸ Totale Hämaturie
- Blutungsort: Niere, Harnleiter, Harnblase
  - Prostataadenom /-Ca.
  - Zystitis
  - Harnblaseninfiltration
  - Nierentrauma
  - Urogenital-Tbc
  - Nierenvenenthrombose
  - Nierenveneninfarkt
  - Pyelonephritis
  - Hydronephrose
  - Nierenzysten
  - Zystennieren
  - Urolithiasis
  - Nieren-Ca.
  - Urothel-Ca.

▸ Terminale Hämaturie
- Blutungsort: Harnblasenauslaß
  - Fremdkörper
  - Endometriose
  - Bilharziose
  - Tbc
  - Stein
  - Zystitis
  - Harnblasen-Ca.
  - Prostataadenom /-Ca.

Hämoglobinzyanose,
s. Zylindrurie →366

Hämoglobin

Hämoglobin ist neben der Erythrozytenzahl und dem Hämatokrit der dritte wichtige Parameter zur Diagnostik, Verlaufs- und Therapiebeurteilung von Anämien, Polyglobulien und Polyzythämien. MCH, MCV und MCHC lassen sich von diesen Größen ableiten. Akute Blutungen können erst mit einer zeitlichen Verzögerung von mehr als 12 Stunden durch eine Verminderung des Hämoglobins in Erscheinung treten.

Referenzbereich	
Frau:	12,3-15,3 mg/dl
Mann:	14,0-17,5 mg/dl

s. Anämie →23,
s. Hämatokrit (PCV) →139,
s. Panzytopenie →273

Ursachen für eine Erhöhung des Hämoglobins

▸ Relative Polyglobulie
- Absolute Erythrozytenzahl normal, jedoch Plasmavolumen vermindert: s. Dehydratation →71

▸ Absolute Polyglobulie
- Klonale Proliferation der Erythropoese
  - Polycythaemia vera
  - Osteomyelosklerose

- Sekundäre Proliferation der Erythropoese
  - Hypoxische Polyglobulien
    - Chronische Lungenerkrankung
    - Z.n. Lungenresektion
    - Thoraxdeformitäten
    - Adipositas
    - Herzinsuffizienz
    - Herzvitien
    - Chronische CO-Vergiftung
    - Höhenaufenthalt
  - Vermehrte Erythropoetinbildung
    - Anämie →23
    - Nierenerkrankungen
      - *Hydronephrosen*
      - *Polyzystische Nieren*
      - *Nierentumoren*
      - *Nierenadenome*
    - Sekundäre Polyzythämien
      - *COPD*
      - *Pulmonale Fibrose*
      - *Aufenthalt in großen Höhen*
    - Schwangerschaft
    - Knochenmarkinsuffizienz
      - *Aplastisch*
      - *Eisenmangel*
    - Gewebshypoxie
    - Doping mit EPO
    - Paraneoplastische Syndrome
      - *Ovarial-Ca.*
      - *Kleinhirntumoren, Hepatome*
    - Familiäre Erythrozytose
  - Kompensatorische Erythropoetinvermehrung
    - Hypoxie
    - Große Höhen
    - Erkrankungen von Herz/Lunge
      - *Rechts-links-Shunt*
      - *Pickwick-Syndrom*
  - Hämoglobinstörungen
    - Raucher
    - Kongenitale Methämoglobinämie
    - Sulfhämoglobinämien
    - Erythrozytenenzymdefekte
  - Hormonale Stimulation der Erythropoese
    - Kortikoidtherapie
    - M. Cushing
    - Androgene
    - Hyperthyreose
  - Verschiedene Ursachen
    - Chronisches Magenulkus
    - Lebertumoren
    - Ovarialtumoren
    - Lungentumoren
    - Intoxikationen
      - *Kupfer*
      - *Benzol*
      - *Blei*
      - *Arsen*
      - *Kobalt*
    - Phäochromozytom
    - Akute Leukosen
    - Familiäre Erythrozytosen

Ursachen für eine Verminderung des Hämoglobins
s. Panzytopenie →273,
s. Anämie →23

Hämoglobin, glykosiliertes,
s. HbA1, HbA1c →156

Hämoglobinopathie,
s. Anämie →23

Hämoglobinurie,
s. Hämaturie →139

Hämolytische Anämie,
s. Anämie →23

Hämopexin,
s. Haptoglobin, Hämopexin →149

Hämoptoe, s. Auswurf von Blut aus den Luftwegen →44

Hämoptyse, s. Auswurf von Blut aus den Luftwegen →44

Hämorrhagische Diathese

Blutungsneigung

Pathologische Blutungsneigung (spontane Blutung oder Blutung ohne adäquates Trauma) aufgrund einer oder mehrerer Gerinnungsstörungen. Grundsätzlich können von dieser Störung die Gefäße, die plasmatischen Gerinnungsfaktoren oder die Thrombozyten betroffen sein. Die Klinik umfaßt Purpura, Muskel-, Gelenkblutungen, Epistaxis und Schleimhautblutungen. Häufige Ursachen für eine hämorrhagische Diathese sind Antikoagulanzien, quantitative oder qualitative Thrombozytenstörungen, vaskuläre Störungen mit erhöhter Gefäßfragilität, Hepatopathien, Vitamin-K-Mangel und hereditäre Koagulopathien. Bei V.a. eine hämorrhagische Diathese sollte zunächst ein Gerinnungsstatus durchgeführt werden, der sich aus der Anzahl der Thrombozyten, der Blutungszeit, der Thrombinzeit, der partiellen Thromboplastinzeit, D-Dimer und der quantitativen Bestimmung des Fibrinogens zusammensetzt.
Akute Blutungsgefahr besteht bei einem Quick-Wert < 10% oder bei einem Absinken der Thrombozytenzahl auf < 10.000/µl.

Vaskuläre Störungen mit hämorrhagischer Diathese

- Purpura Schoenlein-Henoch (Vaskulitis der kleinen Gefäße, häufig bei Kindern, oft im Anschluß an Atemwegsinfekte)
- Purpura fulminans
- Senil-atrophisch/Purpura senilis
- Chronischer Hyperkortisolismus
- Vitamin-C-Mangel
- Urämie
- Dysproteinämie
  - Paraproteinämie
  - Kryoglobulinämie
  - Hyperglobulinämie
- Bei begleitendem Infekt mit vaskulär allergischer Purpura
  - Lues
  - Bakterielle Meningitis
  - Scharlach
  - Sepsis
  - Diphtherie
  - Bakterielle Endokarditis
  - Leptospirose
  - Influenza
  - Masern
  - Pocken
  - Varizellen
  - Rickettsien
  - Malaria
  - Toxoplasmose
- Medikamente, die eine vaskulär-allergische Purpura erzeugen können
  - Sulfonamide
  - Phenazethine
  - Penicilline
  - Cumarin
  - Barbiturate
  - Atropin
  - ASS
- M. Osler
- Amyloidose
- Hereditär hämorrhagische Teleangiektasie
- Hereditäre Gefäß-/Bindegewebsmißbildung
  - Ehlers-Danlos-Syndrom mit erhöhter Gefäßfragilität (Bindegewebskrankheit mit Hyperelastizität der Haut, Überstreckbarkeit der Gelenke, Hämatomneigung)
  - Osteogenesis imperfecta
  - Marfan-Syndrom (Arachnodaktylie: Hyperplasie der knorpeligen Wachstumszonen. Graziler Hochwuchs mit

Überstreckbarkeit der Gelenke)
  - Pseudoxanthoma elasticum
- Pachymeningiosis haemorrhagica interna

Quantitative thrombozytäre Störungen

- Verringerte Produktion
  - Reduzierte Thrombopoese (dezimierte Megakaryozytenzahl)
    - Knochenmarkshypoplasie/-aplasie
      - *Chemikalien und Medikamente (Thiazide, Östrogene, Thyreostatika, Alkohol)*
      - *Strahlung*
      - *Infektionen HIV, Virushepatitis, Tuberkulose, Malaria, Coli-Sepsis, Meningokokkensepsis)*
      - *Knochenmarksinfiltration*
      - *(Leukämie, Lymphom, Plasmozytom, Osteomyelofibrose, Metastasen)*
    - Knochenmarkserkrankungen
      - *Fanconi-Syndrom (erbliche Störung des Aminosäurestoffwechsels mit Zystinspeicherung in verschiedenen Organen, rachitischem Minderwuchs und Nierenschädigung)*
      - *Amegakaryozytose*
    - Fehlende Stimulierung
    - Thrombopoetinmangel
  - Gestörte Reifung (normale oder erhöhte Megakaryozytenzahl)
    - Vitamin-H B_{12}-Mangel
    - Folsäuremangel
    - Erbliche Störungen
      - *Wiskott-Aldrich-Syndrom*
      - *May-Hegglin-Syndrom*
- Beschleunigter Abbau
  - Antikörper gegen Thrombozyten und nicht immunologisch bedingte Ursachen
    - Autoantikörper
    - Idiopathische Thrombozytopenie (Morbus Werlhof)
    - Hämolytische Anämie
    - Lymphoretikuläre Störungen
    - Systemischer Lupus erythematodes
    - Evans-Syndrom
    - Transplantatabstoßung
    - Fetomaternale Inkompatibilität
    - Kasbach-Merritt-Syndrom
    - Hyperthyreose
    - Sharp-Syndrom
    - Rheumatoide Arthritis
    - Arzneimittelinduzierte AK.
      - *Heparinassoziierte Thrombozytopenie!*
      - *Analgetika (Azetylsalizylsäure, Phenylbutazon)*
      - *Antibiotika (Sulfonamide, Rifampicin, Streptomycin)*
      - *Chinconaalkaloide (Chinin, Chinidin)*
      - *Herz-Kreislauf-Mittel (Digitoxin, α-Methyldopa, Captopril)*
      - *Metallverbindungen (Arsen, Gold, Quecksilber)*
      - *Sulfonamidderivate (Chlortalidon, Azetazolamid, Chlorthiazid, Diazoxid)*
      - *Sedativa (Barbiturate, Diphenylhydantoin, Apronalid, Meprobamat)*
      - *Verschiedene Medikamente (Kaliumjodid, Thioharnstoff, Chloroquin, Insektizide, Interferon)*
    - Alloantikörper
      - *Histoinkompatibilität (Fetus-Mutter)*
      - *Transfusionsfolge*
    - Parainfektiöse Thrombozytopenie!
      - *Masern*
      - *Mumps*
      - *Varizellen*
      - *Mononukleose*
      - *Zytomegalie*
      - *Epstein-Barr*
    - Vermehrter Verbrauch
      - *Disseminierte intravasle Koagulation (DIC)*

H

- *Verbrauchskoagulopathie*
  - Verlust bei Blutungen
  - Thrombotisch-thrombozytopenische Purpura (Morbus Moschcowitz)
  - Hämolytisch-urämisches Syndrom (HUS)
  - Schäden im Zusammenhang mit künstlichen Herzklappen
  - Extrakorporaler Kreislauf
  - Plasmaaustauschbehandlung
- ▸ Verteilungsstörung
  - Erhöhte Thrombozytenspeicherung bei Splenomegalie (Pooling)
    - Portale Hypertension
    - Splenomegalie unklarer Genese
    - Neoplastische Milzschwellung
    - Infektiöse Milzschwellung
  - Hypothermie (Anästhesie)
- ▸ Kombinierte Störungen

H

Qualitative thrombozytäre Störungen

- ▸ Thrombozytenfunktionsstörungen
  - Aspirin-like-Defekt
  - Antiaggregation mit Aspirin
  - Thrombopathische Thrombozytopenie
  - Fibrinspaltprodukte (disseminierte intravasale Gerinnung)
  - Urämie
  - Leberzirrhose
  - Paraproteinämie
  - Myeloproliferative Erkrankungen
  - Hereditär
    - Von-Willebrand-Krankheit
    - Thrombasthenie
    - Bernhard-Soulier-Syndrom
  - Thrombasthenia Glanzmann-Naegeli
  - Perniziöse Anämie
  - Myelodysplasien
  - Verschiedene angeborene Bindegewebserkrankungen
  - May-Hegglin-Anomalie
  - Gray-platelet-Syndrom

Koagulopathien

- ▸ Erworben
  - Medikamentös/toxisch
    - Heparin
    - Kumarine
    - Antibiotika
      - *Sulfonamide*
      - *Cephalosporine*
      - *Tetrazykline*
    - Cholestyramin
    - L-Asparaginase
  - Fibrinolysetherapie
  - Bei Hepatopathien (Hepatitis, Leberzirrhose)
    - Erhöhter Verbrauch von Gerinnungsfaktoren
      - *Diffuse intravasale Gerinnung*
      - *Fibrinolyse*
      - *Fibrinogenolyse*
    - Thrombozytenfunktionsstörung
      - *C2-Abusus*
      - *Azotämie*
    - Thrombozytopenien →338
      - *Splenomegalie bei portaler Hypertension*
      - *Folsäuremangel*
      - *Verbrauchskoagulopathie*
      - *C2-Abusus*
    - Gerinnungsfaktorenmangel
      - *Faktor-Mangel: V, VII, IX, X, XI, XIII*
      - *Antiplastin*
      - *Prothrombin*
      - *Fibrinogen*
    - Verminderter hepatischer Abbau
      - *Fibrinspaltprodukte*
      - *Aktivierte Gerinnungsfaktoren*
      - *Plasminogenaktivatoren*
  - Vitamin-K-Mangel
    - Kumarine
    - Cephalosporine
    - Vitamin-K-Mangel bei Neugeborenen
    - Diätfehler
    - Parenterale Ernährung
    - Biliäre Obstruktion (verminderte Aufnahme fettlöslicher Vitamine)
    - Malabsorption (verminderte Aufnahme fettlöslicher Vitamine)
    - Gestörte Darmflora (verminderte Bil-

dung von Vitamin K)
  - Starke gastrointestinale Blutung
  - Therapie mit Cholestyramin (Bindung fettlöslicher Vitamine)
- Malabsorption
- Diätfehler
- Disseminierte intravasale Gerinnung/ Verbrauchskoagulopathie
  - Schwere bakterielle, virale, mykotische und parasitäre Infektionen
  - Schwere Traumatisierung
    - *Große Operationen*
    - *Akute Pankreatitis*
    - *Verbrennungen*
    - *Herzinfarkt*
    - *Schädel-Hirn-Trauma*
  - Neoplasien
    - *Karzinome*
    - *Metastasen*
    - *Akute Leukämien*
  - Geburtshilfliche Komplikationen
    - *Septischer Abort*
    - *HELLP-Syndrom*
    - *Fruchtwasserembolie*
    - *Vorzeitige Plazentaablösung*
    - *Intrauteriner Fruchttod*
  - Gefäßerkrankungen
    - *Vaskulitiden*
    - *Zyanotische Herzvitien*
    - *Große Aneurysmen*
    - *Große Gefäßprothesen*
  - Verschiedene Ursachen
    - *Schock →312*
    - *Zustand nach Kreislaufstillstand*
    - *Anaphylaktischer Schock*
    - *Transplantatabstoßung*
    - *Graft-versus-host-Syndrom*
    - *Laktatazidose*
    - *Hypothermie*
    - *Schwere Hepatopathie*

▸ Hereditär
- Hämophilie A,B
- Von-Willebrand-Jürgens-Syndrom
- Wiskott-Aldrich-Syndrom
- Dysfibrinogenämie
- Afibrinogenämie
- Mangel an
  - Faktor: II, V, VII, X, XI, XII, XIII
  - α_1-Antitrypsin
  - Protein C
  - α_2-Makroglobulin
  - C1-Inhibitor
  - α_2-Antiplasmin
- Bernard-Soulier-Syndrom
- Thrombasthenie
- Hermansky-Pudlak-Syndrom
- Chediak-Higashi-Syndrom
- M. Osler
- Ehlers-Danlos-Syndrom (Bindegewebskrankheit mit Hyperelastizität der Haut, Überstreckbarkeit der Gelenke, Hämatomneigung)
- Purpura simplex
- Gray-platelet-Syndrom
- Teleangiektasie

Hämorrhagische Ergüsse, s. Pleuraerguß →282

Halithosis, s. Foetor ex ore →120

Halsschmerzen

s. Globusgefühl →136

- Seitenstrangangina
- Streptokokkenangina
- Angina catarrhalis
- Angina Plaut-Vincent
- Scharlach
- Tonsillarabszeß
- Ulzerose oder nekrotisierende Angina
  - Akute Leukosen
  - Agranulozytose
- Lues mit Tonsillenbefall
- Tonsillen-Ca.
- Infektion der lingualen Tonsillen
- Infektiöse Mononukleose M. Pfeiffer
- Diphtherie
- Laryngitis

- Thyreoiditis
- Retropharyngealabszeß
- Tracheobronchitis
- Halsphlegmone
- Fremdkörper im Pharynxbereich
- Viruspharyngitis
  - HSV
- Stomatitiden
- Epiglottitis
- Tetanus mit Schmerzen und Steife im Kiefer
- Gonokokkenpharyngitis
- M. Hodgkin

Halsschwellung

Infektiös-entzündliche Ursachen

H

- Pharyngitis
- Tonsillitis
- Parotitis
- Laryngitis
- Abszeß
- Phlegmone
- Lymphadenitis
- Bei Zahnerkrankungen
- Stomatitis
- Mundbodenphlegmone
- Lippenentzündung
- Bakterienerkrankungen
  - Scharlach
  - Tuberkulose
    - *Lymphadenitis tuberculosa*
  - Brucellose
  - Listeriose
  - Syphilis
  - Angina Plaut-Vincent (nekrotisierende Tonsillitis durch Fusobakterien und Borrelien)
- Pilzerkrankungen
  - Zervikofaziale Aktinomykosen
- Viruserkrankungen
  - Infektiöse Mononukleose
  - Herpes-Viren
  - Röteln
  - Mumps
  - Tularämie
  - Katzenkratzkrankheit
  - HIV
- Tropenerkrankungen
  - Lepra
  - Leishmaniose
  - Trypanosomenerkrankung
- Zoonose
  - Toxoplasmose
- Lymphadenitis bei den o.g. Erkrankungen (s. Lymphadenopathie →229)

Schilddrüsenerkrankungen

- Struma
- Struma nodosa
- Schilddrüsenzysten
- Thyreoitiden
  - Hashimoto
  - Subakute
  - Akut-eitrige
- Struma maligna

s. Lymphadenopathie →229

Zysten/Mißbildungen

- Mundbodenzyste
- Ranula der Sublingualdrüse
- Laterale oder mediale Halszysten
- Dermoidzysten
- Epidermoidzysten
- Zystische Lymphangiome
- Turner-Syndrom
- Dystopes Schilddrüsengewebe

Blutungen

- Hämatome

Tumoren

- Hodgkin-Lymphome
- Non-Hodgkin-Lymphome
- Lipom
- Fibrom
- Leukämien
- Lymphknotenmetastasen
- Lymphosarkom
- AML
- CML
- Osteomyelosklerose
- Plasmozytom

- Ca. im Bereich
  - Submandibularis
  - Mundboden
  - Tonsillen
  - Kehlkopf
  - Pharynx
  - Hypopharynx
  - Parotis
- Epithelkörperchenadenom

Verschiedene Ursachen

- Bei rheumatischen Erkrankungen
  - SLE
  - Primär rheumatische Arthritis
  - Still-Syndrom (juvenile Form der rheumatoiden Arthritis)
  - Felty-Syndrom (Sonderform der rheumatoiden Arthritis: Rheumatoide Arthritis, Splenomegalie und Leukopenie)
- M. Boeck
- Chronische Sialadenitis submandibularis
- Bakterielle Sialadenitis submandibularis
- Sialolithiasis der Glandula submandibularis
- Reaktive Lymphadenopathie durch Medikamente
- Tumor der Mandibula
- Tumor der Submandibulardrüse
- Lymphknotenmetastasen
  - Ca. im Mund-Rachen-Raum
- Laryngozele
- Hypopharynxdivertikel
- Obere Einflußstauung
  - Stokes-Kragen
- Hautemphysem
  - Nach Rippenfraktur
- Degenerative Veränderungen der HWS
- Kehlkopfperichondritis
- Glomustumor
- Neurinom
  - Schwannom
  - Neurofibrom
- Karotisparaganglion
- Lipome
- Thrombophlebitis der Vena jugularis interna

Halsvenenstauung

Stokes-Kragen

Erweiterung der Hautvenen der oberen Körperhälfte mit Zyanose, Hautödem und Dickenzunahme des Halses (Halsvenenstauung) bei oberer Einflußstauung.

- Herzinsuffizienz
- Mediastinalneoplasma
- Mediastinalemphysem
- Hodgkin-Lymphom
- Thymom
- Substernale Struma
- Aortenaneurysma
- Pericarditis constrictiva
- Perikarderguß

Handkontraktur,
s. Fingerkontraktur →118

Handmuskelatrophie

▸ Häufige Ursachen

- Karpaltunnelsyndrom
- Ulnarislähmung
- Radialislähmung
- Armplexuslähmung
- Pancoast-Tumor
- Spinale Muskelatrophie
- Syringomyelie
- Myatrophische Lateralsklerose

Haptoglobin, Hämopexin

Akute-Phase-Protein und Transportprotein. Haptoglobin und Hämopexin reagieren nacheinander. Normalerweise wird Hämoglobin in Milz, Leber und Knochemark abgebaut. Erst bei Überschreitung der Kapazitäten in diesen Organen kommt es bei intravasaler

H

Hämolyse zu einer Bindung von Hämoglobin an Haptoglobin. Falls bei weiterbestehender Hämolyse auch die Haptoglobinbindungskapazität überschritten wird, tritt freies Hämoglobin im Plasma auf. Dieses wird zu Hämatinderivaten umgebaut und mittels Hämopexin zum retikuloendothelialen System transportiert. Bei Hämolyse kommt es also zunächst zum Absinken der Haptoglobinkonzentration. Ist der Haptoglobinwert auf nicht mehr meßbare Werte abgesunken, kann zur weiteren Abschätzung des Ausmaßes einer intravasalen Hämolyse die Hämopexinbestimmung durchgeführt werden.

Haptoglobin ist häufig bei mäßiger Hämolyse bereits stark erniedrigt. Bei gleichzeitig bestehender Aktivierung von Haptoglobin als Akute-Phase-Protein kann die hämolytisch bedingte Verminderung maskiert werden.

Indikation bei Diagnostik und Verlaufsbeurteilung hämolytischer Erkrankungen.

Referenzbereich	
Haptoglobin	50-330 mg/dl
Hämopexin	50-115 mg/dl

Ursachen für eine Verminderung des Haptoglobins im Serum

- Hämolytische Anämie
- Hepatopathien
- Malabsorptionssyndrom
- Angeborene Haptoglobinverminderung
- Häufung bei Menschen dunkler Hautfarbe in Nigeria

Ursachen für eine Erhöhung des Haptoglobins im Serum

- Aktivierung des Akute-Phase-Proteins
  - Akute und chronische Entzündungen
  - Malignome
  - Nekrosen
- Plasmozytom
- Cholestasen
- Rheumatische Erkrankungen
- Eisenmangelanämie
- Hodgkin-Lymphom
- Nephrotisches Syndrom
- Amyloidose

Ursachen für eine Verminderung des Hämopexins im Serum

- Starke intravasale Hämolyse
- Hämolytische Anämien
- Chronische Hepatopathien
- Malabsorptionssyndrom
- Porphyria cutanea tarda

Ursachen für eine Erhöhung des Hämopexins im Serum

- Schnell wachsende Melanome

Harnblasenbeschwerden

- Zystitis
- Blasensteine
- Blasendivertikel
- Infektionen in der Blase
  - Trichomonaden
  - Gonorrhö
  - Tbc
  - Bilharziose
- Fremdkörper in der Blase
- Tumoren der Blase
- Tumorinfiltrationen aus Zervix-Ca. oder Rektum-Ca.
- Diabetes mellitus
- Myelitis
- Descensus uteri
- Medikamente
  - Isoniazid
  - Phenothiazin

Harndrang, gehäufter,
s. Pollakisurie →285
s. Harninkontinenz →151

Harndrang, häufiger,
s. Pollakisurie →285.

Harninkontinenz

Unfreiwilliger Harnabgang. Prävalenz mit höherem Alter zunehmend. Häufigste Ursachen sind Streßinkontinenz, Urgeinkontinenz, Reflexinkontinenz und Überlaufinkontinenz. Risikofaktoren: Alter, weibliches Geschlecht, Prostatahyperplasie, Multipari, Demenz, Diabetes mellitus, multiple Sklerose und Apoplex.

- ▸ Streßinkontinenz
  Durch insuffiziente Sphinkterfunktion und passiven Druckanstieg in der Harnblase wie Husten, Lastenheben oder Lachen. Kein Drang vor dem Wasserlassen, eher kleines Harnvolumen, Harnstrahl stoppbar, keine Blasenschmerzen
  - Gravidität
  - Multipari
  - Adipositas
  - Frauen in der Menopause
  - Blasentumor
  - Z.n. Hysterektomie
  - Z.n. Prostatektomie
- ▸ Urgeinkontinenz
  Überschießende Detrusorkontraktion; motorische oder sensorische Blasendetrusordyssynergie. Starker Drang vor dem Wasserlassen, eher großes Harnvolumen, Harnstrahl nicht stoppbar, häufig Nykturie.
  - Zystitis
  - Urethritis
  - Chemische oder mechanische Blasenirritation
  - Blasenpapillom
  - Blasen-Ca.
  - Blasenstein
  - Demenz
  - Psychogen
- ▸ Reflexinkontinenz
  Fehlende willkürliche Kontrolle über den Miktionsreflex. Fehlender oder schwacher Harndrang, mittleres Harnvolumen, Harnstrahl nicht stoppbar.
  - Querschnittslähmung oberhalb T_{12}
    - Trauma
    - Tumor
  - Syringomyelie
  - Conus-medullaris-Syndrom
- ▸ Überlaufinkontinenz
  Passive Überdehnung der Blasenwand übersteigt Druck in der Harnröhre bei fehlender Detrusorkontraktion. Meist bei infravesikaler Obstruktion.
  - Prostataadenom
  - Prostata-Ca.
  - Harnröhrenstriktur
  - Funktionelle Austreibungsschwäche der Blase myogener oder neurogener Ursache
    - Diabetes mellitus
    - Multiple Sklerose
- ▸ Verschiedene Ursachen
  - Reizblase
  - Z.n. Blasen-Op.
  - Z.n. Prostata-Op.
  - Enuresis nocturna
  - Vaginaler Ausfluß
  - Medikamentenbedingt
    - Diuretika

Harnsäure

Der Harnsäure-Pool des Organismus beträgt ca. 1 g. Die Harnsäuresynthese zur Verstoffwechselung von Purinen findet nur in Geweben mit Xanthinoxidase statt, vorwiegend Leber und Dünndarm. Die Harnsäureelimination erfolgt zu über 80% über die Niere und zu über 20% über den Darm. Man unterscheidet die primäre (familiäre oder idiopathische Hyperurikämie) und die sekundäre (vermehrte Purinaufnahme, verstärkter Abbau von körpereigenen Purinen, verminderte renale Ausscheidung von Harnsäure, vermehrter Zellzerfall mit Anfall von Purinen) Hyperurikämie. Bezogen auf den Grenzwert

H

> 6,5 mg/dl liegt die Prävalenz in Deutschland bei ca. 29% bei Männern und bei ca. 3% bei Frauen. Das Ausmaß der Hyperurikämie wird von Umweltfaktoren bestimmt wie Ernährung, körperliche Aktivität, Alkohol und Medikamente. Bei einer mehrfach gemessenen Erhöhung der Harnsäure > 6,5 mg/dl sollte zudem die Harnsäureausscheidung gemessen werden. Als Komplikationen einer Hyperurikämie gelten: Akuter Gichtanfall, chronische-Weichteil- und/oder Knochentophi, Nephrolithiasis sowie die akute Harnsäurenephropathie.

Referenzbereich	
Harnsäure im Serum	
Männer	3,6–8,2 mg/dl
Frauen	2,3–6,1 mg/dl
Harnsäureausscheidung	bis 800 mg

- Überproduktion, bei primärer Störung
  - Idiopathisch
  - HPRT-Mangel (Hypoxanthin-Phosphoribosyltransferase)
    - Lesch-Nyhan-Syndrom
    - Kelley-Segmiller-Syndrom
  - Vermehrte PRPP-Synthase-Aktivität (Phosphoribosylphosphat)
- Überproduktion, bei sekundärer Störung
  - Purinreiche Kost
  - Fruktosereiche Kost
  - Infusionen mit Sorbit oder Xylit
  - Zytostatische Therapie
  - G-6-Phosphatase-Mangel
  - Psoriasis
  - Polyglobulie
  - Polycythaemia vera
  - Hämolytische Erkrankungen
  - Myeloproliferative Erkrankungen
  - Plasmozytom
  - Hungerzustände/Fasten
  - Diuretika: Thiazide
  - Transplantatbezogene Hyperurikämie nach Nieren- oder Herztransplantation und Cyclosporintherapie
- Verminderte renale Elimination, bei primärer Störung
  - Idiopathisch
- Verminderte renale Elimination, bei sekundärer Störung
  - Alkoholgenuß
  - Niereninsuffizienz
  - Diabetes insipidus
  - Hypertonus
  - Ketoazidosen
    - Diabetes mellitus
    - Fasten
  - Laktatazidosen
  - Hyperparathyreoidismus
  - Hyperkalzämie
  - Hypothyreose
  - Hyperthyreoidismus
  - Glykogenspeicherkrankheit
  - Akromegalie
  - Bartter-Syndrom (kongenitale Tubulusstörung mit Kaliumverlust, erhöhtem Aldosteron, Exsikkose, Alkalose und Muskelschwäche; nicht verwechseln mit Schwartz-Bartter-Syndrom/SIADH)
  - Down-Syndrom
  - Medikamente
    - Salizylate (< 3 g/d)
    - Saluretika
    - Zytostatika
    - Cyclosporin A
    - L-Dopa
    - Omeprazol
    - Ethambutol
    - Nikotinsäure
  - Sarkoidose
  - Bleiintoxikation
- Verschiedene Ursachen
  - Zellzerfall
    - Tumor
    - Chemotherapie
  - Hypercholesterinämie Typ II
  - Respiratorische Azidose

Harnsäuresteine,
s. Nephrolithiasis →255

Harnstau, s. Anurie, s. Nierenversagen, akutes d259 →34

Harnstoff

Wird in der Leber gebildet und ist das Endprodukt des Eiweiß- und Aminosäurestoffwechsels. Elimination über die Niere durch glomeruläre Filtration. Etwa 40-60% des filtrierten Harnstoffs diffundieren unabhängig von der tubulären Flußrate wieder in den proximalen Tubulus zurück. Die Rückdiffusion im distalen Tubulus ist jedoch abhängig vom Urinfluß. Starke Diurese bedingt somit eine verminderte Rückresorption. Im Gegensatz steigt der Serum-Harnstoffgehalt bei Durst oder Exsikkose (geringer Urinfluß) an. Die Harnstoffbildung ist zudem von der täglichen Eiweißzufuhr und von der Abbaumenge des Eiweißes abhängig. Zu passager hohen Harnstoffwerten kann es deshalb bei fieberhaften Zuständen mit ungenügender Flüssigkeitszufuhr kommen.
Anstieg über die Norm in der Regel erst bei einem Absinken der glomerulären Flußrate auf 30% des Normalwerts.
Indikation zur Verlaufsbeurteilung und Diagnose der Niereninsuffizienz, Überwachung der Diät bei chronischer Niereninsuffizienz, Differentialdiagnose komatoser Zustände und für die Bestimmung der Anionenlücke →31.

Referenzbereich	10-44 mg/dl

Ursachen für eine Erhöhung des Harnstoffwertes

- s. Kreatinin →212
- Akutes Nierenversagen (Quotient: Harnstoff/Kreatinin bis ca. 10 mg/dl)
- Chronisches Nierenversagen
- Prärenale Niereninsuff. (Quotient: Harnstoff/Kreatinin > 10 mg/dl)
- Postrenale Niereninsuff. (Quotient: Harnstoff/Kreatinin > 10 mg/dl)
- Aufnahme von eiweißreicher Kost in großen Mengen

Harnverhalt, s. Anurie, s. Nierenversagen, akutes d259 →34

Hautknistern

- Hautemphysem
  - Lungenverletzung
  - Rippenfraktur
  - Thoraxfraktur
  - Anlage eines zentralen Venenkatheters
- Mediastinalemphysem
- Boerhave-Syndrom
- Gasbrand

Hautreaktionen nach systemischer Medikamentengabe

Art der Hautreaktionen und ursächliche Medikamente:

- ▸ Toxisches Erythem:
  - Antibiotika (Sulfonamide, Trimethoprim-Sulfamethoxazol), Thiazide, Sulfonylharnstoffe, Barbiturate
- ▸ Erythema exsudativum multiforme
  - Allopurinol
  - Tetrazykline
- ▸ Erythema nodosum
  - Orale Kontrazeptiva
- ▸ Allergische Vaskulitis
  - Sulfonamide
- ▸ Purpura
  - Sulfonamide
  - Sulfonylharnstoffe
  - Barbiturate
  - Chinidin
  - Sulindac

H

- Penicillin

▸ Ekzem
- Neomycin
- Phenothiazin
- Lokalanästhetika
- Allopurinol

▸ Exfoliative Dermatitis, Erythrodermia acuta toxica
- Isoniazid
- Gold
- Carbamazepin
- Sulfonamide
- Quecksilber
- Chinin
- Opiate
- Sulfonamide

H

▸ Lichenoid, Lichen-planus-ähnliche Hautveränderungen
- Carbamazepin
- Sulfonamide
- Penicillamin
- Barbiturate
- NSAID
- Indomethazin
- Phenytoin
- Allopurinol
- Ibuprofen
- Chlorpropamid
- Dapson
- Ethambutol
- Furosemid
- Goldsalze
- Chloroquin, Hydroxychloroquin
- Thiazide
- Meprobamat
- Methyldopa
- Penicillamin
- Phenothiazin
- Pindolol
- Propranolol
- Chinin
- Streptomycin
- Sulfonylharnstoffe
- Tetrazyklin

▸ Photosensibilität
- Sulfonamidhaltige Verbindungen
  - Thiazide
  - Furosemide
  - Sulfonylharnstoffe
  - Tetrazykline
  - Phenothiazine
  - Amiodaron
  - NSAID
  - Indomethazin
- Hydralazin
- Procainamid

▸ Medikamentös induzierter Lupus erythematodes
- Isoniazid
- Phenytoin
- Bismuth

▸ Zahlreiche Medikamente verursachen ein fixes Arzneimittelexanthem
- Antibiotika (Tetrazykline)
- Analgetika
- Barbiturate
- Antihistaminika
- Phenolphtalein
- Ibuprofen
- Naproxen

▸ Zahlreiche Medikamente verursachen eine toxische epidermale Nekrolyse
- Sulfonamide
- NSAID
- Barbiturate
- Phenytoin
- Penicilline

▸ Urtikaria
- NSAID
- Opiate
- Salyzilate
- Sulfonamide
- ACE-Hemmer
- NSAID

▸ Pruritus
- Pruritus ani durch Candida nach antibiotischer Therapie
- Chemotherapie

▸ Haarausfall
- Antikoagulanzien

- Thyreostatika
- Vitamin-A-Überdosierung
- Clofibrate
- Nikotinsäure
- Thallium
- Antimykotika
- Gentamycin
- Orale Kontrazeptiva
- Allopurinol
- Propranolol
- Indomethacin
- Salizylate
- Levodopa
- Steroide
- Retinoide
- β-Blocker
- Orale Kontrazeptiva

▸ Pigmentveränderungen
- Chlorpromazin
- Phenothiazine
- Silber
- Gold
- Bismuth
- Quinacrin
- Chloroquin
- Amiodaron
- Zidovudine (AZT

▸ Psoriasisähnliche Hautveränderungen
- Lithium
- Pindolol
- Propranolol
- Sulfonamide
- Amodiaquin
- Barbiturate
- Bismuth

▸ Pityriasisähnliche Hautveränderungen
- Captopril
- Clonidin
- Methopromazin
- Metoprolol
- Metronidazol
- Cimetidine
- Goldsalze

▸ Seborrhoähnliche Hautveränderungen
- Methyldopa
- Aspirin

▸ Bullöse Hautveränderungen
- Barbiturate
- Bromide
- Chlorpromazin
- Warfarin
- Phenytoin
- Sulfonamide
- Promethazin

Hautrötung, s. Gesichtsrötung →134

Hautveränderungen und zugehörige Ursachen

▸ Blässe
- Anämie
- Hypophyseninsuffizienz
- Chronische Niereninsuffizienz

▸ Trockene Haut
- Hypothyreose
- Atopiker
- Chronische Niereninsuffizienz

▸ Gesichtsrötung
- Polycythaemia vera
- M. Cushing
- Hypertonus
- Alkoholabusus
- Diabetes mellitus
- Karzinoidsyndrom
- Facies mitralis

▸ Gelbliche Haut
- Ikterus
- Medikamente
- β-Karotin

▸ Dünne Haut
- Cushing-Syndrom

▸ Dicke Haut
- Sklerodermie
- Akromegalie
- Hypothyreose

▸ Spider naevi
- Hepatopathie

▸ Einblutungen
- Hämorrhagische Diathese/Koagulopa-

thien
- Vaskulitiden
- Senile Purpura
- Purpura Schoenlein-Henoch (Vaskulitis der kleinen Gefäße, häufig bei Kindern, oft im Anschluß an Atemwegsinfekte)
- Grey-Turner- und Cullen-Zeichen bei schwerer Pankreatitis
- Teleangiektasien primäre und sekundäre Teleangiektasien

HbA1, HbA1c

Spontane, nichtenzymatische und irreversible Glykosilierung der Hämoglobine (Glykohämoglobine). Das Ausmaß dieser sog. Glykilierung hängt neben der Lebensdauer des Reaktionspartners im wesentlichen von Ausmaß und Dauer der Blutglukoseerhöhung ab. Ausgangspunkt ist das native unglykierte Hämoglobin A0 (2 α- und 2 β-Ketten). Durch Glykilierung der verschiedenen Aminogruppen entstehen die verschiedenen Untergruppen: HbA1a1, HbA1a2, HbA1b, HbA1c. Die Summe der Untergruppen wird HbA1 bezeichnet. HbA1 besteht zu ca. 80% aus HbA1c. Mit den Glykohämoglobinen kann der mittlere Blutwert der letzten 6-8 Wochen ermittelt werden. Sie werden deshalb beim Screening für Diabetes mellitus und als Verlaufskontrolle bei der Therapie des Diabetes mellitus eingesetzt. Referenzbereich: Die Alters- und Geschlechtsabhängigkeit der Glykohämoglobine ist nicht gesichert. Die Referenzbereiche schwanken je nach verwendeter Methode und je nach Bestimmung von HbA1 oder HbA1c.
s. Hyperglykämie →173

HCG, s. Humanes Choriongonadotropin (hCG) →171

Heinz-Innenkörper, s. Erythrozytenmorphe, veränderte →104

Heiserkeit

- Virusinfekte der oberen Atemwege
  - Entzündung von Kehlkopf und Stimmbändern
- Angina
- Pharyngitis
- Laryngitis
- Larynxpolypen
- Larynx-Ca.
- Bronchial-Ca.
- Chronische Bronchitis
- Myopathische Lähmung
- Rekurrensparese
- Chronische Reizung und Entzündung der Stimmbänder bei Rauchern
- Akute Reizung durch starke Kälte oder durch eingeatmete Stäube, Dämpfe, Rauchwolken
- Zu trockene und zu warme Raumluft und zu geringe Trinkmenge
- Allergien
- Chronische, meist durch die berufliche Tätigkeit bedingte Einatmung von chemischen Reizstoffen
- Dauerbeanspruchung des Sprechapparates beim Schreien, lauten Sprechen oder Singen über einen längeren Zeitraum
- Fehlbelastung der Stimmbänder durch falsche Atem- und Sprechtechnik
- Stimmbandknötchen oder sonstige gutartige Wucherungen
- Bösartige Tumoren der Stimmbänder, des Kehlkopfs oder seiner Umgebung
- Schilddrüsenerkrankung
- Kropfbildung
- Bösartige Tumoren der Schilddrüse
- Psychische Faktoren, bei denen die Stimme versagt
  - Unsicherheit

- Nervosität
- Angst

Heißhunger, s. Freßsucht →122

Hemeralopie, s. Nachtblindheit →249

Hepatitis, s. Lebererkrankungen →218

Hepatopathie,
s. Lebererkrankungen →218

Hepatosplenomegalie

Vergrößerung von Leber und Milz.
s. Splenomegalie →322

- Portale Hypertension
  - Leberzirrhose
  - Budd-Chiari-Syndrom (Stenose oder Verschluß der Lebervene)
  - Banti-Syndrom (idiopathische portale Hypertension)
  - Sarkoidose
  - Primär biliäre Zirrhose
  - Zystenleber
  - Multiple Lebermetastasen
  - Stauungsleber
  - Fettleber
  - Extrahepatische Cholestase
    - Tumoren
    - Cholangitis
  - Steine
  - Drogenikterus
- Infektionen
  - Virushepatitiden
  - Brucellose (M. Bang)
  - Infektiöse Mononukleose
  - Typhus abdominalis
  - Amöbiasis
  - Malaria
  - Leptospirose
  - Rückfallfieber
  - Echinokokkose
  - Schistosoma
  - Leishmaniose
  - Histoplasmose
  - Bilharziose
- Retikulosen
  - Abt-Letterer-Siwe-Syndrom (Retikulose bei Kindern und Jugendlichen)
  - Hodgkin-Lymphom
- Myeloproliferative Erkrankungen
  - Essentielle Thrombozythämie
  - Polycythaemia vera
  - Osteomyelosklerose
  - Chronische Myelose
  - Leukämien
- Anämie
  - Hämolytische Anämien/Hämoglobinopathien
    - Thalassämie
    - Sichelzellenanämie
    - Glukose-6-Phosphat-Mangel
    - Immunhämolytische Anämie
- Stoffwechselerkrankungen
  - M. Gaucher
  - M. Wilson
  - M. Niemann-Pick
  - Hämochromatose
  - Galaktosämie
  - Amyloidose
  - Pfaundler-Hurler-Krankheit
  - Glykogenose Typ IV
  - Familiäre Hyperlipämie
- Verschiedene Ursachen
  - Zystische Fibrose
  - Histiozytose X
  - Felty-Syndrom (Sonderform der rheumatoiden Arthritis: Rheumatoide Arthritis, Splenomegalie und Leukopenie)
  - M. haemolyticus neonatorum
  - Still-Syndrom (juvenile Form der rheumatoiden Arthritis)
  - M. Osler
  - Sideroblastische Anämie
  - Mikroangiopathie Moschcowitz
  - Miliar-Tbc
  - Rezidivierende Lungenembolie

H

Herzgeräusche,
s. Herztöne, Herzgeräusche →165,
s. Diastolikum →79,
s. Systolikum →329,
s. Systolisch-diastolisches Geräusch →330

Herzinsuffizienz, akute

- Bradykarde Herzrhythmusstörungen
- Tachykarde Herzrhythmusstörungen
- Hypertensive Krise
- Ursachen im Bereich des Myokards mit Linksherzinsuffizienz
  - Myogenes Pumpversagen
  - Medikamente/Intoxikation
    - β-Blocker
    - Verapamil
  - Postoperatives Pumpversagen
  - Myokarditis
  - Septumruptur bei Myokardinfarkt
  - Kardiomyopathien
    - Dilatative Kardiomyopathie
    - Konstriktive Kardiomyopathie
- Ursachen im Bereich der Herzklappen
  - Prothesenfehlfunktion
  - Dekompensierte Aortenstenose
  - Dekompensierte Mitralstenose
  - Klappendestruktion bei Endokarditis
  - Papillarmuskelruptur bei Infarkt
- Pulmonale Hypertonie
    - Lungenembolie
- Perikardtamponade
  - Aortendissektion Typ A
  - Perikarditis/konstriktive Perikarditis
    - Idiopathisch
    - Urämisch
  - Ruptur der freien Ventrikelwand bei Infarkt
- Verschiedene Ursachen
  - Kreislaufschock nichtkardialer Genese
  - Lungenödem nichtkardialer Genese
  - Dyspnoe nichtkardialer Genese
  - Zyanose nichtkardialer Genese
  - Ödeme nichtkardialer Genese
  - Halsvenenstauung nichtkardialer Genese
  - Pleuraergüsse nichtkardialer Genese

Herzinsuffizienz, chronische

Verminderte körperliche Belastbarkeit aufgrund einer ventrikulären Funktionsstörung. Klinisches Syndrom mit unterschiedlicher Ätiologie. Unterscheide zwischen akuter und chronischer Herzinsuffizienz sowie Low-output failure (KHK, Klappenstenosen, Kardiomyopathie) und High-output failure (Anämie, Hyperthyreose). Je nach betroffener Kammer findet man eine Links-, Rechts- oder Globalherzinsuffizienz. Pathophysiologisch unterscheidet man bei einem Low-output failure zwischen systolischer Ventrikelstörung, diastolischer Ventrikelstörung oder Herzrhythmusstörung. In über 80% findet sich als Ursache entweder eine KHK, eine hypertensive Herzkrankheit oder zunehmendes Lebensalter. Klinische Einteilung der Herzinsuffizienz nach den NYHA-Stadien I-IV: NYHA I (Einschränkung nur in der Endphase der subjektiv maximalen Belastbarkeit); NYHA II (nur noch mittelschwere Belastbarkeit); NYHA III (Beschwerden bereits bei leichter Belastung); NYHA IV (Beschwerden bereits in Ruhe vorhanden).

Ursachen für Rechtsherzinsuffizienz

- Pulmonale Hypertonie/chronische Pneumopathien
  - Asthma bronchiale
  - Chronische Bronchitis
  - Lungenemphysem
  - Lungenfibrose
  - Pneumokoniosen
  - Silikosen
  - Exogen allergische Alveolitis
  - Sarkoidosen
  - Sklerodermie mit Lungenbeteiligung

- Kyphoskoliose
- Pleuraschwielen
- Wabenlunge
- Einflußstauung
- Tachykardie
- Polyglobulie
- Pulmonalstenose
- Pulmonalinsuffizienz
- Trikuspidalinsuffizienz
- Mitralstenose
- Pickwick-Syndrom
- Z.n. Lungenresektion
- Schwere rezidivierende Lugenembolien
- Rechtsventrikulärer Herzinfarkt
- Sekundäre Rechtsherzinsuffizienz nach linksventrikulärer Herzinsuffizienz

Ursachen für Linksherzinsuffizienz

▸ Low-output failure
- KHK
  - Myokardinfarkt
  - Koronare Minderversorgung
- Hypertensive Herzkrankheit
- Arrhythmien
  - Absolute Tachyarrhythmie bei Vorhofflimmern
- Herzklappenfehler
  - Papillarmuskelabriß
  - Aortenstenose
  - Mitralklappeninsuffizienz
  - Aorteninsuffizienz
- Herzwandaneurysma
- Perimyokarditis
- Kardiomyopathien
- Medikamente
  - Negativ inotrop wirksame Medikamente
  - Adriblastin
  - Barbiturate
  - Phenothiazine
  - Alkohol
  - Amytriptilin
  - Imipramin
- Sepsis
- Diastolische Ventrikelfüllungsstörung
  - Hypovolämie
  - Herzbeuteltamponade
  - Perikarderguß
  - Konstriktive Perikarditis
  - Restriktive Kardiomyopathie
  - Mediastinaltumoren
  - Pancoast-Tumor
  - Vena-cava-Thrombose
- Eiweißmangel
- Alkoholabusus

▸ High-output failure
- Anämie
- Arteriovenöse Fisteln
- Hypoxie
- M. Paget
- Beri-Beri
- Hyperthyreose

Angeborene Herzfehler als Ursache für Herzinsuffizienz

- Links-rechts-Shunt
  - Vorhofseptumdefekt
  - Offener Ductus Botalli
  - Ventrikelseptumdefekt
  - Truncus arteriosus communis
  - Aorto pulmonaler Septumdefekt
- Rechts-Links-Shunt
  - Fallot-Tetralogie
  - Transposition der großen Gefäße
  - Truncus arteriosus communis
  - Pulmonalstenose
  - Trikuspidalatresie
  - Double outlet right ventricle

▸ Verschiedene Ursachen
- Lungenödem nichtkardialer Genese
- Dyspnoe nichtkardialer Genese
- Zyanose nichtkardialer Genese
- Ödeme nichtkardialer Genese
- Halsvenenstauung nichtkardialer Genese
- Pleuraergüsse nichtkardialer Genese

Herzklopfen, s. Palpitationen →271

Herzrhythmusstörungen

Klinisch entweder mit unregelmäßigem Puls oder mit regelmäßigen Tachykardien oder Bradykardien. Patienten klagen häufig über Palpitationen (ungewohnte Wahrnehmung des Herzschlags wie Herzrasen, -stolpern oder -klopfen). Als Hauptursachen für Herzrhythmusstörungen gelten: Sinusarrhythmie, Sinustachykardie, Extrasystolie, Vorhofflimmern, Sinusbradykardie, AV-Blockierung, supraventrikuläre Tachykardie, Kammertachykardie und Vorhofflattern.
s. Rechtsschenkelblock →298,
s. EKG (ab s. EKG, Hypokaliämie und Hyperkaliämie →90)

H

Bradykarde Herzrhythmusstörungen

Herzfrequenz < 60/min. Breite Klinik, wie verminderte Leistungsfähigkeit, Herzinsuffizienz, Schwindel, Synkope, Adams-Stokes-Anfall (Krampfanfälle, Asystolie, Kreislaufstillstand) möglich.

- ▸ Sinusbradykardie/Bradyarrhythmie
  - Physiologisch/funktionell
    - Körperliches Training (Sportler mit hoher kardialer Auswurfleistung)
    - Physiologisch (Frequenzabfälle nachts auf 35-40/min können physiologisch sein)
    - Vagotonie
    - Karotissinus-Syndrom/hypersensitiver Karotissinus: Vagusreizung (Karotissinusdruck durch Kopfdrehbewegung, Erbrechen, Abdominalschmerzen usw.) führt zur Bradykardie oder Asystolie
    - Vasovagale Synkope
  - Kardial
    - KHK
    - Myokardinfarkt
    - Perimyokarditis
    - Sick-Sinus-Syndrom (SSS)
      - *Hypothyreose*
      - *Chronische Hepatopathie*
      - *Amyloidose*
      - *Typhus*
      - *Brucellose*
      - *Hyperkapnie*
      - *Hypoxie*
    - Herzkatheterisierung
  - Medikamentös
    - β-Blocker
    - Kalziumantagonisten
    - Digitalis
    - Antiarrhythmika
    - Cimetidin
  - Verschiedene Ursachen
    - Wandernder Vorhofschrittmacher
    - Idioventrikulärer Rhythmus
    - Gestörtes Kreislaufzentrum bei erhöhtem Hirndruck, Tumoren, Meningitis oder Sepsis
    - Hyperkaliämie
    - Hypokalzämie
    - Hypothyreose
    - Hypothermie
    - Hypoxie
- ▸ Atrioventrikulärer Block
  AV-Block I° (PQ-Zeit > 0,20 sec); AV-Block II° (Typ 1 Wenckebach: Im EKG wird die PQ-Zeit mit jeder Herzaktion länger, bis eine Überleitung ausfällt; Typ 2 Mobitz: Fixierte Blockierung, bei der von jeder 2. oder 3. Sinusknotenerregung nur jeweils eine übergeleitet wird; AV-Block III° (komplette Dissoziation von Vorhof- und Kammeraktion). Der Grenzwert der PQ-Zeit ist frequenzabhängig: Herzfrequenz (HF) 50/min ⇒ PQ: 0,21 sec; HF 60/min ⇒ PQ: 0,20 sec, HF 70/min ⇒ PQ: 0,19 sec und HF 120/min ⇒ PQ: 0,14 sec
  - Kardial
    - KHK
    - Myokardinfarkt
    - Perimyokarditis
    - Rheumatisches Fieber
    - Infektiöse Mononukleose

- Sarkoidose
- Amyloidose
- Kardial entzündlich
  - *Diphtherie*
  - *M. Boeck*
  - *Lyme-Karditis*
- Medikamentös
  - β-Blocker
  - Kalziumantagonisten
  - Digitalis
  - Antiarrhythmika
  - Cimetidin
- Vitien
  - Aortenstenose
  - Angeborene Herzfehler
- Erhöhter Vagotonus

Rechtsschenkelblock

Erregungsleitungsstörung im His-Bündel oder in einem der Tawara-Schenkel. Verursachen keine klinisch faßbaren Rhythmusstörungen. Diagnose nur durchs EKG!

Kompletter Schenkelblock: Verbreiterung des QRS-Komplexes > 0,12 sec im EKG; Inkompletter Schenkelblock: QRS-Dauer > 0,10 und < 0,12 sec (bei jungen Leuten physiologisch)

- ▸ Rechtsherzbelastung
  - Vitien
    - Vorhofseptumdefekt
    - Morbus Fallot
  - Akute Lungenembolie
  - Cor pulmonale
- ▸ Koronare Herzkrankheit
- ▸ Myokardinfarkt
- ▸ Myokarditis
- ▸ Kardiomyopathie
- ▸ Idiopathisch
  - Morbus Lenegre
  - Morbus Lev

Sinuatrialer Block (SA-Block)

- ▸ Kardial
  - Sick-Sinus-Syndrom/kranker Sinusknoten
    - *Idiopathisch*
    - *Kardiomyopathie*
  - KHK
  - Myokardinfarkt
  - Perimyokarditis
- ▸ Medikamentös
  - *β-Blocker*
  - *Kalziumantagonisten*
  - *Digitalis*
  - *Antiarrhythmika*
  - *Cimetidin*

Bradyarrhythmia absoluta

- Chronisches Vorhofflimmern mit bradykarder Ventrikelfrequenz bei gestörter AV-Überleitung

Tachykarde Herzrhythmusstörungen

Herzfrequenz > 90/min durch gesteigerte Reizbildung oder kreisende Erregungen

Supraventrikuläre Tachykardien

häufige Ursachen: Atriale Tachykardie, Vorhofflattern, Vorhofflimmern, AV-Knoten-Reentry-Tachykardie, AV-reziproke Tachykardie

- ▸ Sinustachykardie
  Steigerung des Sinusrhythmus auf Frequenzen von 100–160/min. Meist regelmäßig. Jedem P folgt ein normaler QRS-Komplex. Bei sehr hohen Frequenzen ist die P-Welle nicht immer sicher abzugrenzen.
  - Physiologisch
    - Säuglinge/Kleinkinder
    - Körperliche oder seelische Belastung
    - Erhöhter Sympathikotonus
  - Pathologisch
    - Perimyokarditis
    - Herzinsuffizienz
    - Cor pulmonale
    - Hypovolämie
    - Anämie
    - Schock
    - Azidose
    - Fieber
    - Hyperthyreose
    - Phäochromozytom

    - Orthostase
- Medikamente/Genußmittel
    - Atropin
    - Theophyllin
    - β_2-Sympathomimetika
    - Adrenalin
    - Koffein
    - Nikotin
    - Kokain
    - Alkohol

► Vorhofflimmern, -flattern
Ungeordnete, schnelle Vorhofaktivität mit einer Frequenz über 350/min. Häufigste Form der supraventrikulären Tachyarrhythmie. Prävalenz bei Personen im Alter > 70 Jahre ca.10%.
EKG: Flimmerwellen/absolute Kammerarrhythmie.
Als Ursache wird ein Mikro-Reentry im Bereich des Vorhofs diskutiert. Dabei kreist die Erregung im Vorhof und trifft dabei immer wieder auf erregbares Vorhofmyokard. Dadurch kann es zu Flimmerfrequenzen im Vorhof von bis zu 350-600/min kommen.
Die Pumpfunktion des Vorhofs ist aufgehoben und kann zu einer hämodynamisch wirksamen Verminderung des Herzzeitvolumens von bis zu 20% führen. Aufgrund der Filterfunktion des AV-Knotens wird nur ein Teil der Vorhoferregung auf die Kammer übergeleitet. In der Folge kann es zu sehr unterschiedlichen Schlagvolumina mit Pulsdefizit kommen. Mit zunehmender Tachyarrhythmie sinkt das Herzzeitvolumen.

- Valvuläre Herzkrankheiten (20%)
    - Mitralstenose
    - Mitralinsuffizienz
    - Mitralklappenprolaps
    - Trikuspidalstenose
    - Trikuspidalinsuffizienz
- Nichtvalvuläre Herzkrankheit (70%)
    - Koronare Herzkrankheit
    - Kardiomyopathie
    - Linksherzinsuffizienz
    - Hypertonie-Herz
    - Myokardinfarkt
    - Myokarditis, Perikarditis
    - Sick-Sinus-Syndrom
    - Präexzitationssyndrome (Wolff-Parkinson-White-Syndrom)
    - Tachykardie-Bradykardie-Syndrom
    - Transient nach aortokoronarer Bypass-Operation
    - Stumpfes Herztrauma
    - Vorhofseptumdefekt
    - Vorhoftumoren (Myxom)
    - Speichererkrankungen (Amyloidose)
- Extrakardiale Ursachen
    - Hypoxämien jeglicher Genese
    - Hyperthyreose
    - Arterieller Hypertonus
    - Lungenembolie
    - Obstruktive/restriktive Lungenerkrankung
    - Pneumonie
    - Phäochromozytom
    - Zerebrale Insulte
    - Multiple Sklerose
    - Elektrolytentgleisung
    - Fieber
    - Hypovolämie
    - Hypothermie
    - Erbrechen
    - Alkoholmißbrauch ("holiday heart syndrome")
    - Nikotinintoxikation
    - Koffein
    - Medikamentös
        - *Digitalisintoxikation bei Hypokaliämie*
        - *β-Sympathomimetika)*
- Idiopathisch

► Atriale Tachykardie/Vorhoftachykardie, uni- oder multifokale Ektopien im Vorhof: ⇒ Vorhoftachykardie mit normalen, regelmäßigen QRS-Komplexen, aber veränderten P-Konfigurationen. Ursache meist Digitalisintoxikation (oft mit

AV-Block), eventuell verstärkt durch Hypokaliämie. Bei multifokaler atrialer Tachykardie unterschiedliche P-Konfigurationen mit wechselnden PP- und PQ-Intervallen. Bei jungen Patienten ist die Ursache oft unklar. Frequenzen 140-200/min.

- AV-Knoten-Reentry-Tachykardie ohne Präexzitationssyndrom:
  AV-Knoten-Tachykardie über funktionell getrennte Leitungsbahnen mit unterschiedlicher Leitungsgeschwindigkeit und Refraktärverhalten. Hierdurch können kreisende Bewegungen entstehen (= Reentry-Mechanismus). Regelmäßige Tachykardie mit Fehlen der P-Welle und AV-Blockierung. Kammerkomplexe meist normal. Im tachykardiefreien Intervall findet sich häufig ein normales EKG ohne Hinweis auf Präexzitationssyndrom.
  Häufig bei Herzgesunden, bei Mitralklappenprolaps, anderen Herzerkrankungen und Hyperthyreose.
- AV-Reentry-Tachykardie mit Präexzitationssyndrom (Wolff-Parkinson-White-Syndrom):
  Reentry-Tachykardie durch retrograde Vorhoferregung über akzessorische, angeborene Leitungsbahnen zwischen Vorhof und Kammer. Regelmäßige Tachykardie mit normalem oder breitem QRS-Komplex. Im tachykardiefreien Intervall typische EKG-Zeichen: Deltawelle zu Beginn von QRS ⇒QRS verbreitert. PQ-Verkürzung.
  Auslösende Faktoren für Tachykardien sind emotionale Erregung, körperliche Anstrengung, Genußmittel (Nikotin, Tee, Kaffee, Kokain). Oft sind keine auslösenden Faktoren zu eruieren.
- Mahaim-Syndrom (Fortleitungsstörung im Mahaim-Bündel)
- Permanente junktionale reziproke Tachykardie

Extrasystolen
Heterotope/ektope Reizbildung aufgrund einer gesteigerten fokalen Autonomie oder Reentry-Mechanismus (vorzeitig einfallende Kammer- oder Vorhoferregung). Stellt den häufigsten Grund für Palpitationen dar. Bei Herzgesunden ohne Bedeutung. Als Hauptursachen für ventrikuläre Extrasystolen gelten KHK, Kardiomyopathie, Herzvitien und Medikamente. Als Hauptursachen für supraventrikuläre Extrasystolen gelten Hyperthyreose und Fieber.

- Physiologisch
  - Bei Gesunden
  - Emotionaler/psychischer Streß
  - Belastungsinduziert
- Herz-Kreislauf
  - KHK
  - Herzinfarkt
  - Herzvitien
    - *Mitralklappeninsuffizienz*
    - *Mitralklappenprolaps*
    - *Herzvitien anderer Genese*
  - Perimyokarditiden
  - Kardiomyopathien
  - Hypertonus
  - Herzinsuffizienz
  - Nach Herzkatheter
  - Nach Herzoperation/-verletzung
  - Lungenembolie
  - Cor pulmonale
  - Elektrounfall
  - Myokardosen
    - *Diabetes mellitus*
    - *Glykogenspeicherkrankheiten*
    - *Amyloidosen*
    - *Hämochromatosen*
    - *M. Addison*
    - *Leberzirrhose*
    - *Intoxikationen*
    - *Eiweißmangel*
- Extrakardial
  - Hyperthyreose
  - Infektionen und Fieber

H

- *Diphtherie*
- *Perimyokarditis*
- *Brucellose*
- *Scharlach*
- Hyperkalzämie
- Hypokaliämie
- Azidose
- Meteorismus

- Elektrolytstörung
  - Kalium
  - Kalzium
- Medikamente/Intoxikationen und Genußmittel
  - Alkohol
  - Koffein
  - Nikotin
  - Digitalis
  - Halothan
  - Trizyklische Antidepressiva
  - Antiarrhythmika (proarrhythmogene Wirkung)
  - Theophyllin
  - Katecholamine
  - Äther
  - Chloroform
- Verschiedene Ursachen
  - Rheumatisches Fieber
  - Zwerchfellhochstand
  - Sklerodermie
  - Phäochromozytom
  - Vitamin-B_1-Mangel

Herzschatten, Vergrößerung

Posterior-anterior Röntgenaufnahme: Herz-Thorax-Quotient > 0,5

Seitenbild: Dorsal ausladender linker Ventrikel über Vena cava inferior und/oder zu mehr als $^1/_3$ sternal anliegender rechter Ventrikel

Myokardial

- ▸ Dilatation des linken Ventrikels
  - Herzinsuffizienz (→158)
    - Koronare, hypertensive Herzkrankheit
    - Vitien
      - *Kongenitale*
      - *Aortenklappen*
      - *Mitralinsuffizienz*
      - *Shunts*
  - Myokarditis (s. Myokarditis →246)
  - Kardiomyopathien
  - Ventrikelwandaneurysma
  - High-output failure
    - Anämie
    - Hyperthyreose
    - Arteriovenöse Fisteln
    - Beriberi-Herz
    - M. Paget
    - Polyzythämie
    - Gravidität
- ▸ Hypertrophie des linken Ventrikels
  - Arterielle Hypertonie
  - Aortenklappenstenose
- ▸ Dilatation des linken Vorhofs
  - Mitralstenose
  - Mitralinsuffizienz
  - Vorhofmyxom
  - Schwere Kardiomyopathie
- ▸ Dilatation des rechten Ventrikels
  - Pulmonale Hypertonie (mit Cor pulmonale)
  - Akute, schwere Lungenembolie
  - Chronische, schwere Herzinsuffizienz
  - Vitien
    - Kongenital
    - Mitraklappe
    - Trikuspidalklappe
    - Pulmonalklappe
    - Links-rechts-Shunt
- ▸ Dilatation des rechten Vorhofs
  - Rechtsventrikuläre Dilatation
  - Vitien
    - Vorhofseptumdefekt
    - Kongenitale Vitien
    - Trikuspidalklappenvitien
    - Pulmonalklappenvitien

Perikardial

- Perikarderguß
- Perikardzyste

Nichtkardial
- Aufnahme im Liegen
- Schlechte Inspiration
- Trichterbrust
- Fettbürzel

Herztöne, Herzgeräusche

Herztöne und Herzgeräusche entstehen durch Schwingungen der Klappenapparate, der Ventrikelwände und durch den Blutfluß im Herzen.

Ursachen für einen lauten 1. Herzton
- Mitralstenose
- Kurze PQ-Zeit
- Hyperkinetisches Herzsyndrom bei
  - Körperlicher Belastung
  - Hyperthyreose
  - Fieber
  - Anämie
  - Psychischem Streß
  - Großen AV-Fisteln
  - Beriberi-Erkrankung
- Druckbelastung des linken Ventrikels

Ursachen für einen leisen 1. Herzton
- Mitralinsuffizienz
- Aorteninsuffizienz
- Pericarditis constrictiva
- Panzerherz
- Hypotonie
- Lange PQ-Zeit
- Herzinsuffizienz
- Emphysem

Ursachen für frühsystolische Klicks
- Aortenstenose
- Aorteninsuffizienz
- Aortenaneurysma
- Lues mit Aortenbeteiligung
- Arterielle Hypertonie
- Fallot-Tetralogie
- Pulmonalstenose
- Pulmonalsklerose
- Pulmonalklappeninsuffizienz
- Eisenmenger-Syndrom

Ursachen für spätsystolische Klicks
- Mitralklappenprolaps
- Trichterbrust
- Hühnerbrust
- Kyphoskoliose
- Pleurokardiale Verwachsungen
- Hypertrophische Aortenstenose

Ursachen für einen lauten 2. Herzton
- Aortenstenose
- Fallot-Tetralogie
- Hyperkinetisches Herzsyndrom bei
  - Körperlicher Belastung
  - Hyperthyreose
  - Fieber
  - Anämie
  - Psychischem Streß
  - Großen AV-Fisteln
  - Beriberi-Erkrankung
- Hypertonus
- Druck- und Volumenbelastung im kleinen Kreislauf

Ursachen für eine leisen 2. Herzton
- Schock
- Emphysem
- Perikarderguß
- Aortenklappenstenose
- Pulmonalklappenstenose

Ursachen für eine Spaltung des 2. Herztons
- Druck- und Volumenbelastung des rechten Ventrikels
- Bei Mitralinsuffizienz

Systolische Herzgeräusche (Austreibungsgeräusche)
- Bei Stenosen der Aorta und der Pulmonalklappe
- Bei hypertrophischer obstruktiver Kardiomyopathie
- Relative Stenose bei
  - Aorteninsuffizienz
  - Vorhofseptumdefekt
  - Pulmonalinsuffizienz
- Hyperkinetisches Herzsyndrom bei
  - Körperlicher Belastung
  - Hyperthyreose

H

    - Fieber
    - Anämie
    - Psychischem Streß
    - Großen AV-Fisteln
- Hypertonie
- Bei Deformitäten des Thorax
    - Hühnerbrust
    - Trichterbrust

Systolische Herzgeräusche (Rückstromgeräusche)
- Mitralinsuffizienz
- Trikuspidalinsuffizienz

Systolisches Shuntgeräusch

Diastolische Herzgeräusche (Rückstromgeräusche)
- Aorteninsuffizienz
- Pulmonalklappeninsuffizienz
- Graham-Steel-Geräusch (relative Pulmonalklappeninsuffizienz durch Überdehnung des Klappenansatzrings bei schwerer pulmonaler Hypertonie)
- Relative Aorteninsuffizienz bei arterieller Hypertonie

Diastolische Herzgeräusche (Einstromgeräusche)
- Mitralstenose
- Trikuspidalstenose
- Austin-Flint-Geräusch (entsteht bei der Aorteninsuffizienz durch das in der Diastole zurückgeschlagene Aortensegel)
- Vorhofseptumdefekt
- Offener Ductus arteriosus Botalli
- Ventrikelseptumdefekt

Herzvergrößerung

Ursachen für eine linksventrikuläre Herzvergrößerung
- Aortenstenose
- Aortenisthmusstenose
- Offener Ductus arteriosus Botalli
- Trikuspidalklappenatresie
- Arterieller Hypertonus
- KHK
- Mitralinsuffizienz
- Ventrikelseptumdefekt
- Kongestive Kardiomyopathie

Vergrößerung des linken Vorhofs
- Ventrikelseptumdefekt
- Mitralstenose
- Mitralinsuffizienz
- Mitralklappenprolaps
- Offener Ductus arteriosus Botalli
- Linksherzinsuffizienz
- Infektiöse Endokarditis
- Myxödem im Bereich des linken Vorhofs

Ursachen für eine rechtsventrikuläre Herzvergrößerung
- Ventrikelseptumdefekt
- Vorhofseptumdefekt
- Transposition der großen Arterien
- Fallot-Tetralogie
- Eisenmenger-Syndrom
- Pulmonalstenose
- Pulmonalinsuffizienz
- Trikuspidalinsuffizienz
- Mitralklappenstenose
- Cor pulmonale
    - Chronisch obstruktive Lungenerkrankungen (COPD)
- Chronische alveoläre Hypoventilation (Pickwick-Syndrom)
- Linksventrikuläre Hypertrophie oder Dilatation

Vergrößerung des rechten Vorhofs
- Ebstein-Anomalie
- Trikuspidalinsuffizienz
- Trikuspidalstenose
- Vorhofseptumdefekt mit großem Links-rechts-Shunt
- Pulmonalstenose
- Rechtsherzinsuffizienz
- Tumoren im Bereich d. rechten Vorhof
- Trikuspidalklappenprolaps

Global vergrößertes Herz
- Fortgeschrittenes Stadium der oben genannten Erkrankungen

- Sportlerherz

Herzvitien, angeborene

Bei ca. 1% aller Lebendgeborenen finden sich angeborene Herzvitien. Die 8 häufigsten Vitien machen 80% aller angeborenen Herzfehler aus. Häufigkeit der angeborenen Vitien in absteigender Reihenfolge:
- Ventrikelseptumdefekt
- Vorhofseptumdefekt
- Persistierender Ductus arteriosus Botalli
- Aortenisthmusstenose
- Pulmonalstenose
- Aortenstenose
- Fallot-Tetralogie
- Transposition der großen Arterien

▸ Ursachen:
- Genetische Faktoren
  - Trisomie 21
  - Turner-Syndrom
- Exogene Ursachen (wichtig ist v.a. der Zeitpunkt der Noxe)
  - Virusinfekte
    - *Röteln*
  - Teratogene Substanzen
    - *Alkohol*
    - *Immunsuppressiva*
    - *Zytostatika*
  - Thalidomid
  - Ionisierende Strahlen
  - Sauerstoffmangel

▸ Einteilung
- Herzfehler ohne Shunt
  - Aortenstenose
  - Aortenisthmusstenose
  - Pulmonalstenose
- Herzfehler mit Links-rechts-Shunt
  - Ventrikelseptumdefekt
  - Vorhofseptumdefekt
  - Persistierender Ductus arteriosus Botalli
- Herzfehler mit Rechts-links-Shunt
  - Fallot-Tetralogie
  - Transposition der großen Arterien
  - Offener Ductus arteriosus Botalli
  - Double-outlet-Ventrikel
  - Single ventricle
  - Transposition der großen Gefäße
  - Komplexe Vitien mit Shunt-Umkehr nach rechts-links
    - *Ventrikelseptumdefekt*
    - *Vorhofseptumdefekt*

Herzvitien, erworbene

Häufigkeit der erworbenen Vitien in absteigender Reihenfolge:
- Mitralinsuffizienz →240
- Aortenklappenstenose →34
- Kombiniertes Mitralvitium →240
- Kombiniertes Aortenvitium →34
- Aortenklappeninsuffizienz →34
- Mitralstenose →240
- Trikuspidalinsuffizienz
- Trikuspidalstenose
- Pulmonalklappenvitien →167

Heterophorie,
s. Augenmotilitätsstörungen, Nystagmus →43

hGH, s. STH →325

Hirsutismus

Diagnose ist klinisch zu stellen. Unterscheide zwischen Hypertrichose (vermehrte Behaarung des ganzen Körpers oder flächenhaft einzelner Hautabschnitte ohne vermehrte Gesichts- und Sexualbehaarung), Hirsutismus (verstärkte Behaarung vom männlichen Verteilungstyp im Gesicht und am Körper: also Oberlippe, Bartwuchs, Warzenhöfe, Sternum, Linea alba, lumbosakral, Arme und Beine) und Virilismus (Hirsutismus und vermännlichende Organverände-

H

rungen: Klitorishypertrophie, tiefe Stimme, Mammaatrophie, Amenorrhö, männliche Gesichts- und Körperbehaarung, Angleichung an den männlichen Körperbau, Effluvium, Geheimratsecken).

▸ Ursachen
- Idiopathischer Hirsutismus
- Ovarieller Hyperandrogenismus
  - Androgenproduzierende Tumoren
    - *Sertoli-Leydig-Zelltumor*
    - *Granulosa-Theka-Zelltumor*
    - *Hiluszelltumor*
  - Stein-Leventhal-Syndrom (polyzystische Ovarien: PCO)
  - Arrhenoblastom
- Adrenaler Hyperandrogenismus
  - Androgenproduzierende Tumoren
  - Cushing-Syndrom
  - Adrenogenitales Syndrom (11-Hydroxylasemangel/ 17-Hydroxylasemangel)
- Kombinierter adrenaler und ovarieller Hyperandrogenismus
- Hypophysär
  - Hyperprolaktinämie
  - M. Cushing
  - Akromegalie mit Hypertrichose
- Adrenogenitales Spätsyndrom
- Androgenbildende Tumoren anderer Genese
- Paraneoplastisch mit ACTH- und HCG-Aktivität
- Erhöhte Endorganempfindlichkeit auf Androgene
- Ausgeprägte Insulinrezeptorunempfindlichkeit/-resistenz
- Familiäre Glukokortikoidresistenz
- Störung der Geschlechtsdifferenzierung
  - Gonadale Dysgenesie
  - Männlicher Pseudohermaphroditismus
- Porphyria erythropoetica
- Morgagni-Morell-Syndrom
- Gordan-Overstreet-Syndrom
- Adipositas
- Postmenopausal
- Anorexia nervosa mit Hypertrichose
- Hurler-Syndrom
- Trisomie E
- Medikamente
  - Androgene
  - Anabolika/anabole Steroide
  - Progesteron
  - ACTH
  - Steroide
  - Spironolakton
  - Progestin
  - Danazol
  - Minoxidil
  - Diazoxid
  - Azetazolamid
  - Ovulationshemmer
  - Penicillamin
  - Phenytoin
  - Cyclosporin
  - Metopyron

HLA-B27

Humanes Leukozytenantigen B27

HLA-Assoziation mit einem erhöhten Krankheitsrisiko / relatives Risiko einer Assoziation (in %)
- Ankylosierende Spondylitis (M. Bechterew) / 87
- M. Reiter / 37
- Shigellen-Arthritis / 20
- Salmonellen-Arthritis / 18
- Yersinia-Arthritis / 18
- Gonokokken-Arthritis / 14
- Rheumatoide Arthritis / 10
- Psoriasis-Arthritis / 4
- Enteropathische Spondylarthritis
- Still-Syndrom (juvenile Form der rheumatoiden Arthritis)
- M. Felty (Sonderform der rheumatoiden Arthritis: Rheumatoide Arthritis, Splenomegalie und Leukopenie)

Hochwuchs

Überdurchschnittliche Wachstumsgeschwindigkeit mit Längenmaß oberhalb der 97. Perzentile. Hochwuchs ist gewöhnlich eine Normvariante, kann in seltenen Fällen aber auch das Zeichen einer Erkrankung sein. Häufige Ursachen für einen Hochwuchs sind genetische Faktoren (familiärer Hochwuchs) und endokrine Erkrankungen.

Ursachen für Hochwuchs

- Konstitutionelle Entwicklungsbeschleunigung (Ausschlußdiagnose)
- Familiärer Hochwuchs
  - Familienanamnese positiv
- Pubertas praecox
  - Wachstumsbeschleunigung (initial) durch vorzeitig einsetzende Sekretion von Sexualsteroiden
- Adrenogenitales Syndrom
  - Im Kindesalter beschleunigtes Wachstum durch frühzeitig einsetzende Sekretion adrenaler Androgene, aber vorzeitiger Epiphysenschluß und daher reduzierte Erwachsenengröße
- STH-produzierendes Hypophysenadenom/Akromegalie/Gigantismus
- Hyperthyreose
- Hypogonadismus / Dysproportionierter Hochwuchs
- Marfan-Syndrom (Arachnodaktylie: Hyperplasie der knorpeligen Wachstumszonen. Graziler Hochwuchs mit Überstreckbarkeit der Gelenke)
- XYY-Syndrom
- Eunuchoider Hochwuchs
  - Primärer Hypogonadismus
    - *Klinefelter-Syndrom*
  - Sekundärer Hypogonadismus
    - *Kallmann-Syndrom*
    - *Pasqualini-Syndrom*
    - *Idiopathischer Eunuchoidismus*
- Wiedemann-Beckwith-Syndrom
- Zerebraler Riesenwuchs (Sotos-Syndrom)

Hodenfunktionsstörung, s. Hypogonadismus, männlicher →183

Hodensackschwellung, Hodentumoren

Bei jeder schmerzlosen Hodenvergrößerung (meist einseitig) an Karzinom denken.

s. Genitalschmerz beim Mann →132

- Tumoren
  - Seminom
  - Teratom
  - Chorio-Ca.
  - Leydig-Zelltumoren
  - Sertoli-Zelltumoren
  - Lymphome
  - Metastasen
- Durchblutungsstörung
  - Hodentorsion
  - Hydatidentorsion
  - Hodeninfarkt
  - Panarteriitis nodosa (nekrotisierende Entzündung der kleinen und mittleren Gefäße)
  - Purpura Schoenlein-Henoch (Vaskulitis der kleinen Gefäße, häufig bei Kindern, oft im Anschluß an Atemwegsinfekte)
  - Thrombose des Plexus pampiniformis oder der A. testicularis
  - Nebenhodeninfarkt
- Allergie
  - Kontaktekzem
  - Fettnekrose des Skrotums
  - Idiopathisches Skrotalödem
- Entzündungen
  - Orchitis
    - *Mumps*
    - *Bakterien*
  - Epididymitis

H

- Deferentitis
- Skrotalabszeß
- Skrotalgangrän
- Skrotalparasitose
  - *Läuse*
  - *Krätze*
  - *Filarien*
- Pneumoskrotum
  - *Gasbildende Bakterien*
- Elephantiasis des Hodens bei chronischen Entzündungen oder Filarien-Infektion

- Verletzungen
  - Stumpfes Trauma
  - Penetrierende Verletzung
- Hämatozele
  - Nach Trauma
- Lageanomalie
- Leistenhernie
- Skrotalhernie
- Hydrozele
- Varikozele
- Spermatozele
- Bei Kindern
  - Epidermoid-/Dermoidzyste
  - Paratestikuläres Rhabdomyosarkom

Hörsturz, s. Hörstörungen →170

Hörstörungen

Schwerhörigkeit/Taubheit,
s. Ohrgeräusche →266

Schalleitungsschwerhörigkeit (Mittelohrschwerhörigkeit)

- ▸ Gehörgangsverschluß
  - Zerumen
  - Fremdkörper
  - Tumoren (Polypen, Gehörgangsosteome)
  - Exostosen
  - Otitis externa
- ▸ Akuter Tubenkatarrh
- ▸ Akute oder chronische Otitis media
- ▸ Defekte am Trommelfell
  - Narben
  - Verwachsungen
- ▸ Defekte an den Gehörknöchelchen
  - Frakturen
  - Luxationen
  - Otosklerose

Schallempfindungsschwerhörigkeit (Innenohr-, Labyrinth-, Nervenschwerhörigkeit)

- ▸ Lärmschaden
  - Akute Knallexposition
  - Langdauernde Lärmexposition über 100 dB
- ▸ Akuter Hörsturz
- ▸ Entzündungen
  - Herpes zoster
  - Akustikusneuritis
  - Akute Meningitis (v.a. durch Mumpsviren)
- ▸ Medikamentös-toxisch
  - Streptomycin, Neomycin
  - Chinin
  - Salizylate in hoher Dosis
  - Blei
  - Quecksilber
  - Kohlenwasserstoffe
  - Kohlenmonoxid
- ▸ Traumatisch
  - Zerreißung des VIII. Hirnnervs bei Pyramidenquerfrakturen
- ▸ Vaskulär
  - Morbus Ménière
  - Apoplexia cochleae (A. labyrinthi)
- ▸ Tumoren
  - Akustikusneurinom
  - Tumoren der Schädelbasis oder des Kleinhirnbrückenwinkels
- ▸ Altersschwerhörigkeit
- ▸ Systemerkrankungen
  - Morbus Niemann-Pick
  - Refsum-Syndrom
- ▸ Multiple Sklerose
- ▸ Hereditäre Innenohrschwerhörigkeit
- ▸ Dominant erbliche progressive Innenohrschwerhörigkeit

Homovanillinsäure,
s. Katecholamine →205

Hormonbildung, ektope, s.
Paraproteinämie, Paraproteinurie →277

Horner-Syndrom,
s. Enophthalmus →97

Howell-Jolly-Körper, s.
Erythrozytenmorphe, veränderte →104

Humanes Choriongonadotropin (hCG)

Indikation bei Verdacht und Verlaufskontrolle von Keimzelltumoren (Hoden, Plazenta, Ovar, extragonadal). Kontrolle von Patienten mit erhöhtem Risiko eines Keimzelltumors (Maldescensus testis, gesunde eineiige Zwillinge eines Patienten mit Hodentumor).
Ist eine Schwangerschaft ausgeschlossen, sprechen hCG-Werte über 10 IU/l mit großer Sicherheit für das Vorliegen eines malignen Tumors. Bei Keimzelltumoren des Hodens korrelieren hCG und AFP (s. a-Fetoprotein →20) mit dem histologischen Befund. Bei Gynäkomastie unklarer Genese immer auch an Hodentumor denken.
Wichtig bei der Frühdiagnostik einer Schwangerschaft und bei der Diagnostik des Spontanaborts.

Referenzbereich
-10 IU/l im Serum.

- ▸ Erhöhte Serumwerte bei Tumoren (Häufigkeit in %)
  - Nichtseminomatöse Keimzelltumoren des Hodens (48-85)
  - Testikuläres/plazentares Chorion-Ca. (100)
  - Blasenmole (97)
  - Pankreas-Ca.
    - Adeno-Ca. (11-50)
    - Inselzellen-Ca. (22-50)
  - Seminome (10-22)
  - Kolon-Ca. (0-20)
  - Ovarial-Ca. (18-41)
  - Mamma-Ca. (7-25)
  - Nieren-Ca. (10)

Verschiedene Ursachen für erhöhte Serumwerte
- Schwangerschaft
- Verlaufskontrolle bei drohendem Abort (verlangsamter hCG-Anstieg)
- Abgrenzung der Extrauteringravidität (verlangsamter hCG-Anstieg)
- Postmenopausale Frauen mit dialysepflichtiger Niereninsuffizienz
- Unter Chemotherapie bei Nekrose maligner Tumoren
- Trisomie 21

Human Growth Hormone, s. STH →325

Husten, chronischer

Von chronischem Husten spricht man bei einer Dauer der Symptomatik > 3 Wochen. Er ist immer abklärungsbedürftig (Ausschluß Karzinom). Ca. 5% der Bevölkerung leiden unter chronischem Husten. Häufige Ursachen hierfür sind chronische Rhinitis und Sinusitis (postnasal drip syndrome), chronisch obstruktive Lungenerkrankungen (COPD), Einnahme von ACE-Hemmern, gastroösophagealer Reflux, chronische Bronchitis, Bronchiektasen, Bronchial-Ca. und psychogener Husten.
s. Hämoptoe: s. Auswurf von Blut aus den Luftwegen →44

Häufige Ursachen
- Äußere Reize
  - Tabakrauch
  - Luftschadstoffe

  - Inhalation toxischer Gase
- Mechanische Reize
  - Fremdkörper in den Atemwegen
  - Aspiration von Magensaft
  - Megauvula (Riesenzäpfchen)
  - Postnasal drip syndrome
  - Tonsillenvergrößerung
- Allergie
  - Asthma bronchiale
  - Bronchiale Hyperreagibilität
  - Eosine Infiltrate
- Obstruktive Atemwegserkrankungen
  - Chronische Bronchitis
  - Lungenemphysem
  - Chronisch obstruktive Lungenerkrankungen
  - Zystische Fibrose/Mukoviszidose
  - Bronchiektasen
  - Instabilität der großen Atemwege
- Restriktive Atemwegserkrankungen
  - Lungenfibrose
  - Pneumokoniosen
  - Kollagenosen
  - Granulomatosen
  - Lungenstauung
- Infektionen
  - Laryngitis
  - Tracheitis
  - Pneumonie
  - Tracheobronchitiden
  - Akute Exazerbation einer chronischen Bronchitis
  - Alveolitis
  - Pleuritis
  - Perikarditis
- Medikamente
  - ACE-Hemmer
- Gefäßerkrankungen
  - Lungenembolie
  - Pulmonale Hypertonie
- Tumoren
  - Bronchial-Ca.
  - Mediastinaltumoren
- Kompression der Trachea/Bronchien
  - Tracheobronchiale Tumoren
  - Fremdkörperaspiration
- Verschiedene Ursachen
  - Gastroösophagealer Reflux
  - Zystenlungen
  - Tracheomalazie
  - Spontaner Pneumothorax
  - Psychogener Husten
  - Pleuramesotheliom

Vorwiegend nichtproduktiver Husten

- Tracheitis
- Akute Bronchitis
- Pneumonie
  - Legionärskrankheit
  - Beginnende Tbc
  - HIV
- Hyperreagibles Bronchialsystem
- Allergische Alveolitis
- Lungenstauung
  - Linksherzinsuffizienz
  - s. Herzinsuffizienz (→158)
- Lungeninfarkt
- Pleuritis
- Gastroösophagealer Reflux
- Pseudokrupp
- Fremdkörper
- Periarteriitis nodosa
- Karzinoid
- Pneumokoniosen
- Lungenfibrosen
  - Sklerodermie
  - Lupus erythematodes
  - Nach Strahlentherapie
  - Sarkoidose
  - Hamman-Rich-Syndrom
- Medikamente
  - ACE-Hemmer
  - Methotrexat
  - Bleomycin
  - Amiodaron
- Erkrankungen im HNO-Bereich
  - Rhinitis
  - Sinusitis
  - Pharyngitis
  - Laryngitis
  - Pseudokrupp

- Kehlkopferkrankungen
- Tumoren
- Polyposis
- Fremdkörper
- Lungenverschattungen
  - Atelektasen
  - Pneumonien
  - Lungeninfarkt
  - Pulmonale Fibrosen
  - Bronchial-Ca.
- Mediastinalverschattungen
  - Retrosternale Struma
  - Raumfordernde Prozesse
  - Aortenaneurysma
  - M. Boeck
- Pleural
  - Pleuritis sicca
  - Pleuramesotheliom
  - Metastasen
- Verschiedene Ursachen
  - Schluckparese
  - Neurotischer/psychogener Husten
  - Zenker-Divertikel
  - Cor pulmonale

Vorwiegend produktiver Husten

- Chronische Bronchitis
- Lungenemphysem
- Kongenitale Bronchiektasen
  - Mukoviszidose
  - Kartagener-Syndrom
  - Agammaglobulinämie
- Sekundäre Bronchiektasen
- Keuchhusten/Pertussis
- Ösophagusdivertikel
- Ösophagotracheale Fistel
- Lungenabszeß
- Lobärpneumonie
- Lungenödem
- Tbc
- Einschmelzende Karzinome
- Lungenmykose
  - Aspergillose
  - Candidiasis
- Eosinophiles Lungeninfiltrat
  - Askariasis
- Chronische Pneumonie
- Anaerobier-Pneumonie
- Chronische Lungenstauung
- Zystische Lungenerkrankung
- Hämoptoe →44
  - Tumoren
  - Bronchitis
  - Bronchiektasen
  - Tbc
  - Sarkoidose
  - Gerinnungsstörung
  - Goodpasture-Syndrom (Glomerulonephritis, Hämoptysen, Antibasalmembran-AK)
  - Pneumonie
  - Thoraxtrauma
  - Sarkoidose

Hyaline Zylinder, s. Zylindrurie →366

Hypalbuminämie,
s. Albumin →15,
s. Nephrotisches Syndrom →256

Hyperalbuminämie,
s. Albumin →15

Hyperaldosteronismus,
s. Aldosteron →15

Hyperbilirubinämie,
s. Bilirubin →50,
s. Bilirubinurie →52,
s. Cholestase →63,
s. Ikterus, Gelbsucht →191

Hypercholesterinämie,
s. Cholesterin →64

Hyperglykämie

Diabetes mellitus

Entspricht der Konzentration von Glukose im Blut. Definition des Diabetes mellitus bezogen auf den Blutzucker (neue diagnostische Kriterien des Diabetes mellitus der WHO von 1998):
1.) Symptome des Diabetes mellitus (Polyurie, Polydipsie, sonst nicht zu erklärender Gewichtsverlust usw.)
2.) Plasmaglukose > 200 mg/dl (> 11,1 mmol/l) zu einem beliebigen Zeitpunkt des Tages ohne Rücksicht auf den Zeitpunkt der letzten Nahrungsaufnahme
3.) Nüchtern-Plasmaglukose (keine Kalorienzufuhr für mindestens 8 Stunden) > 126 mg/dl (> 6,7 mmol/l)
4.) Plasmaglukosespiegel > 200 mg/dl (> 11,1 mmol/l) nach oralem Glukose-Belastungstest (OGTT mit 75 g Glukose)

Diabetes mellitus
- Typ I (ca. 10%)
  - Sonderform: Late onset autoimmune diabetes mellitus
- Typ II (ca. 90%)
  - Mit und ohne Übergewicht
  - MODY
- Gestationsdiabetes (< 1%)

Sekundäre Ursachen für Diabetes mellitus/Hyperglykämie
- Hyperglykämie aufgrund verminderter Sensitivität des Gewebes auf Insulin
  - Endokrine Ursachen
    - M. Cushing
    - Akromegalie
    - Phäochromozytom
    - Glukagonom
    - Verminderte Glukosetoleranz
    - Hyperthyreose
    - Somatostatinom
    - Primärer Hyperaldosteronismus
  - Lebererkrankungen
    - Zirrhose
    - Hämochromatose
  - Muskelerkrankungen
    - Myotone Dystrophie
  - Erkrankungen des Fettgewebes
    - Lipodystrophie
    - Lipatrophie
  - Störungen am Insulinrezeptor
    - Acanthosis-nigricans-Syndrom
    - Genetische Defekte der Insulinwirkung
    - Insulinresistenz Typ A
    - Rabson-Mendenhall-Syndrom
    - Lipatrophischer Diabetes
    - Leprechaunismus
- Hyperglykämie aufgrund verminderter Insulinsekretion
  - Genetische Defekte der β-Zellfunktion
    - Chromosom 20 (MODY1)
    - Chromosom 7 (MODY 2)
    - Chromosom 12 (MODY 3)
    - Mitochondriale DNA
  - Endokrine Ursachen
    - Somatostatinom
    - Phäochromozytom
  - Pankreaserkrankungen als Ursache
    - Pankreatitis
    - Pankreastumor
    - Pankreasresektion
    - Idiopathische Hämochromatose
    - Zystische Fibrose
    - Fibrokalzifizierende Pankreatitis
  - Medikamentös/toxisch
    - Glukokortikoide
    - Sympathomimetika
    - Diuretika
    - Chlorthalidon
    - Clonidin
    - Diazoxid
    - Propranolol
    - Phenytoin
    - Kontrazeptiva
    - Alkohol
    - STH
    - ACTH
    - Glukagon
    - Haloperidol
    - Lithium

- Imipramin
- Phenothiazid und Derivate
- Trizyklische Antidepressiva
- Cyclophosphamid
- Alloxan
- L-Asparaginase
- Pentamidin
- Nikotinsäure
- Dilantin
- α-Interferon

- Infektionen
  - Kongenitale Röteln
  - Zytomegalie-Virus
  - Andere Infektionen

► Sekundäre Insulinresistenzmechanismen
- Adipositas
- Bewegungsarmut
- Streß
- Schwangerschaft
- Leberzirrhose
- Endokrinopathien s.o.
  - Hyperthyreose
- Medikamente s.o.

► Zeitlich begrenzte Hyperglykämien
- Akute Pankreatitis
- Streß
- Herzinfarkt
- Nach Status epilepticus
- Wernicke-Enzephalopathie
- Subarachnoidalblutung
- Mit Diabetes assoziierte Syndrome
  - Prader-Willi-Labahrt-Syndrom
  - Porphyrie
  - Dystrophia myotonica
  - Lawrence-Moon-Biedel-Syndrom
  - Chorea Huntington
  - Friedreichsche Ataxie
  - Wolfram-Syndrom
  - Turner-Syndrom
  - Klinefelter-Syndrom
  - Down-Syndrom

Hyperhidrosis

Schweißausbrüche, Nachtschweiß

Endokrin bedingt
- Hyperthyreose
- Phäochromozytom
- Hypoglykämischer Schock
- Insulinom
- Karzinoidsyndrom
- Akromegalie
- Klimakterium
- Hypogonadismus
- Kastration
- Diabetes mellitus
- Diabetische Neuropathie
- Hypoglykämie →182
- Mastozytose
- Adipositas
- Glykogenosen I, III, VI
- M. Fabry

Entzündungen
- Chronische Infekte
- Tuberkulose
  - Nachtschweiß!
- Pneumonie
- Endocarditis lenta
- Akutes rheumatisches Fieber
- Brucellose
- HIV-Infektion
- Virale Infekte

Neoplasien
- Hodgkin-Lymphom
- Non-Hodgkin-Lymphome
- Chronisch myeloische Leukämie
- Sarkome
- Hypernephrom
- Primäres Leberzell-Ca.

Kardiovaskulär bedingt
- Schock
- Herzinfarkt
- Linksherzinsuffizienz
- Lungenembolie
- Akute Hochdruckkrise

Intoxikation

H

- Thyroxin
- Spironolacton
- Östrogen
- Nikotin
- Quecksilber

Neurologisch bedingt
- Polyneuropathie
- Enzephalitis
- Tabes dorsalis
- Syringomyelie
- M. Parkinson
- ZNS-Verletzungen

Verschiedene Ursachen
- Kollagenosen
- Vaskulitiden
- Rheumatoide Arthritis
- Fieber
- Adipositas
- Klimakterium
- Vegetative Dystonie
- Dumpingsyndrom
- Entzugssyndrom bei Sucht
- Fruktoseintoleranzsyndrom
- Phenylketonurie
- Rachitis

Hyperhydratation,
s. Natrium →252

Hyperkaliämie,
s. Kalium, Hyperkaliämie →197

Hyperkalzämie,
s. Kalzium →199,
s. Nephrolithiasis →255

Hyperkortisolismus,
s. Cushing-Syndrom →70,
s. Cortisol →68

Hyperlipoproteinämie,
s. Nephrotisches Syndrom →256

Hypernatriämie, s. Natrium →252

Hyperoxalurie,
s. Urolithiasis →353,
s. Nephrolithiasis →255

Hyperphosphaturie,
s. Urolithiasis →353,
s. Nephrolithiasis →255

Hyperpigmentation

- Endokrinologische/metabolische Ursachen
  - M. Cushing
  - Ektopes Cushing-Syndrom
  - M. Addison (primäre, pigmentierte Formen (M. Addison →11))
  - ACTH-/MSH-produzierender Hypophysentumor
    - Nelson-Tumor
  - Phäochromozytom
  - Diabetes mellitus
  - Akromegalie
  - Hyperthyreose
    - Prätibiales Myxödem
  - Hämochromatose
  - Chronische Niereninsuffizienz
  - Urämie
  - Porphyrien
- Medikamente
  - Bleomycin
  - Fluorouracil
  - Actinomycin
  - Phenothiazine
  - Amiodaron
  - Hormonelle Kontrazeptiva
  - ACTH
  - Jodhaltige Medikamente
  - Phenacetin
  - Pyrazolon
- Medikamentöse, chemische oder physikalische Ursachen
  - ACTH

- Ovulationshemmer
- Hydantoine
- Chlorpromazin
- Phenothiazine
- Anti-Malariamittel
- Quecksilber
- Blei
- Arsen
- Gold
- Silber
- Salben
- Kohle
- Teer
- Anthrazen
- Mineralöle
- Fette
- Parfüms
- Druck
- Kratzen
- Reiben
- Narben
- Hitze
- Verbrennung
- Verätzung
- Wärmestrahlung
- UV
- Röntgenstrahlung

▸ Dermatosen
- Psoriasis
- Neurodermitis
- Lupus erythematodes
- Lichen ruber planus
- Pityriasis versicolor
- Xeroderma pigmentosis
- Kontaktekzem
- Herpes zoster
- Dermatitis herpetiformis

▸ Verschiedene Ursachen
- Peutz-Jeghers-Syndrom (Pigmentierung der Mundumgebung, Mundschleimhaut und Lippenrot)
- Tuberkulose
- Syphilis
- Malaria
- Hodgkin-Lymphom
- M. Gaucher
- Pellagra
- Skorbut
- Vitamin-A-Mangel
- Vitamin-B_{12}-Mangel
- Sprue
- M. Whipple
- Leberzirrhose
- Cholestatische Lebererkrankungen mit Bilirubinanstieg
- Nelson-Tumor

▸ Vorwiegend umschriebene Hyperpigmentation
- Nävi
- Akanthose
  - Bei Acanthosis nigricans hohe Wahrscheinlichkeit eines Malignoms
    - *Adeno-Ca.*
- Neurofibromatose
- Malignes Melanom
- Urticaria pigmentosa
- Senile Lentigo
- Medikamente
- Hormonelle Kontrazeptiva
- Chemische oder physikalische Ursachen
- Dermatosen
- Amyloidose
- Sarkoidose
- Sklerodermie
- Sprue
- Pellagra
- M. Gaucher
- Hyperthyreose
- Kachexie

Hyperprolaktinämie,
s. Prolaktin →288

Hyperreflexie,
s. Reflexe →298

Hypersalivation

Vermehrter Speichelfluß infolge vermehrter Sekretion von Speichel oder durch verringerte Schlucktätigkeit

Mundschleimhauterkrankungen
- Aphthen
- Akute Stomatitis
- Maul- und Klauenseuche
- Chelitis
- Dentination beim Säugling und Kleinkind
- Prothese
- Behçet-Syndrom (aphthös-ulzeröse Veränderungen an Mund- und Genitalschleimhaut, Iritis, Erythema nodosum und Arthritis)
- Pemphigus vulgaris
- Skorbut

Schluckhindernisse
- Fremdkörper im Pharynx
- Pharynxtumor
- Angina tonsillaris
- Peritonsillarabszeß
- Ösophagusatresie
- Ösophagustumor

Neurologische und muskuläre Erkrankungen
- Bulbärparalyse
- Amyotrophe Lateralsklerose
- Schläfenlappenepilepsie
- Morbus Parkinson
- Bell-Fazialislähmung
- Trigeminusneuralgie
- Glossopharyngeusneuralgie
- Tabes dorsalis
- Marinescu-Sjögren-Syndrom
- Myotonia congenita Thomsen

Infektionskrankheiten
- Staphylokokkenenteritis
- Botulismus
- Tollwut
- Malaria

Intoxikation
- Schwermetalle
  - Quecksilber
  - Arsen
- Alkylphosphate

Medikamente
- Muskarin
- Pilocarpin
- Physiostigmin
- Parasympathomimetika

Sonstige Ursachen
- Kurze Zeit vor Erbrechen
- Magenulkus
- Magen-Ca.
- Leberzirrhose
- Pankreaskopf-Ca.
- Morbus Wilson
- Pellagra
- Kinetosen
- Morbus Ménière
- Down-Mongolismus
- Schwangerschaft

Hypersomnie, s. Schlafstörung →308

Hyperthyreose

Klinischer Ausdruck für eine heterogene Gruppe von Erkrankungen, die mit einer Erhöhung von freiem Thyroxin (FT4) und/ oder Trijodthyronin (T3) einhergehen.
Symptome: Tachykardie, motor.-psych. Unruhe mit feinschlägigem Tremor, Wärmeintoleranz, Hyperhydrosis, feuchtwarme Haut, Heißhunger, Durchfälle, Gewichtsabnahme, Haarausfall, Muskelschwäche.
Cave: Hyperthyreoidismus kann sich beim älteren Menschen allein in Form einer Apathie, eines Gewichtsverlusts oder eines unerklärlichen Vorhofflimmerns manifestieren!
s. Schilddrüsenfunktionsstörungen →306
- Immunogene Hyperthyreose/ Morbus Basedow
- Autonome Hyperthyreose

  - Solitäre Autonomie
  - Multifokale Autonomie
  - Disseminierte Autonomie
- Gabe von hohen Mengen Jodid bei kompensierter Autonomie der Schilddrüse
- Im Anfangsstadium oder Verlauf einer Thyreoiditis
  - Akute Thyreoiditis
  - de Quervain
  - Chronische lymphozytäre Thyreoiditis/Hashimoto-Thyreoiditis
  - Riedel-Struma
- Strahlenthyreoiditis
- Hyperthyreosis factitia: Hyperthyreose durch exogene Zufuhr von Schilddrüsenhormonen
- Zentrale Hyperthyreose: Regelkreis Hypothalamus – Hypophyse gestört
- TSH-produzierendes Hypophysenadenom (sehr selten)
- Differenziertes Schilddrüsenkarzinom
- Metastasen von sekretorisch aktiven Schilddrüsentumorzellen
- Hyperthyreose als paraneoplastisches Symptom
- Jodinduzierte Hyperthyreose
- Blasenmole
- Struma ovarii
- Schwangerschaft und trophoblastische Tumoren: Obwohl hCG eine geringe Affinität für den TSH-Rezeptor aufweist, kann es bei hohem Plasmaspiegel zu einer hCG-induzierten Hyperthyreose kommen
- Medikamente
- Amiodaroninduzierte Hyperthyreose
- Idiopathisch

Hypertone Dehydratation,
s. Dehydratation →71

Hypertonie

Als Hauptursache gilt mit > 90% die sog. primäre (essentielle) Hypertonie. Diese Diagnose kann gestellt werden, wenn Hypertonieformen mit einer gesicherten und abgrenzbaren Pathogenese (sekundäre Hypertonie) ausgeschlossen werden. Bei > 25% der Patienten besteht eine sog. „white coat hypertension". Häufigkeit verschiedener Hypertonieformen: Essentieller Hypertonus: ca. 91%; renale Hypertonie: 5%; renovaskuläre Hypertonie: 2%;
Conn-Syndrom: 0,3%;
Cushing-Syndrom: 0,3%, Phäochromozytom: 0,3%; Aortenisthmusstenose: 0,4%; andere Ursachen: 0,7%.

Referenzbereich
Grenzwertiger Hypertonus bei RR > 150/85 - 159/89 mmHg
Milder Hochdruck bei RR > 160/90-104 mmHg
Hochdruck bei RR > 160/105-114 mmHg
Schwerer Hochdruck bei RR > 160/115 mmHg

Primäre (essentielle) Hypertonie

Sekundäre Hypertonie

- ▸ Endokrine Ursachen
  - Phäochromozytom
  - Primärer Hyperaldosteronismus
  - Conn-Syndrom →66
  - Cushing-Syndrom
  - Karzinoidsyndrom
  - Adipositas
  - Schwangerschaftshypertonie
  - Hyperthyreose
  - Akromegalie
  - Reninproduzierende Tumoren
  - Primärer Hyperparathyreoidismus
  - Endothelinproduzierende Tumoren
- ▸ Renovaskuläre Ursachen

- Glomerulopathien akute/chronische
- Diabetische Nephropathie
- Interstitielle Nephritiden
- Nierenbeteiligung bei systemischen Erkrankungen
- Hydronephrose
- Akutes Nierenversagen
- Analgetikanephropathie
- Liddle-Syndrom
- Nach Nierentransplantation
- Polyzystische Nephropathie
- Refluxnephropathie
- Hydronephrose
- Nierenarterienstenosen
- Arteriosklerose
- Fibromuskuläre Hyperplasie
- Aneurysmen
- Thrombose
- Embolie oder Thrombose der A. renalis
- Trauma der A. renalis
- Arteriovenöse Fisteln
- Arteriitis
- Dissektion der Aorta
- Dissektion der Nierenarterien
- Perirenales Hämatom
- Retroperitoneale Fibrose
- Malignome
- Kompression von außen
  - Retroperitoneale Fibrose
  - Tumor

▸ Medikamentöse/toxische/alimentäre Ursachen
- Steroide
  - Kortikosteroide
  - Antikontrazeptiva
  - Anabolika
  - Lakritze (mineralokortikoide Wirkung)
- Anästhetika
  - Ketamin
  - Fentanyl
  - Scopolamin
  - Naloxon
  - Pentazocin
- Antirheumatika
- Appetitzügler
- Tropfen/Sprays zum Abschwellen der Nasenschleimhaut
- Yohimbin
- MAO-Hemmer
- Metoclopramid
- Kokain
- Bromocriptin
- Ergotamin
- Cyclosporin
- Erythropoetin
- Lithium
- Serotoninantagonisten
- Disulfiram
- Schwermetalle
  - Blei
  - Thallium
  - Kadmium
- Taramin in Rotwein und älterem Käse

▸ Hypervolämie oder Hyperviskosität als Ursache
- Polyzythämie
- Dialysepflichtige Niereninsuffizienz
  - Volumenwiederanstieg zwischen den Dialysen bei zuviel Flüssigkeitsaufnahme
- Transfusion von größeren Blutvolumina

▸ Neurogene Ursachen
- Erhöhter intrakranieller Druck
  - Hirntumoren
- Schwere Kopfverletzungen
- Meningitis
- Enzephalitis
- Tetraplegie
- Guillain-Barré-Syndrom (Polyradikulitis, die manchmal im Anschluß an infektiöse Erkrankungen oder Operationen auftritt. Es besteht eine Assoziation mit einer vorausgegangenen Campylobacter-jejuni-Enteritis. Die Klinik reicht von minimaler Muskelschwäche bis hin zu Lähmungserscheinungen. Eine Beteiligung des

autonomen Nervensystems ist möglich. Im Liquor: zytoalbuminäre Dissoziation)

- Psychogene Ursachen
  - Hyperventilation
  - Angst
  - Streß
- Kardiovaskuläre Ursachen
  - Aortenisthmusstenose
  - Aorteninsuffizienz
  - Offener Ductus Botalli
  - Arteriovenöse Fisteln
  - AV-Block III
- Schwangerschaftsassoziierte Hypertonien
  - Eklampsie
  - Präeklampsie
  - Transiente Hypertonie
  - Chronische Hypertonie
- Verschiedene Ursachen
  - Porphyrie
  - Verbrennungen
  - Perioperativ
  - Hypoglykämie
  - Alkoholentzug
  - Pankreatitis
- Hypokaliämische Hypertonie
  - Renale Ursachen
    - Nierenarterienstenose
    - Maligne Nephroangiosklerose
    - Nierentumoren mit Reninstimulation
  - Adrenokortikale Ursachen
    - Conn-Syndrom/primärer Hyperaldosteronismus →66
    - Cushing-Syndrom
  - Verschiedene Ursachen
    - Thiazide
    - Carbeoxolontherapie / Pseudo-Conn-Syndrom

Hypertonie, pulmonale,
s. Pulmonale Hypertonie →295

Hypertrichose, s. Hirsutismus →167

Hypertriglyzeridämie,
s. Triglyzeride →344

Hyperurikämie, s. Harnsäure →151, s. Urolithiasis →353

Hyperurikosurie, s. Urolithiasis →353

Hyperventilation, alveoläre

Alkalose, respiratorische

Klinisches Zeichen ist die Hyperventilation. Atemnot ohne Zyanose (Ausnahme respiratorische Insuffizienz). Tetanie durch Senkung des ionisierten Kalziums möglich. Durch Transmineralisation: Senkung des Kaliumspiegels im Serum (s. Kalium, Hyperkaliämie →197). Hypokaliämische Alkalose durch Abatmung von CO_2.
pH > 7,45; pCO_2 < 35 mmHg
(s. Dyspnoe →83)

- Psychogene Hyperventilation
  - Angst- und Erregungszustände
  - Schmerzen
- Fieber
- Kompensatorische Hyperventilation bei Hypoxie:
  - Anämie
  - Aufenthalt in großen Höhen (über 3000 m)
  - CO
  - Linksherzinsuffizienz
  - Zyanotische Herzfehler
  - Lungenfibrose (pulmonale Diffusionsstörung)
- Zerebrale Störung mit Hyperventilation:
  - Enzephalitis
  - Tumor
  - Schädigung des Kerngebiets des N. vagus
  - Hirntrauma
  - Hirndrucksteigerung
    - Subarachnoidalblutung

H

- Nach epileptischem Anfall
- Erregung des Atemzentrums:
  - Salizylate
  - CO
  - Aminophylline
  - Adrenalin
  - Progesteron
  - Enzephalitis
- Andere Ursachen:
  - Metabolische Azidose
  - Asthma bronchiale
  - Lungenembolie
  - Pneumothorax →284
  - Thyreotoxikose
  - Hypoparathyreoidismus
  - Frühstadium eines Kreislaufschocks
  - Schock
  - Nephrotisches Syndrom
  - Sepsis
    - Gramnegative Sepsis
  - Hepatische Enzephalopathie
  - Mechanische Beatmung
  - Kompensation einer metabolischen Azidose

Hypoaldosteronismus,
s. Aldosteron →15

H

Hypoglykämie

Häufigste Ursache für eine Hypoglykämie ist die relative oder absolute Überdosierung zuckersenkender Medikamente beim Diabetes mellitus (Sulfonylharnstoffe, Insulin).
Man unterscheidet klinisch zwischen Nüchtern- und postprandialer Hypoglykämie.
Nüchternhypoglykämie präsentiert sich klinisch häufig subakut oder chronisch, im Verlauf häufig assoziiert mit neuroglykopenischer Klinik (Apathie, epileptische Anfälle, Reizbarkeit, Lähmungen, Bewußtseinsstörungen). Die postprandiale Hypoglykämie präsentiert sich klinisch relativ akut (adrenerge Aktivierung: Herzklopfen, Kaltschweiß, Unruhe, Tremor usw.)

Referenzbereich
BZ < 40 mg/dl (< 2,2 mmol/l)

- Nüchternhypoglykämie
  - Schwere Lebererkrankungen
    - Verminderte Glukoneogenese und Glukoseabgabe
  - Extrapankreatische Tumoren
    - Leberzell-Ca.
  - Renale Hypoglykämie
  - Urämie
  - Nebennierenrindeninsuffizienz
  - Hypophysenvorderlappeninsuffizienz
  - Hypothyreose
  - Insulinome
  - Multiple endokrine Neoplasien (MEN)
  - Karzinoid
  - Glykogenose Typ I
  - Glykogenose Typ V
  - Neugeborenenhypoglykämie bei diabetischer Mutter
- Postprandiale/reaktive Hypoglykämie
  - Anfangsstadium eines Diabetes mellitus /reaktive Späthypoglykämie
  - Magenentleerungsstörungen aufgrund einer autonomen Neuropathie
  - Dumpingsyndrom nach Magenresektion
  - Enzymdefekte
    - Glukose-6-phosphatase
    - Fruktose-1,6-diphosphatase
    - Leberphosphorylase
    - Glykogensynthetase
  - Fruktoseintoleranz
  - Galaktoseintoleranz
  - Funktionell bei erhöhtem Vagotonus
  - Idiopathisch
- Ursachen für Hypoglykämie bei Diabetes mellitus
    - Überdosierung von Insulin oder Sulfonylharnstoffen
      - *Akzidentell*

- *Suizidal*
- *Kriminell*
- Fehlende oder ungenügende Nahrungsaufnahme bei vorheriger Einnahme blutzuckersenkender Medikamente bzw. Ernährungsfehler
  - *Ungenügende Kohlenhydratzufuhr*
- Akkumulation bei Niereninsuffizienz oder Hepatopathie
- Verdrängung aus der Proteinbindung
  - *Salizylate*

- Gestörte Hypoglykämiewahrnehmung
  - β-Blocker-Einnahme
  - Polyneuropathie
- Störung der hormonellen Gegenregulation
  - Verminderte Adrenalin-Sekretion bei Polyneuropathie
  - β-Blocker-Einnahme
  - Störung der Glukoneogenese nach Alkoholabusus (Tod in Ausnüchterungszelle)
  - Glukagondefizit
- Veränderung der Insulinempfindlichkeit
  - Erbrechen
  - Ungleichmäßige Absorption von Insulin an der Injektionsstelle
  - Verminderte Ausscheidung von Insulin bei Niereninsuffizienz
  - Falsches Insulin (Alt statt Depot)
  - Falsche Insulindosis
  - Gewichtsreduktion ohne Dosisanpassung
  - Körperliche Aktivität ohne Dosisanpassung
  - Nach Umstellung von Rinder- oder Schweineinsulin auf Humaninsulin mit hohen Antikörpertitern gegen die tierischen Insuline ohne Dosisanpassung
- Artifiziell durch Insulininjektion
  - Psychotisch
  - Suizidal
  - Kriminell
- Wechselwirkungen von Medikamenten mit Antidiabetika
  - Nichtsteroidale Antiphlogistika
  - β-Blocker
- Infektion
- Chirurgischer Eingriff
- Trauma
- Antikörper gegen Insulin (plötzliche Freisetzung des gebundenen Insulins)

▸ Verschiedene Ursachen
- Malabsorptionssyndrom
- Maldigestionssyndrom
- Renale Glykosurie
- M. Whipple
- Tumorerkrankung
- Leucinempfindlichkeit
- Hypoglykämie bei Neugeborenen
- Idiopathische Hypoglykämie McQuarrie
- Vegetative Dystonie
- Nach starker körperlicher Belastung
- Hepatopathien

▸ Medikamente
- Sulfonylharnstoffe
- Insulin
- Biguanide
- Äthanol
- Salizylate
- MAO-Hemmer
- Betablocker
- Phenylbutazon
- Cumarin

Hypogonadismus, männlicher

Hormonmangel und/oder Infertilität.
Männlicher Hypogonadismus wird durch eine verminderte Testosteronsekretion der Hoden verursacht.
Man unterscheidet zwischen hypophysärem (hypogonadotropem) und testikulärem (hypergonadotropem) Hypogonadismus.

H

Manifestation des Androgenmangels: Osteoporose, Anämie, Atrophie der Muskulatur mit nachlassender Kraft, zunehmend weibliches Fettverteilungsmuster, Sistieren der Spermatogenese, geringes Ejakulatvolumen, Verminderung der Libido und Potenz, keine Änderung der Stimme, nachlassende Bart-, Achsel-, Scham- und Körperbehaarung sowie Veränderungen der Haut wie fehlende Sebumproduktion, Atrophie und Blässe.

- ▸ Hypergonadotroper Hypogonadismus (primärer Hypogonadismus)
  - Hodenveränderungen
    - Tumoren
    - Beidseitige Anorchie/Kryptorchismus
      - *Gonadenagenesie*
      - *Hodenhochstand*
      - *Testikuläres Trauma*
      - *Torsion*
      - *Tumor*
      - *Infektion (Mumps, Tbc)*
      - *Operation*
      - *Kastration*
    - Varikozele
    - Hydrozele
    - Globozoospermie
    - Syndrom der immotilen Zilien
    - Idiopathische Infertilität
    - Orchitis
    - Epididymitis
  - Klinefelter-Syndrom
  - XXY-Syndrom
  - XX-Mann-Syndrom
  - Noonan-Syndrom
  - Lymphom
  - Chemotherapie
  - Strahlentherapie
  - Idiopathisch
  - Reifenstein-Syndrom (partielle Androgeninsensitivität)
  - Pseudohermaphroditismus masculinus (FSH und LH und Testosteron hoch)
  - Oviduktpersistenz
  - Germinalzellaplasie
    - Sertoli-Zellsyndrom
    - Del-Castillo-Syndrom
  - Leydig-Zellaplasie
  - Tubuläre Sklerose
    - Myotonia dystrophica
  - Kartagener-Syndrom
- ▸ Erkrankungen der Samenwege
  - Infektionen
    - Bakterien
    - Chlamydien
    - Viren
  - Obstruktionen
    - Angeborene Fehlbildung
    - Infektionen
    - Vasektomie
  - Duktusaplasie
  - Mukoviszidose
  - Young-Syndrom
  - Liquifizierungsstörung
  - Penisdeformationen
  - Phimosen
  - Ektope Mündung in die Urethra
  - Retrograde Ejektion
  - Erektile Dysfunktion
  - Autoimmunologisch bedingte Sterilität
- ▸ Erkrankungen der Androgen-Zielorgane
  - Testikuläre Feminisierung
  - Unvollständige testikuläre Feminisierung
  - Reifenstein-Syndrom
  - Isolierte Sterilität
  - Perineoskrotale Hypospadie mit Pseudovagina
  - Rezeptorpositive Androgenresistenz
    - 5a-Reduktasemangel
- ▸ Verschiedene Ursachen
  - Psychischer Streß
  - Psychische Erkrankungen
  - Pseudopubertas praecox
  - Allgemeinerkrankungen
  - Hyperthyreose
  - Hypothyreose
  - Infektionserkrankungen

- HIV
- Darmerkrankungen
- Diabetes mellitus
- Leberzirrhose
- Niereninsuffizienz
- Hämochromatose
- Anorexia nervosa
- Medikamente/Drogen

▸ Hypogonadotroper Hypogonadismus
- Sekundärer Hypogonadismus
  - Panhypopituitarismus
    - *Tumoren*
    - *Läsionen*
    - *Hämochromatose*
    - *Hypophysektomie*
    - *Adenome*
    - *Empty-Sella-Syndrom*
    - *Nach Strahlentherapie*
    - *Drogen*
    - *Medikamente*
  - Isolierter LH-Mangel (Pasqualini-Syndrom)
  - Isolierter FSH-Mangel
  - Hyperprolaktinämie-Syndrom →288
- Tertiärer Hypogonadismus/ Erkrankungen des Hypothalamus/*GnRH*-Sekretion gestört
  - Idiopathischer hypogonadotroper Hypogonadismus
    - *Anlagebedingte Störung der GnRH-Sekretion*
  - Konstitutionelle Pubertas tarda
  - Prader-Willi-Syndrom
    - *Anlagebedingte Störung der GnRH-Sekretion*
  - Kallmann Syndom
  - Laurence-Moon-Biedl-Syndrom
    - *Anlagebedingte Störung der GnRH-Sekretion*
  - Familiäre Kleinhirnataxie
  - Sekundär
    - *Nach Strahlentherapie*
    - *Trauma*
    - *Minderperfusion*
    - *Drogen*
    - *Medikamente*
    - *Infektionen*
- Entwicklungsverzögerung
- Chronischer Krankheitsprozeß
- Mangelernährung
- Cushing-Syndrom
- Hypothyreose
- Medikamente/Drogen
  - Alkohol
  - Marihuana
  - Spironolacton
  - Ketokonazol
  - GnRH-Agonisten
  - Androgene
  - Östrogenproduzierende Tumoren
- Kongenitale Erkrankungen
  - Prader-Willi-Syndrom
  - Alström-Syndrom
- Idiopathisch

Hypogonadismus, weiblicher

Hormonmangel und/oder Infertilität. Störung der Follikelreifung und Ostrogenproduktion bei der Frau, mangelnde sekundäre Geschlechtsmerkmale, Amenorrhö, Störung der Libido, Infertilität und Osteoporose. Bei sekundärem Hypogonadismus liegt eine hypothalamisch-hypophysare Störung mit konsekutiv niedrigem Gonadotropin vor.

▸ Ursachen für weiblichen Hypogonadismus
- Normogonadotrope Zyklusstörung
- Hyperprolaktinämie
- Idiopathischer hypogonadotroper Hypogonadismus
- Hypophysenvorderlappeninsuffizienz →186
- Sekundärer Hypogonadismus
  - Pasqualini-Syndrom
  - Laurence-Moon-Bardet-Biedl-Syndrom
  - Prader-Willi-Syndrom
- Funktioneller Gonadotropinmangel

H

- Eßstörungen
  - *Anorexia nervosa*
- Mangelernährung
- Hyperandrogenämie
  - Ovarielle Hyperandrogenämie
  - Adrenale Hyperandrogenämie
    - *Polyzystische Ovarien*
  - Exogene Sexualsteroide
    - *Anabolika*
- Glukokortikosteroide
- M. Cushing
- Anabolika
- Hypergonadotroper Hypogonadismus
  - Climacterium praecox
  - Reine Gonadendysgenesie
  - Ullrich-Turner-Syndrom
- Rezeptorpositive Androgenresistenz
  - 5a-Reduktasemangel
- Fehlbildung des weiblichen Genitales
- Pubertas tarda

Hypokaliämie, s. Kalium, Hyperkaliämie →197

Hypokalzämie, s. Kalzium →199

s. Hypogonadismus, weiblicher →185**Hypokortisolismus,**
s. Cortisol →68,
s. Addison, Morbus →11

Hypomagnesiämie,
s. Magnesium →233

Hypomelanosen, s. Hypopigmentation, Depigmentation →187

Hyponatriämie, s. Natrium →252

Hypophosphatämie,
s. Osteomalazie →268

Hypophyseninsuffizienz

Hypopituitarismus

Ausfall einzelner (⇒ partielle Hypophysenvorderlappen [HVL]-Insuffizienz) oder aller (⇒ Panhypopituitarismus) Hypophysenhormone infolge Zerstörung, Verdrängung, Nekrose, Operation der Hypophyse oder durch Abtrennung von den hypothalamischen Zentren.
Bei einer HVL-Insuffizienz aufgrund eines HVL-Adenoms fallen die Partialfunktionen häufig in der folgenden Reihenfolge aus: GH, FSH/LH, TSH und zuletzt ACTH.
s. Cortisol →68,
s. Addison, Morbus →11,
s. Hypogonadismus, männlicher →183,
s. Hypogonadismus, weiblicher →185

- Tumoren der Hypophyse
  - Adenome
- Paraselläre Tumoren/Kompression der Hypophyse
  - Kraniopharyngeom
  - Chromophobes Adenom
  - Meningeom
  - Optikusneurinom
  - Metastasen
  - Lymphome
  - Aneurysmen der intrakraniellen Karotisäste
- Abtrennung von hypothalamischen Zentren
- Ischämische Nekrose der Hypophyse
  - Sheehan-Syndrom
  - Diabetes mellitus
  - Arteriitis temporalis
  - Sichelzellenanämie
  - Arteriosklerose
  - Eklampsie
- Autoimmunhypophysitis
- Hypophysenapoplexie
- Thrombose des Sinus cavernosus
- Infektionskrankheiten
  - Meningitis

  - Tbc
  - Syphilis
  - Malaria
  - Pilzinfektion
- Hämochromatose
- Immunologische Erkrankungen
  - Granulomatöse oder lymphozytäre Hypophysitis
- Iatrogene Schädigung
  - Bestrahlung des Nasopharynx
  - Bestrahlung der Sella
  - Chirurgische Eingriffe
- Empty-Sella-Syndrom
- Postoperativ
- Blutungen nach Trauma
- Stoffwechselkrankheiten
  - Chronische Niereninsuffizienz
- Hypophysenbeteiligung bei anderen System- oder ZNS-Erkrankungen
  - Sarkoidose oder andere granulomatöse Erkrankungen
  - Infiltration z.B. bei Lipidspeichererkrankungen
  - Trauma
  - Intoxikation
  - Glukokortikoide
  - Geschlechtshormone
  - Tumoren
    - *Metastasen*
- Fehlernährung
  - Anorexia nervosa
- Idiopathisch

Hypopigmentation, Depigmentation

Vitiligo, Hypomelanosen

▸ Umschriebene Depigmentationen
- Vitiligo
- Leukoderm bei und nach Dermatosen
- Leukoderm bei Lepra oder Syringomyelie
- Leukoderm nach chemischen oder physikalischen Einwirkungen
- Depigmentation durch Medikamente
  - Antibiotikaeinnahme und UV
- Hypothyreose
- Hyperthyreose
- Nävi
- Sarkoidose
- Sklerodermie
- M. Addison
- Diabetes mellitus
- Okulärer Albinismus
- Tuberöse Sklerose
- Piebaldismus
- Waardenburg-Syndrom
- Psoriasis
- Soor
- Leukoplakie
- Leucoderma colli bei Lues
- Leukoderm bei Lepra
- Naevus anaemicus
- Lupus erythematodes
- Varicosis
- Lokale Therapie mit Steroiden
- Pityriasis versicolor
- Lichenatrophie
- Phenole

▸ Generalisierte Depigmentationen
- Anämie
- Albinismus
- Albinoidismus
- Homozystinurie
- Phenylketonurie
- Hypophysenvorderlappeninsuffizienz

▸ Erkrankungen, die häufig mit einer Vitiligo auftreten
- Magen-Ca.
- Malignes Melanom
- Lymphoproliferative Erkrankungen
- Diabetes mellitus
- M. Addison
- Hyperthyreose
- Hypothyreose
- Hashimoto-Thyreoiditis
- Hypoparathyreoidismus
- Anämie
  - Perniziöse Anämie
- Thrombozytopenien →338

H

- Sklerodermie
- Rheumatoide Arthritis
- Myasthenia gravis
- Dysgammaglobulinämie

Hypoproteinämie,
s. Eiweiß im Serum →88

Hyposphagma,
s. Auge, rotes →41

Hyposthenurie,
s. Urinosmolalität →351

Hypothyreose,
s. Schilddrüsenfunktionsstörungen →306

H

Hypotone Dehydratation,
s. Dehydratation →71

Hypotonie

Von einer Hypotonie als Krankheit spricht man, wenn der Blutdruck in Ruhe und unter Belastung nicht ausreicht, um die Versorgung z.B. von Gehirn und Niere zu gewährleisten.
Regulative Hypotonie findet sich bei gut trainierten Menschen: Der Kreislauf befindet sich in Ruhe in einer parasympathikotonen Schonstellung.
Hypotone Kreislaufregulationsstörung und orthostatische Hypotonie: Hier wird die Hypotonie erst unter Belastung manifest. Der Ruheblutdruck kann sogar erhöht sein, ist also für die Diagnose nicht relevant. Wird die Hypotonie bereits unter einer „Stehbelastung" (Orthostase) manifest, so spricht man von einer orthostatischen Hypotonie.

Referenzbereich	
grenzwertiger Hypotonus bei RR systolisch	100-105 mmHg
Hypotonus-Definition bei RR systolisch	< 90 mmHg

- ▸ Primäre (essentielle) Hypotonie (häufigste Form)
  - Hypotones Syndrom
  - Essentielle Hypotonie
  - Bevorzugt bei jungen Frauen mit leptosomem Habitus
- ▸ Sekundäre Hypotonie
  - Alle Schockformen: s. Schock →312
  - Endokrine Ursachen
    - M. Addison
    - Hypophysenvorderlappeninsuffizienz
    - Nebennierenrindeninsuffizienz
    - Hypothyreose
    - Adrenogenitales Syndrom
    - Bartter-Syndrom (kongenitale Tubulusstörung mit Kaliumverlust, erhöhtem Aldosteron, Exsikkose, Alkalose und Muskelschwäche; nicht verwechseln mit Schwartz-Bartter-Syndrom/SIADH)
    - Diabetes insipidus
  - Kardiovaskuläre Ursachen
    - Aortenstenose
    - Aortenbogensyndrom
    - Aortenisthmusstenose
    - Herzinsuffizienz
    - Rhythmusstörungen
    - Lungenembolie
    - Valsalva-Preßversuch
    - Myokardischämie
    - Myokardinfarkt
    - Herzklappenfehler
    - Perimyokarditis
    - Perikarderguß
    - Pericarditis constrictiva
    - Karotissinussyndrom

- Vagale Synkope
- Überanstrengung
- Hitzestau

- Medikamentös-toxische Ursachen
  - Antihypertensiva
  - Nitrate
  - Sedativa
  - Trizyklische Antidepressiva
  - Cannabis
  - Opiate
  - Alkohol
  - Histamin
  - Antiarrhythmika
  - Phenothiazine
- Hypovolämie als Ursache
  - Blutungen
  - Anämie
  - Flüssigkeitsverlust
  - Hyponatriämie
  - Zu hoher Flüssigkeitsverlust durch Dialyse
  - Ungenügende Flüssigkeitszufuhr
- Vasovagal
- Orthostatisch
  - Chronisch
  - Passager
    - *Nach Immobilisation*
    - *Rekonvaleszenz*
    - *Während und nach Infektionen*
    - *Gravidität*
- Neurogen
  - Guillain-Barré-Syndrom (Polyradikulitis, die manchmal im Anschluß an infektiöse Erkrankungen oder Operationen auftritt. Es besteht eine Assoziation mit einer vorausgegangenen Campylobacter-jejuni-Enteritis. Die Klinik reicht von minimaler Muskelschwäche bis hin zu Lähmungserscheinungen. Eine Beteiligung des autonomen Nervensystems ist möglich. Im Liquor: zytoalbuminäre Dissoziation)
  - M. Parkinson
  - Tabes dorsalis
  - Syringomyelie
  - Polyneuropathie
  - Shy-Drager-Syndrom
  - Querschnittssyndrom
  - Multiple apoplektische Insulte

Hypoventilation, alveoläre

Hypoxämie, respiratorische Insuffizienz

Durch pulmonale oder extrapulmonale Ursachen verursachte respiratorische Insuffizienz mit alveolärer Hypoventilation, Hypoxämie und ggf. Retention von CO_2. Unter Partialinsuffizienz versteht man eine Hypoxämie, bei der Globalinsuffizienz kommt Hyperkapnie hinzu.
Häufiges klinisches Krankheitsbild, oft verbunden mit Tachykardie, Zyanose (→366), Dyspnoe (→[illegible]), Unruhe, Verwirrtheit und Polyglobulie. Eine Zyanose tritt auf, wenn der deoxygenierte Anteil des Hb mehr als 5 g/dl beträgt. Bei einer Anämie mit Hb-Werten um 5 g/dl muß eine Zyanose klinisch nicht mehr in Erscheinung treten.
Durch Transmineralisation: Hyperkaliämie (hyperkaliämische Azidose).
$PaO_2 < 90\%$; $pH < 7{,}35$; $pCO_2 > 45$ mmHg.
s. Blutgasanalyse →51

▸ Obstruktive Ventilationsstörung:
- Asthma bronchiale
- Chronisch-obstruktive Lungenerkrankung
- Lungenemphysem
- Aspiration
- Laryngo-/Bronchospasmus
- Glottisödem

▸ Restriktive Ventilationsstörung:
- Lungenfibrose
  - Infektionen
    - *Pneumocystis-carinii-Viren*
  - Parenchymverlust
  - Chronische oder schwere akute Pneumonie
  - Inhalative Noxen (anorganische

Stäube, Pneumokoniosen, organische Stäube)
- *Exogen-allergische Alveolitis*
- *Rauch, Dämpfe, Gase, Aerosole, verschiedene Gefahrenstoffe*
- ∘ Kreislaufbedingte Lungenschäden
  - *ARDS*
  - *Chronische Stauungsleber, Lungenödem (bei chronischer Niereninsuffizienz)*
- ∘ Nichtinhalative Noxen
  - *Bleomycin*
  - *Busulfan*
  - *Herbizide (z.B.: Paraquat)*
- ∘ Ionisierende Strahlen
  - *Strahlenpneumonitis*
- ∘ Neoplasien
  - *Lymphangiosis carcinomatosa*
- ∘ Systemerkrankungen
  - *Sarkoidose*
  - *Rheumatoide Arthritis*
  - *Kollagenose*
  - *Vaskulitis*
  - *Mukoviszidose*
  - *M. Bechterew*
  - *Polymyositis/Dermatomyositis*
- ∘ Verschiedene Ursachen
- ∘ Idiopathische Lungenfibrose
- ∘ IRDS
- ∘ Angeborene Wabenlunge
- ∘ Alveolarproteinose

- Pleuraschwarte
- Kyphoskoliose
- Morbus Bechterew

▸ Verkleinerung des Alveolarraums:
- Bronchial-Ca.
- Pneumothorax →284
- Pneumonie
- Rechtsherzinsuffizienz
- Lungenödem
- Pleuraerguß
- Atelektase
- Fremdkörper
- Z.n. Lungenresektion

▸ Insuffizienz der Atemmuskulatur:
- Myasthenia gravis
- Guillain-Barré-Syndrom (Polyradikulitis, die manchmal im Anschluß an infektiöse Erkrankungen oder Operationen auftritt. Es besteht eine Assoziation mit einer vorausgegangenen Campylobater-jejuni-Enteritis. Die Klinik reicht von minimaler Muskelschwäche bis hin zu Lähmungserscheinungen. Eine Beteiligung des autonomen Nervensystems ist möglich. Im Liquor: zytoalbuminäre Dissoziation)
- Poliomyelitis
- Polymyositis
- Muskelatrophien
- Tetanus
- Hypokaliämie
- Reflektorisch bei Schmerzen

▸ Störung des Atemzentrums:
- Medikamente:
  - ∘ Morphine
  - ∘ Barbiturate
  - ∘ Benzodiazepine
  - ∘ Antidepressiva
  - ∘ Salizylate
  - ∘ Drogenentzug
  - ∘ Methylxanthine
    - *Theophyllin*
- Hirntrauma
- Hirndruckerhöhung
- Blutung
- Ischämie
- Hirntumor
- Pickwick-Syndrom
- Enzephalitis
- Fieber
- Schmerz
- Angst

▸ Mechanische Verlegung der Atemwege
- Tumor
- Fremdkörper
- Spasmus
- Schleim
- Glottisödem

- Einseitige Bronchusverlegung
- Erkrankungen von Thorax/Pleura
  - Throraxtrauma
    - Rippenserienfraktur
  - Spannungspneumothorax
  - Großer Pleuraerguß
- Ventilations-Perfusions-Verteilungsstörung
- Arteriovenöse Shuntverbindungen
- Zyanotische Herzfehler
- Herzinsuffizienz/Low-output

Hypovolämischer Schock,
s. Schock →312

Hypoxämie,
s. Hypoventilation, alveoläre →189,
s. Blutgasanalyse →54

Ikterus, Gelbsucht
s. Bilirubin →50,
s. Cholestase →63

Ileus

Störung der Darmpassage durch Darmverschluß oder Darmlähmung. Mechanische Obstruktion von außen: Okklusion (Tumor, Stenosen). Mechanische Obstruktion von innen: Obturation (Kotballen, Fremdkörper). Mechanische Strangulation mit möglicher Beteiligung der Mesenterialgefäße: Volvulus, Hernien. Paralytisch-toxisch (Peritonitis), -reflektorisch (Post-OP) und -metabolisch (Hypokaliämie). Spastischer Ileus (Bleiintoxikation).
Häufige Ursachen für einen mechanischen Ileus: Hernien, Briden, Adhäsionen, Volvulus, Invagination, Tumor, chronisch entzündliche Darmerkrankungen, Gallensteine, Fremdkörper, Peritonealkarzinose.
Häufige Ursachen für paralytischen Ileus: Ischämie, Peritonitis und Morphingabe.

Mechanischer Ileus

- Obturation, Okklusion
  - Verwachsungen (Briden)
    - Entzündlich
    - Neoplastisch
    - Traumatisch
    - Post-OP
    - Konnatal
  - Tumoren
  - Fremdkörper
  - Gallensteine
  - Kotsteine
  - Atresie
  - Striktur
  - Kompression
  - Polypen
  - Divertikulitis
  - Askariden
  - Chronisch entzündliche Darmerkrankungen
  - Sklerodermie
  - Endometriose
  - Megakolon
  - M. Hirschsprung
  - Stuhleindickung
    - Therapie mit Ballaststoffen (Weizenkleie)
- Strangulation
  - Invagination
  - Volvulus
  - Malrotation
  - Briden mit Einklemmung
  - Hernien mit Einklemmung

Paralytischer Ileus

- Peritoneale Reizung
  - Peritonitis
  - Ulkusperforation
  - Akute Pankreatitis
  - Mesenterialinfarkt
  - Peritonealkarzinose
  - Trauma
    - Penetrierende Wunden
- Extraperitoneale Reizung (reflektorisch)
  - Post-OP
  - Cholezystolithiasis
  - Nierenkolik

IJ

- Retroperitoneales Hämatom
- Ovarialtorsion
- Hodentorsion

▸ Toxische Ursachen
- Sepsis
- Urämie
- Morphine
- Coma diabeticum
- Pneumonie
- Bleivergiftung

▸ Neurogene Ursachen
- Rückenmarkaffektion
  - Verletzung
  - Tumor
  - Entzündung
- Zerebrale Krankheiten
  - Apoplexie
  - Hirntumor

▸ Verschiedene Ursachen
- Hypokaliämie
- Hyperparathyreoidismus
- Porphyrie
- Vitaminmangel
- Stör. des Säure-Basen-Haushalts

Immunglobuline, monoklonale,
s. Paraproteinämie, Paraproteinurie →277

Immunneutropenie,
s. Granulozytopenie, s. Leukopenie d221, s. Panzytopenie d273 →138

Impotentia

Unter Impotentia coeundi versteht man die Unfähigkeit, den Sexualakt auszuführen, z.B.: durch Erektionsstörung, Ejakulationsstörung bzw. vorzeitigen Samenerguß. Unter Impotentia generandi versteht man die Zeugungsunfähigkeit, Sterilität des Mannes, bei jedoch erhaltener Potentia coeundi.
Häufigstes Problem stellt die erektile Dysfunktion dar.
s. Sterilität →325
s. Hypogonadismus, männlicher →183,
s. Hypogonadismus, weiblicher →185,

Impotentia coeundi

▸ Psychische Ursache (sehr häufig)
- Partnerschaftskonflikte
- Selbstunsicherheit
- Verdrängte Homosexualität
- Streß
- Bei Erschöpfung
- Climacterium virile (?)
- Nach sexuellem Abusus
- Psychogen
  - Depressionen
  - Schizophrenie

▸ Endokrine Ursachen
- Hypogonadismus →183
- Hyperprolaktinämie →288
- Hyperthyreose
- Akromegalie
- M. Addison
- s. Hypophysenvorderlappeninsuffizienz →186
  - Hypophysenadenom
- Testosteronmangel
- Diabetes mellitus
- Hyperkortizismus
- Dystrophia adiposogenitalis

▸ Medikamente/Intoxikationen
- Alkohol
- Nikotin
- Amphetamine
- Antihistaminika
- Barbiturate
- β-Blocker
- Carbamazepine
- Cimetidin
- Clonidin
- Guanethidine
- Ketokonazol
- Kokain
- Marihuana
- Methadon
- Methyldopa
- Metoclopramid
- MAO-Hemmer

- Narkotika
- Phenothiazine
- Sedativa
- Spironolakton
- Thiazide
- Trizyklische Antidepressiva

▸ Vaskuläre Ursachen
- Arteriosklerose
- Angiitis obliterans
- Leriche-Syndrom
- Durchblutungsstörung
- Diabetes mellitus
  - Inadäquater renaler Blutfluß aufgrund Polyneuropathie

▸ Neurologische Ursachen
- Iatrogen
  - OP im kleinen Becken, retroperitoneal oder an der Wirbelsäule
- Bandscheibenprolaps
- Multiple Sklerose
- Apoplex
- Trauma
  - Beckenringfraktur
- Diabetes mellitus
  - Polyneuropathie
- Tabes dorsalis
- Querschnittslähmung
- Myelitis
- Conus-medullaris-Syndrom

▸ Verschiedene Ursachen
- Hypertonie
- Chronische Niereninsuffizienz
- Fettstoffwechselstörung
- Chronische Hepatopathie
- Leberzirrhose
- Schwere Grunderkrankung
- Konsumierende Erkrankungen
- Herzinsuffizienz

▸ Genitale Ursachen
- Prostatitis
- Priapismus
- Balanitis
- Tumoren im Genitalbereich
- Epispadie
- Hypospadie
- Phimose
- Hydrozele
- Nierenanomalie

▸ Hodenveränderungen
- Tumoren
- Beidseitige Anorchie/Kryptorchismus
  - Gonadenagenesie
  - Hodenhochstand
  - Testikuläres Trauma
  - Torsion
  - Tumor
  - Infektion
    - *Mumps*
    - *Tbc*
  - Operation
  - Kastration
- Varikozele
- Hydrozele
- Orchitis
- Epididymitis
- Klinefelter-Syndrom
- Sertoli-Zellsyndrom
- Noonan-Syndrom
- Lymphom
- Chemotherapie
- Strahlentherapie
- Idiopathisch
- Reifenstein-Syndrom
- Pseudohermaphroditismus masculinus (FSH, LH und Testosteron hoch)
- Tubuläre Sklerose

Impotentia generandi

▸ Störungen der Spermien
- Oligospermie
- Azoospermie
- Nekrospermie

▸ Gestörte Spermiogenese
- Hodenhypoplasie
- Unvollständiger Deszensus eines oder beider Hoden
- Z.n. Hodenverletzung oder -infektion
- Nach Strahlentherapie
- Varikozele
- Hydrozele
- Kryptorchismus

- Verlegung der Samenwege
  - Entzündlich bedingt
    - Orchitis
    - Epididymitis
    - Prostatitis
    - Urethritis
  - Z.n. OP (Harnröhrenstrikturen, Vasektomie)
- Hormonale Störungen
  - Hypogonadismus →183
  - Hypothyreose
  - Hypopituitarismus
  - Hormonaktive NNR-Tumoren
- Neurogen bedingt
  - Querschnittslähmung
  - Z.n. Apoplex
  - Multiple Sklerose
- Immunologisch bedingt
  - Autoantikörper gegen Spermatozoen
- Medikamentös-toxisch bedingt
  - Alkohol
  - Nikotin
  - Androgene
  - Kortikosteroide
  - Sedativa
  - ACE-Hemmer!
- Psychogen bedingt
  - Streß
  - Partnerschaftskonflikte
- Verschiedene Ursachen
  - Exogene Testosteronsubstitution
  - Senium
  - Spermatozystitis

Impotenz, s. Sterilität →325

Inappetenz

- Neurologische/psychogene Ursachen
    - Anorexia
    - Depressionen
    - Ekel
    - Streß
    - M. Alzheimer
    - Aerophagie
- Schwere Allgemeinerkrankungen
  - Tumoren
  - Infektionen
    - Influenza
    - Tbc
    - Chronische Bronchitis
    - Endokarditis
    - Sepsis
    - HIV
  - Fieberhafte Zustände
- Gastrointestinale Erkrankungen
  - Leberparenchymerkrankungen
    - Hepatitis
    - Zirrhose
    - Tumoren
    - Stauungsleber
  - Magen
    - Reizmagen
    - Gastritis
    - Gastroduodenale Ulkuskrankheit
    - Karzinome
  - Affektion der Gallenwege
    - Steine
    - Tumoren
  - Pankreaserkrankungen
  - Darm
    - Entzündungen
    - Chronisch entzündliche Darmerkrankungen
    - Tumoren
    - Ileus
- Metabolische Ursachen
  - Urämie
  - Niereninsuffizienz
  - Hyperkalzämie
  - Malignome
- Endokrinopathien
  - Hypothyreose
  - Primärer Hyperparathyreoidismus
  - M. Addison
- Medikamente/Intoxikation
  - Alkoholabusus
  - Opiate
  - Aminophillin
  - Östrogene

- Diuretika
- Digitalis
- Antibiotika
- Antimykotika
- Lithium
- Zytostatika
- Adrenalin
- Bleivergiftung

▸ Verschiedene Ursachen
- Nikotin
- Anämie
- Schmerzzustände

Infertitilität,
s. Impotentia →192,
s. Sterilität →325

Inkontinenz, s. Harninkontinenz →151

Innenohrschädigung, s. Hörstörungen →170

INR, s. Blutgerinnung →54

Insomnie, s. Schlafstörung →308

Insuffizienz, respiratorische,
s. Hypoventilation, alveoläre →189

Intentionstremor, s. Tremor →342

Interstitielle Nephritis,
s. Nephritis, tubulointerstitielle →254

Intestinale Durchblutungsstörung, s. Durchblutungsstörung, intestinale →80

Intrakranielle Blutungen, s. Blutungen, intrakranielle →57

Iridozyklitis, s. Auge, rotes →41

Ischämie, zerebrale, s. Apoplexie →35

Ischialgie

Rezidivierende, oftmals akute Kreuz- bzw. Rückenschmerzen mit möglicher Ausstrahlung in das betreffende Dermatom in die Beine.
s. Rückenschmerz →303

Ursachen im Bereich der Wirbelsäule
- Degenerative Erkrankungen der Wirbelsäule
- Wurzelreizung bei Protrusion der Bandscheibe
  - Diskushernie
- Spondylarthritis
  - Spondylarthritis deformans
  - Bei Infektionen
    - *Chlamydien*
    - *Yersinien*
  - Begleitentzündung bei
    - *Chronisch entzündlichen Erkrankungen*
    - *M. Whipple*
    - *Zöliakie*
- Infektion der Wirbelkörper
  - Osteomyelitis
- Tumoren/Neoplasien
  - Osteosarkom
  - Metastasen
- M. Paget
- Osteoporose
- Osteomalazie
- M. Recklinghausen
- M. Scheuermann
- Chondrokalzinose

Ursache im Bereich der Knochen
- Osteoporose
- Osteomalazie
- Sekundärer Hyperparathyreoidismus
- Renale Osteopathie
- M. Paget
- Tumoren/Metastasen
  - Plasmozytom

- (Spontan-)Fraktur
- Osteomyelitis
- Periostitis
- Pes planus
- Knochennekrosen

Neurologische Ursachen

- Spinale Läsionen
- Enger Spinalkanal
- Bandscheibenvorfall
- Nervenengpaß-Syndrom
- Radikuläre Läsionen (L4, L5, S1-S3)
- Radikuläre Syndrome
  - Borrelien-Radikulitis
- Läsionen des Plexus lumbosacralis
- Läsionen der peripheren Nerven (Nervus ischiadicus, Nervus peronaeus)
  - Mechanische Einwirkung
  - Tumoren der Nerven
  - Toxine
  - Medikamente
  - Fehlerhafte Injektion
- Ischialgiforme Beschwerden bei Polyneuropathien
  - Diabetes mellitus
- Ischialgien als Leit- oder Teilsymptom anderer neurologischer Erkrankungen
  - Herpes zoster
  - Jackson-Epilepsie
  - Tabes dorsalis
  - Multiple Sklerose
  - Meningitis
  - Endangiitis obliterans
  - McArdle-Krankheit
  - M. Sudeck
  - Enzephalitis
  - Plexusneuritis
  - Proctalgia fugax (episodischer Schmerz in der Region des Rektums)
  - Burning-feet-Syndrom
  - Intraspinaler Tumor
  - Hernien
  - Kokzygodynie (starker Schmerz in der Region des Os coccygis)

Ursache im Bereich der Gelenke

- Arthritis
- Arthrose
- Periarthropathie
- Bursitis

Erkrankungen der Muskeln

- Fibromylagiesyndrom
- Myogelosen
- Hartspann
- Sklerodermie
- Dermatomyositis

Vaskuläre Ursachen

- Leriche-Syndrom
- Arteriosklerose
- Bauchaortenaneurysma
- Akute tiefe Venenthrombose
- Arterielle Thrombose
- Arterielle Embolie
- Varicosis
- Periarteriitis nodosa
- Hämatome
  - Thrombophilie
  - Antikoagulanzien
- Thrombophlebitis
- Postthrombotisches Syndrom
- Akute Lymphangitis
- Vaskulitis
- M. Sudeck
- Raynaud-Syndrom
- Erythema nodosum
- Tibialis-anterior-Syndrom

Verschiedene Ursachen

- Tumoren
  - Pankreas-Ca.
  - Prostata-Ca.
  - Blasen-Ca.
  - Retroperitoneale Tumoren
- Entzündungsprozesse
  - Pankreatitis
  - Cholezystitis
  - Zystitis
  - Prostatitis
  - Pyelonephritis
- Erkrankungen des urogenitalen Systems
  - Urolithiasis

- Erkrankungen des gastrointestinalen Systems
  - Divertikulitis
- Retroperitonealfibrose
- Gicht
- Porphyrie
- Infektionskrankheiten

Ischurie, s. Anurie, s. Nierenversagen, akutes d259 →34

Isotone Dehydratation, s. Dehydratation →71

Juckreiz, s. Pruritus →291

Kachexie, s. Gewichtsverlust →135

Kalium, Hyperkaliämie

- Indikation zur Bestimmung des Kaliumspiegels bei Herzrhythmusstörungen, akuter oder chronischer Niereninsuffizienz, Durchfall, Erbrechen, bekannte Elektrolytstörung, Einnahme von Diuretika und Laxanzien, Störungen des Säure-Basen-Haushalts. EKG (→90): Zeltförmiges T, P-Abflachung, PQ-Verlängerung, Schenkelblockbilder, ventrikuläre Rhythmusstörungen.

Referenzbereich
Serumkalium > 5,5 mmol/l

Externe Bilanzstörung:

- Übermäßige Kaliumzufuhr:
  - Orale Kaliumzufuhr:
    - Bei einer ungestörten Nierenfunktion ist eine orale Kaliumzufuhr ungefährlich, nicht aber bei einer fortgeschrittenen Niereninsuffizienz.
    - Kaliumhaltige Ersatzsalze
  - Parenterale Kaliumzufuhr
    - KCL (!)
    - Alte Blutkonserven
    - K^+-Penicillin
- Verminderte renale Kaliumausscheidung:
  - Medikamente
    - Kaliumsparende Diuretika
      - *Spironolakton*
      - *Triamteren*
      - *Amilorid*
    - ACE-Hemmer
    - HMG-CoA-Hemmer
    - NSAID
      - *Indomethacin*
      - *Sulindac*
      - *Ibuprofen*
    - Pentamidin
    - Trimetoprim-Sulfamethoxazol
    - Cyclosporin A
    - Heparin
  - Akutes Nierenversagen →259
  - Chronisches Nierenversagen →261
  - M. Addison (Mineralokortikoidmangel)
  - Nebenniereninsuffizienz
  - Hyporeninämischer Hypoaldosteronismus
  - Nierentransplantatabstoßung

Interne Bilanzstörung (Verteilungshyperkaliämie)

- Azidose
  - Respiratorische Azidose
  - Metabolische Azidose →47
    - Insulinmangel
      - *Ketoazidotisches Koma*
- Freisetzung von Kalium aus der Zelle:
  - Große Weichteilverletzung
    - Crush-Syndrom
  - Rhabdomyolyse
  - Verbrennung
  - Hämolytische Krise
  - Zytostatische Behandlung von Malignomen
  - Nach starker muskulärer Anstrengung
  - Insulinmangel
  - Schwere Digitalisintoxikation

K

- Tourniquet-Syndrom (verspätete Eröffnung kompletter arterieller Gefäßverschlüsse)

Pseudohyperkaliämie

- ▸ Hämolyse der Blutprobe
  - Lange Stauung
  - Schnelle Aspiration
  - Verspätete Zentrifugation
  - Extravasale Hämolyse
- ▸ Kaliumfreisetzung in der Blutprobe
  - Bei sehr hoher Thrombozytose oder Leukozytose

Kalium, Hypokaliämie

▸ Klinische Symptome vor allem bei einem raschen Abfall von Kalium. Indikation zur Bestimmung des Kaliumspiegels bei Herzrhythmusstörungen, akuter oder chronischer Niereninsuffizienz, Durchfall, Erbrechen, bekannter Elektrolytstörung, Einnahme von Diuretika und Laxanzien, Störungen des Säure-Basen-Haushalts.
EKG (→90): ST-Streckensenkung, Überhöhung der U-Welle, TU-Verschmelzung, Rhythmusstörungen.

K

Referenzbereich
Serumkalium < 3,5 mmol/l

Pseudohypokaliämie

- Leukozyten > 100.000/µl: Wenn das Blut länger als 1 h steht, kommt es zu einer Hypokaliämie, da die Leukozyten Kalium vom Plasma aufnehmen.

Verminderte alimentäre Aufnahme

- Anorexia nervosa
- Hungerzustände

Gastrointestinale/alimentäre Ursachen

- Alkoholismus mit verminderter Aufnahme von Kalium in den Darm
- Anorexia nervosa
- Anhaltendes Erbrechen
- Verschwiegenes Erbrechen bei Eßstörung
- Bulimie
- Diarrhö →76
  - Malabsorptionssyndrom →234
  - Chronisch entzündliche Darmerkrankungen
  - Gastroenteritis
  - Laxanzienabusus
  - Villöses Adenom des Rektums
  - Uretersigmoidostomie
- Pylorusstenose
- Ileus
- Akute Pankreatitis

Renale Ursachen

- Diuretika
  - Furosemid
  - Thiazide
- Erhöhte mineralokortikoide Wirkung
  - Primärer Hyperaldosteronismus/ Conn-Syndrom →66
  - Sekundärer Hyperaldosteronismus
    - *Paraneoplastische ACTH-Bildung*
    - *Lakritzenabusus*
    - *Salzverlustniere*
  - Glukokortikoidüberschuß
  - Cushing-Syndrom
  - Steroidtherapie
- Osmotische Diurese
  - Renal tubuläre Azidose
  - Diabetes mit Glukosurie
  - Mannittherapie
- Polyurische Phase nach akutem Nierenversagen
- Hochdosierte Penicillintherapie
- Renal tubuläre Schädigung
  - Renal tubuläre Azidose
  - Leukämie
  - Hereditärer Pseudohyperaldosteronismus
- Chronische Glomerulonephritis
- Herzinsuffizienz
- Diabetes insipidus
- Bartter-Syndrom (kongenitale Tubulusstörung mit Kaliumverlust, erhöhtem Aldosteron, Exsikkose, Alkalose und Muskelschwäche; nicht verwech-

seln mit Schwartz-Bartter-Syndrom/ SIADH)

Umverteilungsstörung / Kaliumverschiebung in die Zelle

- Insulineffekt
- Alkalose
  - Hypokaliämische Alkalose
- Behandlung der megaloblastischen Anämie
- Intravenöse Hyperalimentierung

Verschiedene Ursachen

Streß-Hypokaliämie

- Über Stimulierung von β-adrenergen Rezeptoren kommt es zu einer Verschiebung von Kalium in die Zelle: z.B. bei Herzinfarkt!
- Hypokaliämische periodische Paralyse
  - Hereditäre Erkrankung mit periodischer Verschiebung von Kalium in die Zelle: Hypokaliämie und Paralyse
- Familiäre Hypomagnesiämie
- Chloridverlierende Diarrhö
- Leukämien
  - Verstärkte Bildung von Lysozym soll zu Hypokaliämie führen

Kalzium

Kalzium liegt im Plasma zu 55% ionisiert, zu 40% an Eiweiß und zu 5% an organische Säuren gebunden vor. Die Konzentration des ionisierten Kalziums, welches die biologisch aktive Form darstellt, ist vom pH-Wert und der Albuminkonzentration abhängig. Näherungsformel zur Berechnung des ionisierten Kalziums:

Ionisiertes Kalzium = Gemessenes Kalzium (mmol/l) – 0,025 x Albumin (g/l) + 1,0

Eine Hyperkalzämie wird in > 90% durch Hyperparathyreoidismus oder Malignität hervorgerufen. Die Regulation der Serumkonzentration erfolgt über Parathormon, Vitamin-D und Calcitonin.
Die hypokalzämische Tetanie sollte von dem häufigen Hyperventilationssyndrom mit Tetanie, jedoch normalem Kalziumspiegel, unterschieden werden.
Klinische Zeichen einer Hypokalzämie: Chvostek- und Trusseau-Zeichen positiv. Dystonie, Aphasie, Konfusion, choreaähnliche Bewegungen, QT-Verlängerungen, ST-Senkungen, Herzinsuffizienz, Durchfall, Achlorhydrie, Malabsorption, Muskelschwäche, trockene Haut, Haarausfall, bilateraler Katarakt.

Referenzbereich	
Gesamtkalzium:	8,8-10,6 mmol/l
Ionisiertes Kalzium	4,6-5,4 mmol/l

K

Hypokalzämie

- ▸ Verminderte Aufnahme
  - Malabsorption →234
  - Maldigestion →236
  - Short-bowel-Syndrom
  - Vitamin-D-Mangel
- ▸ Erhöhter Verlust
  - Alkoholabusus
  - Chronische Niereninsuffizienz
  - Nephrotisches Syndrom
  - Diuretikatherapie
- ▸ Endokrine Erkrankungen
  - Hypoparathyreoidismus
    - *Kongenitale Aplasie der Nebenschilddrüse*
    - *Idiopathisch/autoimmun*
    - *Infiltrativ*
    - *Postoperativ nach Strumektomie*
  - Pseudohypoparathyreoidismus
    - *Verminderte Parathormonwirkung an den Endorganen/endogene Resistenz*
  - Calcitoninsekretion bei medullärem Schilddrüsen-Ca.

- NNR-Hyperplasie
- Steroidmedikation
- ▸ Vitamin-D-Mangel mit sekundärem Hyperparathyreoidismus
  - Verminderte UV/Sonne
  - Malabsorption
  - Nierenerkrankungen mit verminderter Bildung von aktiviertem Vitamin D
  - Antikonvulsiva
- ▸ Sepsis
- ▸ Hypomagnesiämie
  - Therapie mit Cysplatin
  - Therapie mit Aminoglykosiden
  - Alkohol
- ▸ Pankreasnekrose
- ▸ Akute Pankreatitis
- ▸ Paraneoplastische Syndrome
  - Mamma-Ca.
  - Bronchial-Ca.
  - Schilddrüsen-Ca.
- ▸ Medikamente
  - Aminoglykosidantibiotika
  - Schleifendiuretika
  - Calcitonin
  - Mithramycin
  - Phenytoin
  - Phenobarbital
- ▸ Verschiedene Ursachen
  - Alkalose
  - Vermindertes Serumalbumin (!)
  - Chronische Niereninsuffizienz
  - Nephrotisches Syndrom
    - Erniedrigtes Gesamtkalzium bei normal ionisiertem Kalzium
  - Hyperphosphatämie
  - Gesteigerte Diurese mit physiologischer Kochsalzlösung
  - Hyperphosphatämie
  - Transfusion mit Zitratblut
  - Leberzirrhose

Hyperkalzämie
Erhöhter Kalziumgehalt des Serums mit Anstieg der Serumkonzentration auf 2,52-4,0 mmol/l (bzw 11-17 mg/dl). Symptome bei Hyperkalzämie: Kopfschmerzen, Schwäche, Verwirrtheit, Depression, Halluzination, Psychosen, Koma, Reflexabschwächung, Bradykardie, QT-Verkürzung, Hypertonie, Digitalisüberempfindlichkeit mit Arrhythmien, Übelkeit, Erbrechen, Obstipation, gastroduodenale Ulkuskrankheit, Pankreatitis, Insulinresistenz, Glukoseintoleranz, Polyurie, Polydypsie, Nephrolithiasis, Muskelschwäche, Chondrokalzinose, Gefäßverkalkungen.

- ▸ Vermehrte Aufnahme
  - Milch-Alkali-Syndrom
  - Vitamin-D-Intoxikation
- ▸ Endokrine Störungen
  - Primärer Hyperparathyreoidismus (ca. 20%)
    - Isoliertes oder multinodales Adenom
    - Nebenschilddrüsenhyperplasie
    - Karzinom
    - Im Rahmen von multiplen endokrinen Neoplasien (MEN-I und MEN-II)
  - Sekundärer/tertiärer Hyperparathyreoidismus
    - Akute und chronische Niereninsuffizienz
    - Autonomer Hyperparathyreoidismus nach langjähriger Niereninsuffizienz. Durch Hyperkalziämie nicht mehr hemmbare Parathyreoidhyperplasie
      - *Osteomalazie*
  - Hyperthyreose
  - Polyurische Phase nach akutem Nierenversagen:
    - Hyperparathyreoidismus in der vorangegangenen oligurisch-anurischen Phase
  - Cushing-Syndrom
  - Nebenniereninsuffizienz
  - Akromegalie
  - Phäochromozytom
  - VIPom
- ▸ Paraneoplastische Syndrome (15%)/ Sekretion osteolytischer Substanzen

- Parathormonproduzierende Tumoren
  - Ovarial-Ca.
  - Bronchial-Ca.
  - Nieren-Ca.
- Interleukin-1, TNF-α, osteoklastenaktivierender Faktor bei
- Myelom/Lymphom
- Sekretion von Prostaglandinen

▶ Osteolysen bei malignen Prozessen/Knocheninfiltration/Knochendestruktion (55%)
- M. Paget
- Akute Osteoporose
- Knochenfraktur
- Mamma-Ca.
- Plasmozytom
- Hodgkin-Lymphom
- Leukämien
- Polycythaemia vera
- Leberzell-Ca.

▶ Medikamente
- Thiaziddiuretika
- Lithium
- Tamoxifen
- Theophyllin
- Östrogene/Antiöstrogene
- Steroide
- Vitamin-D-/A.T.-10 (Kalzinosefaktor)-Intoxikation
- Vitamin A/E
- Aluminiumintoxikation

▶ Ektopische Calcitriolproduktion
- Granulomatöse Erkrankungen
  - Sarkoidose
  - Tuberkulose
- Lepra
- Histoplasmose
- Kokzidioidomykose
- Berylliose
- Candidiasis
- Silikoninduziertes Granulom
- Plasmazellgranulom

▶ Verminderte renale Kalziumausscheidung
- Familiäre hypokalzurische Hyperkalzämie
- Thiaziddiuretika
- Exsikkose

▶ Verschiedene Faktoren
- Systemische Erkrankungen mit Nierenbeteiligung
  - Plasmozytom
  - Sjögren-Syndrom (Versiegen der Speichel-, Tränen- und Talgdrüsen)
  - Sarkoidose
- Immobilisation
  - Querschnittslähmung
- Hereditäre Erkrankungen
  - Familiäre hypokalzurische Hyperkalzämie
  - Markschwammniere
- Bartter-Syndrom (kongenitale Tubulusstörung mit Kaliumverlust, erhöhtem Aldosteron, Exsikkose, Alkalose und Muskelschwäche; nicht verwechseln mit Schwartz-Bartter-Syndrom/SIADH)
  - Gitelman-Syndrom
  - Hypophosphatasie
- Nach Nierentransplantation (Kombination aus vorbestehendem sekundärem Hyperparathyreoidismus mit normaler Nierenfunktion und Vitamin-D-Produktion nach Transplantation; meist passagere Störung)
- Hyperproteinämie
- Bei total parenteraler Ernährung
- Williams-Syndrom
- Azetylsalizylsäure in großen Mengen
- Erhöhtes Ansprechen auf Vitamin D
  - Idiopathische infantile Hyperkalzämie
- Seltene Ursachen
  - Kokzidioidomykose
  - Lepra
  - Granulomatöse Erkrankungen bei Tbc
  - Vasoaktiver intestinaler polypeptidproduzierender Tumor

K

Kardiogener Schock,
s. Herzinsuffizienz, akute →158,
s. Schock →312

Kardiomyopathie

Herzmuskelerkrankungen, die nicht Folge einer KHK, eines Klappenfehlers, einer Perikarderkrankung oder einer pulmonal/systemischen Hypertonie sind.
s. Myokarditis →246

Kardiomyopathien, primäre
- Dilatative Kardiomyopathie
- Hypertrophe Kardiomyopathie
- Restriktive Kardiomyopathie

Kardiomyopathien, sekundäre
- ▸ Infektiöse Ursachen
  - Viren
    - Coxsackie-Virus B1-B5
    - Coxsackie-Virus A
    - ECHO-Viren
    - Adenoviren
    - Epstein-Barr-Virus
    - Flavivirus
    - HIV-Viren
    - Influenzavirus
    - Masernvirus
    - Mumpsvirus
    - Poliovirus
    - Tollwutvirus
    - Varicella-zoster-Virus
    - Zytomegalie-Virus
    - Hepatitis-Virus
    - Psittakose
    - Arboviren
  - Bakterien
    - Staphylokokken
    - Enterokokken
    - β-hämolysierende Streptokokken
    - Borrelia burgdorferi
    - Lues
    - Diphtherie
    - Typhus
    - Tbc
    - Rheumatisches Fieber
    - Brucellen
    - Tetanus
    - Pertussis
    - Tularämie
    - Spirochäten
      - *Syphilis*
      - *Leptospirose*
      - *Lyme-Erkrankung*
    - Rickettsien
      - *Rocky Mountain spotted fever*
      - *Q-Fieber*
      - *Typhus*
  - Pilze
    - Candidiasis
    - Aspergillose
    - Aktinomykose
    - Blastomykose
    - Histoplasmose
    - Kokzidioidomykose
    - Kryptokokkose
  - Protozoen
    - Malaria
    - Echinokokkose
    - Toxoplasmose
    - Trypanosomiasis (Chagas-Krankheit)
    - Amöbiasis
    - Leishmaniose
    - Sakrosporidiose
  - Helminthen
    - Echinokokkose
    - Schistosomiasis
    - Askariasis
    - Filariasis
    - Zystizerkose
    - Trichinose
- ▸ Nichtinfektiöse Myokarditis
  - Rheumatische Erkrankungen
  - Kollagenosen
  - Vaskulitiden
  - Nach Strahlentherapie
  - Fiedler-Myokarditis
- ▸ Medikamentös/toxisch
  - Alkohol
  - Katecholamine

- Chloroquin
- Emetin
- Lithium
- Cyclophosphamid
- Phenothiazine
- Nach Bestrahlung
- Medikamente
  - Zytostatika
    - *Daunorubicin*
    - *Doxorubicin*
    - *Adriamycin*
    - *Bleomycin*
  - Trizyklische Antidepressiva
  - Katecholamine
  - Reserpin
- Kokain
- Kobalt
- Blei

▸ Endokrine/metabolische Ursachen
- Hyperthyreose/Thyreotoxikose
- Hypothyreose
- Phäochromozytom
- Hyperparathyreoidismus
- Akromegalie
- M. Cushing
- Diabetes mellitus
- Vitaminmangelerkrankungen
  - Vitamin-B
  - Vitamin-C
  - Niacinmangel
- Vitamin-D-Überdosierung
- Fettsucht
- Urämie
- Amyloidose
- Hämochromatose
- Gicht
- Oxalose
- Porphyrie
- Elektrolytstörung
- Glykogenspeicherkrankheiten

▸ Allergische Ursachen
- Abstoßungsreaktion nach Herztransplantation
- Medikamenteninduziert

▸ Infiltrationen
- Tumoren
  - Sarkome
  - Rhabdomyome
  - Myxome
  - Gefäßtumoren
- Metastasen
  - Leukämieinfiltrationen
- Sarkoidose

▸ Myopathien/Neuropathien
- Myotone Dystrophie
- Myasthenia gravis
- Progressive Muskeldystrophie
- Friedreich-Ataxie

▸ Physikalische Ursachen
- Hypothermie
- Hitzschlag
- Trauma
- Elektrounfall
- Blitz
- Nach Strahlentherapie

▸ Hypersensititvität als Ursache
- Medikamente
  - Sulfonamide
  - Penicillin
  - Methyldopa
  - Phenytoin
  - Phenylbutazon
  - Indometazin
  - Hydrochlorothiazid
  - Chlorthalidon
  - Amitriptylin
  - Acetazolamid
  - Indomethazin
  - Spironolakton
  - Tetrazykline
  - Sulfonylharnstoffe
- Transplantatabstoßung
- Riesenzellenarteriitis

▸ Angeborene Erkrankungen
- Glykogenspeichererkrankungen
- Niemann-Pick-Krankheit
- Hand-Schüller-Christian-Krankheit
- M. Fabry
- M. Gaucher
- M. Whipple

K

- Mukopolysaccharidose
- Gangliosiderose
- Hunter-Syndrom
- Hurler-Syndrom
- Hypokaliämie
- Carnitinmangel

▸ Verschiedene Ursachen
- Postpartale Kardiomyopathie
- Thalassämie
- Endokardfibroelastose
- Idiopathisch

K

Karnofsky-Index

Index	Zustand des Patienten
100%	Normalzustand, keine Beschwerden, keine manifeste Erkrankung
90%	normale Leistungsfähigkeit, minimale Krankheitssymptome
80%	normale Leistungsfähigkeit mit Anstrengung, geringe Krankheitssymptome
70%	eingeschränkte Leistungsfähigkeit, arbeitsunfähig, kann sich selbst versorgen
60%	eingeschränkte Leistungsfähigkeit, braucht gelegentlich fremde Hilfe
50%	eingeschränkte Leistungsfähigkeit, braucht krankenpflegerische und ärztliche Betreuung, nicht dauernd bettlägerig
40%	Patient ist bettlägerig, braucht spezielle Pflege
30%	Patient ist schwer krank, Krankenhauspflege notwendig
20%	Patient ist schwer krank, Krankenhauspflege und supportive Maßnahmen erforderlich
10%	Patient ist moribund, Krankheit schreitet rasch fort

Karpaltunnelsyndrom

Medianuskompressionssyndrom mit möglicher Daumenballenatrophie (Thenaratrophie). Sensible Störung Dig.: I-III und radiale Seite des Dig.: IV. Schmerzen in den Fingern I-III, vor allem nachts. Oftmals Besserung nach Ausschütteln. Morgendliche Steifigkeit der Finger. Evtl. trophische Störungen: Hyperhydrosis. Stadieneinteilung: I.) Schmerzen und Parästhesien; II.) Taubheitsgefühl; III.) Taubheitsgefühl und partielle Thenarmuskelatrophie; IV.) Komplette Plegie und Atrophie des M. abductor pollicis brevis. Hoffmann-Tinel-Zeichen bei Beklopfen des Karpaltunnels positiv: Erhöhte Klopfempfindlichkeit. Flaschenzeichen positiv: Flasche kann nicht mehr umfaßt werden.

Ursachen

- Überbeanspruchung
- Polyarthritis
- Dermatomyositis
- Sklerodermie
- Hämatome
- Tumoren im Bereich des Karpaltunnels
- Arthrose im Bereich der Handwurzelknochen
- Schnittverletzung im Bereich der Beugeseite des Handgelenks
- Quetschverletzung im Bereich der Beugeseite des Handgelenks
- Frakturen
  - Os scaphoideum
- Luxationen
- Endokrin/metabolisch
  - Akromegalie
  - Myxödem
  - Schwangerschaft
  - Östrogene
  - Urämie
  - Hyperurikämie
  - Diabetes mellitus
  - Amyloidosen
- Paraproteinämie
- Mukopolysaccharidosen

Katecholamine

Sammelbegriff für Adrenalin, Noradrenalin sowie Dopamin. Metanephrin, Normetanephrin, Homovanillinsäure entstehen beim Abbau der Katecholamine. Indikation bei V.a. Störung der Nebennierenmarkfunktion, Phäochromozytom, Neuroblastom und rezidivierenden Hypoglykämien.

s. Vanillinmandelsäure →354

Oberer Referenzbereich im Urin (24-h-Sammelurin)	
Noradrenalin	bis 97 µg
Adrenalin	bis 27 µg
Dopamin	bis 500 µg
Metanephrin	bis 320 µg
Normetanephrin	bis 390 µg
Homovanillinsäure	bis 6900 µg
Vanillinmandelsäure	bis 6600 µg

Erkrankungen mit erhöhter Konzentration von Katecholaminen oder Katecholaminmetaboliten im Urin

- Phäochromozytom
- Multiple endokrine Neoplasien II
- Von Hippel-Lindau-Erkrankung/Neuroblastom

Pharmaka, die die Katecholamine im Urin erhöhen können

- Labetolol
- α_1- und β- Antagonisten
- Akuttherapie mit Kalziumantagonisten
- Theophyllin
- Nitroglyzerin
- Natriumnitroprussid
- α-Methyldopa
- MAO-Hemmer
- Exogene Katecholamine
  - Nasentropfen
  - Augentropfen
  - Hustentropfen

K

Verschiedene Ursachen für eine Erhöhung der Katecholamine im Urin
- Psychischer Streß
- Postoperativ
- Herzinfarkt
- Hypoglykämie
- Nikotin
- Kaffee

Pharmaka, die die Katecholamine im Urin vermindern können
  - ACE-Hemmer
  - α_2-Sympathomimetika
  - Chronische Therapie mit Kalziumantagonisten
  - Clonidin

Kavasyndrom,
s. Vena-cava-superior-Syndrom →355

Klopfschall,
s. Perkussion der Lunge →281

Knochenschmerzen

s. Myalgien s. Myopathie, Muskelerkrankungen d248 →245,
s. Osteomyelitis →269
- Osteoporose
- Osteomalazie
- Osteomyelitis
  - Knochen-Tbc
  - Knochen-Lues
  - Brodie-Abszeß (meist in der Metaphyse langer Röhrenknochen ablaufende eitrige Osteomyelitis)
- Aseptische Knochennekrose
- Primärer/sekundärer Hyperparathyreoidismus
- Renale Osteopathie
- M. Paget
- Tumoren
  - Plasmozytom
  - Akute Leukämie
  - Gutartige Knochentumoren
  - Maligne Knochentumoren
  - Metastasen
    - *Bronchial-Ca.*
    - *Mamma-Ca.*
    - *Prostata-Ca.*
    - *Hypernephrom*
    - *Schilddrüsen-Ca.*
- Zystische subchondrale Osteolysen
- Fibröse Knochendysplasie
- Frakturen
  - Auch ohne adäquates Trauma daran denken
- M. Gaucher
- Vitamin-C-Mangel
- Polio
- Algodystrophie
- Medikamente
  - GCSF
  - Erythropoetin
  - Marcumar

Kohlendioxidpartialdruck,
s. Blutgasanalyse →54

Koilonychie,
s. Nagelveränderungen →249

Kolpitis, s. Fluor genitalis →119

Koma

Bewußtseinsstörung

Delirium

Störungen des Erlebens und des Verhaltens, die in sehr unterschiedlichen Ausprägungen auftreten.
Klinisch werden drei Schweregrade einer quantitativen Bewußtseinsstörung (Störung der Vigilanz) unterschieden: Somnolenz, Sopor und Koma.
Das Koma ist durch völlige Bewußtlosigkeit von längerer Dauer charakterisiert. Die Einteilung erfolgt z.B. mittels der Glasgow Coma Scale →136.

Häufige Ursachen für Bewußtseinsstörungen sind: Psychosen, Enzephalitiden, zerebrale Raumforderungen, endokrinologische Enzephalopathien, Subarachnoidalblutungen, Synkopen, Intoxikationen und Hitzschlag. Differentialdiagnostisch abzugrenzen sind Hirnstammsyndrome ohne echten Verlust der Vigilanz: Apallisches Syndrom, Locked-in-Syndrom. Ebenso abzugrenzen sind qualitative Bewußtseinsstörungen wie Bewußtseinsverschiebung oder Bewußtseinseinengung.
Bei Koma an die AEIOU-Tips denken: Alkohol, Enzephalitis (andere ZNS-Ursachen: Epilepsie, Tumor usw.), Insulin, Opiate (Drogen), Urämie (an andere metabolische Ursachen denken: Hypernatriämie, Leberversagen, Thiaminmangel [Alkoholiker!] usw.), Trauma, Infektion, psychiatrische Ursachen, Synkope.
Synkope →328

Koma

- Schädel-Hirn-Trauma
  - Commotio cerebri
  - Contusio cerebri
  - Epidurales Hämatom
  - Akutes Subduralhämatom
- Intrakranielle Blutung
  - SAB
  - Supratentorielle Blutung
  - Infratentorielle Blutung
- Ischämie
  - Im Stromgebiet der A. carotis interna
  - Im Stromgebiet der A. basilaris
- Endokrin und metabolisch bedingte Ursachen
  - Coma diabeticum
  - Hypoglykämie
  - Addison-Krise
  - Hypophysäre Insuffizienz
  - Thyreotoxische Krise
  - Hypothyreotes Koma
  - Hyperkalzämische Krise
  - Hypokalzämische Krise
  - Diabetes insipidus
  - Phäochromozytomkrise
  - Hyperosmolares Koma
  - Laktatazidose
    - Biguanide
  - Hepatisches Koma
  - Thiaminmangel!
  - Urämisches Koma
  - Respiratorische Insuffizienz mit Hyperkapnie
- Elektrolytstörung
  - Hypernatriämie
  - Hyponatriämie
  - Hypervolämie
  - Hypovolämie
  - SIADH
  - Hyperkalzämie
- Medikamentöse/toxische Ursachen
  - Opiate
  - Alkoholabusus
  - Analgetikaabusus
    - Opiate
    - Paracetamol
    - Salizylate
  - Hypnotika
  - Sedativa
  - Antiepileptika
  - Psychopharmaka
  - Digitalis
  - Reserpin
  - Toxische Stoffe
    - Kohlenmonoxid
    - Methylalkohol
    - Organische Phosphate
    - Schwermetalle
- Psychiatrische Erkrankungen
- Neurologische Ursachen
  - Epilepsie
    - Postiktales Koma
    - Status epilepticus
  - Jakob-Creutzfeldt
  - Intrakranielle Raumforderungen
    - Tumoren
    - Metastasen
    - Chronisches Subduralhämatom

K

- Diffus zerebrale Hypoxie
  - Pulmonale Ursachen
  - Störungen des Blutdrucks
  - Hypertensive Enzephalopathie
  - Schock
  - Kardiale Ursachen
  - Herzrhythmusstörungen
- Infektiöse Ursachen
  - Meningitis
    - *Bakteriell*
    - *Viren*
    - *Pilze*
  - Hirnabszeß
- Ursachen im Bereich des ZNS/Hirnstamms mit direkter Beteiligung oder Druck auf die Formatio reticularis
  - Infarkt
  - Blutung
  - Intrazerebrale Raumforderung
  - Abszeß
  - Hydrozephalus
- Zerebrale Hypoxämie
  - Schock →312
  - Erstickung
    - *Mechanische Ursache*
    - *Plastikbeutel*
    - *Verschüttung*
  - Zerebrale Ischämie
    - *Herzinsuffizienz*
    - *Herzrhythmusstörung*
  - Hypertensive Enzephalopathie
  - Hypothermie
  - Hitzschlag
- Subarachnoidalblutung
- Hirnblutungen
- Contusio cerebri
- Posttraumatisch
- Reye-Syndrom
- Wernicke-Enzephalopathie

▸ Systemische Infektionen
- Pneumonie
- Malaria
- Typhus abdominalis
- Endokarditis
- Sepsis

▸ Organversagen
- Urämisches Koma
- Hepatisches Koma
- Pulmonale Insuffizienz

▸ Verschiedene Ursachen
- Postoperativ
- Azidosen
- Akute intermittierende Porphyrie
- Disseminierte intravasale Gerinnung
- Arteriitis mit zerebraler Beteiligung
- SLE

Delirium (beim Delirium finden sich neben der Bewußtseinsstörung halluzinatorische Erlebnisse, Agitiertheit und Desorientiertheit)

▸ Exogene Ursachen
- Alkoholentzug
- Barbituratentzug
- Thiaminmangel
- Medikamente
  - Atropin
  - Benzodiazepine
  - Drogen
  - Ergotamin
  - Kampfer
  - Scopolamin
- Toxische Stoffe
  - Methylalkohol
  - Organische Phosphate
  - Schwermetalle

▸ Neurologische Ursachen
- Bakterielle Meningitis (Tbc)
- Virusenzephalitis (HIV)
- Subarachnoidalblutung
- Hirnblutungen
- Contusio cerebri
- Zerebrale Raumforderungen

▸ Verschiedene Ursachen
- Sepsis
- Nach Hypoxie
- Postoperativ
- Thyreotoxikose
- Hypoglykämie
- Azidosen
- Hepatische Enzephalopathie

K

Coma Scale, s. Einteilung der komatösen Zustände s. Koma d206 →136, s. Glasgow Coma Scale →136

Konjunktivitis, s. Auge, rotes →41

Kopfschmerz

Gesichtsschmerz

Häufigstes Schmerzsymptom überhaupt. Ungefähr jeder 10. Patient sucht den Arzt wegen Kopfschmerzen auf. Die überwiegende Mehrzahl der Patienten leidet an Spannungs-, vasomotorischen oder psychogenen Kopfschmerzen. Weitere Hauptursachen für eine Zephalgie sind Migräne, Trigeminusneuralgie und Clusterkopfschmerz.
Eine ätiologische Zuordnung von Kopfschmerzen ist oftmals schwierig.
Im folgenden soll eine Annäherung an die Ätiologie der Schmerzen durch den zeitlichen Ablauf der Beschwerden, möglicher exogener Ursachen sowie der Schmerzlokalisation ermöglicht werden.

Schmerz-Anamnese

- Beginn
- Anhaltend
- Intermittierend
- Zunehmend
- Gleichbleibend
- Abnehmend
- Lokalisation
- Vegetative Begleitsymptomatik
- Okuläre Begleitsymptomatik
- Medikamente/Intoxikation
- Familienanamnese

Neurologische und allgemein-internistische Untersuchung

- Spannungskopfschmerz
- Vasomotorischer Kopfschmerz
- Halswirbelsäulensyndrom
- Migräne
- Clusterkopfschmerz
- Intrakranielle Infektionen
  - Meningitis
  - Meningoencephaltitis
  - Hirnabszeß
- Neuralgien
  - Trigeminusneuralgie
- Neuritis
- Hypertensiver Kopfschmerz
- Kopfschmerz bei
  - Hypotonie
  - KHK
  - Herzinsuffizienz
- Intrazerebrale Blutungen/Zerebrovaskulärer Insult
- Arteriitis temporalis
- Hirndruck
- Liquorüberdruck
- Spondylose
- Schädelschmerz
  - M. Paget
- Idiopathischer Kopfschmerz

HNO-ärztliche Untersuchung

- Otologischer Kopfschmerz
- Glossopharyngeusneuralgie
- Sinusitis
- Otitis
- Mastoditis
- Abszeß
- Tumor im Bereich Epipharynx und Pharynx
- Trigeminusneuralgie
- Herpes zoster
- Costen-Syndrom

Augenärztliche Untersuchung

- Glaukom
- Konjunktivitis
- Hordeolum
- Tumor
- Abszeß
- Herpes zoster
- Refraktionsanomalie

Zahnärztliche Untersuchung

- Karies
- Parodontitis

- Kieferfehlstellung
- Pulpitis
- Abszeß
- Tumor

Laborchemische Untersuchung
- Infektion
- Intoxikation
- Hämatologische Erkrankung
- Urämie
- Arteriitis temporalis
- Hyponatriämie
- Hypoglykämie
- Liquorpunktion
  - Meningoenzephalitis
  - Blutung

Technische Untersuchungen
- CCT/MRT
  - Hirninfarkt
  - Blutungen
  - Hämatom
  - Intrazerebrale Aneurysmen
  - Sinusvenenthrombose
  - Tumor
  - Sinusthrombose
  - Abszeß
  - Hydrozephalus
  - Veränderungen im Bereich der Nasennebenhöhlen
- Dopplersonographische Untersuchung
  - Gefäßverschluß
  - Gefäßspasmus
- Röntgen-HWS
  - Frakturen
  - Degenerative Veränderungen
  - Anomalie
- Röntgen-Schädel
  - Fraktur
  - Sinusitis
  - Verkalkungen
  - Tumoren
  - Mißbildungen
- Angiographie
  - Gefäßstenosen
  - Anomalie der Gefäße
  - Gefäßspamus

Perakuter, plötzlicher Kopfschmerz
- Subarachnoidalblutung
- Epiduralblutung
- Hirnblutung
- Liquorabflußbehinderung
- Akutes Glaukom
- Meningitis
- Akute virale Infektion
- Hypertensive Enzephalopathie
- Sonnenstich
- Hirntrauma
- Erstmanifestation eines persistierenden Kopfschmerzes
- Hypoglykämie
- Akute Sinusitis

Subakuter, progredienter Kopfschmerz
- Subdurales Hämatom
- Meningitis
- Meningoenzephalitis
- Hypertensive Krise
- Hirnabszeß
- Sinusthrombose
- Arteriitis
  - Arteriitis temporalis bei Polymyalgia rheumatica
- Metabolische Störung
- Infektion
- Nach Lumbalpunktion
- Sonnenstich
- Intrakranielle Tumoren

Subakuter, Stunden anhaltender Kopfschmerz
- Kopfschmerz nach Schalleinwirkung
- Kater nach Alkoholabusus
- Kopfschmerz nach Tabakrauch
- Kopfschmerz nach Gabe von nitrithaltigen Medikamenten

Chronischer, progredienter Kopfschmerz
- Intrakranielle Tumoren
- Andere intrakranielle raumfordernde Prozesse
- Subdurales, chronisches Hämatom
- Meningitis
- Meningoenzephalitis
- Okuläre Erkrankung

- Dentale Erkrankung

Diffuser chronischer Kopfschmerz

- Analgetika-Kopfschmerz
- Kopfschmerz bei Depression
- Posttraumatischer Kopfschmerz
- Kopfschmerz bei Urämie
- Kopfschmerz bei Bleiintoxikation
- Krankheiten innerer Organe
- Meningeale Reizung
  - SAB
  - Meningitis
- Intrakranielle Drucksteigerung
- Raumfordernder Prozeß
- Hydrozephalus
- Akutes Hirnödem
  - Trauma
  - Ischämie
- Sinusthrombose
- Liquorunterdruck
  - Nach Punktion
  - Liquorfistel
  - Forcierte Diurese
  - Fieber
  - Liquorunterproduktion (postinfektiös)
- Vaskulärer Kopfschmerz
- Inrazerebrale Gefäßerweiterung
  - Nitrate
  - Hypertonie
  - Posttraumatisch

Rezidivierender Kopfschmerz

- Migräne
  - Einfache Migräne
  - Migräne mit und ohne Aura
  - Ophthalmoplegische Migräne
  - Nach Einnahme von Ovulationshemmern
  - Migraine accompagnée
  - Basilare Migräne
- Clusterkopfschmerz
- Hypertonie
- Spannungskopfschmerz
- Vasomotorischer Kopfschmerz
- Schlafinduzierter Kopfschmerz
- Hypoglykämie
- Hypotonie
- Muskelkontraktionsschmerz
- Psychosomatischer Kopfschemrz
- Psychogener Kopfschmerz

Alimentärer/medikamentöser/toxischer oder physikalischer Kopfschmerz

- Medikamentös bedingter Kopfschmerz
  - Paracetamol
  - Phenacetin
  - Ergotamin
  - Nitrithaltige Medikamente
  - Kontrazeptiva
  - MAO-Hemmer
  - Isoniazid
  - Chloroquin
- Alimentär bedingter Kopfschmerz
  - Alkohol
  - Dopamin (Käse, Rotwein)
  - Tyramin (Käse, Rotwein)
  - Glutamat
  - Cola
- Toxisch bedingter Kopfschmerz
  - CO
  - Blei
  - Arsen
  - Farben
  - Lacke
  - Lösungsmittel
  - Insektizide
- Physikalisch bedingter Kopfschmerz
  - Höhenkrankheit
  - Ionisierende Strahlen
  - Sonnenstich
- Kopfschmerz bei Entzug von Stoffen
  - Koffein
  - Amphetamin
  - Methysergid
  - Ergotamin

Gesichtsschmerz

- Trigeminusneuralgie
  - Nach Trauma
  - Entzündungen
  - Vaskuläre Prozesse
  - Tumoren
  - Intoxikation

K

- Glossopharyngeusneuralgie
- Neuralgie des N. laryngeus superior
- Postzosterische Neuralgie
- Gesichtsschmerz zentraler Genese
- Myofasziales Schmerzsyndrom
- Sjögren-Syndrom (Versiegen der Speichel-, Tränen- und Talgdrüsen)
- Atypischer Gesichtsschmerz
- Tic douloureux
- Clusterkopfschmerz
- Bing-Horton-Syndrom (meist abends oder nachts plötzlich auftretende schwere Kopfschmerzen verbunden mit Rhinorrhö, Tränenfluß, Rötung des Auges und Schwitzen)
- Histamin-Neuralgie
- Akute Sinusitis
- Rhinitis
- Unterdruck in den Nasennebenhöhlen
- Otitis
- Erkrankungen der Zähne und des Kiefergelenks
    - Costen-Syndrom (Schmerzen im Bereich des Mandibulargelenks)
- Bei opeckthalmologischen Erkrankungen
    - Glaukom
    - Konjunktivitis
    - Lidabszeß
    - Iridozyklitis
    - Dakrozystitis

Kopfschmerzen mit Fieber, s. Meningismus →237

Krampfleiden, s. Epilepsie →99

Kreatinin

Kreatinin wird im Muskelgewebe gebildet und in das Blut abgegeben. Die Kreatininbildung ist somit abhängig von der vorhandenen Muskelmasse. Bei normaler Nierenfunktion wird es fast vollständig durch glomeruläre Filtration ausgeschieden. Aufgrund der hyperbolen Funktion der glomulären Filtrationsrate kommt es erst bei einer Einschränkung der GFR < 50% zu einem Anstieg des Serumkreatinins (kreatininblinder Bereich). Bei einer akuten Nierenfunktionsstörung findet sich erst mit einer Verzögerung ein Anstieg des Kreatinins.

Indikation: Akute oder chronische Nierenerkrankungen, pathologische Urinbefunde, Nachkontrolle von Nierenerkrankungen, intensivmedizinische Patienten, postoperativ, Verlaufskontrolle bei Therapie mit potentiell nephrotoxischen Substanzen, Muskeltraumata, Verbrennungen, degenerative Muskelprozesse, Hypertonie, extrarenale Erkrankungen (Durchfall, Erbrechen, starkes Schwitzen), Hämodialyse, Stoffwechselstörungen (Diabetes mellitus, Hyperurikämie), Erkrankungen mit erhöhtem Eiweißmetabolimus (Plasmozytom, Akromegalie).

Referenzbereich
M: 0,84- 1,36 mg/dl
F: 0,66 - 1,17 mg/dl

Ursachen für eine akute Niereninsuffizienz (plötzlicher partieller oder vollständiger Verlust der exkretorischen Nierenfunktion mit Anstieg harnpflichtiger Substanzen im Blut (Azotämie).

Leitsymptom: Versiegen der Harnsekretion mit Oligo-(< 500 mL/d)/Anurie(< 100 mL/d) und Anstieg der Retentionswerte

Prärenale Störungen (80%)

- ▸ Funktionelle Oligurie bei Exsikkose
- ▸ Zirkulatorisch-ischämische Ursachen
    - Schock unterschiedlicher Genese
    - Hypovolämie
        - Blutverluste
            - *Trauma*
            - *Gastrointestinale Blutungen*
            - *Uterusblutungen*
            - *OP*

    - Wasser-/Elektrolytverluste
      - *Massives Erbrechen*
      - *Profuse Durchfälle*
      - *Exzessives Schwitzen*
      - *Ausgedehnte Verbrennungen*
      - *Diuretikaüberdosierung*
      - *Flüssigkeitsverschiebungen bei Peritonitis/Pankreatitis*
      - *Morbus Addison*
      - *Coma diabeticum*
  - Blutdruckabfall
    - Herzinfarkt
    - Herzinsuffizienz
    - Perikardtamponade
    - Embolie
    - Volumenmangel
  - Hepatorenales Syndrom
  - Nephrotisches Syndrom
  - Therapie mit ACE-Hemmern bei vorbestehender Nierenarterienstenose
  - Nierenarterienstenose
  - Aortenaneurysma
- Blut-/Muskelpigmente
  - Intravasale Hämolyse
    - Transfusionsreaktion
    - Immunologische Reaktion
    - Toxine
      - *Pilz-, Schlangen-, Spinnengifte*
    - Malaria
    - Hämolytisch-urämisches-Syndrom
    - Paroxysmale Hämoglobinurie
  - Rhabdomyolyse/Myoglobinurie
    - Weichteilzertrümmerung
      - *Crush-Syndrom*
    - Verbrennungen
    - Muskelerkrankungen
    - Alkoholintoxikation
    - Hypokaliämie
    - Langandauerndes Koma
    - Hitzschlag
    - Kohlenmonoxidvergiftungen
    - Körperliche Überanstrengung
- Starker Natrium- und Chlorverlust
  - Starkes Erbrechen
  - Diarrhö
  - Coma diabeticum
  - M. Addison
  - Diuretika
- Infektiös-toxische Ursachen
  - Peritonitis
  - Akute Pankreatitis
  - Akute Cholezystitis
  - Ileus
  - EPH-Gestose

Renale Ursachen

- Nierenkrankheiten
  - Entzündliche Nephropathien
    - Glomerulonephritis
    - Interstitielle Nephritis
    - Pyelonephritis
    - Abstoßungsreaktion nach Nierentransplantation
  - Vaskuläre Nephropathien
    - Verschluß der Nierenarterien/-venen
    - Arteriosklerose der Nierenarterien/-venen
    - Bilaterale Nierenrindennekrose
    - Vaskulitis
    - Maligne Hypertonie
    - Thrombotisch-thrombozytopenische Purpura
    - Sklerodermie
    - Panarteriitis
  - Hämolytisches-uUrämisches Syndrom (Gasser-Syndrom)
    - Enteropathisch-hämolytisch-urämisches Syndrom durch enterohämorrhagische E. coli
    - Nichtenteropathisch-hämolytisch-urämisches Syndrom
  - Tubuläres/Interstitielles Nierenversagen
    - Schockniere
    - Medikamente
      - *Antibiotika*
      - *Pilztoxine*
      - *Jodhaltige Röntgenkontrastmittel*
      - *Sulfonamide*
      - *NSAID*
    - Infektionen

    - *Leptospiren*
    - *Legionellen*
  - Intratubuläre Zylinder bei Schock
    - *Rhabdomyolyse*
    - *Paraproteine bei Plasmozytom*
    - *Hämoglobinurie*
- Intoxikation
  - Exogene Toxine
    - Kontrastmittel
    - Chemikalien
      - *Lösungsmittel*
      - *Metalle*
    - Medikamente
      - *Antibiotika (Aminoglykoside, Amphotericin B)*
      - *Anästhetika (Methoxyfloran)*
      - *Analgetika (Azetylsalizylsäure, Phenazetin, nichtsteroidale Antirheumatika)*
  - Endogene Toxine
    - Harnsäure
    - Oxalat
    - Pigmente
      - *Hämoglobin, Myoglobin*
    - Hormone
      - *Parathormon*
    - L-Ketten-Krankheit (light chain disease)
  - Infektionskrankheiten
    - Morbus Weil
    - Pyämie
    - Sepsis

Postrenale Störungen

- Durch Verlegung der Hohlräume des Urogenitaltrakts bedingte Abflußstörung unterschiedlicher Genese.
  - Prostata-Ca.
  - Prostatitis
  - Balkenblase
  - Blasensteine
  - Phimose
  - Reflexion des Uterus während der Schwangerschaft
  - Harnleiterstriktur
  - Harnleiterstenosen
  - Harnleiterruptur
  - Trauma
  - Entzündliche Ostienstenose
  - Sphinkterstenose
  - Akzessorisches Gefäß
  - Harnleiterschleife
  - Kompression der Harnleiter von außen
    - Tumor
  - Syringomyelie
  - Tabes dorsalis
  - Fremdkörper
  - Klappenbildung in der Urethra
- Ureterverlegung mit leerer Blase
  - Harnleiterstrikturen
  - Steine
  - Blutgerinnsel
  - Lymphome
- Harnverhaltung mit voller Blase
  - Blasensteine
  - Prostatahypertrophie/-karzinom
  - Blasen-Ca.
  - Deplazierter Blasenkatheter
- Neurologische Ursachen
  - Rückenmarktumor
  - Multiple Sklerose
  - Neurolues

Chronisches Nierenversagen als DD

Ursachen für chronisches Nierenversagen (irreversible Abnahme des Glomerulumfiltrats bei progressivem Untergang von funktionsfähigem Nierengewebe). Aufgeführt nach Häufigkeit (%) sind die in Deutschland zur Dialysepflicht führenden chronischen Nierenerkrankungen

- Chronische Glomerulonephritis (ca. 20%)
- Diabetische Nephropathie (> 20%)
- Interstitielle Nephritis und chronische Pyelonephritis (ca. 15%)
- Polyzystische Nephropathien (< 15%)
- (Hypertonische) Vaskuläre Nierenschäden (< 10%)
- Analgetikanephropathie (ca. 5%)
- Systemerkrankungen (ca. 5%)

- Vaskulitiden
- SLE
- Kongenitale Nierenerkrankungen (1%)
- Hereditär (1%)

Ursachen für eine Verminderung des Kreatinins
- Abnahme der Muskelmasse
- Diabetes mellitus bei Jugendlichen
- Schwangerschaft

Kreatinin-Clearance

Abschätzung der glomerulären Filtrationsrate (GFR). Abschätzung von leichteren Nierenfunktionsstörungen, die im kreatininblinden Bereich (GFR > 50%) liegen und bei denen der Kreatininanstieg noch nicht erfaßt werden kann.

Formel:
Kreatinin-Clearence (ml /min) = (140-Alter) (kg) / 72 * Kreatinin im Serum (ml/dL)

Indikation: Erfassung bereits leichterer Nierenfunkionsstörungen, Abklärung eines grenzwertig erhöhten Serumkratininwerts, Verlaufskontrolle bei Gabe potentiell nephrotoxischer Substanzen, Bestimmung der Restfunktion bei Dialysepatienten, bei normalem Serumkreatininwert, wenn z.B. folgende Befunde vorliegen: Hypertonie, Diabetes mellitus, Gicht, bekannte chronische Nierenerkrankung sowie pathologische Harnwerte.

Referenzbereich
95-160 ml/min

s. Kreatinin →212

Ursachen für eine verminderte Kreatinin-Clearance
- Akute oder chronische Nierenerkrankung
- Nephrotisches Syndrom
- Gabe von nephrotoxischen Substanzen
- Diabetes mellitus
- Schwangerschaft
- Herzinsuffizienz

Kreislaufstillstand, akuter, s. Schock →312

Kreuzschmerzen, s. Rückenschmerz →303

Kristallurie

Harnsäurekristalle und Urate
- Gicht
- Purinreiche Kost
- Fieber
- Maligne Erkrankungen
- Zytostatische Therapie
- Therapie mit PZA bei Tbc

Kalziumoxalat
- Oxalatreiche Kost
- Oxalose

Cholesterinkristalle
- Chylurie

Zystinkristalle
- Zystinurie

Leuzin- und Tyrosinkristalle
- Schwere Lebererkrankungen

Andere Kristallurie
- Keine ätiologische Bedeutung

Kupfer, s. Coeruloplasmin, Kupfer →66

Kyphoskoliose

Dorsal konvexe Krümmung kombiniert mit seitlicher Krümmung der Wirbelsäule. Häufige Ursachen sind haltungsbedingte Anomalien, degenerative Veränderungen der Wirbelsäule, Osteoporose.

Haltungsbedingte Ursachen
- Fehlhaltung
- Haltungsrundrücken

K

- Beinlängendifferenz
- Nervenwurzelreizung
- Angeborener Keilwirbel

Degenerative Alters-Kyphoskoliose

Metabolische Ursachen

- Osteoporose
- Osteomalazie
- Rachitis

Trauma/Operation als Ursache

- Kompressionsfraktur
- Dislokation
- Deckplatteneinbruch
- Nach Laminektomie
- Thorakoplastik

Tumoren als Ursache

- Benigne Tumoren
- Maligne Tumoren
  - Plasmozytom
  - Metastase

Entzündliche Ursachen →269

- Tbc der Wirbelsäule
- Salmonelleninfektion der Wirbelsäule
- Brucelleninfektion der Wirbelsäule
- M. Bechterew
- Rheumatische Erkrankungen der Wirbelsäule

Kongenitale Ursachen

- M. Scheuermann/Osteochondrosis deformans juvenilis
- Marfan-Syndrom (Arachnodaktylie: Hyperplasie der knorpeligen Wachstumszonen. Graziler Hochwuchs mit Überstreckbarkeit der Gelenke)
- Skelettdysplasie
- Anlagestörung der Wirbelkörper
- Myelomeningozele
- Ostitis Recklinghausen
- Ehlers-Danlos-Syndrom Bindegewebskrankheit mit Hyperelastizität der Haut, Überstreckbarkeit der Gelenke, Hämatomneigung)
- Homozystinurie
- Chondrodysplasie

Neuromuskuläre Ursachen

- Polymyelitis
- Syringomyelie
- Muskeldystrophien
  - Schultergürtelform
  - Typ Duchenne
- Friedreich-Ataxie
- Spinale Muskelatrophie

Lähmungsschielen,
s. Augenmotilitätsstörungen, Nystagmus →43

Laktat, Laktatazidose

Hauptprodukt der anaeroben Glykolyse aus Pyruvat. Bildungsorte sind die Muskulatur, die Erythrozyten und das Gehirn. Laktat kann im Rahmen des Cori-Zyklus in der Leber und Niere zur Glukoneogenese verwendet werden. Eine Gewebshypoxie führt zu einer Verschiebung zugunsten von NADH mit einer vermehrten Bildung von Laktat. Durch Ausstrom von Laktat in den Extrazellulärraum kommt es zu einer Dissoziation von Laktat. Über diesen Mechanismus wird eine Verlagerung von H-Ionen von intrazallulär nach extrazellulär bewirkt. Dies kann zu einer metabolischen Laktatazidose führen, wenn die respiratorischen Kompensationsmechanismen nicht mehr ausreichen. Von einer respiratorisch kompensierte Azidose spricht man bei vermindertem CO_2-Partialdruck (ausreichende respiratorische Abatmung saurer Valenzen), bei normalem CO_2-Partialdruck liegt eine unkompensierte Azidose vor. Eine schwere Laktatzidose zeigt meist ein akutes (Kußmaul-Atmung), lebensbedrohendes Krankheitsbild an.
Zur Beurteilung einer Laktatazidose dient u.a. die Bestimmung der Anionenlücke, die dann vergrößert ist.

Indikation bei Schock, V.a. Gewebshypoxie, Abklärung einer metabolischen Azidose (v.a. bei erhöhter Anionenlücke), Abklärung komatöser Zustände.
s. Azidose, metabolische →47,
s. Azidose, respiratorische, →48.

Referenzbereich	
Kapillarblut	9-16 mg/dl
Venöses Blut	-16 mg/dl
Liquor	11-19 mg/dl

Ursachen für eine Erhöhung des Laktatwerts

- ▸ Mit Hypoxie
  - Kreislaufinsuffizienz
    - Schock →312
      - *Hypovolämie*
      - *Sepsis*
      - *Herzinfarkt*
    - Herzinsuffizienz
  - Respiratorische Insuffizienz
    - Hypoventilation mit Hyperkapnie →189
  - Schwere körperliche Belastung
  - Status epilepticus
  - Hypothermie
  - Starke Anämie
- ▸ Ohne Hypoxie
  - Entgleister Diabetes mellitus
  - Medikamente/Intoxikationen
    - Alkohol
      - *Äthylalkohol*
      - *Methylenalkohol*
      - *Ethylenglykol*
    - Biguanide
    - Salizylate
    - Paracetamol
    - Nitroprussid-Natrium
    - Adrenalin
    - Isoniazid
    - Glukagon
    - Gabe von hohen Mengen an Insulin
    - Paraldehyd
  - Infusionen
    - Natrium-Bikarbonat
    - Glukose
    - Sorbit
    - Fruktose
    - Xylit
  - Verschiedene Ursachen
    - Postoperativ
    - Postoperative Erkennung akuter intraabbdomineller Gefäßverschlüsse
    - Fetale Notsituationen unter der Geburt
    - Schwere Lebererkrankung
    - Schwerer Thiamin-Mangel
    - Terminale Niereninsuffizienz
    - Leukämie
    - Tumoren

Ursachen für eine Erhöhung des Laktatwerts im Liquor

- Bakterielle Meningitis
- Virale Meningitis
- Pilzmeningitis
- Hämorrhagische Insulte
- Ischämische Insulte
- Epileptischer Anfall
- Synkope

Laktatdehydrogenase, s. LDH →217

LDH

Laktatdehydrogenase (LDH) kommt in allen Geweben vor. Das Enzym katalysiert die Oxidation von Milchsäuren zu Benztraubensäure. Insgesamt sind 5 Isoenzyme LDH1-LDH5 bekannt. LDH1-2: Herzinfarkt, Myokarditis, Keimzelltumoren, hämolytische Anämie, Niereninfarkt und Muskeldystrophie. LDH3: Lungenembolie und Mononukleose. LDH4-5: Lebererkrankungen, Skelettmuskelerkrankungen, metastasierende Neoplasien.
Indikationen bei Herzerkrankungen (Verdacht auf zurückliegenden Herzinfarkt und Verlauf von Herzerkrankungen),

Verdacht auf Lungenembolie, Blutkrankheiten, Muskelerkrankungen und Leberparenchymschäden.

Ursachen für eine Erhöhung der LDH

- Herzinfarkt (Erhöhungsbeginn 6-12 Std. Maximum nach 24-60 Std. Erhöhung bis 8 Tage nach Infarkt meßbar)
- Myokarditis
- Akute Herzinsuffizienz
- Herzrhythmusstörung
- Nach Herzkatheteruntersuchung
- Nach Herzklappenersatz
- Hämolyse
- Megaloblastäre Anämie
- Malignome (Zellzerfall)
  - Malignes Lymphom
  - Multiples Myelom
  - Leukämie
  - Lebermetastasen
  - Neuroblastom
  - Keimzelltumoren
- Lungenembolie
- Hepatopathien
  - Hepatitis
  - Toxischer Leberschaden
  - Portale Hypertension
  - Leberabszeß
- Skelettmuskelerkrankungen
  - Myopathie
  - Progressive Muskeldystrophie
  - Dermatomyositis
  - Neurogene Muskelatrophie
- Makro-LDH
- Postoperativ
- Niereninfarkt
- Infektiöse Mononukleose

Lebererkrankungen

Ursachen für Hepatopathien

Alkoholabusus

Virushepatitis

- Hepatitis A-G

Stoffwechselerkrankungen

- M. Wilson
- Hämochromatose
- α 1-Antitrypsinmangel
- Mukoviszidose
- Protoporphyrie
- Galaktosämie
- Tyrosinämie
- Glykogenosen Typ I-XII
- Fruktoseintoleranz
- M. Gaucher
- Histiozytose X
- Niemann-Pick-Krankheit

Venöse Abflußstauung der Leber

- Budd-Chiari-Syndrom (Stenose oder Verschluß der Lebervene)
- Herzinsuffizienz mit hepatischer Stauung
- Pericarditis constricitiva

Medikamentös/toxische Lebererkrankung

Eine sehr große Zahl an Medikamenten ist potentiell leberschädigend, deshalb bei einer unklaren Leberwerterhöhung immer auch an medikamententoxische Wirkungen denken

- Auswahl typischer Substanzen
  - Methyldopa
  - Nitrofurantoin
  - Allopurinol
  - Phenylbutazon
  - Östrogene
  - Vinylchlorid
  - Anabole Steroide
  - Azetaminophen
  - ASS
  - Oxacillin
  - Thyreostatika
  - Äthanol
  - Tetrazykline
  - Halothan
  - Isoniazid

Autoimmunerkrankungen/systemische Erkrankungen

- Autoimmunhepatitis
- Primär sklerosierende Cholangitis

(Patienten mit einer PSC haben häufig eine Colitis ulcerosa und ca. 10% der Patienten mit einer Colitis ulcerosa haben eine PSC)
- Primär biliäre Zirrhose
- Chronisch entzündliche Darmerkrankungen
- Sarkoidose
- Amyloidose
- CML
- Polycythaemia vera
- Osteomyelofibrose
- Non-/Hodgkin-Krankheit

Umschriebene Leberveränderungen
- Abszeß
  - Bakteriell
    - *Klebsiellen*
    - *Proteus*
    - *Staph. aureus*
    - *E. coli*
    - *Leptospiren*
    - *Salmonellen*
    - *Rickettsien*
    - *Tbc*
    - *Brucellose*
- Nekrose
  - Toxisch
  - Postinfektiös
  - Ischämisch
- Hämatom
  - Postop.
  - Trauma
  - Einblutung
- Zysten
  - Parasiten
    - *Echinokokkus*
  - Angeboren
  - Erworben
    - *Nach Blutung*
    - *Tumorzyste*
- Tumoren
  - Benigne Tumoren
    - *Fokal noduläre Hyperplasie*
    - *Hepatome*
    - *Adenome*
    - *Hämangiome*
  - Maligne Tumoren
    - *Hepatozelluläres Ca.*
    - *Gallengangs-Ca.*
    - *Metastasen (Pankreas-Ca., Kolon-Ca., Magen-Ca., Hodgkin-Lymphom, Non-Hodgkin-Lymphom)*

Begleithepatitis bei Infektionserkrankungen
- HSV1
- HSV2
- VCV
- CMV
- EBV
- HHV6
- Parainfluenza
- Gelbfieber
- Röteln
- Coxsackie
- Mumps
- Tbc
- Leptospirose
- Toxoplasmose
- Brucellose
- Rickettsiose
- Gelbfieber
- Malaria
- Trypanosomiasis
- Schistosomiasis
- Amöbiasis
- Parasitäre Infektion der Gallenwege
  - Ascariasis lumbricoides
  - Fasciola hepatica
  - Trichinella spiralis
  - Toxocara canis

Helmintheninfektionen der Leber
- Ascariasis lumbricoides
- Echinoccocus granulosus
- Echinoccocus multilocularis
- Schistosoma japonicum
- Schistosoma mansoni
- Fasciola hepatica
- Toxocara canis

Protozoeninfektion der Leber
- Toxoplasma gondii

L

- Trypanosoma cruzi
- Entamoeba histolytica
- Plasmodium falciparum
- Plasmodium vivax
- Plasmodium ovale

Cholestatische Lebererkrankungen

▸ Intrahepatische Cholestase (Störung der Gallesekretion in der Leber)
  s. Cholestase →63

▸ Extrahepatische Cholestase
  s. Cholestase →63

Verschiedene Ursachen

- Alkoholische Hepatitis
- Fettleberhepatitis

Fettleber

s. Fettleber →109

Leberveränderungen, chronische

Fokale Leberveränderung

- Benigne Tumoren
  - Fokale noduläre Hyperplasie
  - Hämangiome
  - Adenom
  - Hämangioendotheliom
  - Hepatome
- Maligne Tumoren
  - Hepatozelluläres Ca.
  - Cholangio-Ca.
  - Angiosarkom
  - Metastasen
    - *Kolon-Ca.*
    - *Magen-Ca.*
    - *Non-/Hodgkin-Lymphom*
- Zysten
  - Angeboren
  - Parasitär
  - Erworben
    - *Abszeß*
    - *Tumor*
    - *Blutung*

Diffuse Leberveränderung

- Fettleber
- Chronische Hepatitis
  - Chronisch virale Hepatitis
  - Granulomatöse Hepatitis
  - Autoimmunhepatitis
  - Medikamentös/toxische Hepatitis
  - Alkoholische Hepatitis
  - Biliäre Hepatitis
  - Hepatitis bei Stoffwechselerkrankungen
  - Hepatitis bei systemische Erkrankungen
- Leberzirrhose

Leberversagen, fulminantes

Leberschädigung, die innerhalb von 8 Wochen zu einer lebensbedrohenden Störung der Leberfunktion führt.

▸ Infektionen
- Hepatitis A-G
- Herpes-Viren
  - HSV1
  - HSV2
  - VCV
  - CMV
  - EBV
- HHV6
- Parainfluenza-Virus

▸ Autoimmunhepatitis

▸ Ischämische Ursachen
- Ischämische Hepatitis
- Hypotension
- Schock
- Obstruktion des venösen Abflusses

▸ Medikamentöse/toxische Ursachen
- Halothan
- Isofluran
- Enfluran
- Tetrachlorkohlenwasserstoff
- INH
- Rifampicin
- Sulfonamide
- Gold
- Tetrazykline
- Ketokonazol

- Allopurinol
- Phenytoin
- Disulfiram
- Methyldopa
- Amiodaron
- Propylthiouracil
- Antidepressiva
- NSAID
  Amanitin
- Azetaminophen/Paracetamol
- Valproinsäure

▸ Metabolisch
- M. Wilson
- Schwangerschaftsfettleber
- Reye-Syndrom

▸ Andere Ursachen
- Nach Lebertransplantation
- Sepsis
- Metastasen
- Budd-Chiari-Syndrom (Stenose oder Verschluß der Lebervene)
- Hitzeschlag

Leberversagen, fulminantes,
s. Leberveränderungen, chronische →220

Leberzirrhose

Häufige Ursachen
- Chronischer Alkoholabusus
- Virale Hepatitiden (A, B; B/D, C, E, F)
- Biliäre Krankheiten
  - Primär sklerosierende Cholangitis
  - Chronische Cholangitis
  - Destruierende, nichteitrige Cholangitis
- Stoffwechselerkrankungen
  - Hämochromatose
  - M. Wilson
  - α_1-Antitrypsin-Mangel
  - Glykogenspeicherkrankheiten Typ III und IV
  - Galaktosämie
  - Hereditäre Glukoseintoleranz
  - Hereditäre Tyrosinämie Typ I
  - Porphyria cutanea tarda
  - Abetalipoproteinämie
  - Zystische Fibrose
- Zirkulatorische Störungen
  - Budd-Chiari-Syndrom (Stenose oder Verschluß der Lebervene)
  - Rechtsherzinsuffizienz/Stauungsleber
  - Pericarditis constrictiva
- Medikamente/Intoxikation
  - Amiodarone
  - Methotrexat
- Autoimmunkrankheiten
  - Autoimmunhepatitis
- Intestinaler Bypass
- Kryptogen

Leberzirrhose,
s. Lebererkrankungen →218

Lederhautentzündung, s. Skleritis s. Auge, rotes d41 →320

Leibschmerzen, s. Abdominelle Beschwerden →7

Leukonychie,
s. Nagelveränderungen →249

Leukopenie

Granulozytopenie, Agranulozytose, Neutropenie

Unter Leukopenie wird vornehmlich die Verminderung der Granulozyten verstanden. Neutropenie ist die Verminderung (< 1,500/µl) der neutrophilen Granulozyten, wobei bei Werten < 500/µl die Infektionsgefahr stark ansteigt. Die Agranulozytose ist charakterisiert durch einen Abfall der Leukozytenzahl < 2000/µl und durch einen Abfall der Granulzoyten < 500/µl oder das nicht mehr Nachweisen von Granulozyten. Die anderen hämato-

poetischen Zellinien können mitbetroffen sein. Klinisches Zeichen der Agranulozytose ist häufig der Mundsoor.
s. Panzytopenie →273

Granulozytopenien durch Bildungsstörung im Knochenmark:

- Verminderte Granulozytopoese (aplastische Störung):
  - Knochenmarkschädigung:
    - Medikamentös-toxisch (zahlreich), insbesondere:
      - *Zytostatika*
      - *Immunsuppressiva*
      - *Antibiotika*
      - *Antikonvulsiva*
      - *Griseovulvin*
      - *Antidepressiva*
      - *H_2-Blocker*
      - *Analgetika*
      - *Kardiovaskuläre Medikamente Diuretika*
      - *Hypnotika*
      - *Antidiabetika*
      - *AZT*
      - *Chloramphenicol*
      - *Phenylbutazon*
      - *Goldverbindungen*
      - *Pyramidon*
      - *Hydantoine*
      - *Thyreostatika*
      - *Sulfonamide Pyrazolonderivate (z.B.: Metamizol) u.v.m.*
      - *Anilin*
      - *Benzol*
      - *Vitamin-A-Intoxikation*
      - *Nitrophenol*
    - Chemikalien (z.B.: Benzol)
    - Strahlen
    - Autoantikörper gegen Stammzellen
  - Knochenmarkinfiltration:
    - (Akute) Leukämie
    - Karzinome
    - Maligne Lymphome
  - Osteomyelosklerose
  - Agranulozytose
  - Panzytopenie
- Reifestörung der Granulozytopoese:
  - Myelodysplasie-Syndrom
  - Vitamin-B_{12} oder Folsäuremangel
    - Perniziöse Anämie
  - Eisenmangelanämie
  - Kongenitale Reifungsstörung:
    - Kostmann-Syndrom
    - Zyklische Neutropenie

Granulozytopenien durch gesteigerten Zellumsatz:

- Immunneutropenien:
  - Durch Autoantikörper:
    - Sekundäre Autoimmunopathien bei bekannter Grundkrankheit:
      - *Akut nach Infektionen (z.B.: Mononukleose)*
      - *Chronisch bei HIV-Infektion*
      - *Maligne Lymphome*
      - *SLE*
      - *Felty-Syndrom (Sonderform der rheumatoiden Arthritis: Rheumatoide Arthritis, Splenomegalie und Leukopenie)*
      - *Sjögren-Syndrom (Versiegen der Speichel-, Tränen- und Talgdrüsen)*
    - Medikamentös induzierte Immungranulozytopenien
    - Idiopathisch (z.B.: Autoimmunneutropenie bei Kindern)
  - Durch Iso- und Allo-Antikörper:
    - Durch IgG-Antikörperbildung der Mutter gegen Granulozyten des Kindes
- Nicht immunologisch bedingte Granulozytopenie:
  - Durch Verbrauch
  - Z.B.: bei bakteriellen Infektionen
    - Tbc
    - Brucellose
    - Typhus
    - Parathyphus
    - Diphtherie
    - Gelbfieber

- Ornithose
- Virusinfekte
  - Röteln
  - Masern
  - Varizellen
  - Grippe
  - Viruspneumonie
  - Polio
  - Exanthema subitum
  - HIV
- Protozoen
  - Malaria
  - Toxoplasmose
  - Kala-Azar
- Verteilungsstörung
  - Hypersplenismus (Pooling der Granulozyten in einer vergrößerten Milz)

Verschiedene Bildungs- und/oder Umsatzstörungen

- Leberzirrhose
- Megaloblastäre Anämie
- Zyklische Neutropenie
- Virale Infektionen
  - Parvovirus B19
  - HIV
  - EBV
- Colorado-Zeckenbißfieber
- Endokrinologische Ursachen
  - Thyreotoxikose
  - Hypopituitarismus
  - Myxödem
- Gefäßerkrankungen
  - Primäre und sekundäre Varikose
  - Status varicosus
  - Degenerative und entzündliche Gefäßerkrankungen
  - Venenkompressionssyndrom
- Hyperviskositätssyndrom
  - Polyglobulie
  - Paraproteinämie
  - Diuretika
- Lipoidosen

Leukozytenzylinder,
s. Zylindrurie →366

Leukozytose

Granulozytose, Neutrophilie, Lymphozytose

Eine Erhöhung der Leukozyten beruht hauptsächlich auf einer Erhöhung der neutrophilen polymorphkernigen Granulozyten oder der Lymphozyten. Ursachen für eine Leukozytose sind sehr häufig Infektionen mit der neutrophilen Kampfphase, der darauffolgenden monozytären Überwindungsphase und der lymphozytären-eosinophilen Heilphase. Viruserkrankungen und bestimmte bakterielle Infektionen (Typhus abdominalis) können auch zu einer Leukopenie führen (s. Leukopenie →221).

Referenzbereich
4, 400-11, 300/µl

Leukozytose

- ▸ Bakterielle Infektionen
- ▸ Virale Infektionen
  - Hier auch Leukopenie möglich
- ▸ Parasitäre Infektionen
- ▸ Pilzinfektionen
- ▸ Neoplasien
  - Polycythaemia vera
  - Maligne Tumoren
  - CML
  - ALL
  - Prolymphozytenleukämie
  - Leukämische Verlaufsform maligner Lymphome
  - Haarzell-Leukämie
  - Myelofibrose
- ▸ Chronisch entzündliche Erkrankungen
  - CP
  - Kolitis
  - Dermatitis
  - Pyelonephritis

- Endokarditis
- Bronchitis
- Medikamente/Intoxikationen
  - Steroide (!)
  - CO
  - Blei
  - Benzol
  - ASS
  - Streptomycin
  - Thallium
  - Thrimetoprin-Sulfamethoxazol
  - Isoniazid
  - Griseofulfin
- Metabolische Erkrankungen
  - Gicht
  - Coma diabeticum
  - Coma uraemicum
  - Hyperthyreose
- Splenektomierte Patienten
- Akuter Blutverlust
- Starke körperliche Belastung
- Streß
- Idiopathisch

Lymphozytose (> 5000/µl bzw. > 40% im Differentialblutbild)

- Lymphozytose > 15, 000/µl
  - Pertussis
  - Infektiöse Mononukleose
  - Akut-infektiöse Lymphozytose
  - Chronische und akute lymphatische Leukämie
- Infektionen
  - Cytomegalievirus
  - Varizella
  - Röteln
  - Viruspneumonien
  - Herpes-Viren
  - HIV
  - Mumps
  - Masern
  - Adeno-Viren
  - Hepatitis-Viren
  - Toxoplasmose
  - Typhus abdominalis
  - Brucellose
  - Tbc
- Leukozytose mit pathologischer Linksverschiebung
  - Polycythaemia vera
  - Akute Leukämie
  - Chronisch myeloische Leukämie
  - Osteomyelofibrose
  - Chronische Erythroleukämie
- Akut transient
  - Trauma
  - Streß
  - Postoperativ
  - Schmerz
  - Anstrengung
- Verschiedene Ursachen
  - Immunozytom
  - Haarzell-Leukämie
  - M. Waldenström
  - Hyperthyreose
  - M. Addison
  - Felty-Syndrom (Sonderform der rheumatoiden Arthritis: Rheumatoide Arthritis, Splenomegalie und Leukopenie)
  - Chronisch entzündliche Darmerkrankungen
  - Sarkoidose

Leukozyturie, sterile

- Prostatitis
- Bestimmte Harnwegsinfektionen mit besonderer Anforderung an Wachstumsbedingungen
  - Urogenital-Tbc
  - Chlamydien
  - Gonokokken
  - Herpesviren
  - Mykoplasmen
- Harnwegsinfektionen unter Antibiotikatherapie
- Kontamination mit vaginalem Fluor
- Akutes Fieber

LH, s. Gonadotropine →138

Lidödem

Lidschwellung

Häufige Ursachen: Nephrotisches Syndrom, Glomerulonephritis, Rechtsherzinsuffizienz, allergische Reaktionen, Hypoproteinämie sowie lokale, einseitige Entzündungen.

Entzündliches Lidödem

- Nach Insektenstich
  - Biene
  - Wespe
  - Hornisse
  - Hummel
- Erysipel (Streptokokkeninfektion der papillären Dermis)
- Infektiöse Hornhautentzündung (Lidödem bei bakterieller Keratitis)
- Infektiöse Bindehautentzündung
- Entzündungen der Sklera
- Entzündungen der Orbitaregion
- Entzündungen der Orbitaregion als Komplikation bei Nasennebenhöhlenentzündung
  - Reflektorisches Orbitaödem
  - Periostitis orbitae
  - Subperiostaler Abszeß
  - Orbitalphlegmone
- Herpes zoster (Reaktivierung einer ganglionären Infektion)
- Furunkel
- Lidschwellung nach Verletzungen
  - Infektion
  - Begleitödem
  - Hämatom
  - Emphysem
  - Liquorfistel
- Akute Dakrozystitis
- Lidphlegmone
- Gesichtsphlegmone
- Lidabszeß
- Hordeolum externum (Staphylokokken-Infektion einer Wimpernfortsatzes)
- Hordeolum internum (Infektion der tarsalen Talgdrüsen)
- Dentogene Lidschwellung
- Akute Dakryoadenitis
- Trichinose
- Thrombophlebitis der Vena angularis
- Entzündlicher Pseudotumor der Orbita
- Tenonitis (Entzündung der den Augapfel umgebenden Tenonschen Kapsel)
- Panophthalmie (eitrige Infektion des gesamten Auges)
- Otogene Lidschwellung bei
  - Otitis media
  - Otitis externa
  - Mastoiditis

Nichtentzündliches Lidödem

- Angioneurotisches Lidödem/ Quincke-Ödem
- Allergische Reaktionen auf Medikamente/Kosmetika/Nahrungsmittel
- Anaphylaktische Reaktionen
- Lokale Störung des Lymphabflusses
  - Elephantiasis
- Bei allgemeiner Ödembildung
  - Zyklisch-prämenstruell
  - Kardial
  - Eiweißmangel
  - Idiopathisch
- Bei Herz- und Nierenerkrankungen
  - Nephrotisches Syndrom
  - Glomerulonephritis
  - Rechtsherzinsuffizienz
- Hypalbuminämie
- Bei Schilddrüsenerkrankungen
  - Endokrine Orbitopathie
    - *M. Basedow*
  - Hypothyreose
- Myxödem
- Sinus-cavernosus-Thrombose
- Schädelbasisbruch
- Dermatomyositis
- Dermatochalasis
- Blenorrhö
- Pseudo-Lidödem z.B.: Hautemphysem

L

- Bei Höhenkrankheit
- Orbitalfettherniation
- Tumoren der Augenlider
- Bei Kollagenosen
  - Dermatomyositis
  - SLE
    Sklerodermie
- Obere Einflußstauung
- V.-cava-superior-Syndrom
- Melkersson-Rosenthal-Syndrom
- Lymphome
- M. Recklinghausen
- Kavernöses Hämangiom
- Mukozele der Nasennebenhöhle
- Trachom
- Vaskulitiden
- Intraorbitale Tumoren
- Tränendrüsentumoren
- Nasennebenhöhlen-Tumoren
- Nach HÄS-Infusion (Speicherung von Hydroxyäthylstärke in den dermalen Makrophagen nach therapeutischer HÄS-Infusion: z.B. nach Hörsturz)

L

Linkstyp, s. EKG, Lagetypen →91

Lipase

Spaltet Triglyzeridester langkettiger Fettsäuren. Im Gegensatz zur Amylase absolut organspezifisch für das Pankreas. Indikation bei Diagnostik und Verlauf der Pankreatitis.

Referenzbereich
-190U/l

Ursachen für eine Erhöhung der Lipase im Serum

- Pankreatitis, akut und chronisch →272
- Nach ERCP
- Niereninsuffizienz
- Diabetische Ketoazidose
- Parotitis epidemica
- Sarkoidose
- Akutes Abdomen mit sekundärer Beteiligung des Pankreas

Lipoprotein(a) (Lp(a))

Von den anderen Lipidfraktionen (VLDL, LDL, IDL) unabhängiger Risikofaktor für die KHK. KHK-Risiko bei gleichzeitiger Erhöhung von LDL besonders hoch. Indikation zur Abschätzung des koronaren Risikos.

Referenzbereich
< 300mg/l

Ursachen für eine Erhöhung von Lp(a)

- Urämie
- Nephrotisches Syndrom
- Schlecht eingestellter Diabetes mellitus
- Hypothyreose
- In der akuten Phase des Herzinfarkts

Ursachen für eine Verminderung von Lp(a)

- Östrogentherapie
- Hyperthyreose
- Therapie mit Neomycin

Luftnot, s. Dyspnoe →83

Lumbago, s. Ischialgie →195

Lumbalgie,
s. Rückenschmerz →303

Lunge, Ringschatten,
s. Ringschatten in der Lunge (Rö) →303

Lungenbelüftungsstörung,
s. Ventilationsstörung →355

Lungenembolie

Verschluß der Lungenarterie durch Verschleppung von Thromben (seltener Luft, Fett oder Fremdkörper) mit dem

Blutstrom. Nach koronarer Herzerkrankung und Schlaganfall die häufigste kardiovaskuläre Erkrankung. In den USA mehr als 300 000 Hospitalisationen und mehr als 50 000 Todesfälle pro Jahr. Risikofaktoren: Beinvenenthrombose in der Vorgeschichte, Adipositas, Malignome, Herzinsuffizienz, Operation, Fraktur, Nikotin, Schock, Einnahme von Östrogenen, Trauma, Schwangerschaft, Thrombophilie und Hypertonus.
In > 90% stammt der Thrombus aus dem Einzugsbereich der Vena cava inferior
Nachfolgend angegeben sind die Differentialdiagnosen in Abhängigkeit vom Leitsymptom sowie prädisponierende Faktoren.
s. Empty-Sella-Syndrom →97

Leitsymptome

- Akuter Thoraxschmerz
  - Angina pectoris
  - Myokardinfarkt
  - Pleuritis
  - Perikarditis
  - Aortendissektion
- Akute Dyspnoe
  - Pneumothorax →284
  - Lungenödem
  - Pneumonie
  - Asthma bronchiale
- Hämoptyse
  - Bronchial-Ca.
  - Bronchiektasen
  - Tuberkulose
  - Goodpasture-Syndrom (Glomerulonephritis, Hämoptysen, Antibasalmembran-AK)
  - Angiodysplasie
  - Hämorrhagische Diathese
  - Mitralstenose
  - Pulmonale Vaskulitis

Risikofaktoren

- Vorangegangene tiefe Beinvenenthrombose
- Übergewicht
- Malignome
  - Pankreas-Ca.
- Herzinsuffizienz
- Operation
- Knochenbrüche
- Nikotin
- Schock
- Östrogeneinnahme, v.a. in Kombination mit Nikotinabusus
- Trauma
- Tumor
- Mikroembolisation
- Schwangerschaft
- Thrombophilie
- Hypertonus

Lungenmetastasen

Tumoren, die bevorzugt in die Lunge metastasieren

- Prostata-Ca.
- Magen-Ca.
- Malignes Melanom
- Schilddrüsen-Ca.
- Mamma-Ca.
- Bronchial-Ca.
- Hypernephrom
- Seminom
- Chorionepitheliom
- Sarkom

Lungenödem

Austritt von Flüssigkeit aus den Lungenkapillaren in das Interstitium und in den Alveolarraum.

Kardiales Lungenödem/ erhöhter hydrostatischer Druck in den Alveolarkapillaren

- Linksherzinsuffizienz
  - Myokarditis
  - Kardiomyopathie
  - Herzinfarkt
  - Koronare Herzkrankheit

- Herzrhythmusstörungen
  - *Vorhofflimmern*
- Hypertone Herzkrankheit
- Mitralstenose
- Aortenstenose

• Verschiedene Ursachen
  - Akute Niereninsuffizienz
  - Urämie
  - Lungenembolie
  - Links-rechts- Shunt
  - Phäochromozytom

Nicht- kardiogenes Lungenödem

Pathologische Zunahme des extravaskulären Lungenwassers ohne erhöhten pulmonalen Kapillardruck (PCWP < 18 mmHg).

- ▸ Verminderter kolloidosmotischer Druck
  - Albuminmangel
    - Verbrennnungen
    - Hepatopathie
  - Verminderter onkotischer Druck
    - Nephrotisches Syndrom
    - Niereninsuffizienz
  - Flüssigkeitszufuhr
- ▸ Erniedrigter Alveolardruck
  - Nach zu schneller Punktion eines Pleuraergusses
  - Höhenlungenödem
- ▸ Verschiedene Ursachen/ Permeabilitätssteigerung der Lungenkapillaren
  - ARDS/ALI
    - Acute lung injury (ALI): Nicht kardiogenes Lungenödem mit deutlichen Oxygenierungsstörungen ($PaO_2/FiO_2 < 300$ mmHg).
    - Acute respiratory distress syndrome (ARDS): Nicht kardiogenes Lungenödem mit schweren Oxygenierungsstörungen ($PaO_2/FiO_2 < 200$ mmHg
  - Schock
  - Infektionen
    - Sepsis
    - Bakterientoxine
    - Pneumonie
    - Anaphylaktischer Schock
  - Urämie
  - Vergiftungen/toxisch
    - Magensaftaspiration
    - CO
    - Gase
      - *Senfgas*
      - *Chlor*
    - Barbiturate
    - Morphin
    - Alkylphosphatester
  - Verbrennungen
  - Pankreatitis
  - Lungenembolie
  - Fettembolie
  - Überwässerung/Fluid Lung
- ▸ Physikalisch
  - Dekompression
    - Taucherunfall
  - Explosion
  - Ertrinken
  - Meerwasseraspiration
  - Direkter, traumatischer Lungenschaden:
    - Lungenkontusion (Thoraxtrauma).
- ▸ Reine Sauerstoffbeatmung über längere Zeit
- ▸ Behinderung des pulmonalen Lymphabflusses
  - Tumoren
  - Druckerhöhung im rechten Vorhof
- ▸ ZNS-Ursachen/zentrales Lungenödem
  - Meningoenzephalitis
  - Schädel-Hirnt-Trauma, Hirnödem (neurogenes Lungenödem)
  - SAB

Lungenrundherde

Umschriebene rundliche Transparenzverminderung. Cave: Verwechslung mit extrapulmonalem Befund (z.B. Mamille). Hauptursachen: Bronchial-Ca., Metastasen, Granulome.

Solitärer Rundherd

- Neoplastisch
  - Peripheres Bronchial-Ca.
  - Solitäre Lungenmetastase
    - Prostata-Ca.
    - Magen-Ca.
    - Malignes Melanom
    - Schilddrüsen-Ca.
    - Mamma-Ca.
    - Hypernephrom
    - Seminom
    - Chorionepitheliom
    - Sarkom
  - Hodgkin- und Non-Hodgkin-Lymphome
  - Plasmozytom
  - Gutartige Tumoren
    - Adenom
    - Chondrom
    - Hamartom
    - Neurogener Tumor
    - Bronchusadenom
- Infektiös
  - Lungenabszeß
  - Pneumonie mit Rundherd
  - Tuberkulom
  - Aspergillom
  - Histoplasmom
- Vaskulär
  - Lungeninfarkt
- Verschiedenes
  - Lokalisierter Pleuraerguß
  - Hämatom
  - Echinokokkuszyste
  - Bronchogene Zyste
  - Arteriovenöse Fistel
  - Amyloidtumor
  - Mukoidimpaktation
  - Runde Atelektase
  - Hämatom nach Lungenkontusion

Multiple Rundschatten

- Neoplastisch
  - Hämatogene Metastasen
    - Prostata-Ca.
    - Magen-Ca.
    - Malignes Melanom
    - Schilddrüsen-Ca.
    - Mamma-Ca.
    - Hypernephrom
    - Seminom
    - Chorionepitheliom
    - Sarkom
  - Alveolarzell-Ca.
  - Malignes Lymphom
  - Histiozytosis X
  - Lymphangiosis carcinomatosa
- Granulomatöse Erkrankungen
  - Tuberkulose
    - Miliar-Tbc
  - Histoplasmose
  - Wegener-Granulomatose
- Inhalativ
  - Silikose
  - Asbestose
- Verschiedenes
  - Pyogene Abszesse (septische Embolien)
  - Echinokokkuszysten
  - Bronchogene Zysten
  - Rheumaknoten
  - Sarkoidose
  - Varizellen-Pneumonie
  - Histiozytosis X
  - Lymphangiosis carcinomatosa

Luteinisierendes Hormon,
s. Gonadotropine →138

Lymphadenopathie

Lymphknotenschwellung

Vergrößerung der Lymphknoten regional oder generalisiert (mehrere auseinanderliegende Stationen). Als Hauptursachen gelten Infektionen und Lymphome.

- Idiopathische Lymphknotenschwellung
- Bei Malignomen
  - Lymphome
  - Hodgkin-Lymphom
  - Non-Hodgkin-Lymphom
  - M. Waldenström

- Angioimmunoblastäre Lymphadenopathie
- Leukämien
  - CLL, ALL, AML, CML
- Sézary-Lymphom
- Lymphknotenmetastasen
- Lymphgranulomatose X

▸ Bei Infektionen

- Bakterien
  - Tonsillitis
  - Diphtherie
  - Tbc-Lymphom
  - Lues-Lymphom, Stadium II
  - Listeriose
  - Katzenkratzkrankheit
  - Weicher Schanker
  - Pest
  - Tularämie
  - Salmonellen
  - Diphtherie
  - Aktinomykose
  - M. Bang (Brucellose)
  - Angina Plaut-Vincent
  - Scharlach
  - Chlamydien
    - *Lymphogranuloma venerum*
- Mykosen
  - Histoplasmose
  - Kokzidioidomykose
- Viren
  - Masern
  - Röteln
  - Herpesviren
    - *HSV*
    - *ZMV*
    - *VZV*
    - *M. Pfeiffer/infektiöse Mononukleose!*
  - Hepatitis
  - Adenoviren
  - HIV
- Parasiten
  - Toxoplsamose
  - Trypanosoma
  - Leishmaniose
  - Filarien

▸ Systemerkrankungen

- SLE
- Sarkoidose/M. Boeck
- Felty-Syndrom (Sonderform der rheumatoiden Arthritis: Rheumatoide Arthritis, Splenomegalie und Leukopenie)
- Rheumatoide Arthritis
- Juvenile rheumatoide Arthritis
- Sjögren-Syndrom (Versiegen der Speichel-, Tränen- und Talgdrüsen)
- Sharp-Syndrom
- Dermatomyositis
- Polymyositis

▸ Allergische Reaktionen/ Hypersensitivitätsreaktionen

- Jede Stimulation des Immunsystems kann eine Lymphknotenschwellung induzieren
- Graft-versus-host-Reaktion
- Medikamenteninduziert
- Serumkrankheit
- Ausgeprägte LK-Schwellung nach Therapie mit Phenytoin
- Fremdgewebe
  - Mammaprothese
  - Gelenkprothese
  - Silikon

▸ Verschiedene Ursachen

- Halszyste
- Kehlkopf-Ca.
- Mamma-Ca.
- Serumkrankheit
- M. Gaucher
- Fabry-Syndrom
- Castelman-Erkrankung/ angiofollikuläre Lymphknotenhyperplasie
- Kawasaki-Syndrom
- Hyperthyreose
- Eosinophiles Granulom
- Histiouzytose X / Langerhans-Zellgranulom

L

Lymphknotenmetastasen bei unbekanntem Primärtumor

Häufige Primärlokalisation bei Befall der zervikalen Lymphknoten

- Ca. im Bereich Mundhöhle
- Ca. im Bereich Rachen
- Ca. im Bereich Nase
- Ca. im Bereich Larynx
- Ösophagus-Ca.
- Lungen-Ca.
- Speicheldrüsen-Ca.
- Schilddrüsen-Ca.
- Bronchial-Ca.
- Maligne Lymphome
- Neuroendokrines Ca.
- Malignes Melanom

Häufige Primärlokalisation bei Befall der supraklavikulären Lymphknoten

- Lungen-Ca.
- Larynx-Ca.
- Ösophagus-Ca.
- Magen-Ca.
- Schilddrüsen-Ca.
- Bronchial-Ca.
- Maligne Lymphome
- Neuroendokrines Ca.
- Mamma-Ca.
- Malignes Melanom

Häufige Primärlokalisation bei Befall der axillären Lymphknoten

- Lungen-Ca.
- Mamma-Ca.
- Ca. im Bereich des GI-Trakts
- Malignes Melanom
- Maligne Lymphome
- Zervix-Ca.
- Uterus-Ca.
- Ovarielles Ca.
- Prostata-Ca.
- Hoden (embryonales)-Ca.
- Magen-Ca.
- Rektum-Ca.
- Ca. im Bereich des GI-Trakts
- Pankreas-Ca.
- Nieren-Ca.
- Harnblasen-Ca.

Häufige Primärlokalisation bei Befall der inguinalen Lymphknoten

- Zervix-Ca.
- Harnblasen-Ca.
- Rektum-Ca.
- Vagina-Ca.
- Uterus-Ca.
- Ovarien-Ca.
- Prostata-Ca.
- Hoden (embryonales)-Ca.
- Malignes Melanom

Lymphknotenschwellungen, lokale

s. Lymphadenopathie →229,
s. Lymphknotenmetastasen bei unbekanntem Primärtumor →231

Axillar

- Mamma-Ca.
- Mastitis
- Hodgkin-Lymphom
- Lymphatische Leukämie
- SLE
- M. Waldenström
- Katzenkratzrankheit
- Toxoplasmose
- Erysipel
- Lymphangitis
- Pockenimpfung
- Milzbrand
- Brucellose
- Tularämie
- Idiopathisch

suburandikulär

▸ Infektionen
  - Angina
    - A. catarrhalis
    - Streptokokkenangina
    - Angina Plaut-Vincent
  - Mononukeleosis infectiosa
  - Begleiterscheinung bei

- Masern, Mumps, Röteln, Varizellen, Dreitagefieber, Stomatitis aphthosa, Influenza, Tuberkulose, Toxoplasmose, Listeriose

▸ Neoplasmen
- Hodgkin-Lymphom
- Leukämie

supraklavikulär

▸ Infektionen
- Toxoplasmose
- Histoblastose

▸ Neoplasmen
- Hodgkin-Lymphom
- Pancoast-Tumor
- Retikulosen
- Hämoblastosen
- Tumormetastasen
  - Ösophagus-/Magen-/Kehlkopf-/Schilddrüsen-/Bronchial-/Mamma-Ca.

Lymphknotenschwellungen mit FUO, s. Fieber unklarer Genese →111

L

Lymphödem, s. Ödem →264

Lymphozytopenie

Absolute Verminderung der Lymphozyten < 1000/µl.

s. Leukopenie →221

▸ Infektionen
- Viral/bakteriell/Sepsis
  - HIV
  - Tbc
    - *Miliar-Tbc*
  - Nach Influenzainfektion
  - Masern
  - Scharlach

▸ Medikamentös/Toxisch
- Steroid-Therapie
- Zytostatika
- Bestrahlung
- Antilymphozytenglobulin

▸ Immunschwäche
- Kongenitale Immundefizienz
- Antikörpermangelsyndrom
- HIV

▸ Verschiedene Ursachen
- Akuter Streß
  - Trauma
  - Postoperativ
  - Verbrennung
  - Starke körperliche Belastung
  - Gravidität
  - Starke Schmerzen
- Aplastische Anämie
- Sarkoidose
- Hodgkin-Lymphom
- Einzelne Non-Hodgkin-Lymphome
- Polycythaemia vera
- Urämie
- SLE
- Felty-Syndrom (Sonderform der rheumatoiden Arthritis: Rheumatoide Arthritis, Splenomegalie und Leukopenie)
- M. Cushing
- Dermatomyositis
- Chronisch entzündliche Darmerkrankungen
- Nach Schlangenbiß
- Paroxysmale nächtliche Hämoglobinurie
- Nach Verbrennungen
- Anäesthesie
- Operationen
- Banti-Syndrom (idiopathische portale Hypertension)
- Sekundärer Hypersplenismus
- Zinkmangel
- M. Whipple
- Exsudative Enteropathie
- Lymphozytophthise

Lymphozytose, s. Leukozytose →223

M. Addison, s. Addison, Morbus →11

Magengeschwür, s. Gastroduodenale Ulkuskrankheit →126

Magnesium

Verteilung im Körper ähnlich wie Kalium, mit ca. 1% (mehrheitlich in ionisierter Form) Im Serum, ca. 40% in der Skelettmuskulatur und ca. 60% im Knochengewebe. Bekannteste Funktion liegt in der Aktivierung der Na^+-K-ATPase (Bedeutung für Herzrhythmusstörungen), Adenylatzyklase, Pyruvatdehydrogenase, Kalzium-ATPase u.v.m. Eine Hypomagnesiämie führt zu einer erhöhten Zellmembrandurchlässigkeit, was zu einem verminderten Kalium/Natrium-Gefälle zwischen Intra- und Extrazellulärraum sowie einem intrazellulären Kalziumanstieg führt. Die klinischen Symptome einer Hypomagnesiämie und einer Hypokalzämie sind ähnlich. Beschwerden treten jedoch nur bei sehr geringen Plasmaspiegeln von < 0,4 mmol/l auf. Indikationen für die Bestimmung des Magnesiumspiegels sind neuromuskuläre Übererregbarkeit (Schwindel, Ataxie, Krämpfe, Tetanie, Tremor, Muskelzucken, gesteigerte Sehnenreflexe) sowie gastrointestinale und kardiale Beschwerden (EKG Veränderungen ähnlich der einer Hypokaliämie (ST-Senkung, T-Negativierung, Torsades de pointes), Arrhythmien, erhöhte Empfindlichkeit gegen Katecholamine).
Normaler Tagesbedarf 10-15 mmol/d

Referenzbereich
Frauen:1,9-2,5 mg/dl
Männer:1,8-2,6 mg/dl

Ursachen für eine Hypomagnesiämie

- Familiäre Hypomagnesiämie
- Endokrinologische Ursachen
  - Hyperthyreoidismus
  - Diabetische Ketoazidose
  - Hyperparathyreoidismus
  - Hyperaldosteronismus
- Mangelernährung oder GI-Verluste
  - s. Malabsorptions- und Maldigestionssyndrome (→234)
  - Chronisch entzündliche Darmerkrankungen
  - Kurzdarmsyndrom
  - Zöliakie
  - Alkoholismus
  - Parenterale Ernährung
- Renale Verluste
  - Diuretika
  - Tubuläre Rückresorptionsstörungen
  - Nephrotoxische Medikamente
    - Methotrexat
    - Foscarnet
    - Cyclosporin
    - Aminoglykoside
- Vermehrte Magnesium-Sequestration aus dem Extrazellulärraum
  - Vermehrte Aufnahme in den Intrazellulärraum
  - Vermehrte Aufnahme in den Knochen
  - Respiratorische Alkalose
  - Präzipitation im Gewebe

Ursachen für eine Hypermagnesiämie (klinische Symptome > 6 mg/dl. Ab 12 mg/dl ist eine Atemlähmung möglich)

- Bei akutem oder chronischem Nierenversagen möglich
- Medikamente
  - Antazida
  - Magnesiumhaltiger Einlauf

M
N

MAK, TPO

AK gegen mikrosomales Schilddrüsenantigen (MAK) bzw. gegen die Thyreoperoxidase (TPO)

TPO ist Hauptbestandteil des mikrosomalen Schilddrüsenantigens. Es ist ein Schlüsselenzym in der Biosynthese der

Schilddrüsenhormone und für die Jodination von Thyreoglobulin verantwortlich. MAK ist weniger spezifisch. TPO-AK korrelieren nicht mit der Schwere der Erkrankung. Sie eignen sich deshalb zum Nachweis, jedoch weniger zur Verlaufskontrolle von Autoimmunthyreopathien. Referenzbereich abhängig von der Bestimmungsmethode und vom Labor.
s. Thyreoiditis →339,
s. TAK →330,
s. Schilddrüsenfunktionsstörungen →306,
s. Thyreoglobin (TG) →339

Indikation

- ▸ Autoimmunthyreoiditis
  - Hashimoto-Thyreoiditis
  - Morbus Basedow
- ▸ Primäres Myxödem
- ▸ Seltener Erhöhung von TPO bei
  - Hyperthyreose unklarer Genese
  - Familiäre Untersuchung bei bekannter autoimmuner Thyreoiditis
  - Subakut granulomatöse Thyreoiditis Typ Quervain
  - Perineoplastische Thyreoiditis
  - Subakut lymphozytäre Thyreoiditis
  - Postpartal oder Schwangerschaftsthyreoiditis
  - Polyglanduläre Autoimmunerkrankung

Makroglossie

Abnorme Vergrößerung der Zunge

- Akromegalie
- Quincke-Ödem
- Myxödem
- Down-Syndrom
- Kretinismus
- Lymphangiom
- Venöse Stauung
- Hämangiom
- Amyloidose
- Glykogenspeicherkrankheit
- Neurofibromatose
- Pfaundler-Hurler-Krankheit
- Myeloblastenmyom der Zunge
- Acanthosis nigricans
- Aktinomykosen
- Lepra
- Lues III
- Wespenstich

Makrohämaturie, s. Hämaturie →139

Malabsorptionssyndrom
s. Malassimilation →234

Malassimilation

Maldigestion, Malabsorption

Polyätiologisches Syndrom auf der Basis einer Maldigestion und/oder Malabsorption mit den Leitsymptomen chronische Diarrhö (Steatorrhö) und Gewichtsverlust. Unter Malabsorption versteht man eine Störung des Nahrungstransports vom Darmlumen in die Blut- und Lymphbahn. Leitsymptome: Gewichtsabnahme, Massenstühle, Muskelschwäche, Haut- und Schleimhautveränderungen sowie Anämie. Unterscheide Malabsorption von Maldigestion: Vorverdauung im Magen, Spaltung der Nahrungsbestandteile durch Pankreasenzyme sowie Emulgierung der Fette durch die Galle.
s. Fettstuhl →109

Maldigestion/Verdauungsstörung

- ▸ Mangel oder Inaktivität der Pankreaslipase
  - Exokrine Pankreasinsuffizienz →271
    - Chronische Pankreatitis
    - Pankreas-Ca.
    - Pankreasresektion
    - Mukoviszidose
  - Zollinger-Ellison-Syndrom (meist im

Pankreas oder Duodenum lokalisierter, häufig maligner, gastrinbildender Tumor. Assoziation mit MEN)

- Steatorrhö nach Gastrektomie

Erniedrigung der intestinalen Gallensäurekonzentration (mit gestörter Bildung von Lipid-Mizellen)

- Mangel an konjugierten Gallensäuren/Lebererkrankungen
  - Parenchymatöse Lebererkrankungen
  - Cholestase
  - Verschlußikterus
  - Ileumresektion
  - Bakterielle Fehlbesiedelung des Dünndarms bei Blind-loop-Syndrom
- Unterbrochener enterohepatischer Kreislauf der Gallensäuren
  - Ileumresektion
  - Morbus Crohn
- Irreguläres Bakterienwachstum im Dünndarm
  - Divertikulose des Dünndarms
  - Fisteln
  - Strikturen
  - Blinde Darmschlinge
  - Afferent-loop-Syndrom
- Arzneimittel
  - Cholestyramin
  - Neomyzin
  - Kalziumkarbonat

Malabsorption/Primäre Resorptionsstörung der Schleimhaut

- Dünndarmerkrankung
  - Chronisch entzündliche Darmerkrankungen
  - Laktasemangel
  - Glutensensitive Enteropathie
  - Tropische Sprue
  - M. Whipple
  - Chronische Darminfektionen und Parasitosen
  - Amyloidose
  - Strahlenenteritis
  - Intestinale maligne Lymphome und Lymphknotenmetastasen
- Dünndarmresektion
  - Kurzdarmsyndrom
- Störung der enteralen Durchblutung
  - Angina intestinalis
  - Schwere Rechtsherzinsuffizienz oder konstriktive Perikarditis
- Entzündliche oder infiltrative Veränderungen
    - Morbus Crohn
    - Infektiöse Enteritis
    - Eosinophile Enteritis
    - Amyloidose
    - Sklerodermie
    - Lymphome
- Biochemische oder genetische Veränderungen
    - Zöliakie
    - Zystinurie
    - Hypogammaglobulinämie
    - Abetalipoproteinämie
    - Hartnup-Syndrom (Transportdefekt für Monoaminomonocaroxyl-Säuren)

Unzureichende Absorptionsfläche

- Gastroileostomie
- Jejunaler Bypass
- Z.n. mehrfachen oder ausgedehnten Darmresektionen
  - Enteritis regionalis
  - Erkrankungen der Mesenterialgefäße

Lymphstau

- Intestinale Lymphangiektasie
- Lymphom
- Morbus Whipple

Endokrine und metabolische Störungen

- Diabetes mellitus
- Zollinger-Ellison-Syndrom (meist im Pankreas oder Duodenum lokalisierter, häufig maligner, gastrinbildender Tumor. Assoziation mit MEN)
- Verner-Morrison-Syndrom (seltener, meist maligner Pankreas-Tumor mit Bildung von vasoaktivem intestinalen Peptid)
- Hyperthyreoidismus

- Hypoparathyreoidismus
- Nebenniereninsuffizienz
- Karzinoid-Syndrom

Kardiovaskuläre Erkrankungen
- Dekompensierte Herzinsuffizienz
- Pericarditis constrictiva
- Linksuffizienz der Mesenterialgefäße
- Kollagenkrankheiten mit Vaskulitis

Maldigestion
s. Malassimilation →234

Maschinengeräusch, s. Systolisch-diastolisches Geräusch →330

Mechanischer Ileus, s. Ileus →191

Mediastinaltumoren

Häufigere Mediastinaltumoren
- Struma
- Thymustumoren
- Lymphome
- Neurogen Mediastinaltumoren
- Dermoide
- Teratom
- Mesothelzysten
- Zwerchfellhernie
- Ösophagusdivertikel
- Aortenaneurysma
- Perikardaussackung

Oberes vorderes Mediastinum
- Retrosternale Struma
- Dermoidzyste
- Lymphom
- Thymom
- Embrionale Karzinome
- Seminome
- Lipom
- Sarkom
- Aortenaneurysma
- Vergrößerter linker Vorhof

Zentrales Mediastinum (Bifurkation)
- Vergrößerte Lymphknoten
  - Infektiös
    - Bakteriell
      - *Tuberkulose*
    - Histoplasmose
  - Neoplastisch
    - Bronchial-Ca.
    - Metastasen
    - Malignes Lymphom
      - *Hodgkin-Lymphom*
    - Leukämie
  - Granulomatös
    - Sarkoidose
    - Histiozytose X
    - Pneumokoniosen
    - Silikose
- Teratom
- Granulome
- Dermoidzysten
- Ösophaguszysten
- Ösophagusdivertikel
- Bronchialzyste
- Lymphosarkom
- Leukose

Unteres vorderes Mediastinum
- Hiatushernie
- Perikardzyste
- Mediastinalphlegmone
- Lipom

Hinteres Mediastinum
- Aortenaneurysma
- Neurofibrome
- Aschwannome
- Neurosarkome
- Ganglioneurome
- Menigiome
- Ösophagusdivertikel
- Bronchialzysten
- Paraganglion
- Zwerchfellhernie
- Chondrom
- Neurinom
- Fibrosarkom
- Sympathikoblastom

Meigs-Syndrom, s. Pleuraerguß →282

Meläna
Teerstuhl

s. Gastrointestinale Blutungen →126

Meningismus

Ursachen für Fieber mit Kopfschmerzen, Meningismus (Nackensteifigkeit) und/oder neurologischen Ausfällen

- Infektionen
  - Bakterien
    - Meningokokken
    - Pneumokokken
    - Haemophilus influenzae
    - Staphylokokken
    - Streptokokken
    - Leptospiren
    - Lues
    - Borrelien
    - Tbc
    - Rickettsien
    - M. Whipple (Tropheryma whippeli)
  - Viren
    - HIV-Enzephalopathie
    - Mumps
    - Masern
    - Polio
    - ECHO-Viren
    - Rabies
    - HSV
    - Influenza
    - Arboviren (FSME)
    - Coxsackie-Viren
  - Pilze
    - Candidiasis
    - Aspergillose
    - Histoplasmose
    - Kryptokokkose
    - Kokzididomykose
  - Parasiten
    - Toxoplasmose
    - Trichinin
    - Malaria
    - Zystizerkose
    - Schistosomiasis
- Nicht infektiöse Ursachen
  - Tumoren
    - Memingiosis carcinomatosa
    - Hirntumoren
    - Lymphome
  - Intrakranielle Blutungen
    - Subarachnoidalblutung
    - Enzephalorrhagie
  - Verschiedene Ursachen
    - Embolien
    - Thrombosen
    - Ischämien
    - Begleitmeningitis
      - *Intrazerebrale Abszesse*
      - *Sinusitis*
      - *Otitis*
    - Porphyrien
    - Intoxikationen
      - *Blei*
    - Kleinhirntumoren
    - Tetanus
    - Muskuläre Verspannung der HWS

Menstruation,
s. Amenorrhö →21,
s. Dysmenorrhö →81,
s. Oligomenorrhö →267,
s. Polymenorrhö →286

Menstruationsschmerz,
s. Dysmenorrhö →81

Metabolische Alkalose,
s. Alkalose, metabolische →18

Metabolische Azidose,
s. Azidose, metabolische →47

Metanephrine, s. Katecholamine →205

Meteorismus

Vermehrter Gasgehalt in Magen und/oder Darm. Darüber hinaus besteht beim Colon irritabile häufig eine gesteigerte Sensitivität gegenüber auch geringen Gasvolumina. Gas im Gastrointestinaltrakt entsteht aus 4 Hauptquellen: Verschluckte Luft, CO_2 aus H+ (Magen) und HCO_3-(Pankreas), bakterieller Kohlenhydratabbau im Kolon und Gasdiffusion vom Blut in das Darmlumen. Als Symptome finden sich Druck, Völlegefühl, Beklemmung und Unbehagen, kolikartige Schmerzen sowie pektanginöse Herzbeschwerden. Viele Patienten, die über Meteorismus klagen, haben keine vermehrte Gasmenge im Abdomen, ihre Reizschwelle gegenüber dem vorhandenen (normalen) Gasvolumen ist jedoch herabgesetzt.

- Colon irritabile
- Blähende Speisen/vermehrte intestinale bakterielle Gasbildung
  - Frisches Brot
  - Hülsenfrüchte
  - Zwiebeln
  - Knoblauch
  - Sauerkraut
  - Blumenkohl
  - Lauch
  - Ballaststoff (durch Einnahme von Ballaststoffen kann es durch Bakterieneinwirkung zur Bildung größerer Gasmengen führen)
- Bakterielle Fehlbesiedlung
- Behinderte Passage
  - Briden
  - Ileus →191
  - Pylorusstenose
  - Tumoren
    - *Dickdarm-Ca.*
  - Funktionelle Spastik beim Colon irritabile und starker Abknickung im Bereich der Flexuren besonders links. Typische Angabe: Morgens Beschwerdefreiheit, zunehmende Blähungen im Laufe des Tages, verminderte Gasresorption aus dem Darm
  - Ileus
  - Rechtsherzinsuffizienz
  - Pfortaderhochdruck
- Chronische Gastritis
- Anazidität des Magens
- Exokrine Pankreasinsuffizienz
- Infektiöse Darmerkrankungen
- Chronisch entzündliche Darmerkrankungen
- Obstipation
- Maldigestion
- Malabsorption→234
  - Laktoseintoleranz
  - Sorbitintoleranz
- Affektion der Gallenwege mit Behinderung des Galleflusses
- Medikamente
  - Antibiotika
    - *Fehlbesiedelung des Darms bei pseudomembranöser Kolitis*
  - Zytostatika
  - Acarbosa und Analoga
- Kardiale Stauung
  - (Rechts-) Herzinsuffizienz
  - Pericarditis constrictiva
- Portale Hypertension
  - Leberzirrhose
- Morbus Hirschsprung
- Sprue
- Aerophagie bei Neurastheniker (neurotische Angewohnheit, oft Ausdruck ungelöster Konflikte. Beim Versuch, die Luft herauszubringen, werden beim Aufstoßen gleiche oder sogar größere Luftmengen wieder verschluckt)
- Hysterisch
- Sklerodermie
- Leberparenchymschäden

Methämoglobinämie, s. Zylindrurie →366

Mikrohämaturie, s. Hämaturie →139

Mikrozyten, s. Erythrozytenmorphe, veränderte →104

Miktionsbeschwerden, s. Dysurie →86

Milzvergrößerung, s. Splenomegalie →322

Minderwuchs

Minderwuchs liegt vor bei einer Körperlänge unterhalb der 3. Perzentile für das entsprechende Alter. Beim Erwachsenen: < 168 cm beim Mann und < 156 cm bei der Frau. Vor dem Abschluß des Wachstums kann bei Minderwuchs sowohl eine Erkrankung, eine Normvariante oder eine Wachstumsverzögerung vorliegen. Die meisten Patienten mit Wachstumsstörungen haben eine konstitutionelle Verzögerung von Wachstum und Pubertät (kein Minderwuchs). Häufig: Wachstumshemmung durch Medikamente (wie Glukokortikoide) oder Entwicklungsverzögerung bei Allgemeinerkrankungen.

STH-bedingter Minderwuchs ohne Störung der STH-Sekretion

- Wachstumshormonresistenz
  - Primär (Laron-Syndrom, erbliche angeborene Defekte)
    - Rezeptormangel (quantitative und qualitative Defekte)
    - Störungen der Signalverarbeitung (Post-Rezeptor-Defekte)
    - Primäre Defekte der IGF-I-Synthese
  - Sekundär (erworben, manchmal vorübergehend):
    - Zirkulierende GH-Antikörper
    - Antikörper gegen den GH-Rezeptor
    - Wachstumshormonresistenz bei Unterernährung
    - Wachstumshormonresistenz bei Leberkrankheiten
    - Andere Formen der Wachstumshormonresistenz

STH-Mangel

- Hypothalamischer Minderwuchs/ hypophysärer Minderwuchs
  - Hydrozephalus
  - Schädeltraumen
  - ZNS-Infektionen
  - Mittelliniendefekte
  - Angeboren
  - komplexe ZNS-Mißbildungen
  - Durch supraselläre Tumoren
  - Nach ZNS-Bestrahlung
  - Hypophysentumoren
  - Hypophyseninfarkt
  - Entzündliche Destruktion
  - Laron-Syndrom, erblich
  - Angeborene Deletion des STH-Gens
  - Familiärer STH-Mangel
  - Hypophysenagenesie

Nicht durch STH-Mangel bedingter Minderwuchs

- Konstitutionelle Verzögerung von Wachstum und Pubertät
- Allgemeinerkrankungen
  - Zöliakie
  - Mukoviszidose
  - Chronisch entzündliche Darmerkrankungen
  - Hepatopathien
  - Sauerstoffmangel
    - *Kardial*
    - *Pulmonal*
    - *Bei Anämie*
  - Renale Erkrankungen
    - *Niereninsuffizienz*
    - *Renaler Diabetes insipidus*
    - *Fanconi-Syndrom (erbliche Störung des Aminosäurestoffwechsels mit Zystinspeicherung in*

M

verschiedenen Organen, rachitischem Minderwuchs und Nierenschädigung)
  - Hypoxie (kardial, pulmonal)
  - Mangelernährung
- Familiärer Kleinwuchs
- Idiopathischer Minderwuchs
- Endokrinopathien
  - Hypothyreose, Kretinismus
  - Cushing-Syndrom
  - AGS (adrenogenitales Syndrom)
  - Pubertas praecox
- Medikamente
  - Glukokortikoide
  - Sexualsteroide
- Angeborene Skeletterkrankungen/vermindertes Knochenwachstum
  - Primordialer Minderwuchs/ Liliputaner
  - Mukopolysaccharidosen
  - Osteopetrose
  - Rachitis
  - Achondroplasie
  - Osteogenesis imperfecta
- Chromosomenaberrationen
  - Turner-Syndrom
  - Down-Syndrom, Trisomie 21
  - Edwards-Syndrom, Trisomie 18
  - Patau-Syndrom, Trisomie 13
  - Trisomie 10q, 9p und 4p
  - Wolf-Hirschhorn-Syndrom
  - Cri-du-chat-Syndrom
- Syndrome ohne oder mit nur zum Teil nachgewiesenem Gendefekt
  - Laurence-Moon-Bardet-Biedl-Syndrom
  - Cornelia-de-Lange-Syndrom
  - Rothmund-Thomson-Syndrom
  - Aarskog-Syndrom
  - Williams-Syndrom
  - Cockayne-Syndrom .
  - Noonan-Syndrom
  - Silver-Russell-Syndrom
  - Prader-Labhart-Willi-Syndrom

Mitralklappenvitien

Die Mehrzahl der Mitralklappenvitien sind Mitralklappenstenosen, gefolgt von Mitralinsuffizienz und Mitralklappenprolaps. Häufig findet sich eine Kombination aus Mitralklappenstenose und -Insuffizienz (kombiniertes Mitralvitium).

Mitralklappenstenose

- In der überwiegenden Mehrzahl rheumatische Ursache
- Selten bakterielle Endokarditis
- Angeboren
- Herztumoren (Myxome)

Mitralklappeninsuffizienz

- Schäden am Halteapparat der Mitralklappen oder an den Mitralklappen selbst
  - Entzündlich-rheumatische Ursache
    - *Rheumatisches Fieber*
    - *SLE*
    - *Sklerodermie*
    - *Endokarditis*
  - Bindegewebserkrankungen
    - *Marfan-Syndrom*
    - *Ehlers-Danlos-Syndrom*
    - *Pseudoxanthoma elasticum*
  - Angeboren
    - *Vorhofseptumdefekt*
  - Mitralklappenprolapssyndrom
  - Kardiomyopathie mit Ventrikeldilatation
  - Schädigung durch Fenfluramine
  - Kalzifikation des Klappenrings
    - *Idiopathisch*
    - *Rheumatisches Fieber*
    - *Chronische Niereninsuffizienz*
    - *Hyperparathyreoidismus*
  - Erweiterung des Klappenrings
    - *Bindegewebserkrankungen*
    - *Dilatative Kardiomyopathie*
- Schäden im Bereich der Chordae tendinae
  - Mitralklappenprolaps

- Infektiöse Endokarditis
- Trauma
- Rheumatisches Fieber
- Ruptur
  - *Spontan*
  - *Myokardinfarkt*
  - *Trauma*
  - *Endokarditis*
- Schaden im Bereich des Papillarmuskels
  - Ischämie
  - Myokardinfarkt
  - Dilatative Kardiomyopathie
  - Aneurysma im Bereich des linken Ventrikels
  - Infiltration
    - *Granulome*
    - *Amyloidose*
  - Infektionen
    - *Endokarditis*
    - *Abszeß*
  - Papillarmuskelruptur
    - *Dilatative Kardiomyopathie*
    - *Bindegewebserkrankung*
- Künstliche Herzklappe
  - Paravavuläres Leck
  - Endokarditis
  - Fraktur des Klappenrings
  - Scheiben- oder Balldysfunktion der künstlichen Herzklappe
    - *Dislokation*
- Z.n. Mitralklappensprengung

Mitralklappenprolaps

- Relativ häufiger, jedoch selten symptomatischer Klappenfehler
- Angeboren
- Marfan-Syndrom (Arachnodaktylie: Hyperplasie der knorpeligen Wachstumszonen. Graziler Hochwuchs mit Überstreckbarkeit der Gelenke)
- Erworben
- Papillarmuskeldysfunktion bei Z.n. Infarkt oder Trauma
- Myxomtöse Proliferation der Mitralsegel

Mittelohrschwerhörigkeit, s. Hörstörungen →170

Monozytose

Vermehrung der Monozyten im Differentialblutbild über 8% der Leukozyten. Bei einer starken Vermehrung sollte mittels Knochenmarkdiagnostik der V.a. eine chronisch myelomonozytäre Leukämie (CMML) sowie einer akuten monoblastären Leukämie abgeklärt werden.

Referenzbereich
Monozyten > 500/µl

- Infektionen
  - Mononukleose
  - Zytomegalie
  - Infektiöse Hepatitis
  - Keuchhusten
  - Tbc
  - Bakterielle Endokarditis
    - Endocarditis lenta
  - Brucellose
  - HZV
  - Lues
  - Malaria
  - Rückfallfieber
  - Syphilis
  - Trypanosomiasis
  - Kala-Azar
- Neoplastische Erkrankungen
  - Monozytenleukämie
  - CMML
  - Akute monoblastäre Leukämie
  - Hodgkin-Lymphom
  - Andere maligne Lymphome
  - Karzinome
- Gastrointestinale Erkrankungen
  - Leberzirrhose
  - Colitis ulcerosa
- Verschiedene Ursachen
  - Sarkoidose

- SLE
- Chronisch entzündliche Darmerkrankungen
- Medikamentös/toxisch
- Regenerationsmark nach Chemotherapie
- Behandlung mit GM-CSF
- Reaktive Veränderung bei Entzündung
- Rekonvaleszenz nach Infektionen und Agranulozytose
- Lipidspeichererkrankungen
- M. Gaucher

Müdigkeit

Abgeschlagenheit, Adynamie, Ermüdbarkeit, rasche

Müdigkeit wird von Patienten sehr verschieden beschrieben. Begriffe wie Erschöpfung, Energielosigkeit, Langeweile, Verlust von Interessen und verminderte Vitalität werden häufig synonym verwendet. Subjektiv empfinden Patienten dabei oft ein Schwächegefühl sowie ein starkes Verlangen nach Schlaf.

Eines der häufigsten Symptome, dessentwegen Patienten ärztliche Hilfe aufsuchen.

Müdigkeit psychogenen Ursprungs (80% der Patienten)

- Angstzustände
- Depressionen
- Psychosen

Müdigkeit somatischen Ursprungs (20% der Patienten)

- Infektionen
  - Akute oder chronische virale und bakterielle Infektionen
  - Tuberkulose
  - AIDS oder AIDS-definierende Erkrankungen
  - Herdinfekte
  - Chronische Pyelonephritis
  - Herdinfekte (Zahngranulom)
  - Endocarditis lenta
- Stoffwechselerkrankungen und Endokrinopathien
  - Diabetes mellitus
  - Beginnendes Coma diabeticum
  - Hypoglykämie
  - Hypothyreose
  - Hyperparathyreoidismus
  - M. Addison
  - Hypophysenvorderlappeninsuffizienz
    - Hypopituitarismus
    - Sheehan-Syndrom
  - Conn-Syndrom →66
  - Myxödem
- Hämatologische Erkrankungen
  - Anämie →23
  - Leukämie
  - Lymphome
  - Myelodysplastische Syndrome
- Tumorerkrankungen
- Nierenerkrankungen
  - Akutes Nierenversagen
  - Chronische Niereninsuffizienz
- Lebererkrankungen
  - Akute Hepatitis
  - Chronische Lebererkrankung
  - Leberzirrhose
- Magen- und Darmerkrankungen
  - Gastrointestinale Blutungen
    - Ulkusblutung
  - Chronische Pankreatitis
  - Sprue
  - Chronisch entzündliche Darmerkrankungen
    - M. Crohn
    - Colitis ulcerosa
- Chronische Herz-Kreislauf-Erkrankungen
  - Herzinsuffizienz
  - Hypotonie
  - Endocarditis lenta
  - Hirnarteriensklerose
- Chronische Lungenerkrankungen
  - Obstruktives Emphysem
  - Pulmonale Insuffizienz
- Mangelerkrankungen

- Vitaminmangel
  - Vitamin-B_{12}
  - Vitamin-B-Komplex
  - Vitamin C
- Eisenmangel
- Unterernährung (Eiweiß)

▸ Vergiftungen und Medikamente
- Drogen
  - Opiate
  - Cannabis
  - Alkoholabusus
- Medikamente
  - Tranquilizer
  - Schlafmittel
  - Antihypertonika bei Therapiebeginn
- Bleivergiftung
- Chronische Kohlenmonoxidvergiftung

▸ Neuro muskuläre Schwäche
- Im Bereich des ersten Motoneurons (Gehirn, Gehirnstamm und Rückenmark)
  - Gefäßinfarkt
  - Blutungen
  - Neoplasien
  - Infektionen
  - Demyelinisierende Erkrankungen
  - AIDS
  - Amyotrophische Lateralsklerose
- Im Bereich des zweiten Motorneurons (Gehirnstamm und Rückenmark)
  - Progressive bulbäre Paralyse
  - Poliomyelitis
  - Funikuläre Myelose
  - Amyotrophische Lateralsklerose
  - Syringomyelie
- Im Bereich der Nervenwurzeln und peripheren Nerven
  - Bandscheibenvorfall
  - Diabetische Neuropathie
  - AIDS
  - Guillain-Barré-Syndrom (Polyradikulitis, die manchmal im Anschluß an infektiöse Erkrankungen oder Operationen auftritt. Es besteht eine Assoziation mit einer vorausgegangenen Campylobacter-jejuni-Enteritis. Die Klinik reicht von minimaler Muskelschwäche bis hin zu Lähmungserscheinungen. Eine Beteiligung des autonomen Nervensystems ist möglich. Im Liquor: zytoalbuminäre Dissoziation)
  - Entzündliche Erkrankungen
  - Trauma
  - Botulismus
  - Myasthenia gravis
- Im Bereich der Muskeln
  - Muskeldystrophien
  - AIDS

▸ Kollagenosen
- Dermatomyositis
- Sklerodermie

▸ Überernährung
- Adipositas
- Pickwick-Syndrom

▸ Vegetative Dysfunktion
- Wetterfühligkeit

▸ Physiologische Ursachen
- Überarbeitung
- Schlafmangel

Mundtrockenheit,
s. Sicca-Syndrom →318

Muskelatrophie der Hand,
s. Handmuskelatrophie →149

Muskelkrämpfe,
s. Tetanie →332,
s. Wadenkrämpfe →360

Muskelschwäche

Akut einsetzende oder chronisch bestehende muskuläre Kraftminderung. Einer Muskelschwäche liegt meist eine systemische, neurologische oder vaskuläre Erkrankung zugrunde. Seltener eine eigenständige Muskelerkrankung.

Akute Muskelschwäche

- Myopathien→248
- Akute Myositis
- Chronische Myositis
- Rhabdomyolyse
- Myasthenia gravis
- Polymyalgia rheumatica
- Akute Ischämie
- Botulismus
- Hyperkaliämie
  - Niereninsuffizienz
- Familiäre hyperkaliämische Lähmungen
- Familiäre hypokaliämische Lähmungen
- Bartter-Syndrom (kongenitale Tubulusstörung mit Kaliumverlust, erhöhtem Aldosteron, Exsikkose, Alkalose und Muskelschwäche; nicht verwechseln mit Schwartz-Bartter-Syndrom/SIADH)

Chronische Muskelschwäche

- Chronische Infektionen
- Anämie
- Malignome/Kachexie
- Malnutrition
- Rheumatische Erkrankungen
- Elektrolytstörungen
- Chronische Organerkrankungen
  - Lunge
  - Herz
  - Leber
  - Niere
  - Darm
- Endokrinologische Ursachen
  - Hyperthyreose
  - Hypothyreose
  - Osteomalazie
  - M. Cushing
  - M. Addison
- Inaktivitätsatrophie

▸ Bei Ischämie oder Blutung

▸ Bei inneren Erkrankungen
- Akute Myositis
- Chronische Myositis
- Rhabdomyeolyse
- Endokrine Myopathie
- Myopathie bei Elektrolytstörung
- Myssthenia gravis
- Lambert-Eaton-Syndrom (Myasthenia-gravis-ähnliches Syndrom bei Karzinomen, v.a. bei Bronchial-Ca.)
- Botulismus
- Bleivergiftung
- Arsenintoxikation
- Chronische Polyneuropathie
- Akute Polyneuropathie
- Poliomyelitis
- Moschcowitz-Syndrom

▸ Neuromuskuläre Ursachen
- Muskeldystrophie
- Polymyositis
- Dermatomyositis
- Myopathie
- Zentrale Innervationsstörungen
  - Extrapyramidale Krankheitsbilder
  - M. Parkinson
  - Erkrankungen des zentralen Motoneurons
- Nerven- und Wurzelläsionen
- Neurologische Systemerkrankungen
  - Amyotrophische Lateralsklerose
  - Progressive Bulbärparalyse
- Syndrom des engen Spinalkanals
- Dystrophia myotonica
- Polyneuropathie

▸ Psychische Erkrankungen/ -Lähmung
- Depression
- Neurose
- Psychose

▸ Chronic-fatigue-Syndrom

▸ Chronische Ischämie

▸ M. Sudeck III°

Myalgie mit Schwellung der Muskulatur

- Phlebothrombose
- Muskelinfarkt
- Kompartmentsyndrom

- Trauma
  - Hämatom
- Tumor
- Sarkoidose
- Fasziitis
- Myositis
- Infektionen
  - Gasbrand
  - Pyomyositis
  - Trichinose
  - Staphylokokken
  - Streptokokken

Myalgien
s. Myopathie, Muskelerkrankungen →248

Myoglobin

Sauerstoffbindendes Hämprotein, das in der quergestreiften Muskulatur gebildet wird.
Indikation bei der Frühdiagnose des akuten Myokardinfarkts (AMI), Skelettmuskelerkrankungen, Risikobeurteilung bei drohendem Nierenversagem, bei Rhabdomyolyse oder Polytrauma, Einsatz in der Sportmedizin zur Beurteilung des Trainingszustandes des Muskels.
Früherkrennung des AMI: Bei einem AMI kann das Myoglobin bereits nach 2-4 Stunden erhöht (CK-MB erst nach 4-6 Stunden) sein. Bei Patienten mit normalem Myoglobin, 6-10 Stunden nach einem verdächtigen Schmerzereignis, kann ein AMI sicher ausgeschlossen werden.
Spätere Bestimmung des Myoglobins mit der Frage AMI ist unsicher, da die Myoglobinwerte (T1/2 liegt nur bei 20 Minuten) bereits wieder in den Referenzbereich gesunken sein können. Zur Unterscheidung zwischen Myoglobin aus Herzmuskel oder Skelettmuskel CK-MB oder Troponin I bzw. Troponin C bestimmen.

Referenzbereich
< 70-110 µg/l

Ursachen für eine Myoglobinerhöhung

- Herzinfarkt
- Skelettmuskelerkrankungen →248
  - Myopathien
  - Rhabdomyeolyse
  - Crush-Syndrom
  - Muskelischämie
  - Muskuläre Überanstrengung
- Maligne Hyperthermie
- Verbrennung
- Hitzschlag
- Erfrierung
- Schlafmittelintoxikation mit Koma
- Endokrine Ursachen
  - Conn-Syndrom →66
  - Hypothyreose
  - Hyperthyreose
  - Diabetisches Koma
- Hypokaliämie
- Hypophosphatämie
- Hypernatriämie
- Medikamente/Intoxikaktionen
  - Alkoholintoxikation
  - HMG-CoA-Reduktase-Hemmer
  - Fibrate
  - Amphotereicin B
  - Halothan
  - Neuroleptika
  - Heroin
  - Amphetamine
  - CO
  - Insektengifte
- Fieberhafte Infekte
  - Influenza
  - Adenoviren
  - Coxsackie-Viren
  - HSV
  - Infektiöse Mononukleose
  - Typhus

M N

- Tetanus
- Legionärskrankheit
- Toxic shock syndrome

Myokarditis

In der Mehrzahl der Fälle virale Ursache: Coxsackie-Viren, ECHO-Viren. Die Beschwerden reichen von Palpitationen und Ruhetachykardie, Herzschmerzen (Perikardaffektion), Dyspnoe (Herzinsuffizienz) bis hin zu Schocksymptomatik (Herzbeuteltamponade; AV-Block) in seltenen Fällen. Häufig verläuft die Erkrankung jedoch inapparent. Im EKG während der Entzündung häufig: Sinustachykardie und ST-Streckenveränderungen. Die Myokarditis ist eine Ausschlußdiagnose und ist häufig nur durch mehrfache Herzmuskelbiopsien zu beweisen.

Infektiöse Ursachen

- Viren
  - Coxsackie-Virus B1-B5
  - Coxsackie-Virus A
  - ECHO-Virus
  - Adenoviren
  - Epstein-Barr-Virus
  - Flavivirus
  - HIV
  - Influenzavirus
  - Masernvirus
  - Mumpsvirus
  - Poliovirus
  - Tollwutvirus
  - Varizella-zoster-Virus
  - Zytomegalieviren
  - Hepatitis-Virus
  - Psittakose
  - Arboviren
- Bakterien
  - Salmonella
  - Meningokokken
  - Gonokokken
  - Staphylokokken
  - Enterokokken
  - ß-hämolysierende Streptokokken
  - Clostridien
  - Psittakosen
  - Legionella
  - Borrelia burgdorfer
  - Lues
  - Diphtherie
  - Typhus
  - Tbc
  - Rheumatisches Fieber
  - Brucellen
  - Tetanus
  - Pertussis
  - Tularämie
  - Spirocheten
    - *Syphilis*
    - *Leptospirose*
    - *Lyme-Erkrankung*
  - Rickettsien
    - *Rocky Mountain spotted fever*
    - *Q-Fieber*
    - *Typhus*
- Pilze
  - Candidiasis
  - Aspergillose
  - Aktinomykose
  - Blastomykose
  - Histoplasmose
  - Kokzidiidomykose
  - Kryptokokkose
- Protozoen
  - Malaria
  - Echinokokkose
  - Toxoplasmose
  - Trypanosomiasis (Chagas-Krankheit)
  - Amöbiasis
  - Leishmaniose
  - Sakrosporidiose
- Helminthen
  - Echinokkokose
  - Schistosomiasis
  - Askariasis
  - Filariasis
  - Zystirkose

- Trichinen

Sekundäre Kardiomyopathie

- Medikamente/toxische/physikalische Ursachen
  - Alkohol
  - Zytostatika
    - *Daunorubicin*
    - *Doxorubicin*
    - *Adriamycin*
    - *Bleomycin*
  - Katecholamine
  - Kokain
  - Kobalt
  - Blei
  - Chloroquin
  - Emetin
  - Lithium
  - Cyclophosphamid
  - Phenothiazine
  - Nach Bestrahlung
  - Tetanus
- Metabolische/ernährungsbedingte Ursachen
  - Vitamin-B_1-Mangel
  - Niazin-Mangel
  - Selen-Mangel
  - Urämie
  - Gicht
  - Adipositas
- Endokrine Ursachen
  - Phäochromozytom
  - Hypothyreose
  - Hyperthyreose
  - M. Cushing
  - Diabetes mellitus
  - Akromegalie
- Systemerkrankungen als Ursache
  - Sklerodermie
  - Dermatomyositis
  - Panarteriitis nodosa
  - Kawasaki-Syndrom
  - SLE
- Granulomatöse oder infiltrative Ursachen
  - Sarkoidose
  - Wegnersche Granulomatose
  - Maligne Erkrankungen des Herzens
  - Metastasen
  - Hämochromatose
  - Amyloidose
  - Endomyokardfibrose
- Neuromuskuläre Ursachen
  - Myotonia dystrophica
  - Muskeldystrophien
- Hypersensitivität als Ursache
  - Medikamente
    - *Sulfonamide*
    - *Penicillin*
    - *Methyldopa*
    - *Phenytoin*
    - *Phenylbutazon*
    - *Indometazin*
    - *Hydrochlorthiazid*
    - *Chlorthalidon*
    - *Amytriptilin*
    - *Acetazolamid*
    - *Indomethazin*
    - *Spironolakton*
    - *Tetrazykline*
    - *Sulfonylharnstoffe*
  - Transplantatabstoßung
  - Riesenzellarteriitis
- Angeborene Erkrankungen
  - Glykogenspeichererkrankungen
  - Niemann-Pick-Krankheit
  - Hand-Schüller-Christian-Krankheit
  - M. Fabry
  - Gangliosiderose
  - M. Gaucher
  - Mukopolysaccharidose
  - Hunter-Syndrom
  - Hurler-Syndrom
- Verschiedene Ursachen
  - Hypokaliämie
  - Karnithin-Mangel

M N

Myopathie, Muskelerkrankungen

Entzündliche Erkrankungen der Muskulatur. Klinische Zeichen einer Myopathie sind in der Regel Muskelschmerzen und/oder Muskelschwäche→243

Primäre/hereditäre Myopathien

- Progressive Muskeldystrophie
- Kongenitale Myopathie
- Ophthalmoplegia externa

Lokalisierte Myopathien

- Muskeltrauma
- Muskelzerrung
  - Sport
  - Fehlhaltung
  - Überlastung
- Kompartment-Syndrom
- Tumoren der Muskulatur
- Entzündliche Myositiden
  - Durch Bakterien
    - *Tetanus*
    - *Gasbrand*
    - *Lepra*
    - *Staphylokokken*
    - *Borelien Stadium III*
  - Parasiten
    - *Toxoplasmose*
    - *Trypanosomen*
    - *Hydatiden*
    - *Sarkosporidien*
    - *Trichinen*
    - *Trepanosomen*
    - *Schistosomen*
    - *Zestoden*
    - *Nematoden*
  - Viren
    - *Coxsackie*
    - *Influenza*
    - *Rubella*
- Fibromyalgie-Syndrom (Syndrom mit muskuloskeletalen Schmerzen ohne faßbaren Hinweis auf Muskel-, Knochen- oder Gelenkentzündung. Klinik: Multilokuläre Schmerzen, Müdigkeit und Schlafstörung. Evtl. Somatisierungsstörung. Betrifft vorwiegend Frauen im mittleren Alter)

Generalisierte Myopathien

- Dermatomyositis bei Erwachsenen
- Dermatomyositis / Polymyositis bei malignen Tumoren
- Polymyositis oder Dermatomyositis bei Sjögren-Syndrom (Versiegen der Speichel-, Tränen- und Talgdrüsen)
- Symptomatische Polymyositis
  - Lupus erythematodes
  - Rheumatisches Fieber
  - Chronische Polyarthritis
  - Sklerodermie
  - Periarteriitis nodosa
  - Begleitmyositis bei anderen Erkrankungen
- Granulomatöse Erkrankungen
  - Sarkoidose
  - Wegenersche Granulomatose
- Myasthenia gravis
- Entzündliche Muskelerkrankungen
  - Eosinophile Myositis
  - Medikamentös induzierte Myopathie
- Endokrine Myopathien
  - Hyperaldosteronismus
  - Hyperparathyreoidismus
  - Hyperthyreose
  - Thyreotoxikose
  - Hypothyreose
  - Cushing-Syndrom
  - Hyperkortizismus
  - Addison-Krankheit
- Vergiftungen
  - Botulismus
  - Organische Phosphate
  - Alkoholische Polymyopathie
- Neurologische Ursachen
- Verschiedene Ursachen
  - Alkohol
  - Medikamente
  - Malignome

- Paraneoplastische Syndrome
- Morbus McArdle
- Xanthinoxidase-Mangel
- Phosphopfruktokinase-Mangel
- Carnitin-Mangel
- Progressive Muskeldystrophie Typ Becker
- Muskelphosphofruktokinase-Mangel
- Phosphorylase-B-Kinase-Mangel
- Progressive Muskeldystrophie
- Kongenitale Myopathie
- Maligne Hyperthermie
- Fibromyalgie-Syndrom (Syndrom mit muskuloskeletalen Schmerzen ohne faßbaren Hinweis auf Muskel-, Knochen- oder Gelenkentzündung. Klinik: Multilokuläre Schmerzen, Müdigkeit und Schlafstörung. Evtl. Somatisierungsstörung. Betrifft vorwiegend Frauen im mittleren Alter)
- Polymyalgia rheumatica
- Chronic-fatigue-Syndrom
- Psychogene Genese

Myositiden,
s. Myopathie, Muskelerkrankungen →248

Nachgeburtsblutung, verstärkt

Physiologische Blutung in der Nachgeburtsperiode, normal etwa 250-500 ml.

- Atonia uteri
- Plazentareste
- Nebenplazenta
- Rißblutung des Uterus oder Genitales
- Afibrinogenämie
- Koagulopathie

Nachtblindheit

Hemeralopie

Eingeschränkte Sehfähigkeit in der Dämmerung und im Dunkeln (bei normaler Tagessichtigkeit) durch Herabsetzung der Netzhautempfindlichkeit aufgrund eines teilweisen oder völligen Ausfalls des Stäbchensehens.

- Hereditär
- Mangel an Vitamin A
  - Gallensekretionsstörung
  - Fettresorptionsstörung
  - Eiweißmangel
- Hochgradige Myopathie
- Glaukom
- Pigmentdegeneration der Netzhaut
- Siderosis retinae
- Ablatio retinae
- Periphere Chorioretinitis
- Optikusatrophie
- Sauerstoffmangel
- Leberzirrhose
- Albinismus
- Oguchi-Syndrom
- Laurence-Moon-Biedl-Syndrom

Nachtschweiß, s. Hyperhidrosis →175

Nackenschmerzen,
s. Rückenschmerz →303

Nackensteifigkeit, s. Meningismus →237

Nagelveränderungen

Nagelveränderungen liefern v.a. bei älteren Menschen zusätzliche Informationen. Klinisch am wichtigsten: Uhrglasnägel und Trommelschlegelfinger.

Uhrglasnägel (große, gewölbte Nägel, meist in Kombination mit Trommelschlegelfingern)
s. Trommelschlegelfinger/Uhrglasnägel →345

- ▸ Lungenkrankheiten
  - Infektionen
    - Lungenabszeß
    - Empyem
    - Bronchiektasen

    - Tuberkulose
  - Neoplasmen
    - Bronchial-Ca.
    - Lungenmetastasen
    - Mesotheliom
  - Lungenfibrose
  - Silikose
  - Arteriovenöse Kurzschlüsse
  - Pulmonalarteriensklerose
- ► Herzkrankheiten
  - Angeborene zyanotische Herzfehler
  - Endocarditis lenta
  - Herzinsuffizienz
- ► Darmkrankheiten
  - Colitis ulcerosa
  - Morbus Crohn
  - Sprue
- ► Leberkrankheiten
  - Biliäre Leberzirrhose
  - Lebertumoren
- ► Verschiedenes
  - Zerebrovaskulärer Insult
  - Idiopathische hypertrophische Osteoarthropathie
  - Pachydermoperiostose Friedrich-Erb-Uehlinger

Koilonychie (Löffelnägel, muldenförmige Eindellung der Nagelplatte mit erhöhter Brüchigkeit)

- Eisenmangel
- Hypochrome Anämie
- Pellagra
- Vitamin-B_2-Mangel
- Mangelernährung
- Diabetes mellitus
- Raynaud-Syndrom
- Plasmozytom
- Morbus Basedow
- Morbus Addison
- Cushing-Syndrom

Onychogrypose (krallenartige, verdickte Nägel meist bei älteren Personen)

- Nagelmykose
  - Candida
  - Schimmelpilze
  - Dermatophyten
- Chronisches Ekzem
- Pachyonychia congenita
- Idiopathisch

Onchorrhexis (brüchige, aufgesplitterte Nägel)

- Chronische chemische Schädigung
  - Häufiges Waschen
  - Nagellack
  - Lackentferner
  - Kalilauge
- Schilddrüsenerkrankungen
- Lichen ruber
- Anämie

Onychodystrophie (verformte, brüchige, rauhe, verfärbte Nägel)

- Ekzeme
- Pilzinfektionen
- Psoriasis

Onycholyse (schmerzlose Ablösung der Nagelplatte)

- Psoriasis
- Ekzem
- Onychomykose
- Morbus Reiter
- Schilddrüsenerkrankungen
- Durchblutungsstörungen
- Diabetes mellitus
- Tumor
- Subunguales Hämatom
- Medikamenteneinnahme

Beau`-Reil-Querfurchen (horizontale Querrillen, Zeichen eines vorausgegangenen Wachstumsstillstandes)

- Schwere Infektionskrankheiten
- Operationen
- Psychische Alterationen
  - Schock
  - Depression
  - Delirium
- Traumatische Schädigung der Nagelmatrix
- Noxen

- Zytostatika
- Thallium
- Arsen
- Fluor
- Blei
- Morbus Reiter
- Gicht

Mees-Streifen (weiße Querstreifen)

- Intoxikation
  - Thallium
  - Arsen
- Nach Zytostatikatherapie
- Fluorose

Tüpfelnägel (punktueller Einbruch der Nagelplatte)

- Psoriasis
- Neurodermitis
- Rheumatisches Fieber
- Lichen ruber
- Lupus erythematodes
- Alopecia areata

Leukonychie (Weißfärbung der Nägel)

- Leukonychia punctata (weiße Tüpfel)
  - Trauma (Nagelpflege!)
- Leuconychia striata longitudinalis (weiße Längsstreifen)
  - Morbus Darier
- Leuconychia totalis (totale Verfärbung)
  - Anämie
  - Leberzirrhose
  - Herzerkrankungen
  - Fieberhafte Erkrankungen
  - Hypalbuminämie
  - Mykosen
  - Noxen
  - Salpeterlösung
  - Nitritlösung
  - Silberlösung
  - Hereditär

Yellow-Nail-Syndrom (gelblich-grünliche Verfärbung einzelner oder aller Nägel mit anschließender Oncholyse)

- Kongenitale Hypoplasie/Dysplasie peripherer Lymphgefäße
- Erkrankungen der Bronchien
- Erkrankungen der Nasennebenhöhlen
- Raucherfinger

Halb-und-halb-Nägel (reversible Weiß (proximal) -braun (distal)-Färbung)

- Urämie

Grün-schwarze Verfärbung

- Pseudomonas-aeruginosa-Infektion

Braun-schwarze Verfärbung

- Nävus
- Akrolentiginöses Melanom
- Subunguales Hämatom (wächst mit dem Nagel nach distal)
- Ochronose
- Alkaptonurie

Blau-Verfärbung

- Argyrose (Ablagerung von Silbersulfid)
- DADPS-Einnahme

Paronychie (Entzündungen von Nagelbett/-falz)

- Bakteriell
- Candida
- Lues

Nasenbluten

Örtlich bedingtes Nasenbluten

- Exogene schädigende Einflüsse
  - Bohrende Finger
  - Trockene Atemluft
  - Austrocknende Dämpfe/Stäube
- Trauma
  - Nasenbeinfraktur
  - Septumfraktur
  - Schädelbasisfraktur
  - Nasennebenhöhlenfraktur
- Blutung des Locus Kiesselbachi (häufig bei jüngeren Menschen)
- Blutender Septumpolyp
- Postoperatives Nasenbluten
- Fremdkörper in der Nase
- Rhinitis sicca
- Juveniles Nasen-Rachen-Fibrom

- Nasentumor
- Nasendyphtherie
- Lues der Nase
- Aneurysma der Arteria carotis interna

Symptomatisches Nasenbluten

- Fieberhafte Infektionskrankheiten
  - Schnupfen
  - Grippe
  - Masern
  - Diphtherie
  - Typhus abdominalis
  - Psittakose
  - Streptokokkeninfekt
  - Rheumatisches Fieber
- Kreislauf-/Gefäßkrankheiten
  - Hypertonie
  - Arteriosklerose
  - Aortenisthmusstenose
- Antikoagulanzientherapie
- Hämorrhagische Diathese
  - Hämophilie
  - Thrombozytopenie (Morbus Werlhof)
  - Panzytopenie
  - Vaskulopathien
    - *Morbus Osler*
    - *Wegenersche Granulomatose*
  - Koagulopathien
- Thrombopathie
- Leukämie
- Polycythaemia vera
- Makroglobulinämie Waldenström
- Extramedulläres Plasmozytom
- Vitamin-K-Mangel
- Vitamin-C-Mangel
- Lebererkrankungen
  - Chronische Hepatitis
  - Leberzirrhose
- Urämie
- Gravidität

M N

Natrium

Natrium ist das wesentliche Elektrolyt im Extrazellulärraum (EZR) (Kalium intrazellulär). Natrium und seine Anionen stellen mehr als 90% des osmotischen Druckes im Plasma. Aufgrund des freien Wasserflusses durch die Zellmembran ist das Volumen des EZR direkt abhängig von der Gesamtkonzentration von Natrium im Serum. Durch den freien Wasserfluß bedingt, bewirkt die Veränderung des Serum-Natriums (SN) indirekt auch die Osmolalität und das Volumen des Intrazellulärraums (IZR) (Dehydratation→71). Normalerweise wird das SN vom Organismus in sehr engen Grenzen gehalten. Die Wasserverteilung zwischen EZR und IZR, Tonizität genannt, schwankt lediglich um 1-2%. Änderungen des SN und des Körperwassers erfolgen oft gemeinsam und stellen die häufigsten Ursachen für eine Störung der Natriumkonzentration im Plasma dar.
Häufige Indikationen für eine Bestimmung des SN sind: Erkrankungen mit einer ADH-Erhöhung, Störungen der Flüssigkeits- und Elektrolytbilanz, Abweichungen anderer Serumelektrolyte, polyurische- oder polydiptische Störungen des Durstgefühls, Störungen des Säure-Basen-Haushalts, Nierenerkrankungen, Hypertonie, Pseudohyponatriämie, Ödeme, Endokrinopathien (Mineralokortikoidmangel, Mineralokortikoidexzeß, Hypothyreose) und exzessive Natriumzufuhr. Die Hyponatriämie ist die häufigste Elektrolytstörung im Krankenhaus.

Referenzbereich
135-145 mmol/l

Einteilung I

Hyponatriämie (< 130 mmol/l) mit einer Verminderung des extrazellulären Flüssigkeitsvolumens und niedrigem Gesamtkörpernatrium

- Diuretika
  - Furosemide
  - Thiazide
  - Etacrynsäure

- Chlorthalidon
- Mefrusid
- Azosemid

- Salzverlust Niere
- Mineralokortikoid-Mangel
- M. Addison
- Glukokortikoid-Mangel
- Diabetisches Koma
- Osmotische Diurese
  - Diabetiker mit Glukosurie
  - Patienten mit einer Harnstoffdiurese
- Renale Natrium-Verluste
  - Renal-tubuläre Azidose
  - Tubulointerstielle Nierenerkrankungen
  - Natriurese bedingt durch eine zentrale Störung
    - *Nach Hypophysen-OP*
    - *Subarachnoidalblutung*
  - M. Addison
  - NSAID
  - Diuretika
- Metabolische Azidose
- Peritonitis
- Gastrointestinale Verluste
    - *Ileus*
    - *Fisteln*
    - *Erbrechen*
    - *Magendrainage*
    - *Diarrhö*
- Aszitespunktion
- Pleurapunktion
- Verluste in den Third space
    - *Verbrennungen*
    - *Pankreatitis*
    - *Große Operationen*
- Ketonurie

Hyponatriämie (< 130 mmol/l) mit einer (geringen) Vermehrung des extrazellulären Flüssigkeitsvolumens

- SIADH (Syndrome of inappropriate antidiuretic hormone)
  - SIADH
  - Ektopische ADH-Sekretion
    - *Paraneoplastisch bei Bronchial - Ca.*
- Hypothyreose
- Nach Operationen
- Psychotische Patienten
- Medikamente
  - Antidepressiva
    - *Amitryptilin*
    - *Desipramin*
    - *Monoaminoxidasehemmer*
    - *Fluoxetine*
  - Morphin
  - Nikotin
  - Clofibrate
  - Isoproterenol
  - Trimethoprim-Sulfamethoxazol
  - Carbamazepin
  - Zytostatika
    - *Cyclophosphamid*
    - *Vincristin*
    - *Vinblastin*
  - Neuroleptika
    - *Thiothixene*
    - *Haloperidol*
    - *Trifluorperazine*
    - *Fluphenazin*
  - Potenzierung der ADH-Wirkung
    - *NSAID*
    - *Somatostatin und Analoga*
    - *Carbamazepin*
    - *Tolbutamid*

Hyponatriämie mit Vermehrung des extrazellulären Flüssigkeitsvolumens und hohem Gesamtkörpernatrium

- Herzinsuffizienz
- Infusion hypotoner Lösungen
- Leberzirrhose
- Nephrotisches Syndrom
- Niereninsuffizienz
- Exzessive Wasseraufnahme

Hypernatriämie bei normalem Gesamtkörpernatrium

- Diabetes insipidus
- Essentielles Hypernatriämie-Syndrom

Hypernatriämie bei vermindertem Gesamtkörpernatrium

- Wasserverlust
  - Schwitzen
  - Diabetes insipidus
- Wassermangel
- Fehlendes Durstgefühl

Einteilung II

Erkrankungen mit einer Erhöhung des ADH-Spiegels und Hypernatriämie

- Abnahme des zirkulierenden Flüssigkeitsvolumens
  - Herzinsuffizienz
  - Leberzirrhose
  - Thiazid-Diuretika
- SIADH
- Endokrine Störung
  - Nebenniereninsuffizienz
  - Hypothyreose
  - Schwangerschaft

Erkrankungen mit einer Verminderung des ADH-Spiegels und Hyponatriämie

- Niereninsuffizienz
- Polydipsie

Pseudohyponatriämie

- Bei hoher Plasmaosmolalität
  - Hyperglykämie
  - Mannitol
  - Hohe Harnstoffwerte bei Niereninsuffizienz
- Bei normaler Plasmaosmolalität
  - Hyperlipidämie
  - Hyperproteinämie

Nausea, s. Übelkeit →347

Nebennierenrinden-Insuffizienz, s. Addison, Morbus →11

Nephritis, tubulointerstitielle

Entzündungen im Bereich des Interstitiums der Niere, in der immunologische Prozesse (sowohl humorale als auch zellvermittelte Immunreaktionen) eine Rolle spielen. Bei mehr als 1% Eosinophile im Urin kann mit einer Sensitivität von 65% und einer Spezifität von 95% von einer tubulointerstitiellen Nephritis ausgegangen werden. In 95% kommt es zu einer Hämaturie und in 80% zu einer Eosinophilie im Serum. Die Proteinurie beträgt in der Regel < 1%.

Medikamente/Intoxikationen

- Exogen Toxine
  - Analgetika (Phenazetin-Niere)
    - NSAID (nicht steroidale antiinflammatorische Substanzen)
  - Antibiotika
    - ß-Laktam-Antibiotika
      - *Penicillin*
      - *Ampicillin*
      - *Cephalosporin*
    - Ciprofloxacin
    - Erythromycin
    - Sulfonamide
    - Tetrazykline
    - Trimetoprim/Sulfamethoxazol
    - Vancomycin
    - Ethambutol
    - Rifampicin
  - Diuretika
    - Thiazide
    - Furosemid
  - Verschiedene Ursachen
    - Allopurinol
    - Cimetidine
    - Phenytoin
    - Kontrastmittel
    - Blei
    - Cadmium
- Metabolische Intoxikationen
  - Hyperurikämie
  - Hyperkalzämie
  - Hypokaliämie
  - Hyperoxalurie
- Immunologische Störungen
  - Transplantatabstoßung
  - Antitubuläre Antikörper
  - Amyloidose

- Sjögren-Syndrom (Versiegen der Speichel-, Tränen- und Talgdrüsen)

▸ Infektionen
- Akute Pyelonephritis
- Chronische Pyelonephritis
- Bakterien
  - Streptokokken
  - Corynebacterium diphtheriae
  - Legionella
- Viren
  - EBV
- Verschiedene
  - Mykoplasmen
  - Rickettsien
  - Leptospira icterohaemorrhagica
  - Toxoplasma
- Idiopathisch
  - Tubulointerstietlielle Nephritis-
  - Uveitis

▸ Neoplasmen
- Lymphome
- Plasmozytom
- Leukämie

▸ Hereditäre Nierenerkrankungen
- Zystennieren
- Schwammnieren
- Alport-Syndrom (hereditäre Nephritis mit Trias: Chronisch interstitielle Nephritis, Innenohrschwerhöhrigkeit und Augenmißbildung)

▸ Gefäßveränderungen
- Nephrosklerose
- Embolien
- Akute Tubulusnekrose
- Sichelzellenphropathie

▸ Verschiedene Ursachen
- Chronische Harnwegsverschlüsse
- Vesiko ureteraler Reflux
- Balkan-Nephropathie
- Strahlennephritis

Nephrolithiasis

Nierensteinkrankheit. Bildung von Konkrementen in Niere, Nierenbecken und Harnleiter.
75-80% der Steine sind kalziumhaltig und röntgendicht. Jährliche Inzidenz 1-3%. 3-4mal mehr Männer. Die Zunahme des Steinleidens in den Industrieländern wird durch bestimmte Zivilisationsfaktoren wie Überernährung, Überangebot an Eiweiß, Bewegungsmangel, Übergewicht, sowie durch Stoffwechselstörungen (Hyperurikämie, Diabetes mellitus) begünstigt.
s. Urolithiasis →353

Kalzium(-Oxalat/-Phosphat-)Steine

▸ Idiopathische Hyperkalzurie 50%

▸ Hyperurikosurie 15%

▸ Hyperkalzämie →199
  - Primärer und sekundärer Hyperparathyreoidismus
  - Intoxikation mit Vitamin D
  - Tumor-Hyperkalzämien
  - Knochenmetastasen
    - *Plasmozytom*
  - Morbus Paget
  - Sarkoidose
  - Osteoporose
  - Morbus Cushing
  - Hyperthyreose
  - Leukämie
  - Milch-Alkali-Syndrom

▸ Distale renale tubuläre Azidose

▸ Hyperoxalurie
- Angeboren
- Übermäßige Vitamin-C-Zufuhr
- Gesteigerte intestinale Absorption von Oxalaten
  - Morbus Crohn
  - Colitis ulcerosa
  - Pankreatitis
  - Leberzirrhose
  - Dünndarmresektion
  - Steatorrhö

M N

- Sprue
- Diabetische Enteropathie

▸ Hyperphosphaturie
- Hyperparthyreoidismus
- Fanconi-Syndrom (erbliche Störung des Aminosäurestoffwechsels mit Zystinspeicherung in verschiedenen Organen, rachitischem Minderwuchs und Nierenschädigung)
- Phosphat-Diabetes

▸ Idiopathisches Steinleiden

Magnesium-Ammonium-Phosphat-Steine (Infektionssteine) 20%

Harnsäuresteine
- Idiopathische
- Gicht
- Alkoholabusus
- Lesch-Nyhan-Syndrom
- Tumoren/Tumortherapie
- Dehydratation
- Medikamente
  - Urikosurika
  - Östrogene
  - Infusionen von Aminosäuren

Zystinsteine (erblich)

Nephrotisches Syndrom

Symptomenkomplex aus schwerer Proteinurie (> 3,5 g/die), Hypalbuminämie, Hyperlipoproteinämie und Ödemen.

Primäre Glomerulonephritiden (GN, 75%)
- Minimal-change-GN
- Herdförmige und segmentale GN
- Membranöse GN
- Membramproliferative GN
- Mesangiale proliferative GN
- Fibrilläre Glomerulopathie

Sekundär bei verschiedenen Erkankungen

▸ Systemkrankheiten
- Diabetes mellitus
- SLE
- Sjögren-Syndrom (Versiegen der Speichel-, Tränen- und Talgdrüsen)
- Rheumatoide Arthritis
- Panarteriitis nodosa
- Sarkoidose
- Amyloidose
- Vaskulitiden
- Purpura Schoenlein-Henoch
- Goodpasture-Syndrom
- (Glomerulonephritis, Hämoptysen, Antibasalmembran-AK)
- Dermatomyositis
- Gemischte Kryoglobulinämie

▸ Erbkrankheiten
- Lipodystrophie
- Sichelzellenanämie
- Kongenitales nephrotisches Syndrom
- Alport-Syndrom (hereditäre Nephritis mit Trias: Chronisch interstitielle Nephritis, Innenohrschwerhörigkeit und Augenmißbildung)
- Fabri-Syndrom
- Orthostatische Proteinurie

▸ Infektionskrankheiten
- Streptokokkeninfektionen
- Hepatitis-A, -B, -C
- HIV
- Toxoplasmose
- Infektiöse Mononukleose
- Malaria
- Syphilis
- Shunt-Nephritis
- Endokarditis

▸ Neoplasmen
- Plasmozytom
- Lymphome
- Solide Tumoren

▸ Medikamentös/toxisch
- Gold
- Quecksilber
- Penicillamin
- Antiepileptika
- Kontrastmittel
- Nichtsteroidale Antirheumatika
- Probenecid
- Captopril

- Heroin
- ▸ Sonstige Ursachen
  - Thyreoiditis
  - Hypothyreose
  - Myxödem
  - Renovaskuläre Hypertonie
  - Nierenvenenthrombose
  - Präeklampsie
  - Hochgradige Fettsucht
  - Chronische Abstoßungsreaktion
  - Chronisch interstitielle Nephritis
  - Bienenstiche

Serumproteine, die beim nephrotische-Syndrom verloren werden und die möglichen klinischen Folgen:

- Albumin
  - Aszites
  - Ödeme
  - Pleuraergüsse
- Antithrombin
  - Nierenvenenthrombose
  - Arterielle Thrombose
  - Thrombose peripherer Venen
- Immunglobuline
  - Immundefekt
- Transferrin
  - Eisenmangelanämie
- Zöruloplasmin
  - Kupfermangel
- Thyroxinbindendes Globulin
  - Verfälschte Schilddrüsentests
- Vitamin-D-bindendes Globulin
  - Vitamin-D_3-Mangel
- Verschiedene Veränderungen
  - Veränderte Plasmaeiweißbindung von Medikamenten
  - Erhöhung von LDL, IDL, VLDL, Triglyzeriden, Lipoprotein(a)
  - Erniedrigung von HDL

Nesselsucht, s. Urtikaria →353

Neuritis nervi optici

Sehnerventzündung

Lokalisierte Entzündungen
- Retinitis
- Periostitis
- Nasennebenhöhleninfektionen

Systemische Infektionen
- Mumps
- Toxoplasmose
- Typhus
- Syphilis

Toxische Schädigung
- Methylalkohol
- Tabak
- Benzol
- Blei

Metabolische Ursachen
- Diabetes mellitus
- Vitamin-B_{12}-Mangel

Hereditäre Erkrankungen
- Friedreichsche Ataxie
- Morbus Marie-Nonne

Multiple Sklerose

Riesenzellarteriitis

Idiopathisch

M N

Neuronenspezifische Eolase, s. NSE →262

Neuropathie, periphere

Erkrankung des peripheren Neurons und seiner Hüllen. Ursächlich wird eine direkte, z.B. toxische, oder eine hypoxische Schädigung peripherer Nerven infolge Läsion der Vasa nervorum diskutiert. Klinik: Distal betonte Parästhesien und Sensibilitätsstörungen (stumpfförmig). Beginn meist an der unteren Extremität, im weiteren Verlauf schlaffe Lähmung, Areflexie, Muskelatrophie, trophische

Störungen der Haut. Typisch ist ein symmetrisches Verteilungsmuster der Symptome.
Häufigste Form ist die diabetische und alkoholische Polyneuropathie!

Endokrine/metabolische Erkrankungen

- Diabetes mellitus
- Hypothyreose
- Akromegalie
- Urämie/chronische Niereninsuffizienz
- Porphyrie
- Myxödem
- Primär biliäre Zirrhose
- Dysproteinämie
- Paraproteinämie
- Plasmozytom

Malnutrition/Malabsorption

  - Perniziöse Anämie
  - Thiamin-Mangel
  - Vitamin-B_1-Mangel
  - Vitamin-B_6-Mangel
  - Vitamin-B_{12}-Mangel
  - Zöliakie

Infektionskrankheiten

- Mononukleose
- Röteln
- Zoster
- Diphtherie
- Syphilis
- Ruhr
- Typhus
- Paratyphus
- Tuberkulose
- Mykosen
- Malaria
- Hepatitis
- Botulismus
- HIV
- Fleckfieber
- Brucellose

Medikamente/Toxine

- Nitrofurantoin
- Isoniazid
- Vinblastin
- Hochdosiertes Pyridoxin
- Hydralazin
- Meprobamat
- CO-Vergiftung
- Schwermetalle
  - Thallium
  - Blei
- Lösungsmittel
- Trichloräthylen
- Disulfiram
- Bleivergiftung
- Thalliumvergiftung
- Alkohol

Mechanische Ursachen

- Wirbelsäulenprozeß
- Trauma
- Kompression
- Karpaltunnel-Syndrom
- Kongenitale Ursachen

Genetisch bedingt

- Charcot-Marie-Tooth-Hoffmann-Syndrom
- Refsum-Syndrom
- Hereditäre Ataxie

Kollagenosen/immunologische Erkrankungen

- Morbus Boeck
- Rheumatoide Arthritis
- Periarteriitis nodosa
- Amyloidose
- SLE
- Sklerodermie
- Sjögren-Syndrom

Sonstiges

- Guillain-Barre´-Syndrom
  Polyradikulitis, die im Anschluß an infektiöse Erkrankungen oder Operationen auftritt. Es besteht eine Assoziation mit einer vorausgegangenen Campylobacter-jejuni-Enteritis. Die Klinik reicht von minimaler Muskelschwäche bis hin zu Lähmungserscheinungen. Eine Beteiligung des autonomen Nervensystems ist mög-

lich. Im Liquor: zytoalbuminäre Dissoziation)
- Paraneoplastische Syndrome
  - Bronchial-Ca.
- Nach Tetanus-Impfung
- Idiopathisch

Neutralfette, s. Triglyzeride →344

Neutropenie,
s. Leukopenie →221,
s. Panzytopenie →273

Neutrophilie,
s. Leukozytose →223

Niedervoltage,
s. EKG, QRS-Komplex →92

Nierenerkrankungen, zystische

Wichtige zystische Nierenerkrankungen und ihre Differentialdiagnosen.

Einzelne Zysten und multiple parapelvine Zysten
- Keine funktionelle Einschränkung

Markschwammniere
- Keine funktionelle Einschränkung
  - Erweiterung der Sammelrohre im Papillenbereich
  - Komplikationen: Nephrokalzinose mit Koliken, Pyelonephritis

Autosomal-dominante polyzystische Nierenerkrankung
- Niereninsuffizienz beim Erwachsenen
  - Meist kortikale und medulläre Zysten in beiden Nieren
  - Komplikationen: Harnwegsinfektionen mit Infektion der Zysten, Hypertonie, Nephrokalzinose. Mit Hirnbasisarterienaneurysmen (Aneurysmablutung) und Leberzysten assoziiert

Autosomal rezessive polyzystische Nierenerkrankung
- Niereninsuffizienz bereits im Kindesalter
  - Zysten im distalen Tubulus und im Sammelrohr
  - Assoziiert mit kongenitaler Leberfibrose und Lungenhypoplasie.

Juvenile Nephrophthise
- Terminale Niereninsuffizienz vor dem 20. Lebensjahr
  - Zysten im distalen Tubulus und im Sammelrohr

Verschiedene Ursachen
- Hämangiom
- Hämatom
- Dermoidzyste
- Abszeß
- Zystische Dilatation der Kelchhälse
- Echinokokkuszyste
- Tuberkulöse Kaverne

Nierensteinkrankheit,
s. Nephrolithiasis →255

M
N

Nierenversagen, akutes

Akute Niereninsuffizienz, Schockniere. Plötzlicher partieller oder vollständiger Verlust der exkretorischen Nierenfunktion mit Anstieg harnpflichtiger Substanzen im Blut (Azotämie).

Leitsymptom: Versiegen der Harnsekretion mit Oligo-(< 500 ml/d)/Anurie(< 100 ml/d) und Anstieg der Retentionswerte.

Prärenale Störungen (80%)
- ▸ Funktionelle Oligurie bei Exsikkose
- ▸ Zirkulatorisch-ischämische Ursachen
  - Schock unterschiedlicher Genese
  - Hypovolämie
    - Blutverluste
      - *Trauma*
      - *Gastrointestinale Blutungen*
      - *Uterusblutungen*

    - *OP*
  - Wasser-/Elektrolytverluste
    - *Massives Erbrechen*
    - *Profuse Durchfälle*
    - *Exzessives Schwitzen*
    - *Ausgedehnte Verbrennungen*
    - *Diuretikaüberdosierung*
    - *Flüssigkeitsverschiebungen bei Peritonitis/Pankreatitis*
    - *Morbus Addison*
    - *Coma diabeticum*
- Blutdruckabfall
  - Herzinfarkt
  - Herzinsuffizienz
  - Perikardtamponade
  - Embolie
  - Volumenmangel
- Hepatorenales Syndrom
- Nephrotisches Syndrom
- Therapie mit ACE-Hemmern bei vorbestehender Nierenarterienstenose
- Nierenarterienstenose
- Aortenaneurysma

▸ Blut-/Muskelpigmente
- Intravasale Hämolyse
  - Transfusionsreaktion
  - Immunologische Reaktion
  - Toxine
    - *Pilz-, Schlangen-, Spinnengifte*
  - Malaria
  - Hämolytisch-urämisches Syndrom
  - Paroxysmale Hämoglobinurie
- Rhabdomyolyse/Myoglobinurie
  - Weichteilzertrümmerung
    - *Crush-Syndrom*
  - Verbrennungen
  - Muskelerkrankungen
  - Alkoholintoxikation
  - Hypokaliämie
  - Langandauerndes Koma
  - Hitzschlag
  - Kohlenmonoxidvergiftungen
  - Körperliche Überanstrengung

▸ Starker Natrium- und Chlorverlust
- Starkes Erbrechen
- Diarrhö
- Coma diabeticum
- M. Addison
- Diuretika

▸ Infektiös-toxische Ursachen
- Peritonitis
- Akute Pankreatitis
- Akute Cholezystitis
- Ileus
- EPH-Gestose

Renale Ursachen

▸ Nierenkrankheiten
- Entzündliche Nephropathien
  - Glomerulonephritis
  - Interstitielle Nephritis
  - Pyelonephritis
  - Abstoßungsreaktion nach Nierentransplantation
- Vaskuläre Nephropathien
  - Verschluß der Nierenarterien/-venen
  - Arteriosklerose der Nierenarterien/-venen
  - Bilaterale Nierenrindennekrose
  - Vaskulitis
  - Maligne Hypertonie
  - Thrombotisch-thrombozytopenische Purpura
  - Sklerodermie
  - Panarteriitis
- Hämolytisches urämisches-Syndrom (Gasser-Syndrom)
  - Enteropathisches-hämolytisch-urämisches-Syndrom durch enterohämorrhagische E. coli
  - Nichtenteropathischhämolytisch urämisches Syndrom
- Tubuläres/interstitielles Nierenversagen
  - Schockniere
  - Medikamente
    - *Antibiotika*
    - *Pilztoxine*
    - *Jodhaltige Röntgenkontrastmittel*
    - *Sulfonamide*
    - *NSAID*

M N

- Infektionen
  - *Leptospiren*
  - *Legionellen*
- Intratubuläre Zylinder bei Schock
  - *Rhabdomyolyse*
  - *Paraproteine bei Plasmozytom*
  - *Hämoglobinurie*

▸ Intoxikation
- Exogene Toxine
  - Kontrastmittel
  - Chemikalien
    - *Lösungsmittel*
    - *Metalle*
  - Medikamente
    - *Antibiotika (Aminoglykoside, Amphotericin B)*
    - *Anästhetika (Methoxyfloran)*
    - *Analgetika (Azetylsalizylsäure, Phenazetin, nichtsteroidale Antirheumatika)*
- Endogene Toxine
  - Harnsäure
  - Oxalat
  - Pigmente
    - *Hämoglobin, Myoglobin*
  - Hormone
    - *Parathormon*
  - L-Ketten-Krankheit (Light chain disease)
- Infektionskrankheiten
  - Morbus Weil
  - Pyämie
  - Sepsis

Postrenale Störungen

▸ Durch Verlegung der Hohlräume des Urogenitaltrakts bedingte Abflußstörung unterschiedlicher Genese
- Prostata-Ca.
- Prostatitis
- Balkenblase
- Blasensteine
- Phimose
- Reflexion des Uterus während der Schwangerschaft
- Harnleiterstriktur
- Harnleiterstenosen
- Harnleiterruptur
- Trauma
- Entzündliche Ostienstenose
- Sphinkterstenose
- Akzessorisches Gefäß
- Harnleiterschleife
- Kompression der Harnleiter von außen
  - Tumor
- Syringomyelie
- Tabes dorsalis
- Fremdkörper
- Klappenbildung in der Urethra

▸ Ureterverlegung mit leerer Blase
- Harnleiterstrikturen
- Steine
- Blutgerinnsel
- Lymphome

▸ Harnverhaltung mit voller Blase
- Blasensteine
- Prostatahypertrophie/-karzinom
- Blasen-Ca.
- Deplazierter Blasenkatheter

▸ Neurologische Ursachen
- Rückenmarktumor
- Multiple Sklerose
- Neurolues

▸ Chronisches Nierenversagen als DD

Nierenversagen, chronisches

Irreversible Abnahme des Glomerulumfiltrats bei progressivem Untergang von funktionsfähigem Nierengewebe.
Prozentuale Ursachen, die in Deutschland zur dialysepflichtigen chronischen Niereninsuffizienz führen.
- Chronische Glomerulonephritis (ca. 20%)
- Diabetische Nephropathie (> 20%)
- Interstitielle Nephritis und chronische Pyelonephritis (ca. 15%)
- Polyzystische Nephropathien (< 15%)
- (Hypertonische) Vaskuläre Nierenschäden (< 10%)

- Analgetikanephropathie (ca. 5%)
- Systemerkrankungen (ca. 5%)
  - Vaskulitiden
  - SLE
- Kongenitale Nierenerkrankungen (1%)
- Hereditär (1%)
- Nicht klassifizierte Formen (ca. 15%)

NNR-Insuffizienz,
s. Aneurysmabildung bei Arterien →28

Normetanephrine,
s. Katecholamine →205

NSE

Ein Enzym der Glykloyse. Tumormarker fär das kleinzellige Bronchialkarzinom.

Referenzbereich
Cutu-off-Wert: 12,5ug/l

Erhöhte Werte

- ▸ Benigne Erkrankungen
  - Lungenfibrose
  - Bronchopneumonie
  - Lebererkrankungen
- ▸ Maligne Erkrankungen
  - Kleinzelliges Bronchial-Ca.!
  - Seminom
  - Neuroblastom
  - Schilddrüsen-Ca.
  - Mamma-Ca.
  - Nieren-Ca.

Nykturie

Vermehrtes nächtliches Wasserlassen.

- Herzinsuffizienz
- Prostatahyperplasie
- Harnröhrenstriktur
- Diuretikaeinnahme am Abend
- Dranginkontinenz
- Übermäßige Flüssigkeitszufuhr am Abend
  - Blasentees
- Genußmittelabusus am Abend
  - Alkohol
  - Kaffee
  - Tee
- Diabetes mellitus
- Chronische Niereninsuffizienz
- Leberzirrhose mit Aszites
- Nephrotisches Syndrom
- Mobilisierung von Gewebewasser aus Beinödem beim längeren Liegen
- Hyperkalzämie
- Diabetes insipidus
- Nichtkardiale Ödeme

Nystagmus,
s. Augenmotilitätsstörungen, Nystagmus →43

Oberbauchschmerzen, s. Abdominelle Beschwerden →7

Oberlid, herabhängendes, s. Ptosis →293

Obstipation

Verzögerte Stuhlentleerung von weniger als drei Stühlen pro Woche bei ausreichender Zufuhr an Ballaststoffen und Flüssigkeit, sowie subjektiv unvollständige Entleerungen von zu wenig und zu hartem Stuhl.
Ca. 10% der westlichen Bevölkerung betroffen (v.a. chronische habituelle Obstipation)
s. Ileus →191

Akute Obstipation

- ▸ Mechanisches Hindernis
  - Darmtumoren
    - Kolonpolyp/-karzinom
  - Urogenitale Tumoren
    - Uterus/Ovar
  - Divertikulitis
  - Briden
  - Striktur nach Operation/Bestrahlung

- Magenausgangsstenose
- ▸ Analerkrankungen (schmerzhafte Däfekation, Unterdrüc- Call of nature)
- ▸ Analfissur
  - Anal-Ca.
  - Periproktitischer Abszeß
  - Hämorrhoiden
- ▸ Postoperativ
- ▸ Reflektorisch
  - Nieren-/Gallenkoliken
  - Ulcus duodeni
- ▸ Postdiarrhoisch
  - Nach Gastroenteritis
  - Nach Abführmittelgebrauch
- ▸ Bei fieberhaften Erkrankungen
  - Pankreatitis
  - Peritonitis
  - Adnexitis
- ▸ Retroperitoneales Hämatom
- ▸ Bauchwandhernien
- ▸ Ileus
- ▸ Medikamentös-toxisch
  - Opiate
  - Anticholinergika
  - Antazida
  - Psychopharmaka
    - Antidepressiva
    - Phenothiazine
    - Benzodiazepine
  - Eisenpräparate
  - Kalzium-Antagonisten
  - Laxanzienabusus
  - Bleivergiftung
  - Porphyrie
- ▸ Funktionell
  - Längere Bettruhe
  - Nahrungskarenz
  - Mangel an Ballaststoffen
  - Geringe Flüssigkeitszufuhr
  - Kostwechsel
  - Reiseobstipation / Ortswechsel
  - Psychische Belastungen

Chronische Obstipation

- ▸ Ohne organische Ursache
  - Habituelle Obstipation!
  - Colon irritabile
- ▸ Mit organischer Ursache
  - Angeborene Anomalien des Kolons
    - Dickdarmatresie
    - Morbus Hirschsprung
    - Mukoviszidose
  - Dickdarmerkrankungen
    - Kolon-/Rektum-Ca.
    - Peritonealkarzinose
    - Sigmadivertikulose
  - Störung der neuralen Regulation
    - Paraplegie
    - Multiple Sklerose
    - Morbus Parkinson
    - Tabes dorsalis
    - Endogene Depression
    - Autonome Neuropathie (Diabetes mellitus)
    - Rückenmarkkompression
  - Endokrine Erkrankungen
    - Hypothyreose
    - Panhypopituitarismus
    - Conn-Syndrom →66
  - Elektrolytstörungen
    - Hypokaliämie (Laxanzienabusus!)
    - Hyperkalzämie
  - Gynäkologische Erkrankungen
    - Uterusmyom
    - Descensus uteri
    - Retroflexio uteri
    - Darmendometriose
    - Gravidität
- ▸ Medikamentös induziert (s.o.)

Obstipation und Diarrhö im Wechsel

- Dickdarm-Ca.
- Darmpolyposis
- Divertikulose
- Darmtuberkulose
- Megakolon

Ödem

Schmerzlose, nicht gerötete Schwellung infolge vermehrter Einlagerung von Flüssigkeit und Salzen in das interstitielle Gewebe. Flüssigkeitsansammlungen in vorgegebenen Körperhöhlen werden als Hydrops und in Gewebespalten der Haut als Anasarka bezeichnet. Dellenbildung auf Fingerdruck ist charakteristisch.
Im Gegensatz dazu läßt sich das Lipödem, das auf einer subkutanen Fettansammlung beruht, nicht wegdrücken (keine Dellenbildung auf Fingerdruck).
Ursächlich liegt einem Ödem ein erhöhter hydrostatischer Druck (Herzinsuffizienz, Venenthrombose), ein verminderter onkotischer Druck (Eiweißmangel) oder eine erhöhte Kapillarpermeabilität (entzündliche oder metabolische Kapillarwandschädigung) zugrunde.
Flüssigkeitsabstrom ins Gewebe ⇒ Hypovolämie ⇒ Aktivierung des Renin-Angiotensin-Aldosteron-Systems ⇒ Natrium-/Wasserretention ⇒ Ödemverstärkung

Ödem als Hauptbefund

- Generalisiertes Ödem
  - Nephrotisches Syndrom
  - Akute Glomerulonephritis
  - Hypothyreose
  - Prämenstruelles Ödem
  - Medikamentös induziertes Ödem
    - Vasodilatatoren (Nifedipin, Minoxidil)
    - Sympathikolytika (α-Methyldopa)
    - Diuretika
    - Laxanzien
    - Orale Kontrazeptiva
    - Östrogene
    - Gestagene
    - Glukokortikoide
    - Mineralokortikoide
    - Nichtsteroidale Antiphlogistika
  - Idiopathisches Ödem
- Lokalisiertes Ödem im Bereich des Gesichts
  - Quincke-Ödem (angioneurotisches Ödem)
    - Physikalische Reize (Sonne, Kälte, Trauma etc.)
    - Nahrungsmittel (Nüsse, Tomaten, frische Früchte etc.)
    - Medikamente (ACE-Hemmer, Cephalosporine)
  - Hereditäres angioneurotisches Ödem (C1-Esteraseinhibitormangel)
  - Erworbener C1-Esteraseinhibitormangel
  - Melkersson-Rosenthal-Syndrom (Trias: rezidivierende einseitige Gesichtsschwellung, rezidivierende Fazialisparese, Faltenzunge)
- Lokalisiertes Ödem im Bereich einer Extremität
  - Phlebödem
    - Thrombophlebitis
    - Beinvenenvaricosis
    - Beinvenenthrombose
  - Lymphödem
    - Angeborene Fehlbildung (Aplasie/Hypoplasie/Dilatation der Lymphbahnen)
    - Trauma (Verletzung, Trauma)
    - Infektion (Erysipel, Filariasis)
    - Tumoröse Prozesse
  - Sudeck-Syndrom
    - Muskuloskeletäres Trauma
    - Periphere Nervenläsion
    - Myokardinfarkt
    - Zerebrale Zirkulationsstörung

Ödem als Nebenbefund

- Herzinsuffizienz
- Leberzirrhose
- Endokrines Ödem
  - Morbus Cushing
  - Morbus Addison
  - Hyperthyreose

- Kachektisches Ödem
  - Hungerdystrophie
  - Konsumierende Erkrankungen
- Malabsorption/Maldigestion
- Exsuative Enteropathie
- Schwartz-Bartter-Syndrom
- Sklerodermie

Östradiol, s. Östrogene →265

Östriol, s. Östrogene →265

Östrogene

Östradiol

Estradiol (E2) ist das endokrinologisch wirksamste ovarielle Östrogen und wird vorwiegend im reifenden Follikel unter FSH-Einfluß gebildet.
Hauptwirkungen: Proliferation des Endometriums, Wirkung auf Vagina und Mamma, Verhinderung von Osteoporose, regulierende Wirkung auf Hypophyse und Hypothalamus.

Referenzbereich	
bei der geschlechtsreifen Frau abhängig vom Zyklus	
Follikelphase	30-300 pg/ml
Ovulationsphase	100-600 pg/ml
Lutealphase	100-300 pg/ml
Postmenopause	< 10 pg/m
Orale Kontrazeptiva	< 50 pg/ml
Erwachsener Mann:	10-60 pg/ml
Präpubertäre Mädchen:	< 5-15 pg/ml
Präpubertäre Jungen:	2-8 pg/ml

- Indikation
  - Beurteilung der Ovarialfunktion
  - Verlaufskontrolle bei medikamentöser Ovulationsauslösung
  - Verlaufsbeurteilung von Tumoren
  - Verlaufsbeobachtung der Sterilitätsbehandlung
- Erhöhte Östradiolwerte
  - Östrogenproduzierende Tumoren
    - Granulosazelltumor
    - Thekazelltumor
  - Hyperthyreose
  - Adipositas
  - Leberzirrhose
  - Periovulatorisch
  - Medikamentös induzierte Polyovulationen
- Verminderte Östradiolwerte (s. Sekundärer Hypogonadismus →185)
  - Primäre Ovarialinsuffizienz
    - Menopause
  - Sekundäre Ovarialinsuffizienz
    - Ovulationshemmer
    - Hypophyseninsuffizienz
  - Anovulatorische Zyklen
  - Corpus-luteum-Insuffizienz
  - Osteoporose

Östron

Wesentliches Östrogen der postmenopausalen Frau. Synthese erfolgt überwiegend durch Konversion von Androstendion und DHEA im Fettgewebe.

Referenzbereich	50-80 pg/ml

- Erhöhte Werte
  - Östronhaltige Präparate
  - Massive Adipositas in der Postmenopause
- Erniedrigte Werte
  - Fortgeschrittene Postmenopause

Östriol
Hauptprodukt der feto plazentaren Einheit.

Referenzbereich	
1.-20. Schwangerschaftswoche (SSW)	1,3-3,2 ng/m
24. SSW	1,5-5,0 ng/ml
28. SSW	2,2-6,5 ng/ml
32. SSW	2,9-8,4 ng/ml
36. SSW	4,0-16,0 ng/ml
40. SSW	6,4-20,3 pg/ml

▸ Erniedrigte Werte
- Plazentainsuffizienz
- Fetale Erkrankungen
  - Anenzephalie
  - Down-Syndrom
- Mütterliche Erkrankungen
  - Kortikoidtherapie
  - Antibiotikatherapie

▸ Erhöhte Werte
- Mehrlingsschwangerschaft

Östron, s. Östrogene →265

Ösophagitis

▸ Ursachen für eine Ösophagitis
- Sooröeophagitis
- Bakteriell bedingte Ösophagitis
- Viral bedingte Ösophagitis
- M. Crohn
- Medikamente / Intoxikation
- Bestrahlung
- Verätzung
- Refluxkrankheit
- Tumoren
- Metastasen
- Alkohol
- Nikotin
- Magensonde
- Trauma
  - Nach diagnostischen Eingriffen: Gastroskopie

Ohrenschmerzen

s. Hörstörungen →170,
s. Ohrgeräusche →266

Erkrankungen des Ohrs
- Akute Otitis media
- Tuben-Mittelohr-Katarrh
- Mastoiditis
- Trommelfellriß
- Tumor (Mittel-/Innenohr/Hörnerven)
- Zoster oticus
- Cholesteatom
- Gehörgangsentzündung/-ekzem
- Gehörgangsfurunkel
- Perichondritis der Ohrmuschel
- Erysipel der Ohrmuschel

Ins Ohr ausstrahlende Affektionen
- Zahnschmerzen
- Kiefergelenksentzündung
- Sinusitis
- Parotitis
- Tonsillitis
- Rhinopharyngitis
- Pharynx-Ca.
- Lymphadenitis am Hals
- Tumormetastasen am Hals
- Halswirbelsäulenaffektion
- Sehr langer Processus styloideus
- Trigeminusneuralgie
- Luische Meningitis

Ohrgeräusche

Tinnitus

s. Hörstörungen →170

Einteilung nach Ursachen

▸ Ursachen
- Psychosomatische Genese
- Hörsturz
- Presbyakusis
- Lärmschaden/Knalltrauma
- Otosklerose
- Akute/chronische Mittelohrentzündung

- Mastoiditis
- Halswirbelsäulenerkrankungen
  - Zervikale Osteochondrose
- Durchblutungsstörungen
  - Stenose der Arteria carotis
- Ursache im Zahn-/Kieferbereich
  - Kieferfehlstellungen
  - Zahnextraktionen
  - Bruxismus
  - Gebißanomalien
- Epilepsie
- Tumoren
  - Hirntumor
  - Akustikusneurinom
  - Nasopharynx-Ca.
  - Glomustumor
- Hypertonus
- M. Ménière
- Halluzination
- Herz-Kreislauf-Erkrankungen
  - Herzrhythmusstörungen
- Endokrinologische Ursachen
  - Hypothyreose
  - Hyperthyreose
  - Diabetes mellitus
  - Fettstoffwechselstörungen
- Medikamente/Intoxikationen
  - Diuretika
  - Omeprazol i.v.
- Schädel-Hirn-Trauma
- Nach Spinalanaesthesie
- Erkrankungen des Nervus statoacusticus
  - Akustikusneurinom
  - Akustisches Trauma
  - Anämie
  - Polyzythämie

Einteilung nach Geräuschcharakterisitika

- ▸ Pulsierend
  - Hypertonie
  - Aneurysma
  - Glomustumor
  - Mastoiditis
  - Akute Mittelohrentzündung
- ▸ Sausen, Brummen
  - Morbus Ménière
  - Otosklerose
  - Gehörgangsverschluß
  - Mittelohrkrankheiten
- ▸ Zischen, Pfeifen
  - Durchblutungsstörungen
  - Innenohrkrankheiten
  - Erkrankungen des Nervus statoacusticus
    - Akustikusneurinom
    - Akustisches Trauma
    - Anämie
    - Polyzythämie

Okkultes Blut im Stuhl, s. Blutungen, okkulte gastrointestinale →58

Oligomenorrhö

Zu seltene Menstruation von normaler Dauer mit einem Zyklusintervall von mehr als 35 Tagen.

s. Amenorrhö →21,
s. Dysmenorrhö →81,
s. Polymenorrhö →286

- Anovulatorischer Zyklus
- Verlängerte Follikelreifungsphase (Corpus luteum-Zeit normal lang)
- Prämenopause
- Stein-Leventhal-Syndrom
- Morbus Addison
- Schilddrüsenfunktionsstörungen
- Medikamente
  - Östrogen-/Gestagenpräparate
  - Thyroxin
  - Cimetidin
  - Antidepressiva
  - Neuroleptika
  - Tranquillantzien

Oligospermie

Abnorme Verminderung der Spermien im Ejakulat (< 20 Millionen/ml) führt zu Einschränkung der Zeugungsfähigkeit.

Hodenrerkrankungen

- Kryptorchismus
- Varikozele
- Chronische Orchitis
- Idiopathische Hodenminderfunktion
- Traumatische Schädigung
- Hodentumor

Endokrine Störungen

- Hypothyreose
- Hypopituitarismus
- Climacterium virile

Toxische Einwirkungen

- Nikotin
- Alkohol
- Röntgenstrahlen
- Zytostatika

Onychogrypose, Onychorrhexis, Onychodystrophie, Onycholyse,
s. Nagelveränderungen →249

Orbitopathie, s. Exophthalmus →106

Osmolalität im Urin,
s. Urinosmolalität →351

Osteolyse

Lochdefekte durch Auflösung von Knochengewebe (Röntgenbefund).

- Plasmozytom
- Tumormetastasen
- Leukämie
- Osteolytisches Sarkom
- Osteomyelitis (Brodie-Abszeß)
- Knochenlymphogranulom
- Knochenchondromatose
- Eosinophiles Knochengranulom
- Hand-Schüller-Christian-Krankheit (Cholesterin-Lipidose: Exophthalmus, Diabetes insipidus und unregelmäßige Knochendefekte; meist bei Kindern)
- Enchondrom
- Knochenhämangioendotheliom
- Extraossäre Weichteiltumoren
- Syphilitische Gumma

Osteomalazie

Mangelhafter Einbau von Mineralstoffen in das normal oder überschießend gebildete Eiweißknochengerüst (Osteoid) als sekundäre Ossifikationsstörung. Durch die Zunahme der elastischen Osteoidsubstanz kommt es zu erhöhter Weichheit und Verbiegungstendenz der Knochen. Rö: Verdünnung der Wirbelgrund-/und Wirbeldeckplatten, Verlust der Darstellung trabekulärer Details, Aufblätterung der Kompaktaschichten, unscharfe Absetzung gegen die Markspongiosa.

Mangel an zirkulierenden Vitamin-D-Metaboliten

- Mangelernährung
  - Unterernährung
  - Rein vegetarische Ernährung
  - Mangelernährung im hohen Alter
- Ungenügende Vitamin-D-Resorption (Malabsorption)
  - Gastrektomie
  - Gestörte Gallenfunktion
  - Exokrine Pankreasinsuffizienz
  - Dünndarmerkrankungen
- Unzureichende UV-Licht-Exposition
- Anormaler Vitamin-D-Stoffwechsel (mangelhafte Hydroxylierung zu aktiven Metaboliten)
  - Leberkrankheiten
  - Chronische Niereninsuffizienz
  - Prostata-Ca.
  - Mesenchymtumoren
  - Medikamente (Antiepileptika, Gluthedimid)

- Vitamin-D-abhängige Rachitis (25-Hydroxyvitamin-D_1 hydroxylase-Mangel)
- Renaler Verlust
  - Nephrotisches Syndrom

Periphere Resistenz gegen Vitamin D
- Vitamin-D-abhängige Rachitis, Typ II
- Antikonvulsiv wirkende Medikamente
- Chronische Niereninsuffizienz

Hypophosphatämie
- Fehlernährung
- Malabsorption
  - Gastrointestinale Störungen
  - Phosphatbindende Antazida
- Renaler Verlust
  - Hereditär (X-chromosomal/autosomal-rezessiv)
  - Angeborener renaler Phosphatverlust mit Hyperkalziurie, Nierensteinen, Osteomalazie und Rachitis
  - Fanconi-Syndrom (erbliche Störung des Aminosäurestoffwechsels mit Zystinspeicherung in verschiedenen Organen, rachitischem Minderwuchs und Nierenschädigung)
  - Primärer Hyperparathyreoidismus
- Chronische Dialyse

Sonstige Ursachen
- Kalziummangel
- Kalzifizierungshemmer
  - Natriumfluorid
- Dinatriumetidronat
- Hypoparathyreoidismus
- Azidose
- Totale parenterale Ernährung

Osteomyelitis

Knochenmarkentzündung, meist bakteriell bedingt. Infektionsweg hämatogen, per continuitatem oder direkt traumatisch. Bei Kindern sind häufiger die langen Röhrenknochen, bei Erwachsenen häufiger die Wirbelkörper betroffen. Häufige Erreger: 70% grampositive Kokken (Staphylococcus aureus, S. epidermis, S. pyogenes, S. pneumoniae), 25% gramnegative Erreger (Pseudomonas, Klebsiella, Serratia, E.coli), 2% anaerobe Bakterien (Bacteroides, Fusobakterien, Actinomycetes, Peptokokken)
1% andere Erreger

Infektiöse Herde (50%)
- Chirurgische Eingriffe
- Dekubitalgeschwüre
- Sinusitis
- Tonsillitis
- Otitis

Periphere Gefäßerkrankungen (30%)
- Vaskulitis
- Diabetische Angiopathie

Hämatogene Aussaat (20%)
- Hautinfektionen
- Harntraktinfektionen
- Gastrointestinale Infektionen
- Pneumonie

Osteoporose

Quantitative Verminderung des Knochengewebes bei erhaltener Knochenstruktur durch gesteigerten Knochenabbau und/ oder verminderten Knochenanbau.
Man unterscheidet zwischen einer primären und einer sekundären Form sowie 2 Typen: Typ 1 entspricht der postmenopausalen Osteoporose (spongiosabetonter Knochenmassenverlust) und Typ 2 entspricht der senilen Osteoporose (generalisierter Verlust von Spongiosa und Kompakta).
Im Gegensatz zur physiolgischen Osteopenie ist der Skelettverlust stärker ausgeprägt als es der Altersnorm entspricht. 6% der Gesamtbevölkerung sind betroffen (überwiegend Frauen).
Die häufigste Form (95%) ist die primäre (postklimakterische) Osteoporose, bei der der postmenopausale Östrogenabfall eine Rolle spielt.

O P

Ein Drittel der Frauen über 65 Jahre mit Osteoporose erleidet Frakturen (v.a. Femurhals, Wirbelsäule).
Eine Abnahme des Knochenmineralgehalts im Bereich der LWS oder des Schenkelhalses um eine Standardabweichung (SD) verdoppelt bis verdreifacht das Frakturrisiko. Definition der Osteoporose nach WHO bei einer Knochenmineralminderung -2,5 SD des statistischen Mittelwerts junger gesunder Erwachsener. Zukünftig sollten die Meßwerte nicht mehr in Prozenten angegeben werden, da diese zwischen den einzelnen Verfahren nicht vergleichbar sind, sondern als T- oder Z-Werte, das heißt, die Abweichung eines Meßwerts vom Mittelwert eines 30jährigen (T) oder altersgleichen (Z) Referenzkollektivs. Dabei entspricht die Verwendung eines T-Werts von < -2,5 SD (WHO-Definition der Osteoporose) der alten Frakturschwelle.

Primäre Osteoporose

- Postmenopausal
- Senil/altersbedingt

Sekundäre Osteoporose (mit bekannter Ursache)

- Immobilisierung
- Endokrine Störungen
    - Östrogenmangel
    - Testosteronmangel
    - Cushing-Syndrom/Steroidtherapie (> 1 Jahr 7,5 mg Prednisonäquivalent/Tag)
    - Hyperthyreose
    - Primärer Hyperparathyreoidismus
    - Diabetes mellitus
    - Hypogonadismus
    - Akromegalie
- Fehlernährung
    - Proteinmangel
    - Vitamin-C-Mangel
    - Chronisch kalziumarme Ernährung
- Malabsorption/Maldigestion
- Anorexie
- Malignome
    - Leukämie
    - Lymphome
    - Plasmozytom
- Medikamente
    - Längerfristige Heparin-Therapie
    - Laxanzien
    - Dihydrotachysterin
- Rheumatische Erkrankungen (Immobilisierung +
- Steroidtherapie)
- Chronische Lebererkrankungen
- Chronischer Alkoholismus
- Generalisierte Mastozytose
- Chronische Hypophosphatämie
- Schwangerschaft
- Juvenile Osteoporose
- Homozystinurie
- Osteogenesis imperfecta
- Ehlers-Danlos-Syndrom (Bindegewebskrankheit mit Hyperelastizität der Haut, Überstreckbarkeit der Gelenke, Hämatomneigung)
- Marfan-Syndrom (Arachnodaktylie: Hyperplasie der knorpeligen Wachstumszonen. Graziler Hochwuchs mit Überstreckbarkeit der Gelenke)

Palmarerythem

Rötung der Handinnenfläche, besonders am Kleinfingerballen.

- Leberzirrhose!
- Hämochromatose
- Chronische Herzinsuffizienz
- Mitralstenose
- Pulmonalstenose
- Bronchiektasie
- Hyperthyreose
- Polycythaemia vera
- Primär chronische Polyarthritis
- Gravidität

Palpitationen

Bewußte Wahrnehmung des eigenen Herzschlags, die oft als unangenehm empfunden wird.
Beschrieben werden die gängigen Symptome mit den wahrscheinlichen Ursachen.

Symptom: Tachykardes Herzklopfen

- Supraventrikuläre Tachykardien→160
- Ventrikuläre Tachykardien→160
- Klappenfehler
  - Mitralstenose
  - Aorteninsuffizienz
- Erhöhtes Schlagvolumen
  - Hyperkinetisches Herzsyndrom
  - Fieberhafter Infekt
  - Anämie
  - Hyperthyreose
- Angst
- Depression
- Fieber
- Anstrengung/körperliche Belastung
- Hyperthyreose
- Lungenembolie
- Hypoglykämie
- Phäochromozytom
- Hypertonie
- Karzinoidsyndrom
- Kardiomyopathien
- Erhöhter Sympathikotonus
  - Infekte
  - Psychische Erregung
  - Streß
- Perimyokarditis
- Endokarditis
- Guillain-Barré-Syndrom (Polyradikulitis, die manchmal im Anschluß an infektiöse Erkrankungen oder Operationen auftritt. Es besteht eine Assoziation mit einer vorausgegangenen Campylobacter-jejuni-Enteritis. Die Klinik reicht von minimaler Muskelschwäche bis hin zu Lähmungserscheinungen. Eine Beteiligung des autonomen Nervensystems ist möglich. Im Liquor: zytoalbuminäre Dissoziation)
- Hyperkinetisches Herzsyndrom
- DaCosta-Syndrom
- Medikamente
  - Neuroleptika
  - Antidepressiva
  - Vasodilatatoren mit reaktiver Tachykardie
    - *Nitrate*
  - Atropin
  - ß-Sympathomimetika
  - Theophyllin
  - Hyperthyreose factitia
  - Kalzium-Antagonisten mit sekundärer Tachykardie

Symptom: Unregelmäßiges Herzklopfen

- Arhythmia absoluta
- AV-Block
- Schlag nach extrasystolischer Pause

Normofrequentes Herzklopfen

- Mitralinsuffizienz
- Mitralklappenprolaps
- Aorteninsuffizienz

Pankreasinsuffizienz, exokrine

Minderung der exokrinen Pankreasfunktion führt zur Verdauungsinsuffizienz (Maldigestion).
Klinik: Fettstühle, Gewichtsverlust. Schwäche, Muskelschwund.
s. Pankreatitis, akute →272,
s. Chymotrypsin im Stuhl →65

- Chronischer Alkoholismus
- Mukoviszidose
- Pankreas-/Duodenalneoplasmen
- Pankreasresektion
- Hyperparathyreoidismus
- Fettstoffwechselstörung
- Angeborene Pankreasfunktionsstörung
- Idiopathische Pankreatitis

- Traumatische Pankreatitis
- Shwachman-Syndrom (Pankreasinsuffizienz mit Knochenmarkschäden)
- Magenoperationen
  - Billroth I/II
  - Vagotomie mit Pyloroplastik
- Gastrinom (Zollinger-Ellison-Syndrom (meist im Pankreas oder Duodenum lokalisierter, häufig maligner, gastrinbildender Tumor. Assoziation mit MEN])
- Hämochromatose
- Hochgradige Eiweißmangelkost mit Hypalbuminämie
- Trypsinogenmangel
- Enterokinasemangel
- α_1-Antitrypsin-Mangel
- Isolierter Mangel an Amylase,Lipase oder Proteasen

Pankreatisches Polypeptid (PP)

Wird in den PP-Zellen im exokrinen Pankreas synthetisiert. Extrapankreatisch bisher nur in endokrin aktiven Tumoren nachgewiesen.
Indikation bei der Diagnostik endokriner Tumoren des Gastrointestinaltrakts.

Referenzbereich
Cut-off-Wert 150 pmol/l

Erhöhte Werte

- VIPom
- Ppom
- Insulinom
- Gastrinom (Zollinger-Ellison-Syndrom (meist im Pankreas oder Duodenum lokalisierter, häufig maligner, gastrinbildender Tumor. Assoziation mit MEN])
- Abnorm hohe Serumwerte bei älteren Menschen

Pankreatitis, akute

Interstitiell freigesetzte Enzyme führen zur Selbstandauung des Pankreas. Exokrine und endokrine Organfunktion kann erhalten bleiben. Verlauf sehr variabel und zu Beginn kaum vorhersehbar.
Risikofaktoren: Fortgeschrittenes Alter, Hypotonie, Tachykardie, Fieber, Leukozytose, pathologische Lungenbefunde, abdominelle Befunde, erste Pankreasattacke in der Anamnese.
Erhöhtes Risiko für letale Verläufe, wenn 3 oder mehr Faktoren vorhanden.

Alkoholgenuß (akuter und chronischer Alkoholismus) 40%

Abflußhindernis im Ductus choledochus/ Ductus pancreaticus

- Stein 40%
- Stenosen
- Tumoren
- Ödem
- Spasmen
- Askariden

Starke Anregung der exokrinen Pankreasfunktion

- Kräftige opulente Mahlzeiten
- (Weihnachtsgans)
- Parasympatkomimetika
  - Neostigmin
  - Pyridostigmin
- Intravenöse Infusion von Aminosäurelösungen
- Nach diagnostischer Stimulation mit Sekretin und Pankreozymin

Postoperativ (abdominale und andere Eingriffe)

Nach ERCP (endoskopische retrograde Cholangiopankreatographie)

Traumatisch (vor allem stumpfe Bauchverletzungen)

Metabolische und endokrine Störungen

- Hypertriglyzeridämie
- Hyperkalzämie →199

  - Hyperparathyreoidismus
  - Vitamin-D-Überdosierung
- Porphyrie
- Hämochromatose
- Aminoazidurie
- Niereninsuffizienz
- Akute Fettleber in der Schwangerschaft

Angeborene Pankreatitis

Infektiös (sog. Begleitpankratitis)

- Parotitis
  - Mumps
- Hepatitis
- Infektiöse Mononukleose
- Verschiedene andere Virusinfektionen
  - ECHO
  - Coxsackie
- Gastroduodenitis
- Colitis ulcerosa
- Salmonellose
- Leptospirose
- Typhus
- Tuberkulose

Bindegewebskrankheiten mit Vaskulitis

- SLE
- Nekrotisierende Gefäßentzündungen (Arteriitis, Angiitis)
- Thrombotisch-thrombozytopenische Purpura
- Purpura Schoenlein-Henoch

Medikamente

▸ Gesicherte Beziehung
- Azathioprin
- Thiaziddiuretika
- Furosemid
- Sulfonamide
- Tetrazyklin
- Valproinsäure
- Östrogene (orale Kontrazeptiva)

▸ Mögliche Beziehung
- Chlorthalidon
- Ethacrinsäure
- Procainamid
- L-Asparaginase
- Methyldopa
- Iatrogene Hyperkalzämie

▸ Umstrittene Beziehung
- Kortikosteoide

Verschluß der Vaterschen Papille

- Enteritis regionalis
- Duodenaldivertikel

Penetrierendes peptisches Ulkus duodeni

Pankreasteilresektion

Panzerherz,
s. Perimyokarditis, s. Myokarditis d246 →280

Panzytopenie

Aplastische Anämie, aplastisches Syndrom

Knochenmarksinsuffizienz mit Ersatz des blutbildenden Marks durch Fettmark bedingt eine starke Verminderung der Blutzellen aller Systeme. Die Erythropoese ist immer gleich betroffen, die Thrombozytopenie →338 tritt auch relativ früh ein, während die Granulopoese häufig erst später gestört ist.

s. Anämie →23,
s. Hämatokrit (PCV) →139,
s. Hämoglobin →142

Idiopathische Formen

▸ Angeboren
- Fanconi-Anämie
- Familiäre aplastische Anämie
- Amegakariozytäre Thrombozytopenie
- Dysceratosis congenita
- Shwachman-Diamond-Syndrom (mit Pankreasinsuffizienz)

▸ Erworben

Sekundäre Formen

▸ Toxisch-allergische Knochenmarksschädigung
- Medikamente
  - Zytostatika

O P

    - Chloramphenicol
    - Phenylbutazon
    - Hydantoine
    - Sulfonamide
    - Goldpräparate
  - Röntgenstrahlen
  - Benzol
  - Organische Arsenverbindungen
- Knochenmarkverdrängung
  - Plasmozytom
  - Osteomyelofibrose/-sklerose
  - Retikulosen
  - Knochenmarkstumor
  - Osteopetrose
  - Morbus Gaucher
- Infektionen
  - Hepatitis A und B
  - Mononucleosis infectiosa
  - Zytomegalie
  - Tuberkulose
  - Brucellose
  - Syphilis
- Sonstige Ursachen
  - Akute Leukämie (aleukämische Form)
  - Perniziöse Anämie
  - Hypersplenismus
  - Banti-Syndrom (idiopathische portale Hypertension)
  - Thymom
  - Lupus erythematodes disseminatus
  - Felty-Syndrom (Sonderform der rheumatoiden Arthritis: Rheumatoide Arthritis, Splenomegalie und Leukopenie)
  - Sarkoidose
  - Leberzirrhose
  - Paroxysmale nächtliche Hämoglobinurie
  - Graft-versus-host-Reaktion
  - Schwangerschaft

paO_2, s. Blutgasanalyse →54

Parästhesien

Sensibilitätsstörungen in Form von subjektiven Mißempfindungen: Kribbeln, Brennen, Ameisenlaufen, Einschlafgefühl, Taubheitsgefühl.
s. Neuropathie, periphere →257

Transitorisch

- Hyperventilation
- Schwangerschaft
- Klimakterium
- Migräne
- Epileptische Aura
- Hypoglykämie
- Zustand nach Erfrierung
- Raynaud-Syndrom
- Durchblutungsstörung
- Brachialgia paraesthetica nocturna
- Phäochromozytom
- Apoplektische Prodromi

Permanent

- Polyneuropathie →257
- Multiple Sklerose
- Karpaltunnelsyndrom
- Diskopathie
- Syringomyelie
- Urämie
- Sudecksche Knochendystrophie
- Funikuläre Myelose
- Beri-Beri
- Pellagra
- Periarteriitis nodosa
- Guillain-Barré-Syndrom (Polyradikulitis, die manchmal im Anschluß an infektiöse Erkrankungen oder Operationen auftritt. Es besteht eine Assoziation mit einer vorausgegangenen Campylobacter-jejuni-Enteritis. Die Klinik reicht von minimaler Muskelschwäche bis hin zu Lähmungserscheinungen. Eine Beteiligung des autonomen Nervensystems ist möglich. Im Liquor: zytoalbuminäre Dissoziation)

- Medikamente und Noxen
  - Isoniazid
  - Hydralazin
  - Acetazolamid
  - Isoniazid
  - Nitrofurantoin
  - Vincristin
  - Blei
  - Quecksilber
  - Thallium
  - Arsen

Paralytischer Ileus, s. Ileus →191

Paraneoplastische Syndrome

Krankheitsbilder, die Ausdruck der Fernwirkung eines Tumors sind und mit lokalen oder metastatischen Prozessen oft in keiner direkten Beziehung stehen. Deshalb müssen paraneoplastische Syndrome von einer tumorassoziierten Wirkung abgegrenzt werden (z.B.: Direkte Invasion des Primärtumors oder seiner Metastasen; Obstruktion durch einen Tumor oder seiner Metastasen; Gefäßveränderungen, Infektionen, Flüssigkeits- oder Elektrolytveränderungen und Folgen der Tumortherapie).

Endokrine Störungen

Ektop produzierte Hormone. Unterscheide: 1.) Hormonproduktion durch benigne Zellen wie Adenome; 2.) Hormonproduktion durch Tumorerkrankungen eines endokrinen Organs wie Phäochromozytom; 3.) Änderung der Hormonproduktion als direkte Manifestation der Infiltration einer endokrinen Drüse durch den Primärtumor oder seiner Metastasen; 4.) Änderungen der physiologischen Hormonproduktion durch medikamentöse Maßnahmen oder Infektionen; 5.) Paraneoplastische Ursachen

- Cushing-Syndrom (ACTH, CRH, MSH)
- Hyperkalzämie (Parathormon)
- SIADH (Schwartz-Bartter-Syndrom, ADH; bei Lungen-Ca., Mamma-Ca. und Melanom; häufig erst nach Metastasierung auftretend)
- Gynäkomastie (Gonadotropine)
- Akromegalie (STH, GHRH)
- Hyperthyreose (TSH)
- Galaktorrhö (Prolaktin)
- Polyglobulie (Erythropoetin)
- Diarrhö/metabolische Störungen (VIP)
- Hypokaliämie
- Hypoglykämie
- Karzinoid-Syndrom
- Osteoarthropathie (vasoaktive Substanzen, GHRH)
- Pubertas praecox (Choriongonadotropine)
- Hyperkalzämie (Cholecalciferol, Interleukin-1, Prostaglandin, E_2, Parathormon, TGF-α, TGf-β, bei Tumoren mit Ausbildung von Knochenmetastasen: Mamma-Ca., Lungen-Ca., Nieren-Ca., Ovarial-Ca., Pankreas-Ca.)

Paraneoplastische Endokrinopathien

- Hypertonie (Phäochromozytom)
- Hyponatriämie (Schwartz-Bartter-Syndrom)
- Gynäkomastie (Hodentumoren ([β-HCG])
- Ulkuskrankheit (Zollinger-Ellison-Syndrom (meist im Pankreas oder Duodenum lokalisierter, häufig maligner, gastrinbildender Tumor. Assoziation mit MEN])
- Hyperglykämie (Glukagonom)
- Hypoglykämie (Insulinom, Leberzell-Ca.)
- Hyperkalzämie (Bronchial-Ca., Plasmozytom, Mamma-Ca., Hypernephrom, Nebenschilddrüsen-Ca.)
- Cushing-Syndrom (kleinzelliges Bronchial-Ca., Nebennierenrinden-Ca.)
- Amenorrhö (Ovarial-Ca., Prolaktinom)

O P

Hämatologische Veränderungen

- Mit Wirkung auf die Erythropoese
  - Polyglobulie (Nierentumoren)
  - Autoimmunhämolytische Anämie
  - Mikroangiopathische hämolytische Anämie (Fragmentozyten, bei Magen-Ca.)
  - Aplastische Anämie (Pure red cell anemia; bei Thymomen, Magen-Ca., Mamma-Ca., T-lymphoproliferativen Erkrankungen)
- Mit Wirkung auf die Leukopoese
  - Eosinophilie
  - Leukozytose (bei Hodgkin- und Non-Hodgkin-Lymphom, Bronchial-Ca., Magen-Ca., Pankreas-Ca. sowie bei Weichteilsarkomen)
  - Sweet-Syndrom
  - Leukopenie (Thymom)
- Mit Wirkung auf die Megakaryopoese
  - Thrombozytose (bei nichtkleinzelligen Bronchial-Ca., Tumoren des GI-Trakts, Pleuramesotheliom, Hodgkin- und Non-Hodgkin-Lymphom)
  - Thrombozytopenie (bei Hodgkin-Lymphom, immunoplastisches-Lymphom, Bronchial-Ca., Mamma-Ca., Tumoren des Rektums und der Gallenblase)
- Mit Wirkung auf das Gerinnungssystem
  - Disseminierte intravasale Koagulation
  - Thrombose (Pankreas-Ca., Bronchial-Ca.)

Vaskuläre Störungen

- Thrombophlebitis
- Thrombozytopenische Purpura
- Endokarditis

Neuromuskuläre Störungen

- Periphere Polyneuropathie (bei Bronchial-Ca., Ovarial-Ca., Magen-Ca., Mamma-Ca., Prostata-Ca., Zervix-Ca., Kolon-Ca., Uterus-Ca., Rektum-Ca.)
- Eaton-Lambert-Syndrom (Myasthenia gravis-ähnliches Syndrom bei Karzinomen, v.a. bei Bronchial-Ca.)
- Polymyositis
- Myasthenia gravis (bei Thymom, Pankreas-Ca., Mamma-Ca., Prostata-Ca., Ovarial-Ca., Zervix-Ca. und Lymphomen)
- Eaton-Lambert-Syndrom (Myasthenia gravis-ähnliches Syndrom bei Karzinomen, v.a. bei Bronchial-Ca.)
- Myositis (Bronchial-Ca., Prostata-Ca., Rektum-Ca., Tumoren der weiblichen Genitalorgane, -der Nase und -der Schilddrüse sowie bei Lymphomen)
- Subakute Kleinhirndegeneration
- Kortexdegeneration
- Subakute nekrotisierende Myelopathie
- Enzephalomyelopathie
- Zerebrale Symptome
- Amyotrophische Lateralsklerose (bei Lungen-Ca., Mamma-Ca., Magen-Ca. und Kolon-Ca.)
- Limbische Enzephalitis (M. Hodgkin, kleinzelliges Bronchial-Ca.)
- Multifokale Leukoenzephalopathie (bei Neoplasien des lymphoretikulären Syndroms)
- Optikusneuritis
- Spino-zerebelläre Degeneration (bei Bronchial-Ca.)

Bindegewebsveränderungen

- Trommelschlegelfinger(kleinzelliges Bronchial-Ca.)
- Hypertrophische pulmonale Osteoarthropathie
- Polymyositis

Hautmanifestationen

- Hyperpigmentation
  - Acanthosis nigricans (bei intraabdominellen Tumoren: Adeno-Ca. des Magens)
- Paraneoplastische Akrokeratose Bazex (bei Ca. des Oropharyngealtrakts bzw. Digestionstrakts)
- Hypertrichosis lanugenosa et termina-

lis acquisita
- Glukagonom-Syndrom bei α-Zell-Ca. des Pankreas mit nekrolytisch sich peripher ausbreitendem Erythem
- Dermatomyositis (bei Lungen-Ca., Mamma-Ca., Magen-Ca.)
- Pruritus (Hodgkin, Polycythaemia)
- Gardner-Syndrom (Kolon-Ca.)

Paraproteinämie, Paraproteinurie

Paraproteine: Von einem Klon lymphoider Zellen synthetisierte, in ihrem strukturellen Aufbau normalen Immunglobulinen entsprechende Proteine, meist ohne spezifische Antikörperfunktion (sog. monoklonale Immunglobuline)

- Maligne Non-Hodgkin-Lymphome
  - M. Waldenström
- Plasmozytome
  - Bence-Jones Plasmozytom
  - IgA-Plasmozytom
  - IgG-Plasmozytom
  - IgD-Plasmozytom
  - IgM-Plasmozytom
  - IgE-Plasmozytom
- Chronisch idiopathische Kälteagglutininkrankheit
- Primäre Amyloidose
- Benigne Gammopathien
  - Heavy chain disease (Franklin´s disease)
- Leberzirrhose
- Amyloidose
- Neoplasien
- Kryoglobuline
- Lymphsarkomatose
- Neoplasien
  - Prostata-Ca.
  - Malignes Melanom

Parasomnie, s. Schlafstörung →308

Parathormon

Bestimmung dient der Beurteilung der Nebenschilddrüsenfunktion bzw. der Regulation des Kalziumphophathaushalts. Hyperparathyreoidismus ist die häufigste Ursache für eine Hyperkalzämie.

Referenzbereich	
Intaktes PTH	20-65 pg/ml
Mittel-Region	100-500 pg/ml

s. Kalzium →199

Erhöhte Werte
- Primärer/sekundärer Hyperparathyreoidismus
- Pseudohypoparathyreoidismus (angeborener PTH-Rezeptordefekt)
- Vitamin-D-Mangel
- Rachitis
- Osteomalazie
- Höheres Alter

Erniedrigte Werte
- PTH < 2-20 pg/ml und Ca^{++} < 2,1 mmol/l: Hypoparathyreoidismus
- PTH < 2-20 pg/ml und Ca^{++} > 2,6 mmol/l: Tumorbedingte Hyperkalzämie

Parkinson-Syndrom

Extrapyramidales Syndrom mit Überwiegen cholinerger Reaktionen infolge Degeneration dopaminerger Neurone in der Substantia nigra, die auf cholinerge Neurone im Corpus striatum hemmend einwirken.
Leitsymptome: Akinese, Rigor, Tremor
Begleitsymptome: Seborrhö, psychomotorische Verlangsamung

Primäres, idiopathisches Parkinson-Syndrom (80-90%)

Sekundäres, symptomatisches Parkinson-Syndrom

▸ Postenzephalitisch

- Intoxikation
  - Kohlenmonoxid
  - Methylalkohol
  - Mangan
- Medikamente
  - Neuroleptika
  - Reserpin
  - Methyldopa
  - Nifedipin/Flunarizin (reversibles Parkinson-Syndrom)
- Hypoxische und traumatische Hirnschädigung
  - Zerebralsklerose (Stammganglien-Infarkte/-Blutungen)
  - Hirntumoren
  - Apallisches Syndrom
  - Psychische Traumen
  - Boxer-Trauma
- Sonstige Ursachen
  - Kernikterus
  - Morbus Wilson
  - Lues
  - Hypoparathyreoidismus

Paronychie,
s. Nagelveränderungen →249

Parotisschwellung

Ein- oder beidseitige, schmerzlose oder schmerzhafte, umschriebene sowie diffuse Größenzunahme der Glandula parotis.

Schmerzlose Parotisschwellung

- Vorwiegend einseitige Schwellung
  - Dysgenetische Zysten
  - Erworbene Zysten
  - Zystadenolymphome
  - Benigne und maligne Sialome
- Vorwiegend beidseitige Schwellung
  - Sarkoidose der Parotis
  - Sialadenose der Parotis
  - Myoepitheliale Parotitis (+ Keratoconjunctivitis sicca = Sjögren-Syndrom)

Schmerzhafte Parotisschwellung

- Vorwiegend einseitige Schwellung
  - Akute bakterielle Parotitis
  - Chronisch-rezidivierende Parotitis
  - Sialolithiasis der Parotis
- Vorwiegend beidseitige Schwellung
  - Akute virale Parotitis
    - Mumps
    - Zytomegalie
    - Coxsackie
    - Influenza

pCO_2, s. Blutgasanalyse →54

PCV, s. Hämatokrit (PCV) →139

Pelvic Inflammatory Disease (PID),
s. Adnexitis →13

Penisulkus, s. Ulkus am Penis s. Ulzeration, genitale d349 →349

Perikarderguß

Die klinische Symptomatik wird von der Menge der Ergußbildung bestimmt. Bei geringen Mengen bestehen selten Symptome. Ist der Ergußbildung eine Pericarditis sicca vorausgegangen, kann das initiale Schmerzsymptom verschwinden. Größere Mengen können zu einer Tamponade führen, bei der häufig eine lebensbedrohliche Situation entsteht, die intensivmedizinische Maßnahmen erfordern kann (Perikardpunktion, drainage, Perikardfensterung). Klinisch steht eine sich rasch verschlechternde Schocksymptomatik im Vordergrund.
s. Perikarditis, akute →279,
s. Perikarditis, chronische →280

Serös

- Infektion
  - Virale
  - Bakterielle Perikarditis
    - *Tuberkulöse*

- Dekompensierte Herzinsuffizienz
- Hypalbuminämie
- Bestrahlung

Blutig
- Iatrogen
  - Herzoperation
  - Herzkatheter
  - Antikoagulanzien-Therapie
  - Chemotherapie
- Traumen
- Neoplasmen
- Akuter Herzinfarkt
- Herzruptur
- Perforationen
  - Spontan
    - *Dissezierendes Aortenaneurysma*
    - *Ventrikelperforation*
  - Iatrogen
    - *Herzkatheter*
    - *Schrittmachersonden*
    - *Postperikardiotomie-Syndrom*
- Urämie
- Gerinnungsstörung

Lymphe oder Chylus
- Neoplasmen
- Nichttumorösen Einengung des Ductus thoracicus
- Angeboren
- Idiopathisch
- Iatrogen (Herzoperationen)

Metastasierender Tumor
- Lunge
- Mamma
- Luekämie
- Lymphom
- Perikarditis

Perikarditis

Nach Herzinfarkt

Urämie

Myxödem

SLE

Kardiomyopathie

Perikarditis

Entzündung des viszeralen und parietalen Blattes des Herzbeutels. Kommt als eigenständige und begleitende Erkrankung vor. Makroskopisch werden fibrinöse, seröse, hämorrhagische und purulente Perikarditis unterschieden. Der Verlauf kann akut (unter 6 Wochen), subakut (6 Wochen bis 6 Monate) oder chronisch (über 6 Monate)sein.

Eine Herztamponade kann bei beiden Formen als lebensbedrohliche Komplikation auftreten und erfordert eine sofortige Entlastungspunktion.

Symptome: Retrosternaler Schmerz mit flächiger Ausstrahlung in die vordere Brustwand und die Schulterregion, Fieber, Perikardreiben, EKG-Veränderungen (ST-T, Niedervoltage)

Perikarditis, akute

▸ Infektionen
- Viren!
  - Coxackie A
  - Coxackie B
  - Mumpsvirus
  - Echovirus
  - Adenovirus
  - Zytomegalie
  - Ebstein-Bar-Virus
  - Varizella-Virus
  - HIV
  - Grippe-Virus
- Bakterien
  - Streptokokken
  - Staphylokokken
  - Tbc
  - Pneumokokken
  - Legionellen
  - Neisseria meningitidis
  - Neisseria gonorrhoe
  - Treponema pallidum
  - Borrelien
  - Francisella

- Rickettsien
- Pilze
  - Histoplasmose
  - Coccidioidomycosis
  - Candidainfektion
  - Blastomykose
- Sonstige Infektionen
  - Echinokokkose
  - Rickettsien
  - Amöbisis
  - Aktinomykose
  - Mykoplasmeninfektion
  - Toxoplasmose

▸ Metastasierender Tumor
- Lunge
- Mamma
- Lymphom
- Leukämie

▸ Stoffwechselerkrankungen
- Niereninsuffizienz
- Urämie
- Hypothyreose
- Diabetisches Koma
- Myxödem
- Addison-Krise
- Cholesterin-Perikarditis

▸ Myokardinfarkt
- Frühperikarditis
- Spätperikarditis (Dressler-Syndrom)

▸ Kollagenosen/verschiedene Entzündliche Erkrankungen
- Postmyokard-Dressler-Syndrom
- Akutes rheumatisches Fieber
- Mischkollagenose
- M. Wegener
- Sarkoidose
- Amyloidose
- Primär-chronische Polyarthritis
- Lupus erythematodes disseminatus
- Sklerodermie
- Dermatomyositis
- Panarteriitis nodosa
- Chronisch entzündliche Darmerkranungen
- M. Whipple
- M. Behçet (aphthös-ulzeröse Veränderungen an Mund- und Genitalschleimhaut, Iritis, Erythema nodosum und Arthritis)

▸ Allergische Erkrankungen
- Serumkrankheit
- Medikamente
  - Phenylbutazon
  - Hydralazine
  - Procainamid
  - Adriamycin
  - Phenytoin
  - Isoniazid
  - Dantrolen
  - Methysergid
  - Penicillin

▸ Thoraxtraumen
- Ohne Penetration
- Penetration durch die Brustwand
- Postoperativ
- Nach Sternalpunktion
- Invasive kardiologische diagnostische und therapeutische Eingriffe
  - Sondenpenentration nach Schrittmacherimplantation

▸ Nachbarschaftsprozesse
- Disseziierendes Aortenaneurysma
- Perforierter Ösophagus

▸ Strahlentherapie

▸ Chyloperikard

▸ Idiopathische Perikarditis

Perikarditis, chronische
- Tuberkulose (50-65% der behandelten Fälle)
- Bakterielle Erkrankungen
- Cholesterin-Perikarditis
- Chyloperikard
- Urämische Perikarditis
- Neoplastische Perikarditis
- Perikarditis bei Kollagenerkrankungen

Perimyokarditis, s. Myokarditis →246

Perkussion der Lunge

Sonorer Klopfschall (=normal)

Gedämpfter Klopfschall (über luftleeren Teilen)

- Infiltration
  - Pneumonie
  - Tuberkulöses Infiltrat
  - Lungenabszess
  - Lungeninfarkt
  - Lungenödem
  - Lungentumor
- Atelektase
  - Angeboren
  - Fremdkörper
  - Schleimpfropf
  - Bronchiolitis obliterans
  - Tumor
  - Pleuraerguß
  - Perikarderguß
  - **Pneumothorax** →284
- Pleuraerguss/-schwarte/-tumor

Hypersonorer Klopfschall

- Lungenemphysem
- Status asthmaticus
- **Offener Pneumothorax** →284

Tympanitischer Klopfschall

- Lungenkarvernen
- Lungenzysten
- Darmschlingen

Pfötchenstellung, s. Tetanie →332

Phlebödem, s. Odem →264

Phosphat

Anorganischer Phosphor

Phosphat ist zu 85% in Knochen und Zähnen, zu 14% in Körperzellen und in 1% im Extrazellulärraum enthalten. Energiereiche Phosphate (ATP) liefern Energie für Stoffwechselreaktionen.

Referenzbereich
0,8-1,5 mmol/l

s. Osteomalazie →268

Erniedrigte Werte

- Hyperparathyreoidismus
- Phosphatbindende Antazidatherapie
- Diabetes mellitus (v.a. Erholungsphase der Ketoazidose)
- Respiratorische Alkalose
- Metabolische Alkalose
- Chronischer Alkoholismus (Entzugsphase)
- Malabsorption
- Rachitis
- Vitamin-D-Mangel
- Renal-tubuläre Azidose

Erhöhte Werte

- Höhere Werte bei Kindern und Jugendlichen sind wegen des erhöhten Knochenstoffwechsels physiologisch
- Akute und chronische Niereninsuffizienz
- Hypoparathyreoidismus
- Pseudohypoparathyreoidismus
- Akromegalie
- Vitamin-D-Überdosierung
- Azidose
- Körperliche Anstrengung
- Rhabomyolyse
- Neoplasien
- Leukämien
- Osteolytische Metastasen

Phrenikusparese, s. Zwerchfellhochstand →364

PID, s. Adnexitis →13

Plasmaproteine, s. Eiweiß im Serum →88

Plasminogen

Spaltet Fibrin in Spaltprodukte, die ihrerseits die Fibrinpolymerisation hemmen. Bestimmung bei V.a. Hyperfibrionlyse, zur Überwachung einer fibrinolytischen Therapie und im Rahmen eines Thrombophiliescreenings.

Referenzbereich	
Plasminogen-Konzentration	2,5 umol/l
Plasminogen-Aktivität	70-120%

Erniedrigte Werte

- Plasminogenmangel
  - Hereditär
  - Erworben
    - Physiologische bei Neugeborenen
    - Fibrinolytische Therapie
    - Endogene Hyperfibrinolyse
    - Verbrauchskoagulopathie (DIC)
    - Schwere Leberparenchymschäden
- Erhöhte Werte
  - Diabetes mellitus
  - Schwangerschaft
  - Ovulationshemmer
  - Paraneoplastisch
  - Akute-Phase-Reaktion

Pleuraerguß

Eine Flüssigkeitsansammlung im Pleuraraum, die entweder durch vermehrte Exsudation (entzündliche oder tumoröse Pleuraveränderungen) oder eine gesteigerte Transsudation (erniedrigter Pleuradruck, erniedrigter onkotischer Druck oder erhöhter Druck im Drainagesystem) entsteht.

Differenzierung zwischen Transsudat und Exsudat:

	Transsudat	Exudat
Gesamteiweiß	< 3 g/l	> 3 g/l
Gesamteiweiß Pleura/ Serumeiweiß	< 0,5	> 0,5
Leukozytenzahl	$< 100/mm^3$	$> 1000/mm^3$
LDH	< 200 U/l	> 200 U/l
LDH Quotient Pleura/Serum	< 0,6	> 0,6
Cholesterin	< 55 mg	> 55 mg

Bilaterale Ergüsse sind meist Transsudate!

Nachweis:	
Klinisch:	> 200-400 ml (Klopfschalldämpfung über dem Erguß)
Radiologisch:	> 250 ml Flüssigkeit
Sonographisch:	> 50 ml Flüssigkeit

40-50% der Pleuraergüsse haben ein Neoplasma als Ursache

Transsudate (klar, hell)

- Kardial
  - Dekompensierte Herzinsuffizienz
  - Pericarditis constrictiva
- Vaskulär
  - Lungenembolie mit Infarkt
  - Vena-cava-Verschluß
- Hypoproteinämie
  - Leberschäden mit Aszites (hepatischer Hydrothorax)
  - Nephrotisches Syndrom
  - Malnutrition
  - Malabsorption
  - Exsudative Enteropathien
  - Chronische Entzündungen
  - Amyloidose
- Verschiedene Ursachen
  - Peritonealdialyse

- Postpartal
- Falsch liegender zentralvenöser Katheter

Exsudate (trüb)

- ▸ Neoplasmen
  - Pleurale Metastasen
    - Bronchial-/Mamma-Ca./Lymphome
  - Pleuramesotheliom
  - Mediastinaltumoren
  - Maligne Lymphome
  - Chronische Leukosen
- ▸ Infektionen
  - Pneumonie-Begleitsymptomatik (Virus-, Bakterien-,Pilzinfektion)
  - Tuberkulose
  - Aktinomykose
  - Echinokokkose
  - Pleuraempyem
  - Lungenabszeß
  - Subphrenische Infektion
    - Pankreatitis
    - Cholezystitis
    - Leberabszeß
    - Milzinfarkt
    - Subphrenischer Abszeß
- ▸ Vaskulär
  - Lungenembolie mit Infarkt
- ▸ Kollagenosen
  - Rheumatoide Arthritis
  - Periarteriitis nodosa
  - Lupus erythematodes
  - Wegenersche Granulomatose
  - Sjögren-Syndrom (Versiegen der Speichel-, Tränen- und Talgdrüsen)
- ▸ Medikamentös
  - Hydralazin
  - Isoniazid
  - Nitrofurantoin
  - Methysergid
  - Bromocriptin
  - Dantrolen
  - Procarbazin
  - Methotrexat
  - Practolol
- ▸ Verschiedene Ursachen
  - Asbestose
  - Sarkoidose
  - Urämie
  - Postperikardiotomie-Syndrom
  - Myxödem

Meigs-Syndrom, hämorrhagische Ergüsse (Hämatothorax)

- ▸ Traumen
- ▸ Lungeninfarkt
- ▸ Neoplasien
  - Pleuramesotheliom
  - Pleurakarzinose
  - Maligner Lungentumor
  - Leukose
- ▸ Infektion
  - Tuberkulose
  - Milzbrand
- ▸ Hämorrhagische Diathese

Lipidhaltige Ergüsse (Chylothorax)

- Verlegung oder Verletzung des Ductus thoracicus
- Verlegung der Cysterna chyli
- Postoperativ
- Maligne Tumoren
  - Lymphome
- Idiopathisch

Plötzlicher Tod

Tod innerhalb von 60 Minuten nach Symptombeginn, in der Regel ohne Warnsymptome.
Meist Folge einer koronaren Herzkrankheit (80%)

Kardiale Ursachen

- ▸ Koronararterien
  - Nach Herzinfarkt
    - Häufigste Todesursache. Nach Herzinfarkt kann es zu einer Bildung eines sog. arrhythmogenen Substrates in der Infarktnarbe kommen. Dieses kann ventrikuläre Tachyarrhythmien mit konsekutivem Kammerflimmern auslösen. Deshalb sollte in Zukunft nach einem Myo-

kardinfarkt immer die Indikation für einen implantierbaren Kardioverter geprüft werden, der die Rate des plötzlichen Herztodes bei bestimmten Patienten senken kann.
  - Koronarsklerose
  - Spasmen
  - Embolie
  - Arteriitis
- Herzklappen
  - Aortenstenose
  - Mitralklappenprolaps
  - Papillarmuskelruptur
- Myokard
  - Kardiomyopathie (10%)
  - Myokarditis
  - Ventrikelruptur
  - Perikardtamponade
  - Herzmuskelruptur
- Perikardtamponade
- Adams-Stokes-Anfälle
- Herzrhythmusstörungen
  - Präexczitationssyndrom
  - Kompletter AV-Block
  - Q-T-Syndrom
  - Arrhythmogene rechtsventrikuläre Dysplasie
- Arzneimittelwirkung
  - Antiarrhythmika
  - β_2-Stimulatoren
  - Digitalis
  - Drogenabusus
    - Kokain
  - Trizyklische Antidepressiva

Pulmonale Ursachen
  - Lungenembolie
  - Status asthmaticus
  - Spannungspneumothorax →284
  - Asphyxie
  - Hypoxie/Hyperkapnie

Metabolische Ursachen
  - Hypokaliämie
  - Hyperkaliämie
  - Hyperkalzämie
  - Thyreotoxikose

Verschiedene Ursachen
  - Aneurysma dissecans der Aorta
  - Apoplexie
  - Schock jeder Genese
  - Plötzlicher Kindstod
  - Pickwick-Syndrom

Pneumothorax

Ansammlung von Luft oder Gas im Pleuraraum mit Aufhebung des normalerweise negativen intrapleuralen Drucks. Führt zu teilweisem oder komplettem Kollaps des betroffenen Lungenflügels.
  - Angeborener Defekt der Alveolarwandung
  - Traumatisch
  - Iatrogen
  - Mediastinalemphysem/ Lungenemphysem
  - Ruptur von Zysten oder Luftblasen (oft angeboren)
  - Asthma bronchiale
  - Sarkoidose
  - Rheumatische Lungenaffektion
  - Lungeninfarkt mit Kavernenbildung
  - Lungenhämosiderose
  - Ehlers-Danlos-Syndrom (Bindegewebskrankheit mit Hyperelastizität der Haut, Überstreckbarkeit der Gelenke, Hämatomneigung)
  - Pseudoxanthoma elasticum
  - Zentrales Bronchial-Ca.
  - Aluminiumlunge
- Wabenlunge (Mikrozysten der Lunge)
  - Idiopathische
  - Mukoviszidose
  - Pneumokoniose
  - Lungensklerose
  - Sklerodermie
  - Lymphangiomatöse Granulomatose
  - Eosinophiles Granulom
  - Marfan-Syndrom (Arachnodaktylie: Hyperplasie der knorpeligen Wachstumszonen. Graziler Hochwuchs mit

Überstreckbarkeit der Gelenke)
- Entzündliche Lungenprozesse
  - Tuberkulose
  - Kokzidioidomykose
  - Bakterielle Pmeumonien mit Abszeßbildung

Poikilozytose, s. Erythrozytenmorphe, veränderte →104

Pollakisurie

Häufiger Harndrang

s. Harninkontinenz →151,
s. Dysurie →86

Erkrankungen der Harnblase
- Infektion
  - Zystitis
  - Urethritis
  - Prostatitis
- Hindernis am Blasenausgang
  - Blasenstein
  - Prostatahyperplasie
  - Prostata-Ca.
- Reizblase (psychogen)

Verschiedenen Ursachen
- Herzinsuffizienz
- Diabetes insipidus
- Diabetes mellitus
- Wasserretention unterschiedlicher Genese
- Multiple Sklerose
- Harnblasenendometriose
- Schwangerschaft
- Descensus uteri

Polydipsie

Gesteigertes Durstempfinden und vermehrte Flüssigkeitsaufnahme von mindestens 4-5 l/Tag.

Einteilung I
- Diabetes insipidus
- Renaler Diabetes insipidus
- Hyperkalzämie
  - Osteolytische Prozesse
  - Primärer Hyperparathyreoidismus
  - Sekundärer Hyperparathyreoidismus
- Nervöse/psychogene Polydipsie
- Extrarenaler Wasserverlust
- Diabetes mellitus
- Hyperthyreose
- M. Cushing
- Hypokaliämie
- Hyperaldosteronismus (Conn-Syndrom) →66
- Akromegalie
- Leberzirrhose
- Intoxikation/Medikamente
  - Alkohol
  - Scopolamin
  - Atropin
  - Opiate
  - Na^+Cl^-
  - Vitamin D
  - Arsen
  - Thallium
  - Dinitrophenol
  - Diuretika
  - Tranquilizer
  - Antidepressiva
- Peritonitis

Einteilung II
- Mäßig ausgeprägte (4-5 l/Tag) passagere Polydipsie
  - Alkoholismus (Hemmung der ADH-Sekretion)
  - Diuretika
  - Osmotisch wirkende Pharmaka
- Mäßig ausgeprägte (4-5 l/Tag) anhaltende Polydipsie
  - Diabetes mellitus
  - Conn-Syndrom →66
  - Chronische Niereninsuffizienz
  - Hyperkalzämie
- Exzessiv ausgeprägte (6-20 l/Tag) anhaltende Polydipsie
  - Diabetes insipidus centralis
  - Diabetes insipidus renalis
  - Psychogene Polydipsie

Polyglobulie,
s. Erythrozyten, vermehrte →103

Polymenorrhö

Zu häufige Menstruation von normaler Stärke und Dauer mit einem Zyklusintervall von weniger als 25 Tagen.
s. Amenorrhö →21,
s. Dysmenorrhö →81,
s. Oligomenorrhö →267

- Biphasischer Zyklus mit verkürzter Follikelreifungsphase
- Biphasischer Zyklus mit verkürzter Corpus-luteum-Phase
- Anovulatorischer Zyklus
- Hyperthyreose

Polyneuropathie,
s. Neuropathie, periphere →257

Polyurie

Pathologische Erhöhung der Urinausscheidung auf mehr als 2500-3000 ml/Tag.

Polydipsie mit Polyurie →285

Osmotische Diurese

- ▸ Diabetes mellitus
- ▸ Diuretika
- ▸ Chronische Niereninsuffizienz →261
- ▸ Erholung nach akutem Nierenversagen →259

Primäre Wasserdiurese (Diabetes insipidus) →286

- ▸ Hypophysärer Diabestes insipidus
- ▸ Idiopathisch
  - Nach Schädel-Hirn-Operationen
  - ZNS-Neoplasmen
  - Schädel-Hirn-Trauma
  - Granulomatöse Erkrankungen
    - Sarkoidose
    - Tuberkulose
  - Vaskuläre Erkrankungen
    - Z.n. Apoplex
    - Sheehan-Syndrom
- ▸ Nephrogener Diabetes insipidus
  - Interstitielle Nephropathien
  - Polyzystische Nieren
  - Hereditärer nephrogener Diabetes insipidus
- ▸ Verschiedene Ursachen
  - Conn-Syndrom →66
  - Pseudo-Conn
  - Hyperkalzämie →199
  - Hypokaliämie →197
  - Medikamente
    - Diuretika
    - Alkohol
    - Tee
    - Lithium
    - Aminoglykoside
    - Barbiturate
  - Fanconi-Syndrom (erbliche Störung des Aminosäurestoffwechsels mit Zystinspeicherung in verschiedenen Organen, rachitischem Minderwuchs und Nierenschädigung)
  - Effort-da-Costa-Syndrom
  - Tumor im hinteren Hypothalamus
  - Azidosen

Porphyrine/Porphobilinogen im Urin

Bei den Porphyrinen handelt es sich um eine Gruppe von Farbstoffen, die aus Porphin durch Substitution mit organischen Radikalen entstehen. Porphyrin-Protein-Verbindungen liegen u.a. dem Hämoglobin, Myoglobin und den Zytochromen zugrunde. Die Biosynthese der Porphyrine erfolgt im Knochenmark, der Abbau zu Gallenfarbstoffen v.a. in Leber, Knochenmark und Milz. Porphobilinogen (PBG) ist eine Vorstufe in der Biosynthese der Porphyrine.

O P

Die Bestimmung der Porphyrine/PBG im Urin dient der Erkennung von Störungen der Hämbiosynthese-Regulation.

Referenzbereich	
Gesamt-Porphyrine	< 150 ug/24 h
PBG	< 2 mg/24 h

Erhöhte Werte

- Hereditäre Porphyrie
  - Erythropoetische Porphyrie
  - Akute hepatische Porphyrie
  - Chronische hepatische Porphyrie
- Bleivergiftung
- Sekundäre (asymptomatische) Porphyrie
  - Leberschäden
    - Fettleber
    - Hepatitis
    - Zirrhose
    - Cholestase
  - Bilirubintransportstörungen
    - Morbus Meulengracht
    - Dubin-Johnson Syndrom
    - Rotor-Syndrom
  - Hämatologische Erkrankungen
    - Anämien
    - Leukämien
    - Hämoblastosen
    - Hämochromatose
    - Hämosiderose
  - Intoxikationen
    - Alkohol
    - Schwermetalle
    - Chlorierte Aromate
      - *Hexachlorbenzol Vinylchlorid*
      - *Chlorierte Biphenyle*
  - Medikamente
    - Antibiotika
    - Sulfonylharnstoffe
    - Sedativa
    - Östrogene
  - Infektionskrankheiten
  - Neoplasien
  - Schwangerschaft
  - Hungerzustand

Portale Hypertension

Erhöhter Druck in der Pfortader oder ihren Ästen. In 80-90% aller Fälle liegt ein intrahepatischer Block aufgrund einer Leberzirrhose vor.

s. Lebererkrankungen →218

Prähepatisch

- Pfortaderthrombose
- Milzvenenthrombose
  - Pankreatitis
  - Pankreas-Ca.
- Kongenitale Anomalien
- Umbilikale Sepsis

Intrahepatisch

- Leberzirrhose
- Chronische Hepatitis
- Fettleber
- Hodgkin-Lymphom
- Morbus Boeck
- Morbus Wilson
- Osteomyclosklerose
- Schistosomiasis

Posthepatisch

- Lebervenenverschluß
  - Thrombose
  - Endophlebitis obliterans
  - Tumor
- Verschluß der Vena cava inferior
- Herzinsuffizienz
- Pericarditis constrictiva

Potenzstörung,
s. Hypogonadismus, männlicher →183
s. Impotentia →192

PP,
s. Pankreatisches Polypeptid (PP) →272

Priapismus, s. Genitalschmerz beim Mann →132

O P

Progesteron

Progersteron wird fast ausschließlich im Corpus luteum gebildet.
Höchste Serumspiegel in der mittleren Lutealphase (5.-8. Tag nach Ovulation).

Referenzbereich	
Follikelphase/ Postmenopause	< 0,1 ng/m
Frühe Lutealphase	> 5 ng/m
Mittlere Lutealphase	> 12 ng/m

Erniedrigte Werte

- Ovulationsstörung
  - Anovulatorischer Zyklus
  - Corpus-luteum-Insuffizienz
  - Hyperprolaktinämie

Erhöhte Werte

- Ovarialtumoren
- Blasenmole
- NNR-Tumoren
- Adrenogenitales Syndrom

Prolaktin

Hyperprolaktinämie

O P

Glykoprotein, das im Hypophysenvorderlappen gebildet wird, beim Menschen die Laktogenese sowie Galaktopoese stimuliert und durch den Saugreiz des Säuglings die postpartale Anovulation unterhält. Für die Entwicklung der Brust und der Mammogenese ist Prolaktin neben den Sexualhormonen erforderlich.
Zirkadiane Rhythmik mit Anstieg auf bis zu 200% erhöhte Werte während der späten Schlafphase. Im letzten Trimenon der Schwangerschaft finden sich Werte bis 300 ng/mL. Die Prolaktinsekretion wird durch den Saugreflex während des Stillens und durch Manipulationen an der Brustwarze (Cave: Falsch hohe Prolaktinwerte) ausgelöst. Klinisch spielt v.a. die Erhöhung des Prolaktinspiegels im Serum eine Rolle.

Die Indikation zur Bestimmung von Prolaktin ist vom Geschlecht abhängig. Häufige Indikationen bei der Frau sind Amenorrhö, Oligomenorrhö, Anovulation, Corpus-luteum-Insuffizienz, Mastodynie, Untersuchung von Sterilität und Therapiekontrolle beim Abstillen. Indikationen beim Mann sind Libido- und Potenzstörungen, Galaktorrhö, Gynäkomastie und Hypogonadismus. L-Dopa führt zu einer zentralen Hemmmung der Prolaktinsekretion. Prolaktin-Werte > 200 µg/l sind fast immer beweisend für ein Prolaktinom.

Referenzbereich	
Frauen	< 20 µg/l (650 mIU/l)
Männer	< 15 µg/l (480 mIU/l)

Physiologisch
  - Gravidität
  - Postpartale Laktation
  - Streß
  - Starkes körperliches Training
- Prolaktinsezernierender Hypophysentumor
  - Makroprolaktinom (generelle Vergrößerung der Sella turcica)
  - Mikroprolaktinom (allenfalls diskrete Veränderung der Sella turcica)
- Medikamente
  - Neuroleptika (Dopaminantagonisten)
    - Phenothiazine und Thioxanthene
    - Butyrophenone
      - *Haloperidol*
  - Andere Dopaminantagonisten
    - Metoclopramid
    - Domperidon
    - Sulpirid
  - Antidepressiva
    - Imipramin
  - Antihypertensiva
    - Reserpin
    - Methyldopa
  - H_2-Rezeptorenblocker
    - Cimetidin
  - Hormone

   - Östrogene (bei hoher Dosierung: Therapie des Prostata-Ca.)
   - TRH
   - Vasoaktives intestinales Peptid
- ZNS-Schäden/ Störung des Prolaktin Inhibiting-Hormon-Transports zur Hypophyse
  - Entzündliche /infiltrative/granulomatöse Prozesse
    - Sarkoidose
    - Histiozytose
    - Herpes-zoster-Enzephalitis
  - Trauma/Operation
    - Durchtrennung des Hypohysenstiels
  - Supraselläre Tumoren mit Hypophysenstielkompression
    - Paraselläre Tumoren
    - Tumoren im Bereich des Hypothalamus
    - Dermoidzyste
    - Lymphome
    - Kraniopharyngeom
- Verschiedene Ursachen
  - Schilddrüsenunterfunktion mit konsekutiver hypothalamischer Stimulation
  - Akromegalie
  - M. Cushing
  - Polyzystische Ovarien
  - MEN, Typ I
  - Niereninsuffizienz
  - Leberzirrhose
  - Hypophysitis
  - Hyperprolaktinämie nach Hypophyseneingriffen
  - Hyperprolaktinämie nach Hypophysenbestrahlung
  - Wirbelsäulenläsion
  - Empty-Sella-Syndrom
  - Idiopathische Hyperprolaktinämie

Erniedrigte Werte
  - Hypophyseninsuffizienz
  - Überdosierung von Dopaminagonisten

Prostataspezifisches Antigen,
s. PSA →293

Protein C

Vitamin-K-abhängiger, in der Leber synthetisierter Inhibitor der Gerinnungsfaktoren V und VIII.
Bestimmung erfolgt im Rahmen eines Thrombophilie Screenings, bei schweren Lebererkrankungen, DIC.

Referenzbereich	
Protein-C-Konzentration	2-6 mg/l
Protein-C-Aktivität	70-140%

s. Thrombophilie/Thrombozytose/ Thrombose →334

Erniedrigte Werte
- Hereditär
- Erworben
  - Leberparenchymerkrankungen
  - Vitamin-K-Mangel
  - Cumarintherapie
  - DIC

Protein S

Kofaktor Protein-C. Ebenfalls Vitamin-K abhängig.
s. Thrombophilie/Thrombozytose/ Thrombose →334

Erniedrigte Werte
  - Hereditär
  - Erworben
    - Leberparenchymerkrankungen
    - Vitamin-K-Mangel

Proteine,
s. Albumin →15,
s. Eiweiß im Serum →88

Proteinurie

Albuminurie

Eine pathologische Eiweißausscheidung ist ein wesentlicher Hinweis zur Diagnose parenchymatöser entzündlicher Nierenerkrankungen. Über 90% des Urineiweißes sind niereneigene Proteine oder Beimengungen aus den ableitenden Harnwegen, nur bis zu 10% sind Plasmaproteine.
Eine pathologische Eiweißausscheidung liegt vor bei: Erhöhter Gesamteiweißausscheidung (Bestimmung methodenabhängig), pathologischem Proteinmuster (bei erhöhter oder noch normaler Eiweißausscheidung) und bei vermehrter Eiweißausscheidung von Einzelproteinen (bei normaler oder vermehrter Eiweißausscheidung). Differentialdiagnostisch: Unterscheidung glomerulärer oder tubulärer Proteinurie, Abgrenzung selektiver von nicht selektiver Proteinurie sowie Beurteilung des relativen Mengenverhältnisses der ausgeschiedenen Proteine. Die Abgrenzung einer physiologischen Proteinurie von der pathologischen kann anhand der Gesamteiweißausscheidung und an der Verteilung der Einzelproteine unterschieden werden. Ein negativer Teststreifen schließt eine klinisch relevante Proteinurie nicht aus. Z.B. werden Bence-Jones-Proteine und tubuläre niedermolekulare Proteine häufig nicht erfaßt.
Analyse mittels SDS-PAGE-Elektrophorese.
Serumproteine, die bei einer Proteinurie ausgeschieden werden: Albumin (Ödeme, Aszites, Pleuraergüsse), Antithrombin-III (Thrombosen), Immunglobuline/Komplement (Immundefekte), Transferrin tTherapieresistente Eisenmangelanämie), Zöruloplasmin (Kupfermangel), Vitamin-D_3-Mangel, Fettstoffwechselveränderungen (Erhöhung von VLDL, LDL, TG und Lipoprotein(a), Zinkmangel und veränderte Plasmaeiweißbildung von Medikamenten.

Die physiologische Proteinausscheidung liegt unter 150-200 mg/24 h.

Referenzbereich	
Proteinurie:	> 200 mg Eiweiß/24 h
Mikroalbuminurie:	30-300 mg Albumin/24 h

s. Nephrotisches Syndrom →256

▸ Glomeruläre Proteinurie
Unselektive höhermolekulare Proteinurie in großer Menge: Gesamteiweißausscheidung > 3 g/24 h; Albumine und IgG u.a.; Ausnahme: Bence-Jones-Proteinurie
- Glomerulonephritiden
  - Minimal-change-Glomerulonephritis
  - Membranöse Glomerulonephritis
  - Fokal-segmentale Glomerulosklerose
  - Membranoproliferative Glomerulonephritis
  - Mesangioproliferative Glomerulonephritis
  - Fibrilläre Glomerulopathie
- Kollagenosen
  - SLE
  - Purpura Schoenlein-Henoch
  - Sarkoidose
  - Andere Vaskulotiden
  - Gemischte Kryoglobulinämie
  - Nierenamyloidose
- Malignome
  - Plasmozytom
  - Solide Tumoren
  - Lymphome
- Infektionen
  - Hepatitis B und C
  - HIV
  - Infektiöse Endokarditis
  - Toxoplsmose
- Medikamente/Intoxikationen
  - Gold
  - Penicillamin
  - NSAID
  - Schwermetalle

- Poststreptokokkenglomerulonephritis
- Erbliche Erkrankungen
  - Alport-Syndrom (hereditäre Nephritis mit Trias: Chronisch interstitielle Nephritis, Innenohrschwerhörigkeit und Augenmißbildung)
  - Sichelzellanämie
  - Morbus Fabri
  - Kongenitales nephrotisches Syndrom
  - Orthostatische Proteinurie
- Allergene
- Verschiedene Ursachen
  - Präeklampsie
  - Hypothyreose
  - Nierenvenenthrombose
  - Wegenersche Granulopathie
  - Schwangerschaftsnephropathie
  - Nephrotisches Syndrom
  - Diabetes mellitus

▸ Tubuläre Proteinurie
Überwiegend niedermolekulare, physiologisch im Plasma vorkommende Proteine: Gesamteiweißausscheidung < 2g/24 h; Leitproteine sind α^1- und α_2-Mikroglobulin
- Konnatale Tubulopathien
- Renal tubuläre Azidose
- Hypokaliämische Nephropathie
- Interstitielle Nephropathie
- Akutes Nierenversagen
- Toxische Nierenschädigung
  - Cadmium

▸ Prärenale- und Überlaufproteinurie.
Durch pathologische Neubildung oder verstärkten Anfall kommt es zu einem Überschreiten der tubulären Rückresorptionskapazität
- Bence-Jones-Proteinurie
- Vermehrte Bildung polyklonaler freier Leichtketten
- Myoglobinurie
- Hämoglobinurie

▸ Renale parenchymatöse und postrenale Proteinurie
Eiweißkörper der Nieren oder der ableitenden Harnwege
- Lokale Infekte
- Proteine durch Blutungen in den Harnwegen
- Nephrolithiasis
- Prostatitis
- Tamm-Horsefall-Protein

▸ Funktionelle Proteinurie
Meist glomerulär
- Orthostatische Proteinurie, idiopathische intermittierende Proteinurie
  - Meist bei jungen Männern: Proteinurie am Tag, während normaler Tätigkeit, jedoch keine Proteinurie im Ruheurin
- Unilaterale Niere
- Hohes Fieber
- Vermehrte körperliche Anstrengung
- Herzinsuffizienz

Pruritus

Empfindung im Bereich der Haut, sich kratzen oder reiben zu müssen.
25% der Patienten über 80 Jahre leiden an Pruritus.
Bei chronischem Pruritus (> 2 Wochen) nach Grundkrankheit suchen.

Dermatologische Ursachen
- Xerosis
- Seniler Pruritus
- Neurodermitis
- Psoriasis
- Varizellen
- Urtikaria
- Insektenstiche
- Allergische Kontaktdermatitis
- Exsikkationsekzeme
- Arzneiekzeme
- Epizoonosen
- Dermatitis herpetiformis Duhring
- Lichen ruber
- Mycosis fungoides

  - Lichtdermatosen
  - Erythrasma

Internistische Ursachen

- Leberkrankheiten
  - Verschlußikterus
  - Parenchymikterus (Virushepatitis)
  - Cholestatische Hepatose
  - Biliäre Zirrhose
  - Sklerosierende Cholangitis
  - Primär biliäre Zirrhose
- Nierenkrankheiten
  - Präurämische und urämische Zustände
- Hämatologische Erkrankungen
  - Hodgkin-Lymphom
  - Non-Hodgkin-Lymphom
  - Plasmozytom
  - Mycosis fungoides
  - Karzinoid
  - Mastozytose
  - Leukämien
  - Lymphome
  - Polycythaemia vera
- Endokrine Störungen
  - Diabetes mellitus
  - Diabetes insipidus
  - Hyper-/ Hypoparathyreoidismus
  - Erhöhter Östrogenspiegel
  - Vitaminmangelzustände
  - Hyperthyreose
  - Myxödem
  - Gicht / Hyperurikämie
  - Eisenmangel
  - Porphyrie
  - Gravidität
- Neoplasien
  - Mamma-Ca.
  - Magen-Ca.
  - Prostata-Ca.
  - Sarkome
  - ZNS-Karzinome
- Arzneimittel/Toxine
  - Cholestase verursachende Arzneimittel
    - Östrogene
    - Progesteron
    - Testosteron
    - Anabolika
    - Erythromycin
    - Tolbutamid
    - Phenothiazin
  - Opiate und deren Derivate
    - Kokain
    - Morphium
    - Butorphanol
  - Aspirin
  - Chinin
  - Vitamin-B-Komplex
  - PUVA-Therapie
  - Goldpräparate
  - Antibiotika
  - Barbiturate
  - Pyrazolone
  - Lokalanästhetika
  - Nitrofurantoin
  - Amphetamine
  - Barbiturate
  - Alkohol
  - Koffein
  - Nikotin
- Exogene Ursachen
  - Metalle
    - Nickel
    - Cadmium
  - Kosmetika
  - Deodorants
  - Seifen
  - Enthaarungscremes
  - Konservierungsmittel
  - Gummihaltige Materialien
  - Farbstoffe
  - Metallstäube
  - Glaswolle
- Erkrankungen des Zentralnervensystems
  - Tabes dorsalis
  - Thalamustumor
- Parasiten
  - Trichinose
  - Askariden
  - Oxyuriasis
  - Zystirkose

- Echinokokkose
- Onchozerkose
- Schistosomiasis
- ▸ Arthropoden
  - Wanzen
  - Scabies
  - Milben
  - Pedikulose
- ▸ Insekten
  - Wespen
  - Spinnen
  - Zecken
  - Ameisen
  - Motten
  - Raupen
  - Moskitos
- ▸ Herpes zoster (präeruptives Stadium)
- ▸ Psychogen
- ▸ Multiple Sklerose
- ▸ Idiopathisch

Pruritus ani

- ▸ Perianalekzem
  - Hämorrhoiden I.-III. Grades
  - Analfistel/-fissur
  - Analpolyp/-karzinom
  - Kontaktdermatitis (Toilettenpapier, "Hämorrhoidensalbe")
  - Proktitis
  - Perianale Candidose (nach Antibiose, bei Diabetes mellitus)
  - Perianale Psoriasis
  - Tinea
  - Herpes simplex
  - Lichen ruber
  - Lichen sclerosus et atrophicans
  - Nikotinabusus
- ▸ Oxyurenbefall (v.a. Kindergarten-/Schulkinder)
- ▸ Feuchte, mazerierte Analhaut
  - Schlechte Hygiene
  - Intertrigo
  - Inkontinenz
- ▸ Systemische Erkrankungen
  - Diabetes mellitus
  - Cholestase
  - Psychogen
- ▸ Venerische Analulzera
  - Gonorrhö
  - Lues

PSA

Sekretorisches Glykoprotein, das in den Drüsenzellen der Prostata gebildet wird. PSA ist organspezifisch, aber nicht tumorspezifisch. Zur Zeit bester Tumormarker für das Prostatakarzinom. Abgrenzung eines Karzinoms im frühen Stadium (PSA 4-10 µg/l) gegen Hyperplasie problematisch. PSA-Screening bei asymptomatischen Männern > 50 J. indiziert.

Referenzbereich	
Gesamt-PSA	4,0 µg/l
Graubereich	4-10 µg/l

Erhöhte Werte

- ▸ Benigne Erkrankungen
  - Benigne Prostatahyperplasie
  - Prostatitis
  - Prostatainfarkt
- ▸ Prostata-Ca.
- ▸ Falsch hohe Werte
  - Nach Prostatapalpation
  - Prostatabiopsie
  - Zytoskopie

Erniedrigte Werte

- ▸ Therapie mit Finasterid

Pteryglutaminsäure, s. Folsäure →120

PTH, s. Parathormon →277

Ptosis

Herabhängen des Oberlides infolge einer Funktionsbeeinträchtigung des vom Nervus oculomotorius innervierten Musculus levator palpebrae oder des

sympathisch innervierten Musculus tarsalis superior.
(Eine Lidspaltenverengung aufgrund lokaler Faktoren, z.B. Lidödem ist eine Pseudoptose)

Einseitige Ptose

- Ohne zusätzliche neurologische Ausfälle
  - Kongenitale Ptose
  - Okuläre Myositis (mit Exophthalmus)
  - Isolierte sympathische Denervierung des Musculus tarsalis superior
- Mit zusätzlichen peripheren neurologischen Ausfällen
  - Diabetische Neuropathie des Nervus oculomotorius
  - Pancoast-Tumor (Horner-Syndrom)
  - Basisnahes intrakranielles Aneurysma
  - Traumatische Läsion des Nervus oculomotorius
  - Nichttraumatische Läsion des Nervus oculomotorius
    - Paraselläre Tumoren (Meningeom, Hypophysenadenom, Kraniopharyngeom, Neurofibrom, Sarkom, Okulomotoriusneurinom, Metastasen)
    - Ophthalmoplegische Migräne
    - Zoster ophthalmicus
- Mit zusätzlichen zentralen neurologischen Ausfällen
  - Hirnstamminfarkt
  - Hirnstamm- und Halsmarktumoren

Beidseitige Ptose

- Ohne zusätzliche neurologische Ausfälle
  - Senile Ptose
  - Muskelsdystrophie
  - Dystrophische Myotonie Curschmann-Steinert
  - Myopathie bei
    - Schilddrüsenfunktionsstörungen
    - Sarkoidose
    - Kollagenosen
    - Kortison-Therapie
  - Generalisierte Myositis
- Mit zusätzlichen peripheren neurologischen Ausfällen
  - Botulismus
  - Polyradikulitis
  - Basale Meningitis
  - Meningeosis carcinomatosa
- Mit zusätzlichen zentralen neurologischen Ausfällen
  - Amyotrophe Lateralsklerose
  - Spinale Muskelatrophie
  - Mittelhirnläsion

Ein- oder beidseitige belastungsabhängige Ptose

- Myasthenia gravis

PTT, s. Blutgerinnung →54

Pubertas praecox

Bei 99% der Mädchen tritt die Pubertät im Alter zwischen 8 und14 Jahren auf, bei Jungen im Alter zwischen 9 und14,5 Jahren. Bei der geschlechtlichen Frühreife treten die Pubertätszeichen deutlich vor dem 8. Lebensjahr bei Mädchen bzw. vor dem 9. Lebensjahr bei Jungen auf. Hauptursachen: Pubertas praecox bei 85% der Mädchen und bei 35% der Jungen und Pseudopubertas praecox. Abzugrenzen sind die prämature Pubarche (Beginn der Schambehaarung) und die prämature Thelarche (Wachstum des weiblichen Drüsengewebes)

- Genuine oder idiopathische Pubertas praecox
- Pubertas praecox bei
  - Hirntumoren (Hypophyse/Hypothalamus)
  - Traumen
  - Radiatio
  - Entzündungen
- Pseudopubertas praecox
  - Exogene Sexualsteroide
  - Endogene Sexualsteroide bei
    - *Adrenogenitalem Syndrom (AGS: 21-Hydroxylase-Defekt; 11-β-Hydroxylase-Defekt)*

  - *Hormonbildenden Tumoren (Ovarialtumoren, Hodentumoren, Nebennierenrindentumoren, Chorionepitheliom oder Teratom des Hodens)*
  - McCune-Albright-Syndrom
- Macrogenitosomia praecox Pellizzi
- Hypophysärer Gigantismus
- HCG-Bildung
  - Hepatomen
  - Hepatoblastomen
  - Chorion-Ca.

Pubertas tarda

Fehlende Pubertätsentwicklung bei Mädchen nach dem 14. Lebensjahr und bei Jungen nach dem 15. Lebensjahr.
Häufigste Ursache für eine Pubertas tarda ist eine konstitutionelle, nicht-pathologische Verzögerung von Wachstum und Pubertät

Ursachen für eine verzögerte Pubertätsentwicklung

- Konstitutionelle Wachstumsverzögerung
- Allgemeinerkrankungen
  - Chronisch entzündliche Darmerkrankungen
  - Herzfehler
  - Chronische Niereninsuffizienz
  - Zöliakie
- s. Hypogonadismus →183
- Hypophysenvorderlappeninsuffizienz
- Kallmann-Syndrom
- Klinefelter-Syndrom
- Turner-Syndrom
- Gonadendysgenesie
- Pseudohermaphroditismus masculinus
- Therapie mit Glukokortikoiden

Pufferkapazität, s. Blutgasanalyse →54

Pulmonale Hypertonie

Erhöhter Druck im Lungenkreislauf.
Latente pulmonale Hypertonie: Der Mitteldruck der A. pulmonalis liegt in Ruhe im Normbereich < 20 mmHg und steigt unter Belastung auf > 30 mmHg.
Manifeste pulmonale Hypertonie: Pulmonalisdruck in Ruhe und unter Belastung > 20 mmHg.
Schwere pulmonale Hypertonie:
Neben der Erhöhung des Drucks in der A. pulmonalis kommt es zu einer Verminderung des Herzzeitvolumens.
Pathophysiologische Mechanismen:
Euler-Liljestrand-Mechanismus, Hyperplasie der glatten Gefäßmuskulatur bei chronischer Hypoxämie sowie strukturelle Gefäßwandveränderungen (Remodelling) mit Querschnittsverminderung und Elastizitätsverlust.
Klinische Symptomatik:
Rasche Erschöpfbarkeit, belastungsabhängige Dyspnoe, Tachykardie, Rechtsherzinsuffizienz (gestaute Halsvenen, Ödeme, epigastrische Schmerzen), akzentuierter 2. Herzton.
EKG-Kriterien für eine rechtsventrikuläre Hypertrophie:
Steil- Rechtstyp, SI/SII/SIII-Typ, Sokolow-Index (RVI+SV5>1,065mV), QRS>0,11sec, biphasisches oder präterminal negatives T, P-dextroatriale, SIQIII-Typ.

Einteilung I

Primäre (durch idiopathische Gefäßwandveränderungen, sehr selten) Ursachen

Sekundäre Ursachen

- Herzkrankheiten
  - Linksherzfehler
  - Linksherzinsuffizienz
  - Myxom des linken Vorhofs
- Respiratorische Erkrankungen
  - Obstruktive Atemwegserkrankungen

O P

- Lungenparenchymerkrankungen
  - Interstitielle Lungenfibrosen
  - Granulomatosen
  - Sarkoidose
  - Alveolitis
- Veränderungen der Pulmonarterien
  - Vaskulitis bei immunologischen Erkrankungen
  - Lungenembolie
  - Eisenmenger-Reaktion
- Atemnotsyndrom des Erwachsenen (respiratory distress syndrome)

▸ Funktionseinschränkung des Brustkorbs
- Kyphoskoliose
- Neuromuskuläre Ausfälle
- Hochgradige Adipositas (Pickwick-Syndrom)

▸ Zentrale Fehlsteuerung der Atmung
- Idiopathische Hypoventilation
- Zentralnervöse Schlafapnoe
- Chronische Bergkrankheit

Einteilung II

▸ Präkapilläre pulmonale Hypertonie
- Chronisch obstruktive Bronchopneumonie
- Lungenparenchymerkrankungen
  - Lungenfibrose
  - Sarkoidose
  - Mukoviszidose
  - Lupus erythematodes
  - Sarkoidose
  - CREST-Syndrom
- Lungenembolie
- Primär pulmonale Hypertonie

▸ Kapilläre pulmonale Hypertonie

▸ Postkapilläre pulmonale Hypertonie
- Erhöhter linksventrikuläre Hypertonie

OP

Puls, arterieller

Pulsus parvus

▸ Verminderter kardialer Output
- Herzinsuffizienz
- Schock
- Hypovolämie
- Myokardinfarkt
- Herzbeuteltamponade
- Konstriktive Perikarditis
- Perimyokarditis
- Kardiomyopathie

▸ Periphere Vasokonstriktion
- Schock
- Hypovolämie

▸ Mechanische Ursache
- Erkrankungen der Herzklappen
  - Aortenstenose
  - Mitralklappenstenose
  - Mitralklappeninsuffizienz
- Pathologische Veränderungen an der Aorta
  - Aortenbogensyndrom
  - Stenosen

Hyperkinetischer Puls

▸ Verminderte Elastizität im arteriellen System
- Arteriosklerose
- Hypertonus

▸ Erhöhtes Schlagvolumen
- Körperliche Anstrengung
- Aorteninsuffizinez (Wasserhammer-Puls; diagnostisch)
- Psychisch bedingt
  - Angst

▸ Erhöhter kardialer Output
- Fieber
- Anämie
- Hyperthyreose
- Hyperkinetisches Herzsyndrom
- Arteriovenöse Fisteln
- Beriberi-Krankheit
- M. Paget

Pupillenweite, unterschiedliche,
s. Anisokorie →31

Purpura mit Fieber,
s. Fieber unklarer Genese →111

Pyurie

Eiterharn

Makroskopisch schlierige Trübung des Harns bei eitrigen Entzündungen.

Entzündungen im oberen Harntrakt

- Pyelonephritis
- Interstitielle Nephritis
- Papillennekrose
- Peri-/Intranephritischer Abszeß
- Steine

Entzündungen im unteren Harntrakt

- Zystitis
- Urethritis
- Neoplasma
- Steine
- Vaginitis
- Vulvitis
- Kolpitis
- Prostatitis
- Epididymitis

Sterile Pyurie

- Urogenitaltuberkulose
- Steine
- Akute Glomerulonephritis
- Analgetikanephropathie
- Nieren-Ca.
- Nach Chemotherapie

Quick-Wert, s. Blutgerinnung →54

Raynaud-Syndrom

Morbus Raynaud: Rein funktionell durch Vasokonstriktion (Gefäßkrämpfe) bedingte, anfallsweise auftretende Ischämiezustände, bevorzugt der 2.-5. Finger.

Verlauf in 3 Phasen: 1. Blässe, 2. Zyanose, 3. Erythem. Lokaler Kältereiz und emotionale Belastungen wirken anfallsauslösend. W:M = 6:1

Sekundäres Raynaud-Syndrom: Akrale Ischämieattacken als Ausdruck zahlreicher differenter Grunderkrankungen.

s. Zyanose →365,
s. Akrozyanose →14

Bindegewebserkrankungen (Kollagenosen)

- Lupus erythematodes
- Panarteriitis nodosa
- Wegenersche Granulomatose
- Progressive Sklerodermie
- Dermatomyositis
- Chronisch progressive Sklerodermie

Gefäßverschlußkrankheiten

- Arteriosclerosis obliterans
- Thrombangitis obliterans
- Periphere Embolie

Schultergürtelsyndrome

- Scalenus-anticus-Syndrom
- Halsrippe
- Kostoklavikularsyndrom
- Hyperabduktionssyndrom

Wirbelsäulenerkrankungen

- Arthrose der HWS
- Skoliose

Hämatogene Erkrankungen

- Kälteagglutinine
- Kryoglobuline
- Polyzythämie
- Paraproteinämie (Plasmozytom)

Neurologische Erkrankungen

- Multiple Sklerose
- Neuritis
- Karpaltunnelsyndrom
- Poliomyelitis
- Syringomyelie
- Spinale Tumoren
- Apoplektischer Insult

Intoxikationen

- Ergotamin
- Serotonin
- Schwermetalle (Arsen, Blei)
- Cyanamid
- Pilzintoxikationen

Medikamente
- Clonidin
- Propranolol
- Noradrenalin
- Hormonale Antikonzeptiva
- Sulfasalazin
- Methysergid

Berufliche Expositionen und Umwelteinflüsse
- Folge von stumpfen Traumen, Operationen
- Arbeit mit Preßlufthammer
- Belastung der Hände bei Schreibkräften, Pianisten etc.

Arteriovenöse Kurzschlüsse
- A.-V.-Fistel

Lebererkrankungen
- Leberzirrhose

Venöse Verschlüsse
- Achselvenenthrombose

Rechtsherzinsuffizienz, s. Herzinsuffizienz, akute →158

Rechtsschenkelblock s. Herzrhythmusstörungen →160

Rechtstyp, s. EKG, Lagetypen →91

QR

Reflexe

Reflexdifferenz
Seitendifferenz zwischen rechts und links.

- ▸ Vaskuläre Ursachen
  - Apoplexie
  - Akute Subarachnoidalblutung
  - Arterieller Gefäßverschluß
- ▸ Hirntumor
- ▸ Myelitis
- ▸ Akutes Lumbalsyndrom
- ▸ Wallenberg-Syndrom
- ▸ Kommotiosyndrom

Generalisierte Reflexminderung/Reflexausfall

- ▸ Stoffwechselerkrankungen
  - Diabetes mellitus
  - Akute Porphyria hepatica
- ▸ Endokrine Erkrankungen
  - Hypothyreose
  - Hyperaldosteronismus (Conn-Syndrom) →66
- ▸ Elektrolytstörungen
  - Hypokaliämie
  - Hyponatriämie
- ▸ Vitaminmangel
  - Beriberi (Vitamin-B_1)
  - Funikuläre Myelose (Vitamin-B_{12})
- ▸ Infektionen
  - Tabes dorsalis
  - Botulismus
- ▸ Erbliche Muskelerkrankungen
  - Dystrophia musculorum progressiva
  - Infantile spinale Muskelatrophie Werdnig-Hoffmann
  - Neurale Muskelatrophie Charcot-Marie
  - Atrophia musculorum spinalis Kugelberg
  - Myatonia congenita
- ▸ Rückenmarksläsion
  - Tumor
  - Trauma
  - Durchblutungsstörung
  - Entzündung
- ▸ Intoxikation
  - Opiate
  - Barbiturate
  - Narkotika
- ▸ Sonstiges
  - Polyneuropathie
  - Polyradikulitis/Guillain-Barré-Syndrom (Polyradikulitis, die manchmal im Anschluß an infektiöse Erkrankungen oder Operationen auftritt. Es besteht eine Assoziation mit einer vorausgegangenen Campylobacter-jejuni-Enteritis. Die Klinik reicht von minimaler Muskelschwäche bis hin zu

Lähmungserscheinungen. Eine Beteiligung des autonomen Nervensystems ist möglich. Im Liquor: zytoalbuminäre Dissoziation)
  - Myelitis
  - Spinozerebelläre Heredoataxie
  - Commotio cerebri
  - Sarkoidose
  - Adynamia episodica hereditaria
  - Familiäre Areflexie

Ausfall einzelner Reflexe

- Läsion der zugeordneten Nervenwurzel
- Läsion des peripheren Nervs
- Hinterhornsyndrom
  - Durchblutungsstörung
  - Tumor
  - Syringomyelie
  - Poliomyelitis
- Arterieller Gefäßverschluß

Reflexsteigerung

- Neurologische Erkrankungen
  - Entzündliche Prozesse von Gehirn und Rückenmark
    - Meningitis
    - Poliomyelitis
    - Tetanus
    - Tollwut
  - Degenerative Prozesse von Gehirn und Rückenmark
    - Parkinsonismus
    - Athetose
    - Amyotrophische Lateralsklerose
    - Progressive Paralyse
    - Spastische Spinalparalyse
  - Metabolische und toxische Prozesse
    - Hereditäre Stoffwechselstörungen
      - *Phenylketonurie*
      - *Homozystinurie*
      - *Ahornsirup-Krankheit*
    - Progressive alkoholische Demenz
  - Akutes Hirnödem
    - Apoplexie
    - Intrakranielle Blutung
  - Liquorüberdruck
    - Hirntumor
    - Hydrozephalus
    - Meningitis
  - Multiple Sklerose
  - Infantile Diplegie
- Medikamente und Noxen
  - Thyroxin
  - Sympathomimetika
  - Amphetamine
  - Neuroleptika
  - Alkohol
  - Koffein
- Hypokalzämie
- Hyperthyreose
- Coma hepaticum
- Vegetative Dystonie

Refluxkrankheit, s. Sodbrennen →321

Regelblutung,
s. Amenorrhö →21,
s. Dysmenorrhö →81,
s. Oligomenorrho →267,
s. Polymenorrhö →286

Rekurrensparese

- Häufige Ursachen
  - Strumektomie
  - Idiopathisch (Ausschlußdiagnose)
  - Viral
    - Herpes simplex-Viren Typ 1
    - Grippeviren
  - Bronchialkarzinom mit mediastinalen Metastasen
  - Mediastinaltumor
  - Ösophaguskarzinom
  - Intubationsfolge
  - Traumatisch
  - Nach intrathorakalen Eingriffen
  - Nach neurochirurgischen Eingriffen
  - Schädel-Hirn-Traumen
  - Apoplex
  - Vagusneurinom oder andere Tumoren des Hirnstamms
- Erkrankungen, die das Bild einer Rekur-

Q R

rensparese erzeugen können
- Kehlkopfkarzinom
- Luxation oder Fixation (Polyarthritis) des Aryknorpels
- Komplette Vagusparese: Zusätzlich motorische und sensible Gaumensegel- und Pharynxlähmung
- Assoziierte Lähmung der 4 Hirnnerven Glossopharyngeus, Vagus, Hypoglossus, Akzessorius bei Läsionen des Hirnstamms oder Tumoren der Schädelbasis, insbesondere am Foramen jugulare.

Renin/Reninaktivität

Proteolytisches Enzym, das im juxtaglomerulären Apparat der Nieren gebildet wird.

Referenzbereich		
	Renin	Renin-aktivität
Aufrecht	4,1-44,7 pg/ml	< 5,6 ng/ml/h
Liegend	2,9-27,6 pg/ml	0,2-2,7 ng/ml/h

Erhöhte Renin-Werte

- ▸ Primärer Hyperaldosteronismus (Conn-Syndrom) →66
- ▸ Sekundärer Hyperaldosteronismus
  - Reninsezernierende Tumoren
    - Bronchial-Ca.
    - Nierenzell-Ca.
  - Glukokortikoide
  - Nierenarterienstenose
  - Chronische Niereninsuffizienz mit Hypertonie
  - Bartter-Syndrom
  - Pseudo-Bartter-Syndrom
  - Leberzirrhose
  - Herzinsuffizienz
  - Schwangerschaft
  - Diuretika
  - Laxanzien
  - Ovulationshemmer

Erniedrigte Renin-Werte

- Primärer Hypoaldosteronismus (Morbus Addison)
- Cushing-Syndrom
- Essentieller Hypertonus mit niedrigem Renin-Spiegel
- Enzymatische Defekte der Synthese der NNR-Hormone
  - 11-Hydroxylase-Mangel
  - 17-Hydroxylase-Mangel
- Sekundär bei Diabetes mellitus
- Lakritze
- Carbenoxolon

Resistenz im Abdomen

Oberbauch

- Hepatomegalie
- Gallenblasenhydrops
- Pylorusspasmus
- Magentumor
- Splenomegalie
- Nierentumor
- Nierenzysten

Mittelbauch

- Magentumor
- Pankreaszyste
- Pankreastumor
- Ileuswalze
- Skybala

Unterbauch

- Perityphlitischer Abszeß
- Ileitis terminalis (Morbus Crohn)
- Zökum-Ca.
- Ileozökaltuberkulose
- Karzinoid
- Invagination
- Uterustumor
- Ovarialtumor
- Tubargravidität
- Ektopische Niere
- Volle Blase
- Amöbiasis
- Schistosomiasis

- Aktinomykose

Respiratorische Alkalose,
s. Hyperventilation, alveoläre →181

Respiratorische Azidose,
s. Dyspnoe →83,
s. Kalium, Hyperkaliämie →197

Respiratorische Insuffizienz,
s. Hypoventilation, alveoläre →189

Retikulozyten

Junge, kernlose Erythrozyten, die in den ersten Stunden nach ihrer Ausschwemmung in das periphere Blut noch über Zellorganellen verfügen. Sie lassen sich mit Vitalstoffen färben. Bestimmung zur Überprüfung der Erythropoese und zur Therapiekontrolle bei Eisensubstitution.

Referenzbereich	
Neugeborene/Säuglinge	0,6-3,0%
Erwachsene	0,5-2%

s. Erythrozytenmorphe, veränderte →104

Erhöhte Werte

- ▸ Gesteigerte Erythropoese
  - Akuter Blutverlust
  - Akute Hämolyse
  - Hämolytische Anämien
  - Chronische Hypoxie
  - Substitutionstherapie bei Eisen-/Vitamin-B_{12}-/Folsäuremangel
  - Polyzythämie
  - Erythroblastosen
  - Zieve-Syndrom
  - Infektionen
  - Intoxikationen
    - Blei

Erniedrigte Werte

- ▸ Verminderte Erythropoese
  - Aplastische Anämie
  - Panmyelopathie
  - Erythropoetinmangel
  - Urämie
  - Noxen
    - Zytostatika
    - Chloramphenicol
    - Favistan
    - Radiatio

Retinol (Vitamin A)

Vitamin A und sein Provitamin Karotin sind fettlösliche Vitamine, deren Resorption von der Mizellenbildung durch Gallensäuren abhängt. Im Blut erfolgt der Transport als Komplex mit retinolbindendem Protein (RBP-Konzentration im Serum korreliert mit dem Vitamin-A-Spiegel. Dieser sinkt im Blut erst ab, wenn der Leberspeicher fast leer ist).
Vitamin A spielt eine spezifische Rolle in der Funktion der retinalen Stäbchenzellen beim Dämmerungs- und Nachtsehen. Außerdem ist es als Schutzstoff für das gesamte Ektoderm und für die Regulation des Knochenwachstums von Bedeutung. Die Bestimmung von Vitamin A ist indiziert bei Nachtblindheit, Malabsorptionssyndromen und Verdacht auf Überdosierung.

Referenzbereich	
Vitamin-A-Mangel	< 100 µg/l
Überdosierung	> 1000 µg/l

Erniedrigte Werte

- ▸ Maldigestion; s. Malassimilation →234
  - Cholestatische Leber- und Gallenwegserkrankungen
  - Exokrine Pankreasinsuffizienz
  - Lipasemangel
- ▸ Malabsorption; s. Malassimilation →234
- ▸ Zöliakie
  - Morbus Crohn
  - Colitis ulcerosa
  - Kurzdarm-Syndrom

- Verminderte Vitamin-A-Speicherung/-Transport
  - Frühgeborene
  - Leberzirrhose
  - RBP-Mangel
  - Nephrotisches Syndrom

Erhöhte Werte

- Übermäßige Zufuhr
  - Selbstmedikation
  - Vitamin-A-Therapie
    - Psoriasis
    - Akne

Retrosternale Schmerzen,
s. Angina pectoris →29,
s. Thoraxschmerzen →333

Rheumafaktor positiv

Autoantikörper gegen Gammaglobulin (IgM gegen den Fc-Teil von Ig)
Nur im Zusammenhang mit einer entsprechenden klinischen Symptomatik verwertbar.

Referenzbereich
< 60 IU/ml

Verminderung nicht relevant

Erhöht:

- Krankheiten des rheumatischen Formenkreises
  - Rheumatoide Arthritis
  - Juvenile rheumatoide Arthritis
  - SLE
  - Mischkollagenosen
  - Behçet-Syndrom
  - Sjögren-Syndrom (Versiegen der Speichel-, Tränen- und Talgdrüsen)
- Infektionskrankheiten
  - Bakteriell (insbes. Endokarditis)
  - Virushepatitis
  - Parasitosen
  - Granulomatöse Krankheiten
  - Mononukleose
- Lungenkrankheiten
  - Bronchitis/Asthma
  - Kohlenstaublunge
  - Asbestose
  - Sarkoidose
  - Idiopathische Lungenfibrose
- Andere Krankheiten
  - Zirrhose
  - Herzinfarkt
  - Neoplasmen
  - Kryoglobulinämie
- Gesunde Personen: Anstieg mit dem Alter!

Rhinopathien

Ursache in der Nase

- Akute virale und bakterielle Rhinitis
- Chronische bakterielle Rhinitis
- Septumdeviation und -luxation
- Formfehler der Nasenpyramide oder der Nasenflügel
- Postoperative Narben- und Synechiebildung
- Septumabszeß
- Mykose
- Rhinitis atrophicans
- M. Wegener
- Tumoren
- Meningoenzephalitiden
- Fremdkörper
- Rhinitis sicca anterior
- Ziliendyskinesie
- Primäre und sekundäre Immundefekte
- Zustand nach Radiatio
- Lues
- Lepra
- Rhinosklerom
- Sarkoidose
- Tuberkulose

Ursachen im Bereich der Nasennebenhöhlen

- Akute und chronische Sinusitis
- Dentogene Sinusitis
- Barosinusitis
- Myzetom

- Allergische Mykose
- Polyposis paranasalis
- Zyste
- Tumoren
- Immundefekte
  - HIV
- Mukoviszidose
- Choanalpolyp
- Mukozele
- Pyozele
- M. Wegener

Ursachen im Bereich des Nasen-Rachen-Raums

- Adenoide
- Choanalatresie
- Vergrößerte hintere Enden der unteren Muscheln
- Fremdkörper
- Dermoide
- Bursitis pharyngealis
- Meningoenzephalozele
- Tumoren

Extranasale Ursachen von Nasensymptomen

- Herzerkrankungen
- Kreislauferkrankungen
- Lungenerkrankungen
- Gebißstörungen
- Psychosomatische Erkrankungen

Ringschatten in der Lunge (Rö)

Ringförmiger Schatten mit hellem Zentrum bei der Lungenuntersuchung.

- Orthograd getroffener Bronchus
- Tuberkulöse Kaverne
- Bronchiektatische Kaverne
- Emphyemblase
- Lungenzyste
- Lungenabszeß
- Lungentumor
- Lungenechinokokkus
- Fremdkörper
- Abgesackter Pneumothorax →284
- Zwerchfellhernie
- Mediastinalhernie
- Ösophagusdivertikel
- Verkalktes Herzwand-/Aortenaneurysma
- Rippenanomalie
- Hautwulstung
  - Mamille
  - Narbe

Rotes Auge,
s. Auge, rotes →41,

Rotes Gesicht, s. Gesichtsrötung →134

Rubeosis, s. Gesichtsrötung →134

Rückenbeschwerden mit FUO,
s. Fieber unklarer Genese →111

Rückenschmerz

Schmerzen entlang der gesamten Wirbelsäule, wie auch umschriebene, etagierte Schmerzzustände in Projektion auf die Hals-, Brust- oder Lendenwirbelsäule einschließlich des Beckens.
Häufige Ursachen: Idiopathische Lumbalgie, Diskopathie, Verhebetrauma.

Einteilung I

Vertebrale Ursachen

- LWS-Syndrom
- LWS-Kontusion
- Verhebetrauma
- Diskushernie
- Osteochondrose
- Osteoporose
- Osteomalazie
- Infektion/Entzündung
  - M. Bechterew
  - M. Reiter
  - Seronegative Spondylarthropathien
  - Borreliose
  - Herpes zoster
  - Osteomyelitis

- Spondylodiszitis
- Epiduralabszeß
- Arachnoiditis (!)
- Spondylose
- Spondylarthrose
- Rezessusstenose
- Spondylarthritiden
  - Spondylitis
  - Spondylodiszitis
  - Spondylolisthese
  - ISG-Arthritis
- Polymyalgia rheumatica
- Tendomyopathie
- Tumoren
  - Knochentumoren
  - Spinale Tumoren
  - Weichteiltumoren
  - Metastasen
- Hypomobilitäten
  - Thorakolumbal
  - Kostotransversal
  - ISG
- Hypermobilitätssyndrom
- Iliosakrale Bandinsuffizienz
- Beckenverwringung
- Engpaßsyndrome
  - Kutaner Ramus dorsalis von L1 und L2
  - N. ilioinguinalis
  - N. iliohypogastricus
  - N. genitofemoralis
- M. Baastrup
- Kyphose/Skoliose
- Beinlängendifferenz
- Vorfußdeformität
- Facettensyndrom
- Trauma
- Posttraumatisch
- Koxarthrose
- Gonarthrose

Extravertebrale Ursachen

- Idiopathisch (sehr häufige Ursache)
  - Muskuloligamentär
  - Psychosomatisch
- KHK
- Pleuritis
- Pleurodynie
- Ulkuskrankheit mit Ausstrahlung in den Rücken
- Pankreatitis
- Pankreas-Ca.
- Cholelithiasis
- Erkrankungen im Bereich der Niere und der ableitenden Harnwege
  - Nephrolithiasis
  - Pyelonephritis
- Aortenaneurysma
- Neurogen
  - Intraspinale Prozesse
  - Herpes zoster
- Myogen
  - Myopathien
  - Myositis
  - Myotendinosen
- Psychosomatisch
  - Depression
- Tumoren
  - Plasmozytom
  - Maligne Lymphome
  - Leukämien
- Retroperitoneale Abszesse
- Retroperitonealfibrose
- Gynäkologische Ursachen
- Abnorm bewegliche Rippe

Einteilung II

Schmerzen entlang der gesamten Wirbelsäule

▸ Skelettär bedingt
- Ohne neurologische Ausfälle
  - Osteoporose
  - Cushing-Syndrom
  - Idiopathisch
  - Osteomalazie
  - Spondylarthritiden
  - Morbus Paget
  - Primärer/sekundärer Hyperparathyreoidismus
  - Skoliose
  - Anomalien und Fehlformen
- Neurologische Ausfälle möglich

  - Maligne Wirbelkörperprozesse

Nackenschmerzen (HWS)

- ▸ Skelettär bedingt
  - Ohne neurologische Ausfälle
    - Degenerative Skelettveränderungen
    - Distorsionen
  - Fakultativ mit neurologischen Ausfällen
    - Osteolytische Prozesse
      - *Maligne Neubildungen*
      - *Bakterielle Entzündungen*
    - Frakturen
    - Diskoligamentäre Verletzungen
- ▸ Viszeral bedingt
  - Ohne neurologische Ausfälle
    - Polymyalgia rheumatica
  - Fakultativ mit neurologischen Ausfällen
    - Meningitis
    - Subarachnoidalblutung

Rückenschmerzen (BWS)

- ▸ Skelettär bedingt
  - Ohne neurologische Ausfälle
    - Degenerative Skelettveränderungen
    - Skoliose
    - Haltungsfehler
    - Morbus Scheuermann
  - Fakultativ mit neurologischen Ausfällen
    - Osteolytische Prozesse
      - *Maligne Neubildungen*
      - *Bakterielle Entzündungen*
    - Frakturen
  - Mit neurologischen Ausfällen
    - Spinale Tumoren
    - Epiduraler Abszeß
- ▸ Viszeral bedingt
  - Ohne neurologische Ausfälle
    - Koronare Herzkrankheit
    - Myokardinfarkt
    - Aortenaneurysma
    - Pleuritis
    - Mediastinitis
    - Ulkuskrankheit
  - Mit neurologischen Ausfällen
    - Herpes zoster

Kreuzschmerzen (LWS/Os sacrum)

- ▸ Skelettär bedingt
  - Ohne neurologische Ausfälle
    - Degenerative Skelettveränderungen
    - Lumbago-Syndrom
    - Spondylitis ankylosans
    - Ileitis condensans
  - Fakultativ mit neurologischen Ausfällen
    - Osteolytische Prozesse
      - *Maligne Neubildungen*
      - *Bakterielle Entzündungen*
    - Frakturen
    - Spondylolisthesis
  - Mit neurologischen Ausfällen
    - Lumbale Diskopathie
    - Syndrom des engen Spinalkanals
    - Dysraphische Störungen
- ▸ Viszeral bedingt
  - Ohne neurologische Ausfälle
    - Pankreasaffektionen
    - Aortenaneurysma
    - Gynäkologische Erkrankungen
    - Chronische Ureterobstruktion
    - Funktionelle Schmerzzustände
  - Neurologische Ausfälle möglich
    - Retroperitoneale Tumoren

Rundherd in der Lunge,
s. Lungenrundherde →228

Sagittaltyp, s. EKG, Lagetypen →91

Salpingitis, s. Adnexitis →13

Sauerstoffpartialdruck,
s. Blutgasanalyse →54

Sauerstoffsättigung,
s. Blutgasanalyse →54

Saure Phosphatasen (SP)

Referenzbereich
4,8-13,5 U/l

Gruppe von Enzymen, die Phosphatester spalten. Die Enzyme sind in den Lysosomen aller Körperzellen lokalisiert, mit hoher Aktivität in Leber, Knochenmark, Prostata, Erythrozyten und Thrombozyten.
Erhöhung nicht verwertbar bis 48h nach rektaler Prostatapalpation.

Erhöht

- Erkrankungen der Prostata
  - Prostatahypertrophie
  - Prostata-Ca.
  - Prostatitis
- Knochenmetastasen
- Morbus Paget
- Hyperparathyreoidismus
- Leukämie
- Polycythaemia vera
- Megaloblastäre Anämie
- Thrombozytose
- Multiples Myelom
- Osteosarkom
- Hämolyse
- DIC
- Osteogenesis imperfecta

Schallempfindungsschwerhörigkeit, s. Hörstörungen →170

S

Schielen, s. Augenmotilitätsstörungen, Nystagmus →43

Schießscheibenzellen,
s. Taubheit, s. Hörstörungen d170 →330

Schilddrüsenantikörper,
s. MAK, TPO →233, s. TAK →330, s. Thyreoglobin (TG) →339, s. Thyreoiditis →339

Schilddrüsenfunktionsstörungen

Die Schilddrüsenfunktion ist sehr komplex reguliert und kann durch viele Faktoren wie extrathyreoidale Erkrankungen oder Medikamente beeinflußt werden.
Differenzierte Stufendiagnostik

	TSH	fT4	fT3
Screening	+	-	-
Medikamente	+	+	
vor Therapie	+	+	+
unter Substitution	+	+	+
unter Thyreostase	+	+	+

Differentialdiagnose von Schilddrüsenfunktionsstörungen

Hyperthyreose

Klinischer Ausdruck für eine heterogene Gruppe von Erkrankungen, die mit einer Erhöhung von Thyroxin (T4) und/oder Trijodthyroxin (T3) einhergehen.
Symptome: Tachykardie, motor.-psych. Unruhe mit feinschlägigem Tremor, Wärmeintoleranz, Hyperhydrosis, feucht-warme Haut, Heißhunger, Durchfälle, Gewichtsabnahme, Haarausfall, Muskelschwäche. Cave: Hyperthyreoidismus kann sich beim älteren Menschen allein in Form einer Apathie, eines Gewichtsverlustes oder eines Vorhofflimmerns manifestieren.

- Immunogene Hyperthyreose/Morbus Basedow
- Autonome Hyperthyreose
  - Solitäre Autonomie
  - Multifokale Autonomie
  - Disseminierte Autonomie
- Gabe von hohen Mengen Jodid bei kompensierter Autonomie der Schilddrüse
- Im Anfangsstadium oder Verlauf einer

Thyreoiditis
  - Akute Thyreoiditis
  - de Quervain
  - Chronische lymphozytäre Thyreoiditis/Hashimoto-Thyreoiditis
  - Riedel-Struma
- Strahlenthyreoiditis
- Hyperthyreosis factitia: Hyperthyreose durch exogene Zufuhr von Schilddrüsenhormonen
- Zentrale Hyperthyreose: Regelkreis Hypothalamus – Hypophyse gestört
- TSH-produzierendes Hypophysenadenom (sehr selten)
- Differenziertes Schilddrüsenkarzinom
- Metastasen von sekretorisch aktiven Schilddrüsen-Tumorzellen
- Hyperthyreose als paraneoplastisches Symptom
- Jodinduzierte Hyperthyreose
- Blasenmole
- Struma ovarii
- Schwangerschaft und trophoblastische Tumoren: Obwohl hCG eine geringe Affinität für den TSH-Rezeptor aufweist, kann es bei hohem Plasmaspiegel zu einer hCG-induzierten Hyperthyreose kommen
- Medikamente
- Amiodaroninduzierte Hyperthyreose
- Idiopathisch

Hypothyreose
Unzureichende Versorgung der Körperzellen mit Schilddrüsenhormonen. Symptome beim Erwachsenen: Allgemeine Schwäche, Gewichtszunahme, Obstipation, Hypothermie mit kühler Haut und Kälteintoleranz, Hypotension, Bradykardie, Parästhesien, Muskelkrämpfe, Verlangsamung der Reflexe, Apathie und andere psychische Störungen. Beim Neugeborenen: Respiratorische Insuffizienz, Zyanose, Ikterus, muskuläre Hypotonie. Beim Kind: Störungen des Wachstums und der körperlichen Entwicklung.

- Angeborene Neugeborenenhypothyreose
  - Schilddrüsenaplasie
  - Schilddrüsenhypo/-dysplasie
  - Hormon-Synthesestörung
  - Periphere Schilddrüsenhormon-Resistenz (Endorganresistenz)
  - TSH-Mangel
- Intrauterin erworbene Neugeborenenhypothyreose (reversibel/teilreversibel)
  - Jodmangel/-exzeß der Mutter
  - Strumigene Substanzen
  - Immunogen bedingt
- Genetisch bedingte Hormonsynthesestörungen (Dyshormonogenesen)
- Thyreoiditis →339
- Postpartale Thyreoiditis
- Thyreostatische Therapie
  - Radiojodtherapie
  - Thyreostatika
    - *Propylthiouracil*
    - *Thiamazol*
    - *Carbimazol*
- Nach Schilddrüsenresektion
- Infiltration der Schilddrüse
  - Tumoren
  - Sarkoidose
- Andere Medikamente mit möglicher Beeinträchtigung der Schilddrüsenfunktion
  - Butazolidin
  - Lithium
  - Interferon- (bei Therapie der Hepatitis C und Malignomen 20% Hypothyreosen und 5% Hyperthyreosen, meist reversibel) und Interleukin-2
  - Amiodaron
- Low-T3-Syndrom/T3-Konversionsstörung
- Schilddrüsenhormonresistenz
- Hypophysenvorderlappeninsuffizienz/postnatal erworbener sekundärer Hypothyreoidismus (hypophysär/hypothalamisch bedingt) →186
  - Hypophysen-Adenom

S

  - Empty-Sella-Syndrom
  - Infarzierung
  - Infiltrative Erkrankungen
    - *Sarkoidose*
    - *Amyloidose*
    - *Sklerodermie*
- Jodmangel
- Mangel an thyroxinbindendem Globulin →331

Schilddrüsenvergrößerung, s. Struma →327

Schistozyten, s. Erythrozytenmorphe, veränderte →104

Schläfrigkeit, s. Schleimhautblutung →310

Schlafstörung

Internationale Klassifikation der Schlafstörung

Dyssomnie

▸ Intrinsische Schlafstörung
- Psychophysiologische Insomnie
- Fehlbeurteilung des Schlafes
- Idiopathische Insomnie
- Narkolepsie
- Rezidivierende Hypersomnie
- Idiopathische Hypersomnie
- Posttraumatische Hypersomnie
- Obstruktives Schlafapnoesyndrom
- Zentrales Schlafapnoesyndrom
- Zentrales alveoläres Hypoventilationssyndrom
- Periodische Bewegung der Gliedmaßen
- Restless-legs syndrome

▸ Extrinsische Schlaffstörung
- Inadäquate Schlafhygiene
- Umweltbedingte Schlafstörung
- Höhenbedingte Schlafstörung
- Anpassungsbedingte Schlafstörung
- Schlafmangelsyndrom
- Schlafstörung aufgrund mangelnder Schlafdisziplin
- Einschlafstörung durch Fehlen des gewohnten Einschlafrituals
- Insomnie bedingt durch Nahrungsmittelallergie
- Schlafstörung bedingt durch nächtliches Essen und Trinken
- Schlafstörung bedingt durch Hypnotikaabhängigkeit
- Schlafstörung durch Stimulanzienabhängigkeit
- Alkoholinduzierte Schlafstörung
- Toxisch-induzierte Schlafstörung

▸ Störung der zirkadianen Schlafrhythmik
- Schlafstörung bei Zeitzonenwechsel (Jet-lag)
- Schlafstörung bei Schichtarbeit
- Unregelmäßiges Schlaf-wach-Muster
- Verzögertes Schlafphasensyndrom
- Schlaf-wach-Störung bei Abweichung vom 24-h-Rhythmus

Parasomnie (mit Schlaf verbundene Dysfunktionen)

▸ Aufwachstörung
- Schlaftrunkenheit
- Schlafwandeln
- Pavor nocturnus

▸ Störung des Schlaf-wach-Übergangs
- Schlafstörungen durch rhythmische Bewegungen
- Einschlafzuckungen
- Sprechen im Schlaf
- Nächtliche Wadenkrämpfe

▸ REM-Schlaf-assoziierte Parasomnien
- Alpträume
- Schlaflähmung
- Beeinträchtigung der Erektion im Schlaf
- Schmerzhafte Erektion im Schlaf
- REM-Schlaf-abhängige Asystolie
- Verhaltensstörung im REM-Schlaf

▸ Verschiedene Parasomnien
- Bruxismus

S

- Enuresis nocturna
- Schlafbezogenes abnormales Schlucksyndrom
- Nächtliche paroxysmale Dystonie
- Syndrom des ungeklärten plötzlichen nächtlichen Todes
- Primäres Schnarchen
- Kindliche Schlafapnoe
- Angeborenes zentrales Hypoventilationssyndrom
- Plötzlicher Kindstod
- Gutartiger Schlafmyoklonus bei Neugeborenen

Schlafstörung bei körperlichen oder psychiatrischen Erkrankungen

- ▸ Bei psychischen Störungen
  - Psychosen
  - Affektive Störungen
  - Angststörung
  - Panikstörung
  - Alkoholismus
- ▸ Bei neurologischen Erkrankungen
  - Degenerative Hirnerkrankung
  - Demenz
  - Parkinsonismus
  - Letale familiäre Insomnie
  - Schlafbezogene Epilepsie
  - Status epilepticus im Schlaf
  - Schlafbezogene Kopfschmerzen
- ▸ Bei anderen körperlichen Erkrankungen
  - Schlafkrankheit/Trypanosomiasis
  - Nächtliche kardiale Ischämie
  - Chronisch obstruktive Lungenerkrankung
  - Schlafbezogenes Asthma
  - Schlafbezogener gastroösophagealer Reflux
  - Peptischer Ulkus
  - Fibrositissyndrom
- ▸ Vorgeschlagene Schlafstörungen
  - Kurzschläfer
  - Langschläfer
  - Subvigilanzsyndrom
  - Fragmentarischer Myoklonus
  - Nächtliches Schwitzen
  - Menstruationsassoziierte Schlafstörung
  - Schlafstörung in der Schwangerschaft
  - Beängstigende hypnagoge Halluzination
  - Schlafbedingte neurogene Tachypnoe
  - Schlafbezogener Laryngospasmus
  - Erstickungsanfälle im Schlaf

Hypersomnie (exzessive Schläfrigkeit zu Zeiten, in denen Patienten wach sein möchten)

- Psychogen
- Rekonvaleszenz
- Medikamentenabusus
  - Barbiturate
  - Benzodiazepine
- Neurologische Erkrankungen
  - Hirntumor
  - Hirnabszeß
  - Erhöhter Hirndruck
- Infektionskrankheiten
  - Enzephalitis
  - Meningitis tuberculosa
  - Miliartuberkulose
  - Psittakose
  - Afrikanische Schlafkrankheit
  - Typhus
  - Grippe
- Hypotonie
- Anämie
- Hypothyreose
- Morbus Addison
- Posthepatitissyndrom
- Narkolepsie
- Pickwick-Syndrom
- Kleine-Levin-Syndrom
- Schlafapnoesyndrom
- Hyperkapnie
- Epilepsie
  - Absencen
  - Komplex fokaler Anfall
- Durchgangssyndrom bei Hirntrauma
- Präkoma bei metabolischer Enzephalopathie

Schleimhautblutung

Infektionen
- Stomatitis aphthosa
- Herpes zoster
- Gelbfieber
- Rückfallfieber
- Diphtherie
- Typhus abdominalis
- Brucellose
- Trichinose
- Kala-Azar

Blutkrankheiten
- ▸ Hämorrhagische Diathese
  - Vaskuläre
    - Morbus Osler
    - Purpura Schoenlein-Henoch
    - Morbus Moschcowitz
    - Vitamin-C-Mangel
  - Thrombozytäre
    - Thrombozytopenie →338
    - Idiopathische-thrombozytopenische Purpura (Morbus Werlhof)
    - Thrombopathie Willebrand-Jürgens
    - Thrombasthenie Glanzmann
    - Essentielle hämorrhagische Thrombozythämie
  - Plasmatische
    - Hämophilie
    - Afibrinogenämie
- ▸ Erkrankungen der Leukopoese
  - Akute Leukämie
  - Chronisch myeloische Leukämie
- ▸ Erkrankungen des lymphoretikulären Systems
  - Chronische Lymphadenose
  - Retotheliose
  - Abt-Letterer-Siwe-Syndrom (Retikulose bei Kindern und Jugendlichen)
  - Hand-Schüller-Christian-Syndrom (Cholesterin-Lipidose: Exophthalmus, Diabetes insipidus und unregelmäßge Knochendefekte; meist bei Kindern)
  - Makroglobulinämie Waldenström

Hautkrankheiten
- Erythema exsudativum multiforme
- Pemphigus vulgaris
- Epidermolysis bullosa
- Fuchs-Syndrom

Krankheiten des Verdauungstrakts
- Colitis ulcerosa
- Leberzirrhose
- Amyloidose
- Sonstige Erkrankungen
- Autoantikörper-Thrombozytopenie
- Spinaliom
- Arzneimittelallergie
  - Chinin
  - Pyrazolon
  - Sulfonamide
  - Wismut

Intoxikation
- Chloroform
- Bor
- Benzol
- Quecksilber
- Phosphor
- Strahlenschäden

Schluckauf, s. Singultus →319

Schluckstörung, s. Dysphagie →81

Schmerzausstrahlung

In den Arm
- Angina pectoris
- Herzinfarkt
- BWS-Syndrom
- Lungenspitzen-Ca. (Pancoast-Tumor)
- Periarthropathia humeroscapularis

In die linke Schulter
- Akute Pankreatitis
- Milzruptur
- Zwerchfellhernie
- Lungenneurinom
- Lungenspitzen-Ca. (Pancoast-Tumor)
- Tubenruptur

- Periarthritis humeroscapularis
- Skapulokostal-Syndrom
- Zervikalspondylose
- Polymyalgia rheumatica

In die rechte Schulter
- Cholelithiasis
- Leberruptur
- Leberabszeß
- Subphrenischer Abszeß
- Pankreaskopf-Ca.
- Lungenneurinom
- Lungenspitzen-Ca. (Pancoast-Tumor)
- Tubenruptur
- Periarthritis humeroscapularis
- Skapulokostal-Syndrom
- Zervikalspondylose
- Polymyalgia rheumatica

In die Leiste
- Leistenhernie
- Schenkelhernie
- Nierenerkrankungen
  - Nephrolithiasis
  - Akute Pyelonephritis
  - Nierenabszeß
  - Urogenitaltuberkulose
- Gefäßerkrankungen
  - Beckenvenenthrombose
  - Terminaler Aortenverschluß
- Orthopädische Ursachen
  - Bandscheibenprolaps
  - Coxarthrose
  - Nervus-genitofemoralis-Neuralgie
- Kryptorchismus
- Prostatitis
- Appendizitis
- Perityphlitischer Abszeß

In den Oberschenkel
- Schenkelhernie
- Leistenhernie
- Coxarthrose
- Ischialgie
- Nervus-cutaneus-femoralis-lateralis-Neuralgie (Meralgia paraesthetica)
- Involutionsosteoporose
- Periphere Iliakalthrombose
- Parametritis

In den Rücken
- Myokardhinterwandinfarkt
- Aortenaneurysma
- Terminaler Aortenverschluß
- Lungenneurinom
- Bronchial-Ca.
- Hiatushernie
- Akute Pankreatitis
- Involutionsosteoporose

Schmerzen beim Stuhlgang

Defäkationsschmerz
- Hämorrhoiden
- Proktitis
- Prostatitis
- Rektum-Ca.
- Spezifische Analinfektionen
  - Lues
  - Gonorrhö
  - Lymphogranuloma venerum
- Gynäkologische Ursachen
  - Descensus uteri
  - Bartholinitis
  - Endometriose im Douglas-Raum
- Colitis ulcerosa
- Morbus Crohn (Fisteln, Abszesse)

Tenesmus ani

Schmerzhafter Stuhldrang bei sehr geringer oder fehlender Entleerung

▸ Infektionen
- Shigellenruhr
- Amoebenruhr
- Gastroenteritis salmonellosa
- Askaridiasis
- Akute unspezifische Enteritis (Viren, Kolibakterien, Enterokokken, Staphylokokken)

Entzündungen
- Proktitis
- Colitis ulcerosa
- Douglas-Endometriose
- Douglas-Abszeß

S

Schmerzen, atemabhängige

- Lobärpneumonie
- Lungenabszeß
- Bronchopneumonie
- Bronchitis
- Pleuritis
- Lungenembolie
- Tumoren
- Pleuramesotheliom
- Bronchial-Ca.
- Pleurodynie
- Pneumothorax →284
- Subphrenischer Abszeß
- Milzschwellung
- Milzinfarkt
- Bornholmsche Krankheit
- Mediastinitis
  - Trauma
  - Retropharyngealabszeß
  - Tracheoösophageale Fistel
- Vertebragene Thoraxschmerzen
- HWS-/BWS-Osteochondrose
- Morbus Bechterew
- Tietze-Syndrom
- Rippenfraktur
- Abnorm bewegliche erste Rippe

Schmerzen beim Wasserlassen,
s. Dysurie →86

Schmerzen, essenabhängige, s.
Essenabhängige Schmerzen →105

S

Schmierblutung,
s. Blutung, genitale →57

Schnarchen

Behinderte Nasenatmung
- Nasenpolyp
- Nasenscheidewandverkrümmung

Laryngeal
- Stimmbandpolyp
- Beidseitige Postikusparese

Verschiedene Ursachen
- Sinusitis
- Tonsillitis
- Hyperplasie der Tonsillen
- Bronchitis
- Tubenkatarrh
- Pharynxtumor

Schnarchen in Rückenlage
- Rückenschlaflage
- Zurücksinken des Zungengrundes
- Gaumensegelatonie
- Ödematös vergrößerte Uvula

Schock

Akut bis subakut einsetzendes, fortschreitendes generalisiertes Kreislaufversagen, gekennzeichnet durch Störung der Mikrozirkulation.

Hypovolämischer Schock
- ▸ Blutungen
  - Obere und untere intestinale Blutungen
  - Retroperitoneale und intraperitoneale Blutungen
  - Weichteilblutungen (Frakturen!)
  - Hämatothorax
  - Lungenblutungen
- ▸ Plasmaverluste
  - Peritonitis
  - Aszites
  - Pankreatitis
  - Hautkrankheiten
    - Verbrennungen
    - Generalisierte Dermatitis
  - Drainage großer Ergüsse
- ▸ Wasser- und Elektrolytverluste
  - Gastrointestinaler Flüssigkeitsverlust
    - Erbrechen
    - Diarrhö
  - Renaler Flüssigkeitsverlust
    - Diabetes mellitus

  - Diabetes insidipus
  - Diuretika
  - Diuretische Phase der akuten Niereninsuffizienz
- Starkes Schwitzen ohne adäquate Wasserzufuhr
- Ileus

Kardiogener Schock

- Mit den Symptomen der akuten Linksherzinsuffizienz
  - Akuter Herzinfarkt
  - Papillarmuskel-/Ventrikelseptum-Ruptur
  - Traumatischer Klappenausriß
  - Dekompensierte Herzvitien
  - Endokarditis
  - Myokarditis
  - Kardiomyopathien
  - Herzrhythmusstörungen
- Mit den Symptomen der akuten Rechtsherzinsuffizienz
  - Lungenembolie
  - Spannungspneumothorax →284
  - Verschluß der Vena cava
  - Perikardtamponade
  - Dekompensiertes Cor pulmonale
  - Aneurysma dissecans

Endokriner Schock

- Diabetes mellitus
  - Ketoazidotisches Koma
  - Hyperosmolares Koma
- Hypoglykämie
  - Insulinom
  - Iatrogen
- Addison-Krise
- Phäochromozytom
- Hypo-/hyperthyreotes Koma
- Koma bei Hypo-/Hyperparathyreoidismus

Vasogener Schock

- Septischer Schock
  - Akute Infektionen
    - Nach diagnostischen und operativen Eingriffen
    - Offene Wunden
    - Verbrennungen
  - Chronische Entzündungen des GI-Trakts und der Gallenwege
  - Pneumonien
  - Chronische Entzündungen der Tonsillen
  - Blasen-/Venenverweilkatheter
  - Maschinelle Beatmung
  - Grundkrankheiten mit Suppression des Immunsystems
  - Behandlung mit Steroiden und Zytostatika
- Anaphylaktischer Schock
  - Medikamente
  - Infusionen kolloidaler Volumenersatzmittel
  - Röntgenkontrastmittel
  - Injektionen von Seren
  - Bluttransfusionen
  - Insektenstiche
- Neurogener Schock
  - Schädel-Hirn-Trauma
  - Zerebrovaskulärer Insult
  - Querschnittslähmung
  - Spinalanästhesie
  - Starker Schmerz
  - Intoxikation durch Pharmaka mit zentraldepressiver Wirkung

Schock, kardiogener

s. Herzinsuffizienz, akute →158

Schocksyndrom, toxisches,

s. Toxisches Schocksyndrom →340

Schulterschmerz

s. Schultersteife, schmerzhafte →314

Schulterschmerzen ohne neurologische Ausfälle

- Akute, einseitige Schulterschmerzen
  - Tendinosis calcarea acuta
  - Frakturen des Humeruskopfes und/oder der Skapula

- Luxationen/Subluxationen des Glenohumeralgelenks
- Luxation des Akromioklavikulargelenks
- Bakterielle Arthritis
- Hämarthrose
- Gicht
- Chondrokalzinose

▸ Akute, beidseitige Schulterschmerzen
- Polymyalgia rheumatica

▸ Chronische, einseitige Schulterschmerzen
- Impingement-Syndrom
- Chronisch-adhäsive Kapsulitis (Schultersteife, Frozen shoulder)
- Wegenersche Granulomatose
- Humeruskopfnekrose
- Incisura-scapulae-Syndrom
- Tumoren/Tumormetastasen
- Milwaukee-Schulter

▸ Chronische, beidseitige Schulterschmerzen
- Arthrose des Akromioklavikulargelenks
- Omarthrose
- Schulterinstabilitäten
- Chronische Polyarthritis
- Seronegative Spondylarthropathien
  - Morbus Reiter
  - Psoriasis
  - Spondylitis ankylopoetica
- Dermatomyositis
- Polymyositis

Schulterschmerz mit neurologischen Störungen

S

- Zervikaler Bandscheibenvorfall
- Thoracic-outlet-Syndrom
- Pancoast-Tumor
- Herpes zoster
- Neuralgische Schulteramyotrophie
- Syringomyelie
- Schmerzausstrahlung in die Schulter
  - Myokardinfarkt
  - Gallenblasenaffektion
  - Subphrenischer Abszeß
  - Milzruptur

Schultersteife, schmerzhafte

s. Schulterschmerz →313

= Periarthritis humeroscapularis adhesiva. Schmerzhafte aktive und passive Bewegungseinschränkung im Glenohumeralgelenk mit Fibrosierung der Gelenkskapsel sowie fibrösen Verklebungen im subakromialen Raum. Häufige Erkrankung, die meist einseitig auftritt.

Entzündliche Erkrankungen
- Akutes rheumatisches Fieber
- Primär chronische Polyarthritis
- Morbus Still
- Felty-Syndrom (Sonderform der rheumatoiden Arthritis: Rheumatoide Arthritis, Splenomegalie und Leukopenie)
- Morbus Reiter
- Caplan-Syndrom (Silikoarthritis)
- Schultergelenkstuberkulose
- Infektarthritis

Degenerative Erkrankungen
- Schultergelenksarthrose
- Periarthritis humeroscapularis
- Myositis ossificans
- Sudeck-Syndrom
- Zervikalspondylose

Nach längerfristiger Ruhigstellung der Schulter in Adduktion

Nach stumpfen Traumen

Idiopathisch

Schweißausbrüche, s. Hyperhidrosis →175

Schwerhörigkeit, s. Hörstörungen →170

Schwindel

Oberbegriff für subjektive Störungen der Orientierung des Körpers im Raum, klinisch charakterisiert durch Nystagmus,

Übelkeit, Erbrechen und Ataxie. Formen: Richtungbezogener Schwindel (systematisch): Drehschwindel, Liftschwindel, Seitwärtsschwindel.
Nicht richtungsbezogener Schwindel (asystematisch): Diffuser Schwindel, Schwankschwinkel.

Schwindelattacken

- Schwindelattacken ohne Ohrsymptome
  - Rezidivierende, akute Vestibulopathie (= Oktavuskrise, monosymptomatischer M. Ménière)
  - Benigner paroxysmaler Lagerungsschwindel
  - Orthostatischer Schwindel
- Schwindelattacken mit Ohrsymptomen
  - Morbus Ménière

Schwindel mit plötzlichem Beginn und langsamem Abklingen

- Einmalige akute Vestibulopathie (= Neuronopathia vestibularis, Neuronitis vestibularis)
- Labyrinthapoplexie
- Hirnstamminsult

Chronisch fluktuierender Schwindel

- Zervikogener Schwindel (= vertebragener Schwindel)
- Kreislaufbedingter Schwindel
- Rezidivierende labyrinthäre Durchblutungsstörungen (= Vertebralis-Basilaris-Insuffizienz)
- Läsionen des Nervus vestibulocochlearis (Kleinhirnbrückenwinkeltumor)
  - Akustikusneurinom
- Multiple Sklerose
- Basale Meningitis
- Labyrinthschäden
  - Infektionen
    - Masern
    - Typhus
  - Intoxikationen
    - Ototoxische Pharmaka
      - *Basische Streptomyzeten-Antibiotika, Zytostatika, Chinin, Salizylpräparate in hoher Dosierung, Barbiturate*
    - Industrielle Gifte
      - *Kohlenmonoxid, Chlor, Phosgen, Phosphor, Cyan, Anilin, Nitrobenzol, Blei, Quecksilber, endogene Intoxikation*
      - *Urämie*
      - *Diabetes mellitus*

Intermittierender, fluktuierender Schwindel

- Bewegungskrankheit (= Reisekrankheit)
- Höhenschwindel
- Phobischer Schwindel

Sonstige Schwindelformen

- Herzerkrankungen
  - Herzrhythmusstörungen
  - Herzklappenstenosen
  - Herzinsuffizienz
- Hämatologische Erkrankungen
  - Anämie
  - Polyglobulie
  - Hypoxie
- Epilepsien
- Vigilanzstörungen

Dauerschwindel mit abklingender Symptomatik

- Neuritis vestibularis
- Traumatische Labyrinthschädigung
- Labyrinthapoplexie
- Vertebrobasiläre Insuffizienz
- Subclavian-steal-Syndrom
- Okulärer Schwindel
- Zervikaler Schwindel
- Intoxikation
- Kinetosen
- Schwindel des älteren Menschen
- Schwindel als psychosomatische Ursache

Schwitzen, starkes,
s. Hyperhidrosis →175

Sehen, verschwommenes,
s. Verschwommenes Sehen →356

Sehnerventzündung,
s. Neuritis nervi optici →257

Sehstörungen, akute

Passagere Sehverschlechterung
- Mikrothrombembolien
- Idiopathische Amaurosis fugax
- Hypotonie
- Herzinsuffizienz
- Migräne
- Hypertonie
- Riesenzellarteriitis

Anhaltende Sehverschlechterung
- ▸ Ohne Schmerzen und ohne Rötung des Auges
  - Verschlüsse von Netzhautarterien
  - Retinopathia hypertensiva
  - Retinopathia eclamptica
  - Riesenzellarteriitis
  - Glaskörperblutung
  - Verschlüsse von Netzhautvenen
  - Netzhautablösung
  - Mykotische Endophthalmitis
  - Zytomegalievirus-Retinitis
  - Optikusneuritis
  - Hysterische Sehbeeinträchtigung
- ▸ Mit Schmerzen und Rötung des Auges
  - Akuter Glaukomanfall
  - Iritis
  - Panophthalmitis
  - Bindehautentzündung

S

Akute Farbwahrnehmungsstörungen
- ▸ Digitalisintoxikation
- ▸ Überempfindlichkeit gegenüber Arzneimitteln
  - Santonin
  - Streptomycin
  - Sulfonamide
  - Barbiturate
  - Chlorothiazine
  - Amylnitrite

Akuter Gesichtsfeldausfall
- ▸ Mit neurologischen Symptomen
  - Apoplektischer Insult
  - Hirntumor (Chiasma-Syndrom)
- ▸ Ohne neurologische Symptome
  - Optikusneuritis
  - Netzhautablösung
  - Zentralarterienverschluß

Akute Doppelbildwahrnehmung →79
- ▸ Ohne Exophthalmus
  - Mikrovaskuläre Infarkte
  - Aneurysma der Arteria carotis interna
  - Hirntumoren
  - Basale Meningitis (Tbc!)
  - Myasthenia gravis
- ▸ Mit Exophthalmus
  - Endokrine Orbitopathie (Stadium IV)
  - Orbitatumor
  - Okuläre Myositis

Selen

Selen wird mit der Nahrung aufgenommen und im Plasma zu zwei Dritteln an Selenoprotein gebunden. Als Kofaktor des Enzyms Glutathionperoxidase hat es die Funktion eines Antioxidans und Radikalfängers. Selenmangel äußert sich somit in vermehrter Zellschädigung durch Sauerstoffradikale. Symptome der Selenintoxikation sind: Pustulöse Dermatitiden, Nagel-/Haarverlust, gastrointestinale Beschwerden, Hepatopathie, zentralnervöse Reizzustände, knoblauchartiger Geruch der Atemluft.
Die Bestimmung ist indiziert bei langdauernder parenteraler Ernährung, Muskeldystrophie, Kardiomyopathie und V.a. Intoxikation.

Referenzbereich
7-14 µg/dl

Erniedrigte Werte
- Alimentär
  - Mangelernährung
  - Parenterale Ernährung
- Leberzirrhose

- Muskeldystrophien
- Kardiomyopathie
- Kesha-Krankheit (Herzmuskelschaden bei Kindern und jungen Frauen in Teilen Chinas, der durch Selengaben verhindert werden kann)

Erhöhte Werte

- Unkontrollierte Selbstmedikation
- Berufsbedingte Intoxikationen (Elektro-, Porzellan-, Glasindustrie)

Sensibilitätsstörungen,
s. Parästhesien →274

Sexuell übertragbare Erkrankungen

Bakterien

- Neisseria gonorrhoeae
  - Urethritis
  - Zervizitis
  - Proktitis
  - Bartholonitis
  - Pharyngitis
  - Salpingitis
  - Konjunktivitis
  - Perihepatitis
  - Arthritis
  - Dermatitis
  - Endokarditis
  - Meningitis
- Shigella-Spezies
  - Enteritis bei analem Geschlechtsverkehr
- Campylobacter-Spezies
  - Enteritis bei analem Geschlechtsverkehr
- Gardnerella vaginalis
  - Unspezifische Vaginosis
- Haemophilus ducreyi
  - Schanker
- Streptokokken der Gruppe B
  - Neonatale Sepsis und Meningitis
- Treponema pallidum
  - Syphilis
- Calymmatobacterium granulomatis
  - Granuloma inguinale

Chlamydien

- Chlamydia trachomatis
  - Non-gonoccocal urethritis
  - Lymphogranuloma venerum
  - Reiter-Syndrom
  - Zervizitis
  - Epididymitis
  - Salpingitis
  - Konjunktivitis
  - Trachom
  - Pneumonie
  - Perihepatitis

Mykoplasmen

- Ureaplasma urealyticum
  - Non-gonoccocal urethritis
  - Prematurer Abort
- Mycoplasma hominis
  - Pelvic inflammatory disease (PID, s. Adnexitis →13)
  - Fieber postpartum

Viren

- Herpes-simplex-Viren (HSV)
  - Herpes genitalis
  - Proktitis
  - Meningitis
  - Disseminierte Infektion von Neugeborenen
- Hepatitis-A-Virus
  - Hepatitis bei homosexuellen Männern
- Hepatitis-B-Virus
  - Hepatitis
  - Periarteriitis nodosa
- Zytomegalievirus
  - Kongenitale Infektionen (Geburtsfehler, mentale Retardierung, Hörverlust)
  - Infektiöse Mononukleose
- Humanes Papillomavirus
  - Condyloma acuminatum
- Molluscum-contagiosum-Virus
  - Molluscum contagiosum

S

- Human immunodeficiency virus (HIV)
  - AIDS und AIDS-assoziierte Erkrankungen

Protozoen
- Trichomonas vaginalis
  - Vaginitis
  - Urethritis
- Entamoeba histolytica
  - Enteritis bei homosexuellen Männern
- Giardia lamblia
  - Enteritis bei homosexuellen Männern

Pilze
- Candida albicans
  - Vaginitis
  - Balanitis

Ektoparasiten
- Phthirus pubis
- Sarcoptes scabiei
  - Scabies

Genitalulzerationen
- Syphilis I
- Ulcus molle
- Schankriforme Pyodermie
- Zytomegalie
- Lymphogranulomatosis inguinalis
- Foscarnet-induziertes Ulkus
- Dequalinium-Nekrose
- Granuloma venereum
- Morbus Behçet
- Langerhans-Zellen-Histiozytose
  - Histiozytosis X
  - Morbus Hand-Schüller-Christian (Cholesterin-Lipidose: Exophthalmus, Diabetes insipidus und unregelmäßige Knochendefekte; meist bei Kindern)
- Spinozelluläres Karzinom
- Ulcus vulvae acutum

SIADH, s. Urinosmolalität →351

Sicca-Syndrom

Differentialdiagnose der Manifestationen des Sjögren-Syndroms (Versiegen der Speichel-, Tränen- und Talgdrüsen). Die Diagnose erfolgt serologisch über Nachweis von Ro- (SSA) und La-AK (SSB) sowie durch histologischen Nachweis lymphoidzelliger Infiltrate im Drüsengewebe. Weiter hinweisend kann ein positiver Rheumafaktor sein.

Assoziation mit Erkrankungen
- Vaskulitis (25%)
  - Panarteriitis nodosa
  - Arteriitis temporalis
- Kollagenose
  - Systemischer Lupus erythematodes
  - Sklerodermie
- Hepatopathie
  - Hepatitis
  - Primär biliäre Zirrhose
- Rheumatoide Arthritis

Trockenes Auge
- Verminderte Produktion der Tränenflüssigkeit
  - Keratokonjunktivitis sicca (Sjögren-Syndrom)
- Mangel an Muzin
  - Vitamin-A-Mangel
  - Okulares Pemphigoid
  - Stevens-Johnson-Syndrom
  - Chemische Unfälle mit Verätzungen im Bereich des Auges
- Okuläre Lipidveränderungen
  - Blepharitis
- Korneale Epitheliopathie
  - Reizung durch Kontaktlinsen
  - Schädigung im Bereich des Nervus trigeminus
- Gestörte Lidfunktion

Trockener Mund
- Medikamente
  - Antihistaminika
  - Antidepressiva

- Anticholinergika
- Neuroleptika

- Psychogen
  - Angst
- Systemische Ursachen
  - Sjögren-Syndrom (Versiegen der Speichel-, Tränen- und Talgdrüsen)
  - Amyloidose
  - Sarkoidose
  - HIV
  - Nicht oder schlecht therapierter Diabetes mellitus
- s. Dehydratation →71
  - Diuretika

Vergrößerung der Speicheldrüsen

- Meist einseitige Vergrößerung der Speicheldrüse
  - Bakterielle Infektion
  - Chronische Sialadenitis
  - Obstruktion der Speichelgänge
  - Neoplasien
- Meist bilaterale Vergrößerung der Speicheldrüse
  - Virale Infektionen
    - *EBV*
    - *Mumps*
    - *CMV*
    - *Coxsackie*
  - Sjögren-Syndrom (Versiegen der Speichel-, Tränen- und Talgdrüsen)
  - Amyloidose
  - Granulomatöse Erkrankungen
    - *Sarkoidose*
    - *Tbc*
    - *Lepra*
  - HIV
  - Hyperlipidämie
  - Leberzirrhose
  - Akromegalie
  - Anorexie

Sichelzellen, s. Erythrozytenmorphe, veränderte →104

Singultus

Schluckauf

Willkürlich nicht steuerbarer Krampf des Zwerchfells führt zu einer raschen Inspiration, die durch einen abrupten Schluß der Glottis beendet wird (⇒ hicksender Laut)

Funktionelle Ursachen (Singultus < 48 h, selbstlimitierend)

- Dehnung des Magens
  - Reichliches/hastiges Essen
  - Aerophagie
  - Kohlensäurehaltige Getränke
  - Luftinsufflation während der Gastroskopie
- Plötzlicher Temperaturwechsel
  - Einnahme sehr kalter oder sehr heißer Speisen
  - Plötzlicher Wechsel der Umgebungstemperatur
  - Kalte Dusche
- Psychische Faktoren
  - Plötzliche Erregung
  - Emotionelle Belastung

Organische Ursachen (Singultus > 48 h)

- Systemisch-toxische Ursachen
  - Urämie
  - Sepsis
  - Alkoholintoxikation
  - Medikamentennebenwirkung
    - Diazepam
    - Kurzwirkende Barbiturate
    - Dexamethason
    - Chlordiazepoxid
- Erkrankungen des ZNS
  - Zerebrovaskuläre Insuffizienz
  - Hirntumoren
  - Enzephalitis
  - Meningitis
  - Hydrozephalus
  - Postoperative Zustände
- Erkrankungen der Halsregion

S

- Struma
- Lymphadenopathie
  - Entzündlich
  - Metastatisch
  - Pharyngitis/Laryngitis
- ▸ Erkrankungen der Thoraxorgane
  - Myokardinfarkt
  - Perikarditis
  - Aortenaneurysma
  - Pleuritis
  - Bronchitis
  - Zentrales Bronchial-Ca.
  - Tuberkulose
  - Refluxösophagitis
  - Ösophagus-Ca.
  - Mediastinitis
  - Mediastinaltumor
- ▸ Erkrankungen der Abdominalorgane
  - Paraösophageale Hernie
  - Ulkuskrankheit
  - Magen-Ca.
  - Cholezystitis
  - Cholelithiasis
  - Leberabszeß
  - Leberzirrhose
  - Leberzell-Ca.
  - Subphrenischer Abszeß
  - Pankreatitis
  - Pankreaspseudozyste
  - Pankreas-Ca.
  - Peritonealkarzinose
- ▸ Psychiatrische Erkrankungen
  - Neurosen
  - Anorexia nervosa

S

Sinusbradykardie, s.
Herzrhythmusstörungen →160

Sinustachykardie, s.
Herzrhythmusstörungen →160

Sjögren-Syndrom,
s. Sicca-Syndrom →318

Skleren, blaue

- Sklerektasie
- Sklerastaphylom
- Hohe Myopie
- Albinismus
- Marfan-Syndrom (Arachnodaktylie: Hyperplasie der knorpeligen Wachstumszonen. Graziler Hochwuchs mit Überstreckbarkeit der Gelenke)
- Osteogenesis imperfecta
- Melanoblastosis Bloch-Sulzberger

Skleren, gelb

- Hepatopahie
  - Infektiöse Hepatitis
  - Toxische Hepatitis
  - Verschlußikterus
  - Kongenitaler nichthämolytischer Ikterus
    - *Morbus Crigler*
    - *Morbus Meulengracht*
    - *Morbus Dubin-Johnson*
- Hämolytischer Ikterus
- Perniziöse Anämie
- Vitamin-A-Mangel

Skleritis
s. Auge, rotes →41

Skoliose

Seitliche Verbiegung der Wirbelsäule mit Drehung der einzelnen Wirbelkörper

Haltungsskoliose (unechte Skoliose, nicht fixiert)

- Schmerzskoliose
- Beinlängendifferenz
- Abduktionskontraktur eines Hüftgelenks

Echte Skoliose (fixiert)

- ▸ Idiopathisch (90%)
- ▸ Neuropathisch
  - Poliomyelitis

- Tabes dorsalis
- Friedreichsche Ataxie
- Neurofibromatose von Recklinghausen
- Syringomyelie
- Spastische Zerebralparese

▸ Osteopathisch
- Kongenital
  - Wirbelkörperanlagestörung, z.B. Halbwirbel
  - Wirbelkörpersegmentationsstörung (lateral)
- Osteoporose
  - Rachitis
  - Tuberkulose
  - Tumoren/Metastasen

▸ Traumatisch
- Fraktur
- Dislokation
- Deckplatteneinbruch

▸ Postoperativ
- Nach Lamektomie
- Thorakoplastik

▸ Myopathisch
- Muskellähmung
- Muskeldystrophie

▸ Fibropathisch
- Marfan-Syndrom (Arachnodaktylie: Hyperplasie der knorpeligen Wachstumszonen. Graziler Hochwuchs mit Überstreckbarkeit der Gelenke)
- Ehlers-Danlos-Syndrom (Bindegewebskrankheit mit Hyperelastizität der Haut, Überstreckbarkeit der Gelenke, Hämatomneigung)

Skotom

Gesichtsfeldausfall: Anhaltende Verdunkelung an einer umschriebenen Stelle des Gesichtsfeldes.

s. Sehstörungen, akute →316

Zentrales Skotom
- Retrobulbärneuritis
- Chorioretinitis centralis serosa
- Makuladegeneration
- Lebersche Optikusatrophie
- Monochromasie

Bogenförmiges Skotom
- Glaucoma simplex
- Pigmentdegeneration
- Siderosis retinae

Skrotumschmerz,
s. Genitalschmerz beim Mann →132

Sodbrennen

Vom epigastrischen Winkel ausgehende, nach kranial gerichtete, retrosternale, brennende Mißempfindung, die bis in den Unterkiefer und nach parasternal ausstrahlen kann.

Ohne anatomisch faßbare Sphinkter-Läsionen (meist als postprandiales und/oder nächtliches Sodbrennen)

▸ Idiopathische Insuffizienz des unteren Ösophagussphinkters (primäre Refluxkrankheit)

▸ Alimentär bedingtes Sodbrennen
- Süßigkeiten
- Stark fetthaltige Speisen
- Zitrusfrüchte
- Alkohol
- Kaffee
- Nikotin

▸ Medikamentös bedingtes Sodbrennen
- Anticholinergika
- β-Adrenergika
- Xanthinderivate
- Kalziumantagonisten
- Nitrate
- Progesteronhaltige Kontrazeptiva

Mit Veränderung der Sphinkterregion (meist anhaltendes Sodbrennen)
- Postoperative Zustände
  - Vagotomie
  - Fundektomie
  - Gastrektomie
  - Kardiotomie
- Hiatushernie

S

- Sklerodermie
- Autonome Polyneuropathie bei Diabetes mellitus

Bei erhöhtem Mageninnendruck
- Magenausgangsstenose
- Adipositas
- Aszites
- Obstipation
- Schwangerschaft

Somatotropic Hormone, s. STH →325

SP, s. Saure Phosphatasen (SP) →306

Speicheldrüsenvergrößerung, s. Sicca-Syndrom →318

Speichelfluß, vermehrter, s. Hypersalivation →178

Spermien, s. Oligospermie →268

Sphärozyten, s. Erythrozytenmorphe, veränderte →104

Spinnenfingrigkeit, s. Arachnodaktylie →36

Splenomegalie

S

Die vergrößerte Milz ist palpierbar (die normale nicht!) und/oder im US in der Diagonalen mehr als 12 cm breit.
s. Hepatosplenomegalie →157

Immunologische und entzündliche Veränderungen
- ▸ Infektionen!
  - Hepatitis
  - Zytomegalie
  - Infektiöse Mononukleose
  - Subakute bakterielle Endokarditis
  - Cholangitis
  - Tuberkulose
  - Typhus/Paratyphus
  - Histoplasmose
  - Toxoplasmose
  - Brucellose
  - Morbus Weil
  - Q-Fieber
  - Syphilis
  - Malaria
  - Kala-Azar
  - Schistosomiasis
- ▸ Bindegewebskrankheiten
  - Rheumatoide Arthritis
  - Felty-Syndrom (Sonderform der rheumatoiden Arthritis: Rheumatoide Arthritis, Splenomegalie und Leukopenie)
  - SLE
- ▸ Sarkoidose

Hämatologische Erkrankungen
- ▸ Neoplastische Genese
  - Akute Leukämien
  - Hodgkin-Lymphom
  - Non-Hodgkin-Lymphome
  - Lympho-Retikulosarkom
  - Histiozytose
  - Idiopathische thrombozytopenische Purpura (Morbus Werlhof)
  - Myeloproliferative Syndrome
    - Chronische myeloische Leukämie
    - Polycythaemia vera
    - Essentielle Thrombozythämie
    - Osteomyelosklerose
- ▸ Nichtneoplastische Genese
  - Hämolytische Anämien
    - Autoimmunhämolytische Anämien
    - Hereditäre Sphärozytose
    - Hämoglobinopathien
    - Immunoplastische Lymphadenopathie

Portale Hypertonie →287
- Leberzirrhose
- Thrombose/Stenose der Pfortader- oder Milzvenen

- Pericarditis constrictiva
- Myeloide Metaplasie
- Vinylchlorid

Metabolische infiltrierende Krankheiten

- Morbus Gaucher
- Morbus Niemann-Pick
- Amyloidose
- Abt-Letterer-Siwe-Krankheit
- Pfaundler-Hurler-Krankheit

Verschiedene Ursachen

- Milzabszeß
- Zysten
- Aneurysma der Milzarterie
- Kavernöses Hämangiom

FUO (fever of unknown origin →111) mit Splenomegalie

- Maligne Erkrankungen
  - Maligne Lymphome
  - Leukämien
- Kollagenosen
  - Still-Syndrom (juvenile Form der rheumatoiden Arthritis)
  - SLE
  - Felty-Syndrom (Sonderform der rheumatoiden Arthritis: Rheumatoide Arthritis, Splenomegalie und Leukopenie)
- Sarkoidose
- Angioimmunoblastische Lymphadenopathie
- Castleman-Syndrom (multizentrische Form)
- Infektionen
  - Bakterielle Septikämien
  - Infektiöse Endokarditis
  - Tuberkulose
  - Zytomegalievirusinfektion
  - Epstein-Barr-Virusinfektion
  - HIV-Infektion
  - Brucellose
  - Milzabszeß
  - Pilzinfektionen (z.B. disseminierte Histoplasmose)
  - Viszerale Leishmaniose (Kala-Azar)
  - Malaria

Spontanfraktur

Pathologische Fraktur: Ohne Einwirkung eines adäquaten Traumas auftretende Fraktur bei vorgeschädigtem Kochengewebe

- Osteogenesis imperfecta
- Juvenile Knochenzyste
- Osteoporose
  - Senile
  - Akromegalie
  - Diabetes mellitus
  - Morbus Cushing/Langzeit-Glukokortikoidtherapie
  - Klimakterium
  - Lange Inaktivität durch Ruhigstellung
- Hyperparathyreoidismus
- Osteomalazie
- Hypophosphatämie
- Knochentumor
- Osteolytische Metastasen
- Plasmozytom
- Retikulumzellenproliferation
  - Hand-Schüller-Christian-Krankheit (Cholesterin-Lipidose: Exophthalmus, Diabetes insipidus und unregelmäßige Knochendefekte; meist bei Kindern)
  - Morbus Gaucher
  - Eosinophiles Granulom
- Ostitis gummosa
- Osteopetrosis Albers-Schönberg
- Fibröse Dysplasie Albright

Spontanpneumothorax, s. Pneumothorax →284

Sprachstörung, s. Aphasie →35

Sputum

Auswurf, Expektoration

S

Expektoriertes Bronchialsekret enthält normalerweise Epithelzellen, Leukozyten, Staubteilchen, Rauchpartikel und evtl. Mikroorganismen und ist bei Lungenerkrankungen vermehrt und makroskopisch verändert.

- Zäh-glasig
  - Akute Bronchitis
  - Pertussis
  - Asthma bronchiale
    - Sonderform: Curschmann-Spiralen (bronchiale Ausgußformen bei asthmatischer Dyskrinie)
  - Eosinophiles Lungeninfiltrat Löffler
- Gelb-grün-eitrig
  - Infektexazerbation einer chronischen Bronchitis
  - Bronchiektasen
  - Bronchopneumonie
  - Lungenabszeß
  - Lungenkavernen
- Blutig-rostbraun →44
  - Pneumonie
  - Lungeninfarkt
  - Bronchial-Ca.
  - Bronchialdrüsen-Tbc
  - Stauungslunge
  - Wabenlunge
  - Goodpasture-Syndrom (Glomerulonephritis, Hämoptysen, Antibasalmembran-AK)
  - Traumatische Lungenverletzungen
  - Vaskuläre Störungen
    - Aneurysma
    - Arteriitis
    - Morbus Osler
    - Wegenersche Granulomatose
  - Medikamente
    - Antikoagulanzien
    - Salizylate
    - Phenylbutazon
    - Butazolidin
- Wäßrig
  - Aspiration
  - Fistel

S

Stauungspapille

Diagnostisch wichtige Veränderung des Augenhintergrundes, gekennzeichnet durch Schwellung, knopfförmige Vorwölbung und glasige Trübung der Sehnervpapille mit Verlust ihrer scharfen Begrenzung, Erweiterung und Schlängelung der Venen und Verengung der Arterien.

Raumfordernde intrakranielle Prozesse
- Hirntumor
- Hirnzysten
- Hydrozephalus
- Foster-Kennedy-Syndrom

Intrakranielle Blutung
- Subarachnoidalblutung
- Subdurales Hämatom
- Epiduralblutung

Intrakranielle Entzündungen
- Meningoenzephalitis
- Hirnabszeß
- Extraduraler Abszeß
- Subdurales Empyem
- Lues
- Neuritis nervi optici

Obstruktion der retinalen Venenversorgung
- Sinus-cavernosus-Thrombose
- Thrombose der Vena centralis retinae

Maligne Hypertonie mit Retinopathia angiospastica

Seltene Ursachen
- Thyreotoxikose
- Hypoparathyreoidismus
- Hypokalzämische Tetanie
- Hyperkapnie
- Cushing-Syndrom
- Endocarditis lenta
- Eklampsie
- Morbus Paget
- Dysostosis craniofacialis (Crouzon)
- Osteom/Chondrom

Steatorrhö, s. Fettstuhl →109

Steiltyp, s. EKG, Lagetypen →91

Steinerkrankung, s. Urolithiasis →353

Sterilität

Unfähigkeit zur Konzeption, trotz regelmäßiger ungeschützter Kohabitationen. 50% S. der Frau, 35% S. des Mannes, 15% beide oder ungeklärt.
s. Hypogonadismus, weiblicher →185,
s. Hypogonadismus, männlicher →183,
s. Impotentia →192

Sterilität der Frau

- Ovariell bedingt
  - Ovarielle Amenorrhö
    - Hypoplastische Ovarien
    - Polyzystische Ovarien
    - Ovarieller TU
    - Z.n. Bestrahlung
  - Anovulatorischer Zyklus
  - Corpus-luteum-Insuffizienz
- Tubarbedingt
  - Tubenverschluß
    - Nach Salpingitis
    - Tubenverwachsung
  - Endometriose
  - Motilitätsstörung
- Uterinbedingt
  - Uterusfehlbildung
  - Lageanomalie
  - Uterusmyome
  - Endometriumschädigung (Asherman-Fritsch-Syndrom)
- Zervikal bedingt
  - Sekretmangel
  - Zervizitis
  - Anatomische Veränderungen
    - Z.n. Konisation
    - Emmet-Riß
  - Immunologisch (Spermaantikörper im Zervixschleim)
- Vaginal bedingt
  - Vaginale Fehlbildung
  - Kolpitis
- Extragenitale Ursachen
  - Stoffwechselerkrankungen
    - Diabetes mellitus
    - Schilddrüsenfunktionsstörungen
  - Fettsucht
  - Magersucht
  - Hypophysäre Störungen
  - Prolaktinom
  - Medikamentenabusus
  - Genußgifte (Nikotin, Alkohol)
  - Psychosexuelle Probleme
    - Frigidität
    - Vaginismus
    - Neurosen
    - Dyspareunie

Sterilität des Mannes

s. Impotentia generandi,
s. Impotentia →192

STH

Somatotropic Hormone, Human Growth Hormone (hGH), Wachstumshormon

Die STH-Synthese und Sekretion in den somatotrophen Zellen des HVL werden durch die beiden hypothalamischen Peptide GHRH (Growth-hormone-releasing-hormone), das stimulierend wirkt, und Somatostatin, das einen hemmenden Effekt hat, reguliert.
Die Sekretion erfolgt in irregulären Pulsen und ist v.a. schlafassoziiert, aber auch andere Faktoren wie Streß, Nahrungsaufnahme, körperliche Aktivität und Alter spielen eine Rolle.
Hauptfunktion von STH ist die Förderung von Wachstum und Reifung, was zum Teil über die Somatomedine (IGF = Insulin-like growth factors) vermittelt wird.

Die Aussagekraft eines isolierten STH-Basalwerts ist gering, da Normalwerte eine Erkrankung nicht ausschließen. Stimulations- oder Suppressionstests müssen zur Beurteilung herangezogen werden.
s. Minderwuchs →239

Referenzbereich	
Präpubertär	0-8 ng/ml (Nüchtern, 8h morgens)
Postpubertär	1-10 ng/ml

Erniedrigte Werte
- Hypophysenvorderlappeninsuffizienz →186

Erhöhte Werte
- Hypophysärer Hochwuchs
- Akromegalie

Stimmfremitus

Vibration und Schwirren, das beim Sprechen des Kranken über verdichteten Lungenteilen verstärkt fühlbar ist.
Bei der klinischen Untersuchung läßt man 33 oder 99 mit tiefer Stimme sagen.

Verstärkt
- Pneumonie
- Atelektase
- Bronchiektasie
- Stauungslunge

Fehlend
- Pleuraerguß
- Spontanpneumothorax, s. Pneumothorax →284

S

Stokes-Kragen,
s. Halsvenenstauung →149

Strabismus,
s. Augenmotilitätsstörungen, Nystagmus →43

Streßinkontinenz, s. Harninkontinenz →151

Striae distensae

Blaurötliche bis weiße Dehnungsstreifen der Haut durch Zerreißen der elastischen Fasern
- Gravidität
- Fettleibigkeit
- Schnelles jugendliches Wachstum
- Cushing-Syndrom
- Leberzirrhose
- Infektionen
  - Scharlach
  - Typhus
  - Paratyphus
  - Tuberkulose
  - Influenza
- Medikamente
  - Glukokortikoide
  - ACTH
  - Östrogene
  - Progesteron

Stridor

Pfeifendes Atemgeräusch bei Verengung oder Verlegung der oberen Luftwege.

Inspiratorischer Stridor (Engstelle in den oberen Luftwegen)
- ▸ Lumeneinengung
  - Nasenpolypen
  - Nasenscheidewandkrümmung
  - Fremdkörper
  - Larynx-Ca.
- ▸ Entzündung
  - Laryngitis phlegmonosa
  - Phlegmone des Pharynx
  - Diphtherie
- ▸ Kompression von außen
  - Struma
  - Aortenaneurysma
  - Mediastinaltumoren
- ▸ Sonstige Ursachen
  - Quincke-Ödem
  - Narbenstenose
  - Nach Röntgenbestrahlung

- Laryngospasmus bei Tetanie
- Doppelseitige Rekurrensparese

Exspiratorischer Stridor (Engstelle im Bereich der Bronchien)

- Spastische Bronchitis
- Asthma bronchiale
- Emphysem
- Fremdkörperaspiration
- Bronchuskompression durch Lymphknotenschwellung

Gemischter Stridor

- Tracheobronchitis
- Pneumonie
- Pneumothorax →284
- Neoplastische Infiltrationen
- Raumfordernde Pleuraprozesse

Strömungsgeräusch

Auskultation der Arterien

- Stenose (bei 50-70%iger gut hörbar, bei 90%iger verschwunden)
- Geschlängelter Gefäßverlauf
- Arteriosklerotische Plaques
- Aneurysma
- A.V.-Fistel
- Funktionell
  - Hohes Fieber
  - Ausgeprägte Anämie
  - Hyperthyreose
- Artefiziell durch zu starken Druck mit dem Stethoskop!

Struma

Jede sicht- und tastbare Vergrößerung der Schilddrüse, unabhängig von Pathogenese, Funktionslage oder Dignität.
Einteilung: Struma Ia (nur ein Knoten bei normal großer Schilddrüse), Struma Ib (Struma nur bei deflektiertem Hals sichtbar), Struma II (Struma bei normaler Kopfhaltung sichtbar), Struma III (Struma mit lokalen Stauungs- oder Kompressionszeichen).

s. Schilddrüsenfunktionsstörungen →306,
s. Thyreoiditis →339

- ▸ Blande Struma (Euthyreot)
  - Jodmangel
  - Hormonelle Umstellung
    - Pubertät
    - Gravidität
    - Klimakterium
  - Strumigene Substanzen
    - Lithium
    - Nitrat
    - Thiocyanat
    - PAS
    - Phenylbutazon
    - Hydantoine
    - Thyreostatika
    - Sulfonamide
    - Sulfonylharnstoffe
    - Kobalt
    - Chloroquin
    - Barbiturate
- ▸ Struma mit Funktionsstörung
  - Hypothyreose
  - Hyperthyreose
    - Schilddrüsenautonomie
    - M. Basedow
  - Thyreoiditis (akut, subakut, chronisch)
- ▸ Immunogene Struma
  - Hashimoto-Thyreoiditis
  - M. Basedow
- ▸ Struma cystica
- ▸ Benigne und maligne Schilddrüsentumoren
- ▸ Metastasen extrathyreoidaler Tumoren
- ▸ Störung der Schilddrüsenhormonsynthese/Enzymdefekte
- ▸ Paraneoplastische Produktion von TSH
- ▸ Akromegalie
- ▸ Periphere Hormonresistenz
- ▸ Extrathyreoidale/systemische Erkrankungen
  - Morbus Boeck
  - Lymphome
  - Amyloidose
  - Parasiten

S

Stuhlfarbe

Blutiger Stuhl

s. Gastrointestinale Blutungen →126

- Infektionen
  - Typhus abdominalis
  - Ruhr
  - Amöbenruhr
  - Darmbilharziose
  - Balantidose
  - Darmtuberkulose
- Entzündungen
  - Colitis ulcerosa
  - Divertikulitis
  - Proktosigmoiditis
- Gefäßerkrankungen
  - Mesenterialgefäßthrombose
  - Akute Pfortaderthrombose
  - Hämorrhoiden!
- Sonstiges
  - Invagination (Säuglinge/Kleinkinder)
  - Polyposis coli
  - Dickdarm-Ca.
  - Purpura-Schoenlein-Henoch
  - Pellagra
  - Quecksilber-Intoxikation
  - Antikoagulanzien-Therapie

Hellgrauer Stuhl

- Gallengangsverschluß
- Infektiöse Hepatitis
- Fettstuhl
- Nach Kontrastmitteluntersuchungen
- Milchnährschaden

S

Stuhlkonsistenz

Wäßrig

- Akute Gastroenteritis
- Cholera
- Intestinale Intoxikation
- Karzinoidsyndrom

Schleimig

- Gastroenteritis
- Chronische Enterokolitis
- Amöbenruhr
- Colitis mucosa
- Allergisch bedingte Diarrhö
- Pellagra

Dünn-bleistiftförmig

- Rektum-Ca.
- Habituelle Obstipation

Schafskotähnlich

- Habituelle Obstipation
- Dickdarmstenose
- Ikterus
- Milchnährschaden

Subarachnoidalblutung, s. Blutungen, intrakranielle →57

Syndrom, nephrotisches, s. Nephrotisches Syndrom →256

Syndrome of inappropriate antidiuretic hormone, s. Urinosmolalität →351

Synkopaler Anfall

Plötzlicher, reversibler, nichtepileptischer Anfall mit Bewußtseins- und Tonusverlust.

Kardiovaskuläre Ursachen (verringerte Hirndurchblutung)

▸ Inadäquate Vasokonstriktion

- Orthostasereaktion
- Vagovasale Synkope
  - Vagusreiz
    - *Pleurapunktion*
    - *Koliken*
    - *Bauchtrauma*
    - *Schlag auf Hoden*
  - Psychische Faktoren
    - *Erschrecken*
    - *Schmerzen*
    - *Angst*
- Vegetative Dystonie
- Sympathektomie (pharmakologisch durch Antihypertonika oder chirurgisch)

- Karotissinussyndrom
- Hyperbradykininämie
- ▸ Mechanische Behinderung des venösen Rückstroms
  - Valsalva-Manöver
  - Husten-/Lach-/Miktions-/Defäkationssynkope
  - Vorhofmyxom
  - Herzklappenthromben
- ▸ Hypovolämie
  - Blutverlust
  - M. Addison
- ▸ Verminderte kardiale Auswurfleistung
  - Herzfehler
    - Aortenstenose
    - Muskuläre Subaortenstenose
    - Pulmonalstenose
  - Herzinsuffizienz
  - Herzbeuteltamponade
  - Herzrhythmusstörungen
    - Bradyarrhythmien
      - *AV Block 2. und 3. Grades mit Adam-Stokes-Anfällen*
      - *Sinusbradykardie*
      - *Sinuatrialer Block*
      - *Karotissinussyndrom*
      - *Kammerasystolie*
      - *Glossopharyngealneuralgie*
      - *Schmerzzustände*
    - Tachyarrhythmien
      - *Kammertachykardie*
      - *Zeitweilige Anfälle von Kammerflimmern*
      - *Supraventrikuläre Tachykardie ohne AV-Block*
    - Gehäufte Extrasystolen
- ▸ Pulmonale Hypertonie
- ▸ Subclavian-steal-Syndrom
- ▸ Vertebrobasiläre Insuffizienz
- ▸ Lungenembolie
- ▸ Schwerer Myokardinfarkt mit Reduzierung der Pumpleistung

Zentralnervöse Ursachen

- ▸ Epileptisch
  - Absencen
  - Komplex-fokaler Anfall
- ▸ Zerebrovaskuläre Störungen
  - Extrakraniale Gefäßveränderungen (Durchblutungsstörungen inkl. TIA
    - Karotiden, A. vertebralis, A. basiliaris
    - Subclavian-steal-Syndrom
  - Diffuse Spasmen der Hirngefäße (hypertensive Enzephalopathie)
  - Drop attack
  - M. Takayasu

Sonstige Ursachen

- Metabolisch
  - Hypoglykämie
  - Hyperventilation
  - Hitze
- Medikamentös-toxisch
  - Alkohol
  - Diuretika
  - Antihypertensiva
  - Sedativa
- Anämie
- Hyperventilation
- Hypoxämie
- Veränderung der Blutzusammensetzung
- Emotionale Störungen, Angstzustände, hysterische Anfälle
- Psychogen
- Dumpingsyndrom

Synkope, s. Synkopaler Anfall →328

Systolikum

Geräusch zwischen 1. und 2. Herzton. Hauptursache: Physiologisches Austreibungsgeräusch, Mitralinsuffizienz, Aortenklappensklerose, -stenose

Frühsystolisch

- Akzidentiell
- Leichte Mitralklappeninsuffizienz
- Trikuspidalklappeninsuffizienz ohne Druckerhöhung im rechten Ventrikel (Endokarditis)
- Kleiner Ventrikelseptumdefekt

Mittsystolisch
- Aortenstenose
- Pulmonalstenose
- Aortenektasie
- Pulmonalektasie
- Erhöhtes Schlagvolumen
  - Fieber
  - Anämie
  - Körperliche Belastung
- Hyperthyreose
- AV-Block
- Akzidentiell

Holosystolisch
- Mitralinsuffizienz
- Trikuspidalinsuffizienz
- Ventrikelseptumdefekt

Spätsystolisch
- Mitralsegelprolaps
- Aortenisthmusstenose

Schwirren
- Aortenstenose
- Pulmonalstenose
- Ventrikelseptumdefekt
- Schwere Mitralklappeninsuffizienz

Systolisch-diastolisches Geräusch

Angeborene Fehlbildungen
- Offener Ductus arteriosus Botalli
- Pulmonale AV-Fistel
- AV-Fistel des Koronargefäßsystems
- Lungenangiom
- Abnormer Ursprung der linken Koronararterie aus der Arteria pulmonalis
- (Bland-White-Garland-Syndrom)
- Morbus Fallot
- Transposition der großen Gefäße

Kombinierte Herzvitien
- Aortenstenose und -insuffizienz
- Kombiniertes Mitralvitium
- Aorteninsuffizienz und Mitralinsuffizienz
- Ventrikelseptumdefekt und Aorteninsuffizienz

T3, s. Trijodthyronin (T3) →344

T4, s. Thyroxin (T4) →340

Tachykardie, s. Herzrhythmusstörungen →160

Tachypnoe, s. Dyspnoe →83

TAK

Antikörper gegen Thyreoglobin.
TAK haben bei den Autoimmunthyreopathien einen geringeren Stellenwert als TRAK und TPO.
Die Bestimmung des Tumormarkers Thyreoglobin (TG) in der Nachsorge des operierten Schilddrüsenkarzinoms kann negativ ausfallen, wenn TAK positiv sind!
s. MAK, TPO →233,
s. Schilddrüsenfunktionsstörungen →306,
s. Thyreoglobin (TG) →339,
s. Thyreoiditis →339

Referenzbereich	
Frauen	< 100 IU/ml
Männer	< 60 IU/ml

- Hashimoto-Thyreoiditis
- Morbus Basedow
- Primäres Myelom
- Postpartale Thyreoiditis
- Subakute Thyreoiditis de Quervain

Target-Zellen, s. Erythrozytenmorphe, veränderte →104

Taubheit, s. Hörstörungen →170

S

TBG

Thyroxinbindendes Globulin

Normalwert:14-28 mg/l (240-480 nmol/l)

Erhöht

- Neugeborene
- Schwangerschaft
- Orale Kontrazeption/ Östrogentherapie/ östrogenproduzierender Tumor
- Tamoxifen
- Akute Hepatitis
- Biliäre Zirrhose
- Akute Porphyrie
- Hypothyreose
- Erbanlage

Vermindert

- Androgene und anabole Steroide/ androgenproduzierender Tumor
- Hochdosierte Glukokortikoide/ Cushing-Syndrom
- Chronische Lebererkrankungen
- Nephrotisches Syndrom
- Konsumierende Erkrankungen
- Malnutrition
- Akromegalie
- Hyperthyreose
- Thyreostatika
- Lithium

Teerstuhl,

s. Gastrointestinale Blutungen →126

Teleangiektasien

Bleibende, reiserförmige Erweiterungen kleiner oberflächlicher Hautgefäße.

Angeboren

- Morbus Osler
- Bloom-Syndrom

Erworben

- Witterungsbedingt (im Gesicht)
- Lungen- und Herzkrankheiten (entlang dem Rippenbogen)
- Chronisch-venöse Insuffizienz (Unterschenkel)
- Leberzirrhose
- Karzinoid-Syndrom
- Rosazea
- Sklerodermie
- Gravidität
- Hyperthyreose
- Hypertonie
- Diabetes mellitus
- Nach mehrwöchiger Anwendung von halogenierten Kortikoidexterna

Tenesmus ani

s. Schmerzen beim Stuhlgang →311

Testosteron

Stärkstes natürliches Androgen. Testosteron wird beim Mann zu 95% in den Leydig-Zellen der Hoden unter Gonadotropinstimulation produziert, der Rest von den Nebennieren. Nur 1-2% liegen ungebunden als freies Testosteron im Blut vor und sind für die metabolischen Effekte verantwortlich. In den meisten Androgen-Zielgeweben (Hoden, Prostata, Haut) erfolgt über das mikrosomale Enzym 5a-Reduktase die Umwandlung in das potentere Dihydrotestosteron. Während der fetalen Entwicklung spielen die Androgene eine entscheidende Rolle für die Differenzierung und Entwicklung des Genitalsystems. Unter dem Einfluß der ansteigenden Androgene vollzieht sich in der Pubertät die weitere virale Ausprägung.

Referenzbereich	
Gesamt-Testosteron	
Knaben, präpubertär	0,08-0,14 ng/ml
Knaben, pubertär	0,8-1,8 ng/ml
Männer	3-10 ng/ml

Geschlechtsreife Frauen	0,06-0,86 ng/ml
Postmenopause	< 0,05 ng/ml
Freies Testosteron	
Männer	80-280 pg/ml
Frauen	3-13 pg/ml

Erhöhte Werte
- Männer
  - Exogene Testosteronzufuhr
  - Testosteronproduzierende Tumoren
    - Leydig-Zelltumor
    - Androblastom
    - Nebennieren-Ca.
  - Androgen-Resistenz
    - Androgen-Rezeptor-Defekt
- Frauen
  - Testosteronproduzierende Tumoren
    - Ovarialtumor
    - Nebennieren-Ca.
  - Nebennierenhyperplasie
  - Cushing-Syndrom
  - Adrenogenitales Syndrom

Erniedrigte Werte
- Männer
  - Primärer (hypergonadotroper) Hypogonadismus
    - Klinefelter-Syndrom
    - Kryptorchismus
  - Sekundärer (hypogonadotroper) Hypogonadismus
  - Mangelernährung
  - Anorexie
  - Körperliche Anstrengung
  - Leberzirrhose
  - Anabolikaeinnahme
  - Zufuhr synthetischer Androgene
- Frauen
  - Gonadeninsuffizienz
    - Präpubertär
    - Postmenopause
  - Nebenniereninsuffizienz
    - Morbus Addison
    - Z.n. Adrenektomie
  - Medikamente
    - Antikonzeptiva
    - Östrogenmedikation
  - Mangelernährung
  - Anorexie
  - Leberzirrhose

Tetanie

Anfallsartige Störung der Motorik und Sensibilität als Zeichen einer neuromuskulären Übererregbarkeit.
Alkalose und Hypokalzämie sind wichtige Auslöser.
Manifeste Tetanie: Muskelkrämpfe der Hände (Pfötchenstellung), der Füße, der mimischen Muskulatur (Karpfenmund)
Latente Tetanie: Trousseau-Zeichen: Handkrämpfe nach Oberarmkompression
Chvostek-Zeichen →65: Beklopfen des N. facialis vor dem Gehörgang führt zu Zuckungen im Ausbreitungsgebiet

Normokalzämische Tetanie
- Hyperventilationstetanie
- Alkali-Verlust-Syndrom!
  - Rezidivierendes Erbrechen
  - Langzeit-Saluretikamedikation
- Magnesiummangel-Tetanie
  - Unterernährung
    - Anorexia nervosa
    - Konsumierende Erkrankungen
  - Malabsorptionssyndrom
  - Laktation
  - Gravidität
  - Leberzirrhose
  - Alkoholismus
  - Pankreatitis
  - Nephropathien
- Conn-Syndrom →66
- Zollinger-Ellison-Syndrom (meist im Pankreas oder Duodenum lokalisierter, häufig maligner, gastrinbildender Tumor. Assoziation mit MEN)
- Hyperkaliämische Tetanie
  - Niereninsuffizienz

T

- Hämolytische Krise
- Addison-Krise
- Diabetisches Präkoma
- Verbrennungen
- Unkontrollierte intravenöse Kaliumzufuhr

Intoxikation

- Koffein
- Nikotin
- Morphin
- Ergotin
- Guanidin
- Adrenalin
- Blei
- Phosphor
- Kohlenmonoxid

▸ Organische Hirnprozesse
- Hirnverletzung
- Hirntumor
- Enzephalitis
- Enzephalomalazie

▸ Psychogene Tetanieanfälle

Hypokalzämische Tetanie

▸ Hypoparathyreoidismus
- Postoperativ
- Idiopathisch
  - Hypo-/Aplasie
  - Autoantikörper

▸ Pseudohypoparathyreoidismus

▸ Mangel an aktivem Vitamin D
- Ungenügende Zufuhr
- Mangelhafte Sonnenexposition
- Antikonvulsiva
- Ungenügende endogene Produktion

▸ Als Begleitsymptom bei
- Maldigestions-/ Malabsorptionssyndrom
- Niereninsuffizienz
- Pankreatitis
- Nach Vielfachtransfusionen
- Intoxikationen mit Oxalsäure und Fluoriden
- Heilungsphase der Rachitis/ Osteomalazie

TG, s. Thyreoglobin (TG) →339

Thiamin, s. Vitamin-B1 →357

Thoraxschmerzen

s. Angina pectoris →29

Thoraxwand

▸ Haut
- Erkrankungen der Mamma

▸ Muskulatur
- Überbelastung der Muskulatur
- Myalgie

▸ Rippen
- Verletzungen, Erkrankungen der Rippen
  - Interkostalneuralgie
  - Rippenfraktur
  - Abnorm bewegliche kaudale Rippe
  - Kostale Metastasen bei Plasmozytom
  - Herpes zoster
- Tietze-Syndrom

▸ Wirbelsäule/Gelenke
- Trauma
- Osteoporose
- Spondylarthritis
- Ankylosierende Spondylitis
- Morbus Scheuermann
- Spondylitis tuberculosa

▸ Rückenmark
- Rückenmarkstumor
- Nervenwurzeln
- Herpes zoster

Intrathorakal

▸ Trachea
- Tracheitis

▸ Herz-Kreislauf-Erkrankungen
- Angina pectoris
- Herzinfarkt
- Myokarditis
- Perikarditis
- Aortenaneurysma
- Hypertonus
- Funktionelle Herzbeschwerden

T

- Kardiomyopathie
- Cor pulmonale
- Mitralklappenvitien
- Perikardtamponade

▸ Ösophagus
- Ösophago-/Kardiospasmus
- Hiatushernie
- Refluxösophagitis
- Ösophagusdivertikel
- Karzinom

▸ Mediastinum
- Mediastinitis
- Tumoren
- Lymphadenitis

▸ Pulmo/Pleura
- Pleuritis
- Pleurodynie
- Pleuratumoren
- Lungeninfarkt
- Stauung
- Spontanpneumothorax →284
- Tumoren der Lunge
- Lungenembolie

Abdominal

▸ Pankreatitis

▸ Magen
- Gastritis
- Aerophagie
- Roemheld-Syndrom

▸ Kolon
- Colon irritabile

▸ Leber
- Lebervergrößerung/-abszeß
- Cholezystitis

▸ Milz
- Milzvergrößerung
- Milzinfarkt
- Perisplenitis

▸ Peritoneum
- Subphrenischer Abszeß

▸ Psychogen
- Effort-Syndrom

Thrombinzeit (TZ)

s. Blutgerinnung →54

Thrombophilie/Thrombozytose/ Thrombose

Vermehrtes Auftreten arterieller und venöser Gefäßverschlüsse.
Thrombozytose (> 400000 Thrombozyten/ mm^3 Blut).
Die Entdeckung der Punktmutationen im Gen für Prothrombin sowie dem Faktor V Leiden hat die Möglichkeit zur Erfassung laborchemischer Risikofaktoren deutlich erweitert. Ca. 10% der Bevölkerung sind heterozygote Träger einer dieser Mutationen.
s. Thrombose, venöse →336,
s. Thrombozytenzahl →337

Thrombosefördernde Faktoren/Risikofaktoren

- Nephrotisches Syndrom
- Malignome
- Höheres Lebensalter
- Lupusantikoagulans
- Immobilisation
- Varicosis
- Thrombotische Komplikation in der Anamnese
- Schlaganfall
- Schwangerschaft
- Östrogentherapie
- Adipositas
- Nikotinabusus
- Polycythaemia vera
- Essentielle Thrombozythämie
- Paroxysmale nächtliche Hämoglobinurie

Thromboseneigung mit thrombophiler Familienanamnese ohne Thrombozytose (hereditäre Thrombophilie)

- APC-Resistenz/Faktor-V-Leiden Mutation (Prävalenz bei Thrombosepatienten bis 40%; gestörte Degradation von Faktor Va durch aktiviertes Protein C [APC])
- Prothrombinvariante G20210A

(Prävalenz bei Thrombosepatienten bei 6-18% der Fälle. Erhöhter Plasma-Prothrombin-Spiegel)
- Hyperhomozysteinämie
- Lupusantikoagulans (Kardiolipinantikörper? Autoimmunerkrankung?)
- Antithrombin-III-Mangel (Prävalenz bei Thrombosepatienten bei 1-5%. Inhibitormangel: Verminderte Inaktivierung von Thrombin, FXa, IXa, FXI, XIIa sowie verminderte Wirkung von Heparin)
- Protein-C-Mangel (Prävalenz bei Thrombosepatienten bei 3-6%. Inhibitormangel: Verminderte Inaktivierung von Faktor Va und VIIIa)
- Protein-S-Mangel (Prävalenz bei Thrombosepatienten bei 1-3%)
- Faktor-XII-Mangel
- Plasminogen-Mangel
- Dysfibrinogenämie (verminderte Bindung von Thrombin oder gestörte Stimulierung der T-PA-induzierten Fibrinolyse durch abnormales Fibrin)
- Stick-platelet-Syndrom
- Thrombomodulin-Defekte
- Vermehrtes hystidinreiches Glykoprotein
- Antiphospholipid-Antikörpersyndrom
- Heparin-Kofaktor-II-Mangel
- α_2-Plasminogen-Inhibitor-Überschuß
- Plasminogen-Aktivator-Mangel
- Plasminogen-Aktivator-Inhibitor-Überschuß

Thromboseneigung bei prädisponierenden Grundkrankheiten (erworbene Thrombophilie)

- Ohne Thrombozytose
  - Operative Eingriffe
  - Bakterielle und virale Infektionen
  - Tumorleiden, v.a.:
    - Lungen-Ca.
    - Pankreas-Ca.
    - Magen-Ca.
    - Kolon-Ca.
    - Ovar-/Uterus-Ca.
    - Prostata-Ca.
  - Medikamente
    - Ovulationshemmer
    - Zytostatika
    - Diuretika
    - Kortikoide
  - Kardiale Erkrankungen
    - Myokardinfarkt
    - Herzklappenfehler
    - Herzklappenprothese
    - Herzinfarkt
  - Gefäßerkrankungen
    - Primäre und sekundäre Varikose
    - Status varicosus
    - Degenerative und entzündliche Gefäßerkrankungen
    - Venenkompressionssyndrom
  - Hyperviskositätssyndrom
    - Polyglobulie
    - Paraproteinämie
    - Diuretika
  - SLE
- Mit primärer Thrombozytose
  - Polycythaemia vera
  - Essentielle Thrombozythämie
  - Chronisch myeloische Leukämie
  - Megakaryozytäre Myelose
- Mit sekundärer Thrombozytose
  - Akute Infekte
  - Chronische Entzündungen
    - Rheumatoide Arthritis
    - Rheumatisches Fieber
    - Osteomyelitis
    - Tuberkulose
    - Sarkoidose
    - Colitis ulcerosa
    - Morbus Crohn
  - Tumorerkrankungen
  - Eisenmangel
  - Traumen
  - Splenektomie
  - Nutriv-toxische Einflüsse

T

Thromboplastinzeit, s. Blutgerinnung →54

Thromboplastinzeit, s. Quick-Wert, s. Blutgerinnung d54 →297

Thrombose, venöse

Intravitale, intravasale und lokalisierte Gerinnung von Blutbestandteilen in den Venen.
Bei einer tiefen Beinvenenthrombose besteht die Gefahr einer Lungenembolie sowie des postthrombotischen Syndroms. Das Einflußgebiet liegt in über 90% im Bereich der unteren Hohlvene (davon 30% Beckenvenen und 60% untere Extremitäten).
Als prädisponierende Faktoren für eine tiefe Beinvenenthrombose gelten: Sepsis, Varizen, Adipositas, Schlaganfall, Malignome, Immobilisation, Herzinsuffizienz, entzündliche Darmerkrankung, Hyperviskositätssyndrom, nephrotisches Syndrom, fortgeschrittenes Alter, Polycythaemia vera, Ovulationshemmer sowie Östrogentherapie.

s. Thrombophilie/Thrombozytose/

Thrombose →334

Allgemein
- Adipositas
- Höheres Lebensalter

Thrombophilie
- Thrombozytose
  - Schwangerschaft
- Proteinmangel/Gerinnungsstörungen/ angeborene Hämostasestörungen
  - Antithrombin-III-Mangel (Inhibitormangel: Verminderte Inaktivierung von Thrombin, der Faktoren Xa, IXa, XI, XIIa sowie verminderte Wirkung von Heparin)
  - Protein-C-Mangel (Inhibitormangel: Verminderte Inaktivierung von Faktor Va und VIIIa)
  - Protein-S-Mangel (Inhibitormangel: Verminderter Protein-C-Mangel infolge verminderter Aktivität des Kofaktors)
  - Faktor-XII-Mangel
  - Plasminogen-Mangel
  - APC-Resistenz/Faktor-V-Leiden Mutation (40%!; gestörte Degradation von Faktor Va durch aktiviertes Protein C [APC])
  - Dysfibrinogenämie (verminderte Bindung von Thrombin oder gestörte Stimulierung der T-PA-induzierten Fibrinolyse durch abnormales Fibrin)
  - Hyperhomozysteinämie
  - Stick-platelet-Syndrom
  - Thrombomodulin-Defekte
  - Prothrombinvariante G20210A (erhöhter Plasma-Prothrombin-Spiegel)
  - Vermehrtes hystidinreiches Glykoprotein
  - Antiphospholipid-Antikörpersyndrom
  - Heparin-Kofaktor-II-Mangel
  - α_2-Plasminogen-Inhibitor-Überschuß
  - Plasminogen-Aktivator-Mangel

Nephrotisches Syndrom

Phospholipidantikörper und Lupusantikoagulans

Hämoglobinopathien
- Sichelzellenanämie
- Polycythaemia vera

Gefäßerkrankungen
- Vaskulitis bei
  - Diabetes mellitus
  - Kollagenosen
    - *SLE*
- Arteriosklerose der peripheren Gefäße

Zirkulationsstörung
- Schock

- Herzinsuffizienz
- Leberzirrhose
- Gefäßkompression durch Tumor
- Immobilisation
  - Bettlägerigkeit
  - Angewinkeltes Bein bei längerem Flug (Economy class syndrome)

Abdominelle Infektion/Entzündung
- Cholangitis
- Appendizitis
- Divertikulitis
- Chronisch entzündliche Darmerkrankung
- Abszeß
- Parasitosen
  - Askariasis

Medikamente
- Östrogene
- Substitution mit PPSB

Erhöhte Blutviskosität
- Polyglobulie
- Polycythaemia vera
- Forcierte Diurese (!)

Erhöhtes Thromboserisiko nach Operationen

Erhöhtes Thromboserisiko bei Malignomen
- Pankreas-Ca.
- Prostata-Ca.

Störung der Fibrinolyse
- Plasminogenmangel
- Verminderte Freisetzung von t-PA
- Erhöhte Aktivität des Plasminogen-Aktivator-Inhibitors

Thrombozytenzahl

Thrombozyten (Blutplättchen) sind von den Megakaryozyten im Knochenmark gebildete kernlose, scheibenförmige Blutbestandteile. Ihre Hauptfunktion ist die Aufrechterhaltung der Homöostase. Durch Einwirken verschiedener Substanzen (wie Kollagen, Immunkomplexe, Thrombin) aggregieren und degranulieren sie. Dabei geben sie ihre Plättchenfaktoren frei, die die Blutgerinnung im endogenen System einleiten, und bilden einen Thrombus.

Referenzbereich	
Erwachsene	150-400.000/µl
Kinder	150-300.000/µl
Neugeborene	100-200.000/µl

s. Thrombophilie/Thrombozytose/Thrombose →334,
s. Thrombose, venöse →336

Erhöhte Werte (Thrombozytose)
- ▸ Primäre Thrombozytose (myeloproliferative Erkrankungen)
  - Polycythaemia vera
  - Essentielle Thrombozythämie
  - Chronisch myeloische Leukämie
  - Osteomyelofibrose
- ▸ Sekundäre Thrombozytose
  - Akute Infekte
  - Tumorerkrankungen
  - Bei myeloproliferativen Erkrankungen
    - Chronisch myeloische Leukämie
    - Osteomyelofibrose
    - Polycythaemia vera
  - Nach Splenektomie
  - Chronische Entzündungen
    - Rheumatische Erkrankungen
    - Osteomyelitis
    - Sarkoidose
    - Tuberkulose
    - Morbus Crohn
    - Colitis ulcerosa
  - Chronischer Eisenmangel
  - Traumen
  - Akute Blutung
  - Hämorrhagische Anämie
  - Leberzirrhose
  - Rebound-Phänomen nach
    - Alkoholentzug
    - Myelosuppressiver Therapie
    - Vitamin-B_{12}-Therapie
    - Körperlicher Anstrengung (vor der

T

Blutabnahme Erhöhung bis zu 50%)
  - Operationen
- Medikamente
  - Adrenalin
  - Vincristin

Erniedrigte Werte (Thrombozytopenie)
(Thrombozyten < 130.000 mm^3, kritisch <10.000 mm^3). Nach petechialen Blutungen suchen!
Primär an Infekt und Medikamenten-Nebenwirkungen denken!
Pseudothrombozytopenie (normale Plättchenzahl in vivo bei fehlerhafter Bestimmung in vitro) möglich!

Verringerte Produktion
- Reduzierte Thrombopoese (dezimierte Megakaryozytenzahl)
  - Knochenmarkhypoplasie/-aplasie
    - Chemikalien und Medikamente
      - *Thiazide*
      - *Östrogene*
      - *Alkohol!*
    - Strahlung
    - Infektionen
      - *HIV*
      - *Virushepatitis*
      - *Tuberkulose*
      - *Malaria*
      - *Kolisepsis*
      - *Meningokokkensepsis*
  - Knochenmarkinfiltration
    - Leukämie
    - Lymphom
    - Plasmozytom
    - Osteomyelofibrose
    - Metastasen
  - Knochenmarkerkrankungen
    - Fanconi-Syndrom (erbliche Störung des Aminosäurestoffwechsels mit Zystinspeicherung in verschiedenen Organen, rachitischem Minderwuchs und Nierenschädigung)
    - Amegakaryozytose
  - Fehlende Stimulierung
  - Thrombopoetinmangel
- Gestörte Reifung (normale oder erhöhte Megakaryozytenzahl)
  - Vitamin-B_{12}-Mangel
  - Folsäuremangel
  - Erbliche Störungen
    - Wiskott-Aldrich-Syndrom
    - May-Hegglin-Syndrom

Beschleunigter Abbau
- Antikörper
  - Autoantikörper
  - Idiopathische Trombozytopenie (Morbus Werlhoff)
  - Hämolytische Anämie
  - Lymphoretikuläre Störungen
  - Systemischer Lupus erythematodes
  - Arzneimittel
    - Analgetika
      - *Azetylsalizylsäure*
      - *Phenylbutazon*
    - Antibiotika
      - *Sulfonamide*
      - *Rifampicin*
      - *Streptomycin*
    - Chinonalkaloide
      - *Chinin*
      - *Chinidin*
    - Herz-Kreislauf-Mittel
      - *Digitoxin*
      - *α-Methyldopa*
      - *Captopril*
    - Metallverbindungen
      - *Arsen*
      - *Gold*
      - *Quecksilber*
    - Sulfonamidderivate
      - *Chlortalidon*
      - *Azetazolamid*
      - *Chlorthiazid*
      - *Diazoxid*
    - Sedativa
      - *Barbiturate*
      - *Diphenylhydantoin*
      - *Apronalid*
      - *Meprobamat*
    - Verschiedenes

  - *Heparin*
  - *Kaliumjodid*
  - *Thioharnstoff*
  - *Chloroquin*
  - *Insektizide*
  - *Interferon*
- Alloantikörper
  - Histoinkompatibilität (Fetus-Mutter)
  - Transfusionsfolge
- ▸ Nicht immunologisch bedingt
  - Parainfektiöse Thrombozytopenie nach
    - Masern
    - Mumps
    - Varizellen
    - Mononukleose
    - Zytomegalie
    - Epstein-Barr
  - Vermehrter Verbrauch
    - Disseminierte intravasle Koagulation
    - Verbrauchskoagulopathie
  - Verlust bei Blutungen
  - Thrombotisch-thrombozytopenische Purpura (Morbus Moschcowitz)
  - Hämolytisch-urämisches Syndrom (HUS)
  - Schäden im Zusammenhang mit künstlichen Herzklappen
- ▸ Verteilungsstorung
  - Splenomegalie
  - Hypothermie (Anästhesie)

Thyreoglobin (TG)

In der Schilddrüse gebildetes Glykoprotein, aus dem nach Judierung die Schilddrüsenhormone (T3/T4 →344, →340) freigesetzt und an das Blut abgegeben werden. TG liegt kolloidal in den Schilddrüsenfollikeln vor und macht ca. 75% des Gewichts der Schilddrüse aus.

Die Höhe des Thyreoglobulinspiegels im Serum bildet bei der Mehrzahl der Patienten mit differenziertem Schilddrüsen-Ca. das progressive Tumorwachstum direkt ab!

Referenzbereich
13-30 mg/l (220-510 nmol/l)

Erhöht

- ▸ Maligne Erkrankungen
  - Follikuläres/papilläres Schilddrüsen-Ca.
  - Metastasierung des Schilddrüsen-Ca.
- ▸ Verschiede Ursachen
  - Euthyreote Struma
  - Struma nodosa
  - Autonomes Adenom
  - Morbus Basedow
  - T3-Medikation
  - Follikelnekrosen
  - Thyreoiditis
  - Reaktive Überproduktion
    - Traumatische Schilddrüsenschädigung
    - Radiojodbehandlung

Thyreoideastimulierendes Hormon, s. TSH →346

Thyreoiditis

Ätiologisch heterogenes Krankheitsbild, mit unterschiedlicher Manifestationsform.

s. MAK, TPO →233,

s. TAK →330,

s. Thyreoglobin (TG) →339,

s. Schilddrüsenfunktionsstörungen →306

Einteilung nach klinischem Verlauf

- Akute Thyreoiditis (Tage bis Wochen)
  - Perineoplastische Thyreoiditis
  - Infektiöse Thyreoiditis
    - *Bakterien (ca. 70%)*
    - *Parasiten (ca. 15%)*

- *Mykobakterien (ca. 8%)*
- *Spirochäten (ca. 3%)*
- *Pilze (ca. 4%)*

- Subakute Thyreoiditis (Wochen bis Monate)
  - Thyreoiditis Typ Quervain
  - Lymphozytäre Thyreoiditis
  - Schwangerschaftsassoziierte Thyreoiditis
  - Interferoninduzierte Thyreoiditis
  - Amiodaroninduzierte Thyreoiditis (Typ I)
- Chronische Thyreoiditis (Monate bis Jahre)
  - Thyreoiditis Typ Hashimoto
  - Riedel-Thyreoiditis/chronisch fibrosierende Thyreoiditis

Einteilung nach Ätiologie

- Immunogene Ätiologie
  - Thyreoiditis Typ Hashimoto (chronisch lymphozytär)
  - Schwangerschaftsassoziierte Thyreoiditis (lymphozytär)
  - Interferoninduzierte Thyreoiditis
  - Amiodaroninduzierte Thyreoiditis
  - Riedel-Thyreoiditis/chronisch fibrosierende Thyreoiditis
- Primär nicht immunogener Ätiologie
  - Infektiöse Thyreoiditis
  - Thyreoiditis Typ Quervain
  - Amiodaroninduzierte Thyreoiditis (Typ II)

Thyreotropin, s. TSH →346

T

Thyroxin (T4)

Referenzbereich
45-115 µg/l (55-160 nmol/l)

Hyperthyreose und Hypothyreose, s. Schilddrüsenfunktionsstörungen →306

Thyroxinbindendes Globulin, s. TBG →331

Tinnitus, s. Hörstörungen →170, s. Ohrgeräusche →266

Tissue-Polypeptide-Antigene, s. TPA →340

Tod, plötzlicher, s. Plötzlicher Tod →283

Toxisches Schocksyndrom

Multisystemkrankheit mit Allgemeinsymptomen wie Fieber, Hypotonie, Hautausschlag, Erbrechen, Diarrhö, Leber-/Niereninsuffizienz Thrombozytopenie →338, Orientierungsstörungen. Wird durch Toxine des Staphylococcus aureus ausgelöst.

70% der Erkrankungen betreffen Frauen < 30 Jahren.

- Menstruationsassoziiert 70% (Tampons als Toxinträger?)
- Wundinfektionen (Chirurgie)
- Offene Traumen
- Geburt
- Staphylokokkenpneumonie
- Staphylokokkensepsis
- Drogenabhängigkeit
- Homosexualität

TPA

TPA (tissue polypeptide antigen) kommt in der Zellmembran fast aller epithelialen Zellverbände vor. Die diagnostische Relevanz von TPA ist sehr gering, da es keine Tumor- oder Organspezifität aufweist. TPA besitzt aber bei allen malignen Tumoren eine hohe diagnostische Sensitivität. Als unspezifischer

Tumormarker kann TPA somit zur Verlaufs- und Therapiekontrolle von proliferativen Tumoren eingesetzt werden.

Referenzbereich	
Cut-off-Wert	60 U/l

Erhöhte Werte

- Benigne Erkrankungen
  - Entzündliche Erkrankungen von Leber, Lunge, Urogenital-/Gastrointestinaltrakt
  - Dekompensierte Leberzirrhose
- Maligne Erkrankungen
  - Nahezu alle Malignome (mit anderen Tumormarkern kombinieren!)

Tränen

Epiphora

Ohne Schmerzen

- Tränengangsstenose
- Kanalikulitis
- Refraktionsfehler
- Allergie
- Hypersekretion der Tränendrüse
  - Reflektorisch
  - Psychisch
  - Thyreotoxisch

Mit Schmerzen

- Akute Dakryozystitis
- Konjunktivitis
- Fremdkörper
- Glaucoma simplex

Mit Lichtscheu und Blepharospasmus

- Konjunktivitis
- Erosio/Ulcus corneae
- Trichiasis
- Verätzung
- Verblitzung
- Subtarsaler Fremdkörper
- Skleritis
- Hypersekretion bei Pharmaka (Pilokarpin)

TRAK

AK gegen den TSH-Rezeptor

Der TSH-Rezeptor der Follikelzellen stellt das Auto-AG bei der Autoimmunhyperthyreose (Morbus Basedow) dar. Die Auto-AK binden am TSH-Rezeptor und führen zur Überfunktion und Proliferation der Schilddrüsen.

Referenzbereich
< 12 IE/ml

Indikation

- V.a. Morbus Basedow
- Endokrine Orbitopathie ohne Hyperthyreose
- Myxödem durch blockierende AK

Transaminasen

Diagnostik, Differenzierung und Verlaufsbeurteilung von:
Erkrankungen der Leber und Gallenwege, Herz- und Skelettmuskelschäden.
Bei der klinischen Verdachtsdiagnose eines frischen Myokardinfarkts beträgt die diagnostische Sensitivität der GOT (AST) 96%, die Spezifität 86%. GPT (ALT) und GOT sind sensible Indikatoren einer Leber- und Gallenwegserkrankung. Die diagnostische Sensitivität der GPT beträgt 83%, die Spezifität gegenüber Nicht-Leberkranken 84%. Die diagnostische Sensitivität der GOT beträgt bei Leber- und Gallenwegserkrankungen 71% und ist somit schlechter als die der GPT. GPT ist im Zytosol der Hepatozyten gelöst. Das Ausmaß der Erhöhung korreliert mit der Anzahl der betroffenen Zellen. Die GOT-Aktivität der Leberzelle ist zu etwa 70% in den Mitochondrien und zu etwa 30% im Zytoplasma lokalisiert. Die Höhe der GOT-Aktivität und ihre Bewertung in Relation zur GPT wird in Form des De-Ritis Quotienten GOT/GPT bewertet. Quotienten < 1

zeigen einen leichteren Leberschaden an, Quotienten > 2 einen schwereren Leberschaden mit Nekrosen.

Referenzbereich	
Frau	10-35 U/l
Mann	10-50 U/l

Transaminasen erhöht bei Erkrankungen der Leber und Gallenwege →218

- Akute Hepatitis
- Chronisch aktive Hepatitis
- Alkoholische Hepatopathie
- Leberzirrhose
- Fettleber
- Cholangitis
- Cholestase
- Primär biliäre Zirrhose
- Lebermetastasen

Transaminasen erhöht bei Herzerkrankungen

- Herzinfarkt
- Lungenembolie
- Perimyokarditis
- Herzkatheterisierung
- Implantation eines Herzschrittmachers
- Operationen am offenen Herzen
- Herzrhythmusstörungen

Transaminasen erhöht bei Skelettmuskelerkrankungen

- Progressive Muskeldystrophie
- Myositis
- Hypothyreote Myopathie
- Krämpfe, Muskelverletzungen
- Schwere körperliche Arbeit
- Maligne Hypertermie

Transferrin, Transferrinsättigung

Transferrin ist das Transportprotein für Eisen. Die Transferrinsättigung (%)(= Eisen (µg/dl) 400/Transferrin (mg/dl) ist nur zusammen mit dem Eisenspiegel und Ferritin diagnostisch verwertbar.

Referenzbereich	
Transferrin	200-360 mg/dl
Transferrinsättigung	15-45%

s. Ferritin →108,
s. Anämie →23,
s. Eisen →86

Erhöhte Transferrinsättigung

- ▸ Eisenüberladung
  - Hämochromatose
  - Hämoglobinopathien
  - Ineffektive Erythropoese
  - Gehäufte Bluttransfusionen
- ▸ Eisenverwertungsstörung/Hämolyse
  - Anämien (hämolytische, sideroblastische, megaloblastäre)
  - Hämoglobinopathien
  - Porphyrie
  - Bleiintoxikation

Erniedrigte Transferrinsättigung

- ▸ Eisenmangelanämie
- ▸ Eisenverteilungsstörung
  - Infektionen
  - Chronische Entzündungen
  - Tumoren
  - Leberparenchymschäden

Transsudat, s. Pleuraerguß →282

Tremor

Unwillkürliche, schnell aufeinanderfolgende rhythmische Zuckungen.
Ruhetremor: setzt in entspannter Haltung

ein; bei extrapyramidalen Störungen
Intentionstremor: tritt bei zielgerichteten Bewegungen auf; zerebelläre Störungen.

Organische Erkrankungen des ZNS

- Parkinson-Syndrom
- ZNS-Insulte/-Trauma
- Progressive Paralyse
- Multiple Sklerose
- Hirnarteriensklerose
- Friedreichsche Ataxie
- Kleinhirntumor
- Zerebelläre Heredoataxie
- Morbus Wilson
- HIV-Infektionen

Toxisch induziert

- Alkohol
- Nikotin
- Koffein
- Blei
- Quecksilber
- Mangan
- Arsen
- Kohlenmonoxid
- Phosphor
- Kupfer
- Zyanid

Medikamentös induziert

- Sympathomimetika
- Theophyllinderivate
- Neuroleptika
- Antidepressiva
- Medikamenten-/Drogenentzug
- Lithium
- Phenytoin
- Valproinsäure
- Thyroxin
- Kortikosteroide
- α-Methyldopa
- Methotrexat
- Ciclosporin
- Reserpin
- Amphetamin
- Antiphlogistika
- Tiaprid

Endokrin-metabolisch

- Leberinsuffizienz ("flapping tremor")
- Hyperthyreose
- Hypoparathyreoidismus
- Hypoglykämie
- Phäochromozytom
- Präeklampsie
- Phenylketonurie
- Delirium tremens
- Elektrolytstörung

Physiologischer Tremor

- Angstzustand/psychogen
- Hysterie
- Kälte
- Erschöpfung
- Vegetative Labilität

Familiärer hereditärer Tremor

Seniler Tremor

Trigeminusneuralgie

Anfallsartig, meist einseitig auftretende Schmerzen im Versorgungsgebiet des Nervus trigeminus, evtl. mit Kontraktion der mimischen Gesichtsmuskulatur (Tic douloureux), Rötung des Gesichts, Tränen- und Schweißsekretion

- Idiopathisch (meist Frauen > 50 J.)
- Symptomatisch
- Erkrankungen der Augen
  - Glaukom
  - Keratitis
  - Iridozyklitis
- Erkrankungen der Ohren
  - Otitis media
  - Mastoiditis
- Zahnerkrankungen
- Sinusitis
- Kollagenosen
- Durchblutungsstörungen
  - Arteria-basilaris-Mangeldurchblutung
  - Thrombose
  - Aneurysma
- Mechanische Nervenschädigung

T

    - Fraktur/Kallusbildung
    - Hämatom
    - Tumor (Hirn-/Nasopharynxtumor)
- Intoxikation
    - Trichloräthylen
    - Quecksilber
    - Blei
    - Thallium
- Gradenigo-Syndrom

Triglyzeride

Neutralfette

Triglyzeride (TGe) bestehen aus drei an Glyzerin gebundenen Fettsäuren. Physiologische Bedeutung haben sie v.a. als Energielieferant. Endogene TGe werden v.a. in Leber, Niere und Herzmuskel synthetisiert und gelangen als VLDL ins Blut, exogene TGe werden mit der Nahrung aufgenommen und gelangen als Chylomikronen ins Blut.
Zusammen mit dem Cholesterin bilden TGe die Grundlage zur Beurteilung des Fettstoffwechsels. Werte > 200 mg/dl gelten ähnlich wie Hypercholesterinämie als Risikofaktor für Arteriosklerose.
Sehr hohe Triglyzeridspiegel (> 1000 mg/dl) sind die Ursache einer akuten Pankreatitis in etwa 20%! (TGe bei Pankreatitisverdacht frühzeitig bestimmen, da sie unter der üblichen Nahrungskarenz rasch abfallen!)

Referenzbereich
< 200 mg/dl (< 2,3 mmol/l)

Erhöhte Werte

- ▸ Primäre Hypertriglyzeridämien
    - Hyperlipidämie Typ IIb/IV/V
- ▸ Sekundäre Hypertriglyzeridämien
    - Prädisposition
        - Adipositas
        - Alkoholabusus
    - Grundkrankheiten
        - Diabetes mellitus
        - Chronische Niereninsuffizienz
        - Nephrotisches Syndrom
        - Hypothyreose
        - Gicht
        - Lebererkrankungen
            - *Verschlußikterus*
            - *Gallengangsstenose*
        - Morbus Cushing
        - Systemischer Lupus erythematodes
        - Glykogenosen
        - Malignes Lymphom
        - Multiples Myelom
    - Medikamente
        - Östrogene (orale Kontrazeptiva)
        - Anabole Steroide
        - Glukokortikoide
        - Thiazide
        - β-Blocker

Erniedrigte Werte

- Konsumierende Erkrankungen
- Verbrennung
- Exsudative Enteropathie
- Mangelernährung
- Malabsorption
- Abetalipoproteinämie

Trijodthyronin (T3)

Referenzbereich
70-180 ng/dl (1,1-2,79 nmol/l)

s. Schilddrüsenfunktionsstörungen →306

Erhöht

- T3-Therapie
- Isolierte T3-Hyperthyreose (5-10% der Hyperthyreosen)
- s. Thyroxin (T4) →340

Erniedrigt

- T4-T3-Konversionshemmung
    - Idiopathisch
    - Medikamente
        - *Steroide*
        - *Propranolol*
        - *Amiodaron*
        - *Rö-Kontrastmittel*

- s. Thyroxin (T4) →340

Trockener Mund,
s. Sicca-Syndrom →318

Trockenes Auge,
s. Sicca-Syndrom →318

Trommelschlegelfinger/Uhrglasnägel

Auftreibung der Fingerendphalangen bei gleichzeitiger hochgradiger Weichteilverdickung/große, gewölbte Nägel.
s. Nagelveränderungen →249

Lungenkrankheiten

- Infektionen
  - Lungenabszeß
  - Empyem
  - Bronchiektasen
  - Tuberkulose
- Neoplasmen
  - Bronchial-Ca.
  - Lungenmetastasen
  - Mesotheliom
- Lungenfibrose
- Silikose
- Arteriovenöse Kurzschlusse
- Pulmonalarteriensklerose

Herzkrankheiten

- Angeborene zyanotische Herzfehler
- Endocarditis lenta
- Herzinsuffizienz

Darmkrankheiten

- Colitis ulcerosa
- Morbus Crohn
- Sprue

Leberkrankheiten

- Biliäre Leberzirrhose
- Lebertumoren

Verschiedenes

- Zerebrovaskulärer Insult
- Idiopathische hypertrophische Osteoarthropathie
- Pachydermoperiostose Friedrich-Erb-Uehlinger

Troponin I und kardiales Troponin T

Troponin ist ein in den dünnen Filamenten des quergestreiften Muskels enthaltener Proteinkomplex, der aus drei Untereinheiten besteht. Troponin T bewirkt die Bindung des Troponin-Komplexes an Tropomyosin, Troponin I hemmt die Aktin-Myosin-Wechselwirkung bei der Muskelkontraktion und Troponin C bindet Kalziumionen, wodurch die Kontraktion eingeleitet wird. Die kardialen Troponine unterscheiden sich in ihrer Aminosäuresequenz von den Troponinen der Skelettmuskulatur, so daß es möglich ist, sie selektiv zu bestimmen.
Kardiales TnT und TnI gelten als herzmuskelspezifisch. Sie haben eine hohe diagnostische Sensitivität und Spezifität bei Herzinfarkt. Die Troponin-T-Konzentration korreliert mit der Infarktgröße (zuverlässiger als CK). 3-4h nach Schmerzbeginn kommt es zu einem Anstieg. Der Verlauf ist zweigipflig mit einem Maximum nach 10-24h und nach 40-120h.
Die größte klinische Bedeutung haben die kardialen Troponine bei der Erkennung von Mikroinfarkten (wesentlich sensitiver als CK/CK-MB). Bei infarktgefährdeten Patienten mit instabller Angina pectoris kommt es zu einem Anstieg der Parameter. Bei eindeutigem Infarkt kann auf die Bestimmung verzichtet werden (CK/CK-MB zur Verlaufskontrolle).

Referenzbereich	
Kardiales TnT	< 0,2 µg/l
Kardiales TnI	< 0,1 µg/l

I

Erhöhte Werte
- Angina pectoris
- Mikroinfarkte
- Herzinfarkt

Trousseau-Phänomen

Kompression des Oberarms bewirkt Pfötchenstellung der Finger (latente Tetanie).
s. Tetanie →332

Trypsin

Verdauungsenzym, das Proteine spaltet (Protease). Wird als inaktive Vorstufe (Trypsinogen) im Pankreas gebildet. Bestimmung dient der Erkennung von Störungen der exokrinen Pankreasinsuffizienz

Referenzbereich
140-400 ng/ml

Erhöhte Werte
- Akute Pankreatitis
- Pankreas-Ca.
- Zystische Pankreasfibrose

Erniedrigte Werte
- Pankreasinsuffizienz
- Chronische Pankreatitis

TSH

Thyreotropin, thyreoideastimulierendes Hormon

T

TSH reguliert die Jodaufnahme in die Schilddrüse, die Synthese der Schilddrüsenhormone und die Hormonsekretion. Die TSH-Sekretion wird durch TRH (Thyreotropin-Releasing-Hormon) (stimulierend) und T3/T4 (hemmend) gesteuert.
Die TSH-Bestimmung ist der initiale Test zur Beurteilung der Schilddrüsenfunktion. Ein normales TSH schließt eine manifeste Hyperthyreose oder Hypothyreose aus!
s. Schilddrüsenfunktionsstörungen →306

Referenzbereich
0,2-3,1 µU/ml

TSH erhöht
- Blande Struma (Jodmangelstruma)
- Primäre Hypothyreose mit und ohne Struma
- Sekundäre Hyperthyreose (selten)
  - Hypophysentumor
  - Schilddrüsenhormonresistenz
- Autoimmunthyreoiditis mit hypothyreoter Stoffwechsellage (Hashimoto-Thyreoiditis)
- Suppressive Therapie
  - Thyreostatika
  - Radiojodtherapie
  - Schilddrüsenresektion
- Medikamente
  - Jodhaltige Substanzen
  - Amphetamin
  - Dopaminantagonisten

TSH erniedrigt
- Hyperthyreose
- Autoimmunthyreoiditis mit hyperthyreoter Stoffwechsellage
  - Morbus Basedow
  - Initial bei Quervain- und Hashimoto-Thyreoiditis
- Sekundäre Hypothyreose (selten)
  - Hypophyseninsuffizienz
- Medikamente
  - Glukokortikoide
  - Dopamin
  - Östrogene
  - Diphenylhydantoin
  - Bromocriptin
  - Somatostatin

Tüpfelung, basophile, s. Erythrozytenmorphe, veränderte →104

Tumormarker,
s. CEA (karzinoembryonales Antigen) →61,
s. CA-19-9 →60,
s. CA-125 →60,
s. Calcitonin →61,
s. Humanes Choriongonadotropin (hCG) →171

TZ, s. Thrombinzeit (TZ) →334,
s. Blutgerinnung →54

Übelkeit

Erbrechen, Nausea

Als Hauptursachen gelten Gastroenteritis, verdorbene Nahrungsmittel, medikamentöse oder toxische Ursachen, Magen-Darm-Affektionen, metabolische/endokrine Ursachen und zerebrale Ursachen.

- Gastrointestinale Ursachen
  - Entzündliche Erkrankungen
    - Gastroenteritis
    - Hepatitis
    - Pankreatitis
    - Peptischer Ulkus
    - Gastritits
    - Appendizitis
    - Cholezystitis
    - Cholangitis
    - M. Crohn
    - Peritonitis
  - Passagestörung
    - Ileus
    - Subileus
    - Stenosen
      - *Narbig*
      - *Entzündlich*
      - *Maligne*
    - Fremdkörper
    - Volvulus
    - Hernie
    - Pseudoobstruktion
    - Magenausgangsstenose
    - Ösophagusstenose
    - Achalasie
    - Diabetische Gastroparese
  - Viszerale Schmerzen
    - Gallenkolik
    - Ischämische Enterokolitis
  - Magenoperationen
    - Syndrom der zuführenden oder abführenden Schlinge nach Billroth-II-Operation oder Roux-Y-Anastomose
    - Vagotomie ohne Pylorusplastik
  - Verschiedene Ursachen
    - Magen-Ca.
    - Ösophagusdivertikel
    - Ösophagitis
    - Mesenterialinfarkt
    - Gastrokolische Fistel
    - Zollinger-Ellison-Syndrom (meist im Pankreas oder Duodenum lokalisierter, häufig maligner, gastrinbildender Tumor. Assoziation mit MEN)
- Verschiedene abdominelle Ursachen
  - Cholezystolithiasis
  - Cholezystitis
  - Gallenblasenhydrops
  - Peritonitis
  - s. Akutes Abdomen →5
  - Pankreatitis
  - Urolithiasis
  - Nierenkolik
  - Pyelonephritis
  - Stielgedrehte Ovarialzyste
  - Hodentorsion
  - Dysmenorrhö
- Infektionen
  - Hohes Fieber
  - Gastroenteritis
    - Viral
    - Bakteriell
    - Parasitär
  - Meningitis
  - Meningoenzephalitis
  - Hepatitis
  - Malaria

- Q-Fieber
- Fleckfieber
- Cholezystitis
- Appendizitis
- Pankreatitis
- Peritonitis

▸ Medikamente/Intoxikationen als Ursache
- Alkoholabusus
- Digitalis
- Opiate
- Zytostatika
- Antibiotika
- Colchizin
- Schwermetalle
- Nahrungsmittelallergien
- Nahrungsmittelintoxikation
  - Pilzvergiftungen
- Gastroenteritis
- Drogenabusus
- Pflanzenschutzmittel
- Lösungsmittel
- Medikamentennebenwirkung

▸ Metabolisch e/ endokrinologische Ursachen
- Coma hepaticum
- Gravidität
- M. Addison
- Niereninsuffizienz
- Urämie
- Praecoma diabeticum
- Thyreotoxikose
- Diabetische Ketoazidose
- Hyperemesis gravidarum
- Fruktoseintoleranzhypoglykämie
- Nebenniereninsuffizienz
- Hepatische Porphyrie
- Hyperparathyreoidismus
- Hyperkalzämie
- SIADH

▸ Postoperative Ursachen
- Dumpingsyndrom
- Vagotomie
- Anastomosenstenose
- Syndrom der zuführenden Schlinge

▸ Ophthalmologische Ursachen
  - Glaukom
  - Kinetosen
  - M. Ménière
  - Entzündungen im Bereich des Gleichgewichtsorgans
  - Neuronitis vestibularis

▸ Zerebrale Ursachen
- Sonnenstich
- Erhöhter Hirndruck
  - Tumor
  - Blutung
  - Ödem
- Meningitis
- Meningoenzephalitis
- Migräne
- Psychosen
- Neurosen
- Tabes dorsalis
- Nach Hirnbestrahlung

▸ Kardiovaskuläre Ursachen
- Myokardinfarkt
- Herzinsuffizienz
- Orthostasereaktion
- Hypertensive Reaktion
- Lungenembolie
- Herzrhythmusstörungen

▸ Verschiedene Ursachen für Erbrechen
- Angst
- Depression
- Anorexia mentalis
- Schwangerschaftserbrechen
- Reisekrankheit
- Nach Strahlentherapie
- Vertebrobasiläre Syndrome
- Akute Höhenkrankheit
- Nach Strahlentherapie

U-Welle, s. EKG, U-, Deltawelle →96

Uhrglasnägel,
s. Nagelveränderungen →249,
s. Trommelschlegelfinger/Uhrglasnägel →345

Ulkus am Penis
s. Ulzeration, genitale →349

Ulcus cruris

Unterschenkelgeschwür. Ursächlich meist chronisch-venöse Insuffizienz

- Primäre genuine Varikose
- Sekundäre Varikose (postthrombotisches Syndrom)
- Arteriosklerose (Ulcus arteriosum)
- Diabetische Makroangiopathie
- Endangiitis obliterans
- Vasculitis nodosa
  - Allergie
  - Medikamente
- Lues
- Tuberkulose
- Mykose
  - Histoplasmose
  - Aktinomykose
  - Blastomykose
- Lepra
- Pyodermie
- Epitheliom
- Trophische Geschwüre
  - Tabes
  - Syringomyelie

Ulkuskrankheit, s. Gastroduodenale Ulkuskrankheit →126

Ulzeration, genitale

Häufige Ursachen

- Syphilis I
- Ulcus molle
- Schankriforme Pyodermie

Seltenere Ursachen

- Zytomegalie
- Lymphogranulomatosis inguinalis
- Granuloma venereum
- Langerhans-Zellen-Histiozytose
  - Histiozytosis X
  - Morbus Hand-Schüller-Christian (Cholesterin-Lipidose: Exophthalmus, Diabetes insipidus und unregelmäßige Knochendefekte; meist bei Kindern)
- Penis-Ca.
  - Spinozelluläres Ca.
- Foscarnetinduziertes Ulkus
- Dequalinium-Nekrose
- Ulcus vulvae acutum
- Balinitis erosiva
- Tuberkulose
- Erythroplakie
- Morbus Behçet
- Morbus Bowen
- Pemphigus vegetans
- Erythema exsudativum multiforme
- Skabies

Ulzerationen, genitale,
s. Genitalulzerationen →133

Unterbauchschmerzen, s. Abdominelle Beschwerden →7

Untergewicht,
s. Gewichtsverlust →135

Unterleibsschmerzen,
s. Abdominelle Beschwerden →7

Unterschenkelgeschwür,
s. Ulcus cruris →349

Urämiesyndrom

Allgemeinsymptome

- Müdigkeit
- Schlaflosigkeit
- Unklare Muskelschmerzen
- Gelenkbeschwerden

Gastrointestinale Störungen

- Anorexie

- Übelkeit/Erbrechen
- Urämischer Fötor
- Gastroenterokolitis
- Peptische Ulzera
- Gastrointestinale Blutungen
- Hepatitis
- Nicht beherrschbarer Aszites

Hämatologische und immunologische Störungen

- Normozytäre normochrome Anämie
- Leukopenie →221
- Erhöhte Infektbereitschaft
- Thrombopenie
- Verkürzung der Thromboplastinzeit
- Verlängerung der Gerinnungszeit
- Diatheseblutung
- Splenomegalie mit Hypersplenismus
- Komplement im Serum erhöht

Neuromuskuläre Befunde

- Verlangsamte Sprache
- Motorische Unruhe
- Konzentrationsschwäche
- Verwirrungs-/Erregungszustände
- Coma uraemicum
- Tonisch-klonische Krampfanfälle
- Gleichgewichtsstörungen
- Sehstörungen
- Symptomatisches Parkinson-Syndrom
- Fibrilläre Muskelzuckungen
- Muskelkrämpfe
- Reflexsteigerung
- Periphere Neuropathie
- Restless-legs-Syndrom

Kardiovaskuläre Symptome

- Dekompensierte Herzinsuffizienz
- Trockene Perikarditis
- Arterielle Hypertonie
- Hypervolämie

Pulmonale Symptome

- Lungenödem
- Fluid lung
- Hämoptysis
- Pleuritis

Hautsymptome

- Schmutzigbraune-fahlgelbliche Blässe
- Pruritus
- Hyperpigmentation
- Ekchymosen
- Purpura

Endokrine und metabolische Störungen

- Renale Osteodystrophie
- Sekundärer Hyperparathreoidismus
- Hyperurikämie
- Kohlenhydratintoleranz
- Hypothermie

Urgeinkontinenz,
s. Harninkontinenz →151

Urin, pH-Wert

Dient der Erkennung von Störungen der physiologischen Protonenausscheidung. Außerdem ist der Urin-pH wichtig zur Beurteilung eines Harnsteinrisikos.

Referenzbereich
5,0-7,0

Alkalischer pH (> 7,0)

- Vegetarische Ernährung
- Harnwegsinfekt mit ureasepositiven Bakterien
- Metabolische/respiratorische Alkalose
- Renale tubuläre Azidose
- Azidose bei Nierenerkrankungen ohne Einschränkung des Glomerulumfiltrats
  - Zystenniere
  - Hydronephrose
  - Pyelonephritis
- Hyperchlorämische Azidose bei chronischer Niereninsuffizienz
- Retentionsazidose bei Nierenversagen
- Aldosteronismus
  - Hyperkaliämie
- Vegetarische Ernährung
- Medikamente
  - Karboanhydrasehemmer
  - Acetacolamid
  - Natriumazetat

- Natriumlaktat

Saurer pH (< 5,0)

- Metabolische/respiratorische Azidosen →47 und →48
- Proximal-tubuläre Azidose
  - Renal tubuläre Azidose Typ II
  - Fanconi-Syndrom (erbliche Störung des Aminosäurestoffwechsels mit Zystinspeicherung in verschiedenen Organen, rachitischem Minderwuchs und Nierenschädigung)
  - Amyloidose
  - Lupus erythematodes
- Hypochlorämische Alkalose (massives Erbrechen)
- Hypokaliämie
  - Diarrhö
- Eiweißreiche Kost
- Gesteigerter Eiweißzerfall
  - Fieber
  - Malignom
  - Thyreotoxikose
  - Verbrennung
  - Hunger
- Medikamente
  - Methionin
  - Arginin-/Lysinhydrochlorid
- Gicht

Urinosmolalität

Die Betimmung der Urinosmolalität ist eine wichtige Untersuchung zur Abklärung eines vermehrten Harnvolumens. Indikation zur Untersuchung von renalen Konzentrationsdefekten, Diabetes insipidus, osmotischer Diurese und Wasserdiurese. Das antidiuretische Hormon (ADH) des Menschen ist Arginin-Vasopressin (AVP). Die Freisetzung von AVP wird im wesentlichen durch eine Erhöhung der Osmolalität im Plasma oder durch eine Verminderung des intravasalen Volumens (extrazelluläres Volumen) gesteuert. AVP bewirkt eine Verminderung (Antidiurese) der Wasserausscheidung. Bei einer Plasmaosmolalität < 280 mosmol/kg H_2O ist die AVP-Freisetzung gering, bei einer Plasmaosmolalität > 290 mosmol/kg H_2O ist die Freisetzung maximal gesteigert.

Referenzbereich	
Osmolalität im Plasma:	280-300 mosmol/kg H_2O
Osmolalität im Urin	50-1200 mosmol/kg H_2O

- ▸ Urinosmolalität bei renalen Erkrankungen (Urinosmolalität steigt nicht über 400-500 mosmol/kg H_2O an)
  - Nephrogener Diabetes mellitus
  - Glomerulonephritis
  - Chronische Pyelonephritis
  - Chronische interstitielle Nephritis
  - Zystennieren
  - Nierenamyloidose
  - Lithiumschädigung der Niere
- ▸ Urinosmolalität bei Polyurie
  - Osmotische Diurese (Urinosmolalität > 400 mosmol/kg H_2O)
    - Glukose
    - Harnstoff
    - Na^+Cl^-
    - Mannitol
  - Wasserdiurese (Urinosmolalität < 150 mosmol/kg H_2O)
    - Bei Wasserüberladung
    - Primäre Polydipsie
    - Diabetes insipidus
- ▸ Diabetes insipidus (Polyurie, die auf einer Wasserdiurese beruht)
  - Zentraler/hypothalamischer Diabetes insipidus (Durstversuch: Kein Anstieg der Urinosmolalität; Nach Stimulation mit DDAVP Anstieg auf > 750 mosmol/kg H_2O)
  - Nephrogener Diabetes insipidus (kein Anstieg der Urinosmolalität nach Durstversuch und DDAVP)
  - Primäre Polydipsie (Patient trinkt trotz

normaler Hydration weiter; im Durstversuch normaler Anstieg der Urinosmolalität)
  - Hyperkalzämie
  - Entzündungen
  - Psychogen
- Während der Schwangerschaft (wahrscheinlich Spaltung von AVP durch Hydrolyse)

▸ Verschiedene Ursachen für Polyurie
- M. Cushing
- Steroideinnahme
- Nächtliche Polyurie bei M. Parkinson
- Diabetische Ketoazidose
- Hyperkalzämie
- Hyperparathyreoidismus
- s. Inkontinenz →151
- Bei inadäquater Infusionstherapie

▸ Syndrome of inappropriate antidiuretic hormone
SIADH; keine Polyurie; trotz Hyponatriämie liegt die Osmolalität des Harns höher, als es der Osmolalität im Plasma angemessen ist; Klinik ist hauptsächlich durch die Wasserintoxikation und die Hyponatriämie bedingt

Urinqualität und mögliche Ursachen

Harn-Qualität	mögliche Ursachen
gelb	Vit.-B_{12}-Einnahme
gelbrot	Laxanzien
orangefarben	Rifampicin, Nitrofurantoin
spät dunkelfärbend	Alkaptonurie, Porphyrie
blasig	Luftbeimengung, z.B. bei Darmfistel
milchig	bei Lymphfistel
trüb	Bakterien, Zellen
übelriechend	Harninfektion
rot / rosa	Hämaturie, Hämoglobinurie
dunkel	stark konzentriert, Hämoglobinurie
gelbbraun	bei Ikterus mit Übergang von Galle
blaß	Polyurie, chronische, Niereninsuffizienz
schaumig	Proteinurie
mit Sediment	Ausfällung von Uratsalzen
mit Flocken	Eiter, Gewebsanteile
mit Darminhalt	bei Darmfistel

Urobilinogen im Urin, positiv

Abbauprodukt des Bilirubins, das im Darm durch bakterielle Oxidation aus Mesobilirubin entsteht und im enterohepatischen Kreislauf teilweise rückresorbiert und mit dem Urin ausgeschieden wird.

Referenzbereich
< 1 mg/dl

Erhöhte Werte

- Vermehrter Hb-Abbau
  - Hämolytische Anämie →23
  - Intravasale Hämolyse
- Hämoglobinurie
- Perniziöse Anämie
- Polycythaemia vera
- Leberfunktionsstörungen →218
  - Hepatitiden
  - Toxischer Leberschaden
  - Stauungsleber
  - Leberzirrhose
- Cholestase →63
- Gallenwegsinfektionen
- Dubin-Johnson-Syndrom
- Banti-Syndrom (idiopathische portale Hypertension)
- Hyperemesis gravidarum

Urolithiasis

Hereditäre Steinerkrankung

- Zystinurie
- Xanthinurie
- Renal-tubuläre Azidose
- Primäre Hyperoxalurie
- Primäre Hyperurikosurie

Erworbene Steinerkrankung

- ▸ Absorptive Hyperkalziurie (enterale Ca^{++}-Absorption erhöht)
  - Vitamin-D-Überdosierung
  - Überangebot mit der Nahrung
  - Hyperparathyreoidismus
- ▸ Renale Hyperkalziurie (tubuläre Ca^{++}-Rückresorption erhöht)
- ▸ Resorptive Hyperkalziurie (ossäre Ca^{++}-Freisetzung erhöht)
  - Hyperparathyreoidismus
  - Knochenmetastasen
  - Immobilisation
  - Kortisontherapie
  - Osteoporose
- ▸ Sekundäre Hyperphosphaturie
  - Phosphatdiabetes
  - Morbus Cushing
  - Hyperparathyreoidismus
- ▸ Sekundäre Hyperurikosurie
  - Überangebot an Nahrungspurinen
  - Alkohol
  - Tumorzerfall
  - Zytostatika
  - Radiatio
- ▸ Sekundäre Hyperoxalurie
  - Überangebot in Nahrung
  - Vitamin-C-Überdosierung
  - Enterale Hyperabsorption bei Gallensäuremalabsorption
  - Morbus Crohn
  - Colitis ulcerosa
  - Dünndarmresektion
- ▸ Verschiebung des Urin-pH
  - Harnsäuresteinbildung (pH < 6 ⇒ Harnsäurelöslichkeit)
  - Infektsteinbildung (pH > 7 ⇒ Phosphatlöslichkeit)
- ▸ Mangel an Steinbildungsinhibitoren
  - Zitrat
  - Pyrophosphat
  - Mukopolysaccharide
- ▸ Störungen der Urodynamik
  - Harnwegsengen
  - Dystopien
- ▸ Harnwegsinfekte

U V

Urtikaria

Sog. Nesselsucht: Flüchtige, stark juckende, schubweise aufschießende Quaddeleruption

Allergisch

- Nahrungsmittel
- Arzneimittel
- Pflanzen
- Insekten
- Aeroallergene
- Proteine
- Latex

Pseudoallergisch
- Nichtsteroidale Analgetika (ASS)
- Konservierungsmittel
- Farbstoffe

Physikalisch
- Mechanisch
- Thermisch
- Wasser
- Licht
- Strahlen

Enzymdefekt
- C1-Inaktivator-Mangel
- Serum-Carboxypeptidase-B-Mangel

Autoimmunerkrankungen
- Urtikaria-Vaskulitis
- Systemischer Lupus erythematodes
- Kryoglobulinämie

Fokus-Reaktionen
- Bakterielle/virale Infekte
- Mykosen
- Parasiten
- Neoplasien

Psychosozial
- Depression
- Streß

Idiopathisch

Uveitis, s. Auge, rotes →41

Vanillinmandelsäure

Hauptabbauprodukt der Katecholamine Adrenalin und Noradrenalin. Wird im Urin ausgeschieden.

s. Katecholamine →205

Referenzbereich
5-35,3 μmol/24 h (1-6 mg/24 h)

Erkrankungen mit erhöhter Konzentration von Katecholaminen oder Katecholaminmetaboliten im Urin
- ▸ Phäochromozytom
- ▸ Multiple endokrine Neoplasien II
- ▸ Von-Hippel-Lindau-Erkrankung
- ▸ Neuroblastom

Pharmaka, die die Katecholamine im Urin erhöhen können
- Labetolol
- α_1- und β-Antagonisten
- Akuttherapie mit Kalziumantagonisten
- Theophyllin
- Nitroglyzerin
- Natriumnitroprussid
- α-Methyldopa
- MAO-Hemmer

Verschiedene Ursachen für eine Erhöhung der Katecholamine im Urin
- Psychischer Streß
- Postoperativ
- Herzinfarkt
- Hypoglykämie
- Nikotin
- Kaffee
- Exogene Katecholamine
  - Nasentropfen
  - Augentropfen
  - Hustentropfen

Pharmaka, die die Katecholamine im Urin vermindern können
- ACE-Hemmer
- α_2-Sympathomimetika
- Chronische Therapie mit Kalziumantagonisten

Vaskulitiden, systemische

- ▸ Vaskulitiden großer Gefäße
  - Riesenzellarteriitis

- Takayasu-Arteriitis
- Vaskulitiden mittlerer Gefäße
  - Panarteriitis nodosa
  - Kawasaki-Erkrankung
- Vaskulitiden kleiner Gefäße
  - Wegener-Granulomatose
  - Churg-Strauss-Syndrom
  - Mikroskopische Polyangiitis
  - Purpura Schoenlein-Henoch
  - Essentielle kryoglobulinämische Vaskulitis
  - Kutane leukozytoklastische Angiitis

Vasoaktives intestinales Polypeptid, s. VIP (vasoaktives intestinales Polypeptid) →357

Vasogener Schock, s. Schock →312

Vasopressin, s. Urinosmolalität →351

Vena-cava-superior-Syndrom

Kavasyndrom

Starke venöse Stauung im Bereich des Kopfes, Halses und der oberen Extremitäten (obere Einflußstauung) durch Kompression der Vena cava sup. oder deren Äste

- Neoplasmen
  - Bronchogen (75%)
  - Lymphome (25%)
- Mediastinitis
  - Infektionen
    - Tuberkulose
    - Histoplasmose
    - Syphilis
    - Pyogen
  - Medikamente
    - Methysergid (Serotoninantagonist)
  - Idiopathisch
- Retrosternale Struma
- Aortenaneurysma
- Pericarditis constrictiva
- Thrombophlebitis
- Zentralvenenkatheter

Ventilationsstörung

Störungen der Lungenbelüftung.
Restriktive V.: Verminderung der Dehnungsfähigkeit der Lungen mit Beeinträchtigung des Gasaustausches infolge Verteilungsstorungen.
Obstruktive V.: Erhöhung des endobronchialen Strömungswiderstands mit inhomogener Belüftung der Alveolen und zunehmender Lungenüberblähung.

Restriktive Ventilationsstörung

- Verminderte Lungendehnbarkeit
  - Pleuraerguß
  - Pleuraschwarte
  - Lungenfibrose
  - Atelektase
  - Pneumothorax →284
  - Lungentumor
  - Lungentuberkulose
  - Z.n. Lungenresektion
- Verminderte Thoraxdehnbarkeit
  - Kyphoskoliose
  - Morbus Bechterew
  - Thoraxoperation
  - Thoraxtrauma
- Verminderte Zwerchfellaktion
  - Zwerchfellähmung
  - Aszites
  - Peritonitis
  - Z.n. abdomineller Operation
  - Adipositas
  - Gravidität

Obstruktive Ventilationsstörung

- Obstruktive Lungenerkrankungen
  - Chronische Bronchitis
  - Asthma bronchiale
  - Lungenemphysem
- Myasthenia gravis
- Poliomyelitis

Ventrikeldilatation, s. Herzschatten, Vergrößerung →164

Ventrikelhypertrophie, s. Herzschatten, Vergrößerung →164

Venöse Thrombose, s. Thrombose, venöse →336

Verdauungsinsuffizienz, s. Maldigestion, Malabsorption →234

Verkalkungen, intrakranielle (Rö)

- ▸ Infektionen
  - Kongenital Tuberkulose
  - Tuberkulom
- ▸ Gefäßerkrankungen
  - Aneurysma der Arteria carotis interna
  - Angiomatosis Sturge-Weber
- ▸ Neoplasmen
  - Meningeom
  - Plexuspapillom
- ▸ Sonstiges
  - Hirnorganisches Psychosyndrom
  - Pseudohypoparathyreoidismus
  - Verkalkte Zirbeldrüse (meist ohne Bedeutung)

Verschwommenes Sehen

- Katarakt
- Akutes Glaukom
- Hornhautentzündung/-verätzung
- Iritis
- Keratitis
- Periphlebitis retinae
- Chiasmasyndrom
- Zervikovertebrales Syndrom
- Multiple Sklerose

Vertigo, s. Schwindel →314

Verwirrtheit

- Hirnarteriosklerose
- Arteria-basilaris-Thrombose
- Delirium tremens
- Temporalepilepsie
- Hypoxie
- Hyperkapnie
- Exsikkose
- Urämie
- Praecoma hepaticum
- Akute hepatische Porphyrie
- Pellagra
- HIV-Infektion
- Elektrolytstörungen
  - Hyponatriämie
  - Hypomagnesämie
  - Hyperkaliämie
  - Hyperkalzämie
- Amentielles Syndrom
  - Hirnerkrankungen
  - Schwere Infektionskrankheiten
  - Endokrinopathien
  - Kreislaufstörungen
  - Vergiftungen
  - Schädeltraumen
- Medikamente und Noxen
  - Alkohol
  - Opiate
  - Haschisch
  - LSD
  - Narkotika
  - Atropin
  - Scopolamin
  - Imipramin

Vesikuläres Atmen, s. Atmen, vesikuläres →41

Vigilanzstörung, s. Koma →206

VIP (vasoaktives intestinales Polypeptid)

VIP kommt in den Nervenzellen des Zentralnervensystems, des Respirations-, Gastrointestinal- und Urogenitaltrakts vor. Es stimuliert die intestinale Sekretion und Pankreassekretion und hemmt die Salzsäuresekretion des Magens. Außerdem wirkt es vasodilatorisch.
Indikation bei wäßriger Diarrhö mit Stuhlmengen über 1 Liter oder bei schwerer Hypokaliämie bei Diarrhö.

Referenzbereich
Cut-off-Wert 20 pmol/l

Erhöhte Werte

- Verner-Morrison-Syndrom/WDHA-Syndrom (seltener, meist maligner Pankreastumor mit Bildung von vasoaktivem intestinalen Peptid: wäßrige Diarrhö, Hypokaliämie und Hypochlorhydrie)

Vitamin D (Calciferole)

Fettlösliche Substanzen, die den Steroiden nahestehen. Die beiden wichtigsten Calciferole sind Ergocalciferol (Vitamin D_2) und Cholecalciferol (Vitamin D_3), die aus Provitaminen durch Ultraviolettstrahlung in der Haut entstehen. Hydroxylierung in Leber und Niere führt zu den biologisch aktiven Formen.
Die Calciferole wirken einem Absinken des Plasma-Kalzium-Spiegels durch vermehrte intestinale Kalziumresorption und durch Mobilisierung von Kalzium aus dem Knochen entgegen.

Referenzbereich	
Erwachsene	20-40 ng/ml
Bei Kindern	ca. 20% höher

Erniedrigte Werte

- Vitamin-D-Mangel
  - Mangelnde Sonnenexposition (v.a. alte Menschen)
  - Mangelernährung
  - Malabsorption
- Erhöhter Vitamin-D-Bedarf
  - Kinder
  - Schwangerschaft
  - Laktation
- Erhöhter Metabolismus
  - Primärer Hyperparathyreoidismus
  - Therapie mit Antiepileptika
- Nephrotisches Syndrom
- Peritonealdialyse

Erhöhte Werte

- Vitamin-D-Hypervitaminose
- Exzessive UV-Lichtexposition
- Blutabnahme unter hochdosierter Heparin-Therapie

Virilismus, s. Hirsutismus →167

Vitalkapazität

Volumen, das nach maximaler Inspiration ausgeatmet werden kann (zeitunabhängig).
Normwert 5000 ml ± 20%. Verringerung der Vitalkapazität zeigt restriktive Ventilationsstörungen an.
s. Ventilationsstörung →355

Vitamin-B_1

Thiamin

Thiaminpyrophosphat dient als Koenzym der oxidativen Dekarboxilierung von Ketonsäuren und hat damit eine wichtige Rolle bei der Energiegewinnung des Organismus. Außerdem hat es bei der Erregung von Nervenzellen Bedeutung.

Die Thiamin-Bestimmung ist bei neurologischen Störungen, Korsakow-Syndrom und V.a. Wernicke-Enzephalopathie indiziert.

Referenzbereich
Referenzangaben je nach Labor: Untergrenze: 15-45 µg/l Obergrenze: 50-90 µg/l

Erniedrigte Werte
- Ungenügende Zufuhr
  - Einseitige Ernährung (Alkoholiker)
- Erhöhter Bedarf
  - Schwere körperliche Arbeit
  - Schwangerschaft
  - Laktation
- Malabsorption, s. Malassimilation →234
- Maldigestion, s. Malassimilation →234

Erhöhte Werte
- Leukämien
- Hodgkin-Lymphom
- Polycythaemia vera

Vitamin-B_{12}

Kobalamin

Kobalamin kommt in tierischen Nahrungsmitteln vor. Seine Resorption im terminalen Ileum ist beim Menschen nur nach Bindung an den von den Parietalzellen der Magenschleimhaut gebildeten Intrinsic-Faktor möglich. Im Blut wird Kobalamin an spezifische Transportproteine (Transkobalamine) gebunden. Die biologisch aktiven Formen von Vitamin B_{12} katalysieren als Coenzyme Reaktionen im Protein- und Nukleinsäurestoffwechsel. Der Stoffwechsel von Vitamin B_{12} ist eng mit dem Folsäurestoffwechsel verbunden. (s. Folsäure →120)

Da die Leber große Mengen an Kobalamin speichert, führt ein Mangel erst nach 1-2 Jahren zu klinischen Symptomen. Eine schwere Avitaminose führt zur perniziösen Anämie und zur funikulären Myelose.

Referenzbereich	
Vitamin-B_{12}-Mangel	< 150 pg/ml
Ausreichender Kobalamin-Bestand	> 250 pg/ml
Erhöhte Konzentration	> 1000 pg/ml

Erniedrigte Werte
- ▸ Alimentär
  - Streng vegetarische Ernährung
- ▸ Mangel an Intrinsicfactor
  - Genuine perniziöse Anämie
  - Chronisch atrophische Gastritis
  - Magen(teil)resektion
  - Magenschleimhautverätzung
  - Kongenitaler Defekt der Bindung des Intrinsicfactor
  - Magenpolyposis
- ▸ Erkrankungen des terminalen Ileum
  - Morbus Crohn
  - Colitis ulcerosa
  - Zöliakie
  - Lymphombefall
  - Resektion des terminalen Ileum
  - Enterokolische Fistel
  - Tropische Sprue
  - Einheimische Sprue
  - Amyloidose
  - Darm-Tbc
  - Exokrine Pankreasinsuffizienz
- ▸ Erhöhter Verbrauch/Verlust
  - Fischbandwurm
  - Bakterielle Fehlbesiedelung des Dünndarms
  - Chronische Lebererkrankungen
  - Chronische Nierenerkrankungen

Erhöhte Werte
- ▸ Iatrogen
  - Vitamin-B_{12}-Zufuhr
- ▸ Erkrankungen der Leber

- Akute/chronische Hepatitis
- Lebermetastasen

▸ Hämatologische Erkrankungen
- Leukämien
- Polycythaemia vera

Vitamin M, s. Folsäure →120

Vitiligo, s. Hypopigmentation, Depigmentation →187

Vitamin A, s. Retinol (Vitamin A) →301

Völlegefühl

Krankheiten des Verdauungstrakts

▸ Magen
- Chronische Gastritis
- Magen-Ca.
- Ménétrier-Syndrom (Polyadenomatosis polyposa)
- Epigastrische Hernie

▸ Leber/Galle
- Fettleber
- Lebertumor
- Posthepatitis-Syndrom
- Chronische Cholezystitis

▸ Pankreas
- Pankreaszyste

▸ Milz
- Banti-Syndrom (idiopathische portale Hypertension)

▸ Darm
- Colon irritabile
- Milzflexur-Syndrom Payr
- Habituelle Obstipation

Gynäkologische Erkrankungen
- Uterusmyom
- Ovarialtumor
- Prämenstruelles Syndrom

Sonstiges
- Dumpingsyndrom
- Neurasthenie
- Medikamente
  - Östrogene
  - Gestagene
  - Kortison
  - Antibiotika
  - Zytostatika
  - Spasmolytika

Vorhofdilatation, s. Herzschatten, Vergrößerung →164

Vorhofflimmern, s. Vorhofflimmern, s. Herzrhythmusstörungen →160

Vorhofhypertrophie

Links
- Mitralstenose
- Mitralinsuffizienz
- Vorhofaneurysma
- Offener Ductus Botalli
- Panzerherz

Rechts
- Trikuspidalstenose
- Trikuspidalinsuffizienz
- Vorhofseptumdefekt
- Ebstein-Anomalie
- Lungenvenentransposition
- Vorhofaneurysma
- Abgesackter perikardialer/mediastinaler Erguß, s. Herzschatten, Vergrößerung →164

Vulvitis

Exogen
- Mechanische, chemische, thermische Irritationen

Endogen
- Hormonmangel
- Diabetes
- Lebererkrankung

Deszendierend
- Infektion

- Fluor cervicalis/vaginalis
- Inkontinenzurin

Direkte Infektion
- Candida
- Trichomonaden
- Oxyuren
- Bakterien
- HSV

Wachstumshormon, s. STH →325

Wachszylinder, s. Zylindrurie →366

Wadenkrämpfe

s. Tetanie →332

- ▸ Störungen des Wasser-/Elektrolyt-/Säure-Basen-Haushalts
  - Isotone Dehydration
  - Starkes Schwitzen
  - Magnesiummangel, s. Magnesium →233
  - Kalziummangel
  - Natriummangel
  - Kaliummangel
  - Elektrolytstörungen bei Muskelüberbeanspruchung (Muskelkater)
  - Metabolische Azidose
  - Kohlenmonoxidintoxikation
- ▸ Metabolische Erkrankungen
  - Urämie
  - Hypokaliämie
  - Hypomagnesämie
  - Hyperkalzämie
- ▸ Gefäßerkrankungen
  - Arterielle Verschlußkrankheit
  - Thrombophlebitis-Syndrom
- ▸ Infektionskrankheiten
  - Influenza
  - Salmonellose
  - Brucellose
  - Masern
  - Malaria
  - Toxoplasmose
  - Bornholm-Krankheit (Coxsackie-B)
  - Morbus Weil (Leptospiren)
- ▸ Orthopädische Ursachen
  - Senk-Spreiz-Knick-Fuß
  - Gonarthrose
- ▸ Medikamente/Toxine
  - Alkohol
  - Nikotin
  - Fluor
  - Antihypertensiva
  - Neuroleptika
  - Antikonzeptiva
  - Steroide
  - Morphinpräparate
  - Diuretika
  - Bronchospasmolytika
  - Succinylcholin
  - Methysergid
  - Isoniazid
  - Chinidin
  - Scopolamin
  - β-Blocker
- ▸ Neurologische Ursachen
  - Myogelose
  - Polyneuropathie
    - Diabetische Polyneuropathie
  - Radikuläres Reizsyndrom
  - Spinale Muskelatrophie
  - Amyotrophische Lateralsklerose
  - Tetanus
  - Strychnin
  - Extrapyramidale Krämpfe
  - Schreibkrampf
  - Idiopathisch
- ▸ Myopathien
  - Morbus McArdle
  - Xanthinoxidase-Mangel
  - Phosphofruktokinase-Mangel
  - Carnitin-Mangel
  - Progressive Muskeldystrophie Typ Bekker
  - Muskelphosphofruktokinase-Mangel
  - Phosphorylase-B-Kinase-Mangel
- ▸ Verschiedene Ursachen
  - Hyperthyreose

- Hypothyreose

Wadenschmerzen

Arterielle Durchblutungsstörungen
- Arteriosklerose
- Endangiitis obliterans
- Immunoangiopathien

Venöse Durchblutungsstörungen
- Chronisch venöse Insuffizienz
- Primäre Varikosis
- Thrombophlebitis
- Phlebothrombose

Elektrolytstörungen
- Hypokalzämie
- Hypokaliämie
- Hyponatriämie (Diuretikatherapie bei Hämodialyse!)

Orthopädische Ursachen
- Kniegelenksarthrosen
- Knick-Senk-Spreiz-Fuß

Verschiedene Ursachen
- Polyneuropathie
- Alkohol-/Nikotinabusus
- Fluorintoxikation
- Leptospirose Weil
- Bornholmsche Krankheit
- Krampussyndrom (Hartspann der Wadenmuskeln)

Wärmeautoantikörper

Autoantikörper gegen Erythrozyten führen bei Wärme zur Hämolyse. Der größte Teil der autoimmunhämolytischen Anämien wird durch IgG-Wärme-AK verursacht.
Normal: Negativ

Erhöhte Werte
- ▸ Idiopathische immunhämolytische Anämien (50%)
- ▸ Autoimmunerkrankungen
  - Lupus erythematodes
  - Autoimmunthyreoiditis
  - Perniziöse Anämie
- ▸ Parainfektiös
- ▸ Paraneoplastisch

Wasserdiurese,
s. Polyurie →286

Windverhaltung,
s. Stuhlfarbe →328

Wirbelsäulenschmerzen, s. Rückenschmerz →303

Wochenbettblutung

Wochenbett: Zeitraum von der Entbindung bis zur Rückbildung der Schwangerschafts- und Geburtsveränderungen (Dauer: 6-8 Wochen)
- ▸ Blutung unmittelbar nach der Entbindung
  - Atonie des Uterus
  - Retention von Plazentagewebe
  - Verletzungen der Geburtswege
    - Uterusriß
    - Scheiden-/Zervixriß
- ▸ Spätere Blutung
  - Subinvolutio uteri
  - Endometritis puerperalis

Wochenbettfieber

- Endometritis puerperalis
- Puerperalsepsis
- Mastitis puerperalis (selten in der ersten Woche post partum)
- Beckenvenenthrombose

Wundheilung, verzögert

- ▸ Diabetes mellitus
- ▸ Leukopenie →221
  - Leukosen
  - Infektionen (Hepatitis, Influenza)
  - Vitamin-B-Mangel
- ▸ Vitamin-C-Mangel

- Eiweißmangel
  - Schwere Verbrennungen
  - Tumorkachexie
  - Chronische Eiterungen
- Medikamente
  - Zytostatika
  - Immunsuppressiva
  - Kortison
- Physiologisch mit zunehmendem Alter

Xanthome

Erhabene, gelbe Knoten an der Haut. Bedingt durch Speicherung von Lipoproteinen in den Makrophagen der Haut.

- Stoffwechselerkrankungen
  - Familiäre Hypercholersterinämie Typ I/II/III
  - Symptomatische Hypertriglyzeridämie
  - Glykogenose Typ I
- Erkrankungen des Verdauungstrakts
  - Chronische Choledochopathie
  - Biliäre Leberzirrhose
  - Chronische Pankreatitis
- Sonstiges
  - Nephrotisches Syndrom
  - Myxödem
  - Urticaria pigmentosa
  - Systematisierte Amyloidose
  - Hand-Schüller-Christian-Krankheit (Cholesterin-Lipidose: Exophthalmus, Diabetes insipidus und unregelmäßige Knochendefekte; meist bei Kindern)
  - Nävoxanthoendotheliom McDonagh

Xerostomie

Intermittierende oder bleibende Trockenheit der Mundhöhle aufgrund einer verminderten oder aufgehobenen Speichelsekretion.

s. Sicca-Syndrom →318

Mit Parotisschwellung

- Sicca-Syndrom
- Sjögren-Syndrom (Versiegen der Speichel-, Tränen- und Talgdrüsen)
- Heerfordt-Syndrom

Ohne Parotisschwellung (als Begleiterscheinung)

- Hochfieberhafte Infekte
- Anhaltendes Erbrechen
- Profuse Durchfälle
- Diabetische Ketoazidose
- Medikamente (Atropin, Antihypertonika, Psychopharmaka)
- Z.n. Strahlentherapie (Strahlensialadenitis)
- Hohes Lebensalter
- Psychische Alteration
- Emotionale Belastung
- Alkohol-/Drogensucht

Yellow-Nail-Syndrom,
s. Nagelveränderungen →249

Zahnausfall

- Parodontosen
- Kiefertumoren
- Infektionskrankheiten
  - Tuberkulose
  - Lues
  - Leptospirose
  - Cholera
- Blutkrankheiten
  - Agranulozytose
  - Akute Leukose
  - Retikulose
- Endokrinopathien
  - Akromegalie
  - Hypopituitarismus
  - Diabetes mellitus
  - Myxödem
  - Primärer Hyperparathyreoidismus
- Vergiftungen
  - Quecksilber
  - Phosphor
- Medikamente
  - Zytostatika
  - Chloramphenicol
  - Pyrazolon

- Butazolidin
- ▸ Sonstiges
  - Vitamin-C-Mangel
  - Hand-Schüller-Christian-Syndrom (Cholesterin-Lipidose: Exophthalmus, Diabetes insipidus und unregelmäßige Knochendefekte; meist bei Kindern)

Zahnfleisch, hypertrophisches

- Hormonell bedingt
  - Pubertät
  - Gravidität
  - Menstruation
- Stomatitis aphthosa
- Akute Leukämie
- Medikamente
  - Hydantoin

Zahnfleischbluten

- Gingivitis
- Epulis
- Zahnstein
- Vitamin-C-Mangel
- Vitamin-K-Mangel
- Koagulopathie
- Thrombozytopenie
- Hämorrhagische Diathese

Zephalgie, s. Kopfschmerz →209

Zink

Aktivator für diverse Enzyme. Zinkmangel führt zu verschiedenen Störungen: Akrodermatitis, Parakeratose, Wundheilungsstörungen, Haarausfall, Hypogonadismus, Minderwuchs, Anämie. Eine Intoxikation führt zu gastrointestinalen Störungen und hypochromer Anämie. Die Bestimmung ist indiziert bei V.a. Acrodermatitis enteropathica (Zinkzufuhr ist lebensrettend), langdauernder parenteraler Ernährung, Wundheilungsstörungen, Erkrankungen, bei denen ein sekundärer Zinkmangel zu erwarten ist (Colitis ulcerosa, Morbus Crohn, nephrotisches Syndrom, Leberzirrhose).

Referenzbereich
70-120 µg/dl

Erniedrigte Werte

- Alimentär
  - Parenterale Ernährung
  - Alkoholismus
- Verminderte Resorption
  - Acrodermatitis enteropathica
  - Colitis ulcerosa
  - Morbus Crohn
  - Sprue
- Vermehrte Ausscheidung
  - Nephrotisches Syndrom
- Gestörte Speicherung
  - Sichelzellenanämie
- Veränderte Zinkverteilung
  - Streß
  - Infektionen
  - Leberzirrhose
  - Myokardinfarkt

Erhöhte Werte

- Iatrogen
- Selbstmedikation

Zucker im Urin, s. Glukosurie →137

Zunge, belegt

- ▸ Infektionen
  - Soor
  - Streptokokkenangina/Scharlach
  - Diphtherie
  - Meningitis
  - Mononucleosis infectiosa
  - Unspezifische Infekte
- ▸ Gastrointestinale Störungen
  - Geringe Nahrungsaufnahme
  - Akute Gastritis/Enteritis
  - Chronische Leberinsuffizienz

Y Z

Zunge, große, s. Makroglossie →234

Zunge, rot

- Scharlach
- Eisenmangelanämie
- Perniziöse Anämie
- Pellagra
- Diabetes mellitus
- Leberzirrhose
- Chronische Enterokolitis
- Tumor im GI-Trakt

Zungenentzündung, s. Glossitis →137

Zungenparese

Ausfall des Nervus hypoglossus

- Zentrale Störungen
  - Frischer Apoplex
  - Pseudobulbärparalyse
  - Jackson-Lähmung
  - Bulbärparalyse
  - Hemiplegia alternans Weber
- Läsion des peripheren Hypoglossus-Stammes
  - Schädelbasisfraktur
  - Hirnstammtumor
- Glossopharyngealneuralgie Sicard
- Akute Porphyrie

Zungenschmerzen

Durch traumatische, entzündliche oder tumorbedingte Reizungen von Schmerzfasern, die die Zungenschleimhaut und -muskulatur versorgen, verursacht.

Zungenschmerz mit Ulzeration

- Reizulkus
- Stomatitis aphthosa
- Plattenepithel-Ca.

Zungenschmez ohne Ulzeration

- Möller-Hunter-Glossitis (bei Eisenmangelanämie)
- Exfoliatio areata linguae
- Anaesthesia dolorosa (Nervus-lingualis-Läsion)
- Prothesenunverträglichkeit (allergische Reaktion)
- Sjögren-Syndrom (Versiegen der Speichel-, Tränen- und Talgdrüsen)
- Diabetes mellitus
- Sprue
- Mukoviszidose
- Achylie
- Medikamente
  - Antibiotika
  - Zytostatika
  - Sulfonamide
- Vitamin-C-Mangel
- Vitamin-B_2-Mangel
- Intoxikation
  - Arsen
  - Thallium
- Psychisch (Karzinophobie)

Zwerchfellhochstand

Physiologisch: Rechts einen halben Interkostalabstand höher als links.
Innerviert durch N. phrenicus (aus C4)

Phrenikusparese

- Retrosternale Struma
- Nach Schilddrüsenoperation
- Trauma
- Aortenaneurysma
- Tumoren im Mediastinum
  - Bronchial-Ca.
  - Malignes Lymphom
  - Metastasen
- Poliomyelitis
- Periphere Neuritis
- Hemiplegie
- Guillain-Barré-Syndrom
- Intraabdominale Volumenvermehrung
  - Adipositas
  - Schwangerschaft
  - Hepatomegalie
  - Splenomegalie

- Magenblähung
- Blähung der linken Kolonflexur
- Aszites
- Intraabdominaler Tumor
- Subphrenischer Abszeß
- Hämatom

Intrathorakal
- Atelektase
- Akute Pleuritis
- Lungenembolie/-infarkt
- Lungenfibrose
- Nach Lobektomie/Pneumonektomie
- Subpulmonaler Erguß
- Zwerchfellhernie
- Nach Thoraxtrauma/traumatischer Zwerchfellruptur

Zyanose

Methämoglobinämie

Bläuliche Verfärbung der Haut oder der Schleimhäute bei Anstieg des reduzierten Hämoglobins über 5 g/dl.
Man unterscheidet eine pulmonale und eine kardiale Zyanose sowie eine zentrale und eine periphere Zyanose. Zur zentralen Zyanose kommt es infolge einer respiratorischen Insuffizienz, bei Rechts-links-Shunt oder bei vermindertem Sauerstoffpartialdruck in der Atemluft (große Höhe). Bei der peripheren Zyanose liegt eine vermehrte Sauerstoffausschöpfung in der Peripherie infolge einer verminderten oder verlangsamten Blutströmung vor.

Zentrale Zyanose
- Pulmonal (Respiratorische Insuffizienz)
  - Chronische Bronchitis
  - Pneumonie
  - Asthma bronchiale
  - Emphysem
  - Bronchiektasen
  - Atelektase
  - Tuberkulose
  - Lungenfibrose
  - Lungenembolie
  - Lungenödem
  - Lungentumoren
  - Pulmonale Hypertonie
  - Pulmonalsklerose
  - Pleuraerguß
  - Spannungspneumothorax →284
  - Fremdkörperaspiration
  - Schocklunge
  - Zystenlunge
  - Fibrosierende Alveolitis
  - Pneumokoniosen
  - Mediastinitis
  - Pickwick-Syndrom
  - Zentrale oder periphere Atemlähmung
    - Intoxikation
    - Poliomyelitis
    - Polyneuropathie
  - Intrapulmonale arteriovenöse Aneurysmen
- Kardial (Mischblutzyanose)
  - Herzfehler mit Rechts-links-Shunt
    - Fallot-Tetralogie
    - Offener Ductus arteriosus Botalli
    - Double-outlet-Ventrikel
    - Single ventricle
    - Transposition der großen Gefäße
    - Komplexe Vitien mit Shunt-Umkehr nach rechts-links
      - *Ventrikelseptumdefekt*
      - *Vorhofseptumdefekt*
- Primäre alveoläre Hypoventilation
- Zentrale oder periphere Atemlähmung

Hämiglobinzyanose (Zyanosen bei abnormem Hämoglobin ohne O_2-Transportfähigkeit. Seltene Ursache)
- Methämoglobinämie (Todesgefahr erst bei einem Anteil von 70%, Heinz-Innenkörper)
  - Angeboren
    - Diaphorasemangel
    - Hereditäre Methämoglobinämie
  - Erworben
    - Nitrite
    - Natriumnitroprussid

Y Z

- Natriumthiozyanat
- Nitrate
- Sulfonamide
- Azulfidine
- Phenacetin
- Nitrobenzol
- Nitrogase
- Toxisch-hämolytische Anämie durch Wasserstoffperoxid
- Phenylhydrazin

- Sulfhämoglobinämie
  - Sulfonamide
  - Phenacetin

Periphere Zyanose (meist kardialer Erschöpfungszustand und meist Spätsymptom)

- KHE
- Hypertensive Herzerkrankung
- Klappenvitien
- Shuntvitien
- Kardiomyopathie
- Entzündliche Herzerkrankungen
- Herzrhythmusstörungen
- Mechanische Behinderung der Pumpfunktion
  - Perikarderguß
  - Perikardschwiele
  - Herztumoren
  - Endomyokardfibrose

Zylindrurie

Hyaline Zylinder (aus Eiweiß, farblos, glashell)

- Passager
  - Nach Anstrengung
  - Nach Nierenpalpation
- Herzinsuffizienz
- Stauungsniere
  - Rechtsherzinsuffizienz
  - Venöse Abflußbehinderung im Bereich der Nieren
- Fieberhafter Infekt
- Bei allen Nierenerkrankungen möglich

Granulierte Zylinder (dunkel, gekörnte Oberfläche)

- Nierenerkrankungen
  - Akute Glomerulonephritis
  - Chronische Glomerulonephritis
  - Nephrotisches Syndrom
  - Toxische Nierenschädigung
    - Quecksilber
    - Kadmium
    - Uran
    - Wismut
    - Methylalkohol
    - Tetrachlorkohlenstoff
    - Intravenöse Kontrastmittel
  - Schrumpfniere
- Pneumonie
- Sepsis

Leukozytenzylinder (Leukozyten in Zylinderform angeordnet, tubulärer Prozeß)

- Eitrige Pyelonephritis
- Interstitielle Nephritis/chronische Pyelonephritis
- Glomerulonephritis

Erythrozytenzylinder (Erythrozyten an hyaline oder granulierte Zylinder, glomerulärer Prozeß)

- Nierentumor
- Niereninfarkt
- Papillennekrose
- Nierentuberkulose
- Nierenquetschung
- Glomerulonephritis
- Kollagenosen
- Akute interstitielle Nephritis
- Zystennieren
- Amyloidose

Epithelzylinder (Nierenepithel in zylindrischer Anordnung)

- Interstitielle Nephritis
- Chronische Glomerulonephritis
- Chronische Pyelonephritis
- Akute tubuläre Insuffizienz

Wachszylinder (gelblich, wachsartiger Glanz, scharfe Einkerbungen)

Y Z

- Schwere Pyelonephritis
- Schwere Glomerulonephritis
- Akutes Nierenversagen
- Chronische Niereninsuffizienz
- Amyloidose

Cholesterinzylinder, Fettzylinder und Fetttropfen

- Nephrotisches Syndrom
- Glomerulosklerose

Zystinsteine, s. Nephrolithiasis →255

Zystische Nierenerkrankungen, s. Nierenerkrankungen, zystische →259

Zystitis, s. Dysurie →86

A

B

C

H

I

N

T

U

V